Christian Hentschel (Hrsg.)

Naturheilverfahren, Homöopathie und Komplementärmedizin

JOIN US ON THE INTERNET

WWW: http://www.chaphall.com/chaphall.html

http://www:thomson.com

EMAIL: findit@kiosk.thomson.com

thomson.com is the on-line portal for the products, services and resources available from International Thomson Publishing (ITP). This Internet kiosk gives users immediate access to more than 34 ITP publishers and over 20,000 products. Through *thomson.com* Internet users can search catalogs, examine subject-specific resource centers and subscribe to electronic discussion lists. You can purchase ITP products from your local bookseller, or directly through *thomson.com*.

A service of I(T)P®

ISBN 3-8261-0053-0

Christian Hentschel (Hrsg.)

Naturheilverfahren, Homöopathie und Komplementärmedizin

Mit Beiträgen von
K. Boegelein, M. Bühring, B. Drews, V. Fialka, B. Hartmann, M. Hartmann, Ch. Hentschel, H.-D. Hentschel, H. Herget, H. Huneke, H. Kasper, J. Kleinschmidt, A. Kopf, M. Lindner, H. Schott, J. E. Siebenwirth, G. Stux

Mit 191 Abbildungen und 45 Tabellen

CHAPMAN & HALL
an International Thomson Publishing company I(T)P®

London · Glasgow · Weinheim · New York · Tokyo · Melbourne · Madras

Dr. med. Christian Hentschel
Department of Complementary Medicine
Postgraduate Medical School
University of Exeter
25 Victoria Park Road
Exeter EX2 4NT
United Kingdom

In diesem Buch enthaltene Dosierungsangaben wurden mit aller Sorgfalt überprüft. Dennoch übernehmen Autoren und Verlag – auch in Hinblick auf mögliche Druckfehler – keine Gewähr für die Richtigkeit. Dem Leser wird empfohlen, sich vor einer Medikation in jedem Fall über Indikationen, Kontraindikationen und Dosierung anhand des Beipackzettels oder anderer Unterlagen des Herstellers zu unterrichten. Das gilt insbesondere bei selten verwendeten oder neu auf den Markt gekommenen Präparaten.

Die Deutsche Bibliothek – CIP-Einheitsaufnahme
Naturheilverfahren, Homöopathie und Komplementärmedizin ; mit 45 Tabellen / Christian Hentschel (Hrsg.). Mit Beitr. von K. Boegelein ... – London ; Glasgow ; Weinheim ; New York ; Tokyo ; Melbourne ; Madras ; Chapman and Hall, 1997
ISBN 3-8261-0053-0

Herstellung: Susanne Tochtermann
Einbandgestaltung: Struve & Partner, Archiv für Grafik Design
Satz: Konrad Triltsch, Würzburg
Druck und Verarbeitung: Konrad Triltsch, Würzburg

Printed in the Federal Republic of Germany

Vorwort

Seit 1993 gehören Naturheilverfahren und Homöopathie als schriftliches Prüfungsfach zur ärztlichen Ausbildung. Dieses Buch soll dem Studenten eine gründliche Hilfe bei der Examensvorbereitung sein und interessierte Ärzte informieren. Die Bewertung der Wirksamkeit dieser Therapien ist höchst umstritten. Besonders kritisch sind komplementärmedizinische Therapien einzuschätzen.

Das Buch gibt einen möglichst großen Überblick über wissenschaftlich anerkannte Naturheilverfahren bis zu extremen Außenseitermethoden.

In den Kapiteln 2–12 werden die wissenschaftlich gesicherten Therapien vorgestellt. Die Kapitel 13–17 beschreiben Therapien, die zwar sehr populär sind, aber deren Wirksamkeitsnachweis noch nicht ausreichend belegt ist und deren Anwendung häufig zu kontroversen Diskussionen führt.

Mein Dank gehört allen Autoren dieses Buches, die in großer Sorgfalt und Kompetenz gearbeitet haben. Frau Kyra Schiffke vom Verlag Chapman & Hall gebührt meine volle Anerkennung für ihre mühevolle Arbeit und ihre freundliche, hilfsbereite Unterstützung.

Christian Hentschel, Exeter 1997

In the days of my youth, when the heart's in its spring,
And dreams that affection can never take wing,
I had friends! who has not? but what tongue will avow
That friends, rosy wine! are so faithful as thou?

In den Tagen der Jugend, wenn das Herzen erblüht,
Und man glaubt, daß die Liebe niemals vergeht,
Da hatt' ich Freunde, wer hat die denn nicht?
Doch hab' ich in meiner Seele bis jetzt keine Ruh',
Weil Freunde, oh rosiger Wein, niemals so treu sind wie Du.

Fill the Goblet Again. A song
Lord George Gordon Noel Byron (1788–1824)

Inhalt

Bildnachweis zur Farbtafel Kapitel 11 (Phytotherapie)

Prof. Dr. M. Wink, Institut für Pharmazeutische Biologie, Universität Heidelberg
11-3, 11-4, 11-8, 11-10, 11-11, 11-12, 11-13, 11-14, 11-15, 11-16, 11-17, 11-18, 11-21, 11-22, 11-23, 11-25, 11-26, 11-27, 11-28, 11-29, 11-30, 11-31, 11-32, 11-33, 11-34, 11-35, 11-36, 11-37, 11-38, 11-39, 11-40, 11-41, 11-42, 11-43, 11-44,11-45, 11-46, 11-48, 11-49, 11-51, 11-52, 11-53, 11-55, 11-56, 11-58, 11-59, 11-16, 11-62, 11-63, 11-65

Prof. Dr. H. Schilcher, München
11-5, 11-6, 11-24, 11-50, 11-57

Hans Reinhard, Heiligenkreuzsteinach
11-7, 11-9, 11-47, 11-54, 11-61

Botanik-Bildarchiv Laux, Biberach
11-2, 11-64

Bildarchiv Paysan, Stuttgart
11-19

Autorenverzeichnis

Dr. med. Konrad Boegelein
Geschäftsführer des ambulanten
Rehabilitationszentrums Dresden/Stehlen
Lockwitzer Str. 15
D-01219 Dresden

Prof. Dr. med. Malte Bühring
Freie Universität Berlin
Universitätsklinikum Benjamin Franklin
Krankenhaus Moabit
IV. Innere Abteilung (Naturheilweisen)
Turmstr. 21
D-10559 Berlin

Bernadette Drews
Inst. f. Angew. Physiologie
und Balneologie
Albert-Ludwigs-Universität Freiburg
Herbert-Hellmann-Allee 13a
D-79189 Bad Krotzingen

Univ.-Doz. Dr. med. Veronika Fialka
Universitätsklinik für Physikalische
Medizin und Rehabilitation
Währinger Gürtel 18–20
A-1090 Wien

Priv. Doz. Dr. med. Bernd. Hartmann
Inst. f. Angew. Physiologie
und Balneologie
Albert-Ludwigs-Universität Freiburg
Herbert-Hellmann-Allee 13a
D-79189 Bad Krotzingen

Dr. med. Margarete Hartmann
Inst. f. Angew. Physiologie
und Balneologie
Albert-Ludwigs-Universität Freiburg
Herbert-Hellmann-Allee 13a
D-79189 Bad Krotzingen

Dr. med. Christian Hentschel
Department of Complementary Medicine
Postgraduate Medical School
University of Exeter
25 Victoria Park Road
Exeter EX2 4NT
United Kingdom

Prof. Dr. med. Hans-Dieter Hentschel
Mediz. Fakultät d. Techn. Univ. München
Arbeitsgemeinschaft
klassischer Naturheilverfahren
Donauwörther Str. 47
D-80997 München

Prof. Dr. med. Dr. med. dent. H. F. Herget
Funktionsbereich Schmerztherapie
Abt. Anästhesiologie/Operative
Intensivmedizin
Klinikum der Justus-Liebig-Universität
Gießen
Feulgenstr. 12
D-35385 Gießen

Dr. med. Holger Huneke
Internist/Naturheilverfahren
Erwin-von-Witzleben-Str. 17
D-40474 Düsseldorf

Prof. Dr. med. Heinrich Kasper
Medizinische Klinik der
Universität Würzburg
Joseph-Schneider-Str. 2
D-97089 Würzburg

Prof. Dr. rer. physiol. Dr. med. habil.
Dipl.-Phys. Jürgen Kleinschmidt
Kommissarischer Leiter des
Instituts f. Med. Balneo- und Klimatologie
Klinikum Großhadern
Marchionstr. 17
D-81377 München

Dr. med. Andreas Kopf
Universitätsklinik für Physikalische Medizin und Rehabilitation
Währinger Gürtel 18–20
A-1090 Wien

Martin Lindner
Medizinische Klinik I mit Poliklinik
Friedrich-Alexander-Universität Erlangen-Nürnberg
Arbeitsgruppe für Naturheilverfahren und Komplementärmedizin
Krankenhausstr. 12
D-91054 Erlangen

Prof. Dr. med. Dr. phil. Heinz Schott
Medizinisches Institut der Universität Bonn
Sigmund-Freud-Str. 25
D-53105 Bonn

Dr. med. J. E. Siebenwirth
Klinik u. Poliklinik für Dermatologie u. Allergologie am Biederstein der Technischen Universität München
Biedersteiner Str. 29
D-80802 München

Dr. med. Gabriel Stux
Goldsteinstr. 26
D-40211 Düsseldorf

1 Allgemeine Grundlagen der Naturheilverfahren

Ch. Hentschel, H. Schott

1.1 Ziele und Wirkweisen

Natur steht im Gegensatz zu Kultur, Technik und Kunst. Das bedeutet, die Naturheilverfahren wirken durch die **aus der Natur entstandenen** Kräfte: Licht, Luft, Wärme und Kälte, Wasser und Erde, Bewegung und Ruhe, Ernährung und Nahrungsenthaltung, Heilpflanzen und positive seelische Impulse.

Naturheilverfahren fördern durch dosierte **Entlastung oder Belastung** die dem Organismus eigenen Fähigkeiten zur **Selbstheilung**.

Die Therapie besteht aus Schonung und Regulierung, was zu einer Kräftigung des Gesamtorganismus führt.

Schonung	• Reizreduzierung • Abstinenz von schädlichen Noxen • Verträgliche Nahrung
Regulierung	• Reaktionsprovokationen durch Naturfaktoren
Kräftigung	• Anpassung an die Naturfaktoren, Adaptation (z. B. Abhärtung) • Stärkung des Gesamtorganismus

Naturheilverfahren zielen also auf die Fähigkeiten des Organismus, die Bestand der Gesundheitserhaltung sind. Sie sind somit nicht an pathogenetischen, sondern an hygiogenetischen Mechanismen orientiert.

Die Grenzen zwischen positiver Wirkung durch Naturfaktoren und einem zuviel sind fließend.

So hat der Arzt z. B. zu entscheiden, ob die erhöhte Körpertemperatur im Falle eines Fiebers noch nützlich ist oder bereits eine zu große Belastung für den Körper darstellt.

Die ärztliche Kunst beim Einsatz von Naturheilverfahren besteht also in der gezielten **Deutung der Diagnose** und der Feststellung, inwieweit die natürlichen Heilbestrebungen des Organismus mit entsprechenden Therapieverfahren aktiviert werden können. Die natürlichen Reize müssen gezielt und dosiert gesetzt, die Reaktion des Patienten genau dokumentiert und eine Kräftigung entsprechend den individuellen Möglichkeiten unterstützt werden.

Den Naturheilverfahren ist eigen, daß sie **systematisch wiederholte** und in der Intensität **gesteigerte** Anwendungen benutzen. Voraussetzung für den Einsatz von Naturheilverfahren ist die **Reaktionsfähigkeit** des Organismus. Ebenfalls charakteristisch sind die meist leichten Anwendungsformen, die jedoch durch Anwendungswiederholung und Intensitätssteigerung zu einem **länger anhaltenden** Therapieerfolg führen können.

1.2 Der Begriff „Naturheilverfahren"

Schon 1848 wurde von dem Arzt Lorenz Gleich der Begriff „Naturheilverfahren" für die Anwendung von natürlichen Therapien, insbesondere mit Wasser, gefordert. Die durch Laien wie Priessnitz und Kneipp entwickelte Therapie wurde im Laufe der Zeit

Tabelle 1-1. Vergleich der Wirkweisen von natürlicher und konventioneller Therapie. (Aus Hentschel H.-D. 1996, nach Hildebrand 1986 verändert)

Therapierichtung	Wirkung	Orientierung	Methoden
Naturheilverfahren	Indirekt Sekundär	Hygiogenetisch	Schonung Regulierung Kräftigung
Konventionelle Therapie	Direkt Primär	Pathogenetisch	Ausschaltung Lenkung Ersatz

von etlichen Ärzten aufgenommen und weiterentwickelt.

Unter **klassischen Naturheilverfahren** versteht man heute:

- Hydrotherapie,
- Bewegungstherapie,
- Phytotherapie,
- Ordnungstherapie,
- Thermotherapie und
- Ernährungstherapie.

Sie sind größtenteils wissenschaftlich fundiert und seit 1993 Prüfungsgegenstand im Medizinstudium. Diese klassischen Naturheilverfahren sind von anderen Verfahren eindeutig abzugrenzen.

Sie sind weitgehend identisch mit den nach dem Pfarrer Sebastian Kneipp (1821–1897) benannten „Kneippschen Therapieverfahren".

1.3 Naturphilosophische Wurzeln

„Das Problem der **Heilkraft der Natur** ist ein großes, vielleicht das größte von allen, die den Arzt seit Jahrtausenden beschäftigen. Ja, man könnte es geradezu als *das* Problem der Medizin bezeichnen, da von seiner Lösung die Daseinsberechtigung, die Ziele und Grenzen der Heilkunst bestimmt werden", schrieb der Medizinhistoriker Max Neuburger im Vorwort seines Buches „Die Lehre von der Heilkraft der Natur im Wandel der Zeiten" (Stuttgart 1926), der bis heute wohl umfassendsten Studie zu dieser Thematik. Obwohl der Begriff der Naturheilkraft eine zentrale Rolle in der Medizingeschichte spielt, ist er heutzutage in Lexika und Handbüchern der Medizin nicht mehr verzeichnet. Erstmals tauchte der Begriff in den hippokratischen Schriften, nämlich im vierten Buch der „Epidemischen Krankheiten" auf, und zwar als „**Physis**": „Gebildet ist die Physis und tut von selbst, ohne es gelernt zu haben, das Nötige."

Damit war die **Selbstheilungstendenz** des Organismus angesprochen, wie sie die Hippokratiker paradigmatisch an den akuten fieberhaften Krankheiten demonstrierten. Durch die gesteigerte Lebenswärme könne die Physis die schlechte Mischung der Säfte und die rohen (pathogenen) Stoffe umwandeln. Im günstigen Falle scheide sie diese krankmachende Materie auf natürlichem Wege über Darm, Blase, Haut aus oder auch durch Blutflüsse wie Nasenbluten, Hämorrhoidal- oder Monatsflüsse (Menstruation). Bei schweren oder unheilbaren Krankheiten reiche die Physis nicht aus. Dann habe der Arzt einzugreifen. Dabei soll er die natürliche Selbsthilfe des Organismus kunstvoll unterstützen und ergänzen. Deshalb müsse er in der Symptomatik eines jeden Krankheitsverlaufs die Zeichen der gesundmachenden Gegenwehr der Physis von den Zeichen ihres Unterliegens, der Verschärfung der

Krankheit, unterscheiden können und wissen, wann sein Eingreifen notwendig sei. Insofern galt der hippokratische Arzt als „Diener der Natur" (tes physeos hyperetes). In dieser traditionellen Perspektive erscheint die ärztliche Behandlung selbst als eine **Nachahmung der Natur**, denn sie hat keine andere Aufgabe, als jene Naturprozesse, die aus Schwäche der Naturheilkraft nicht ablaufen können, künstlich durchzusetzen – grundsätzlich nach denselben Prinzipien wie die Natur. Insofern verstärken alle Naturheilverfahren im Selbstverständnis ihrer jeweiligen Anwender nur **sekundär** die Heilkraft der Natur, die selbst primär gegen die Krankheit ankämpft. Diese Denkfigur finden wir vor allem bei jenen Autoren wieder, welche die Medizin naturphilosophisch begründen.

Der bedeutendste Ausgangspunkt der **naturphilosophischen Medizin der Neuzeit** ist das Werk von Paracelsus. In ihm wird radikal die innere Natur des Menschen als Mikrokosmos (d. h. kleine Welt) begriffen, der den Makrokosmos (d. h. die große Welt) in sich trage und von diesem „imprimiert" werde („astrale Impression": Einfluß der Gestirne). Als Krankheitsursache nahm Paracelsus unsichtbare „Samen" an, die aus dem Makrokosmos stammten und im menschlichen Organismus die spezifische, sichtbare Krankheit hervorriefen. Gesucht wurden die „Arzneien, die so stark wie die Krankheiten sind". Diese Suche ist freilich gekoppelt an die Idee einer Naturheilkraft: Der Arzt (als „philosophus" nach Paracelsus) hat im „Lichte der Natur" zu wirken. Die paracelsische Metapher von der Natur als dem „ersten" oder „inwendigen" Arzt zieht sich durch die medizinische Diskussion bis heute. Im „Buch Paragranum" (1530) lesen wir – in der modernen Übertragung von Will-Erich Peukert – :„Daher wisset, daß ein Arzt vor allem wissen soll, wo die Natur hinaus will. Denn sie ist der erste Arzt, der Mensch ist der zweite. Wo nun die Natur anfängt, da soll der Arzt helfen, daß sie an diesem Orte hinausgehe. Die Natur ist ein besserer Arzt als der Mensch. ... Denn aus der Natur kommt die Krankheit, aus der Natur kommt die Arznei und aus dem Arzt nit ... die Natur lehret den Arzt, nit der Mensch."

Die praktische Richtlinie ist klar: Der „auswendige" Arzt habe sich dem „inwendigen" (von Peuckert als „auswändig" bzw. „inwändig" interpretiert) unterzuordnen und mit ihm zu kooperieren. So steht im „Labyrinthus medicorum errantium – Vom Irrgang der Aerzte" (1537/38): „Der Mensch ist zum Umfallen geboren. Nun hat er zween im Licht der Natur, die ihn aufheben: der inwändige Arzt mit der inwändigen Arznei, die werden mit ihm in der Empfängnis geboren und gegeben. ... Aber der Arzt der auswändig ist, fängt erst an, wenn der angeborene erliegt, abgezappelt, ermüdet ist, dann befiehlt er sein Amt dem äußeren." Paracelsus will die Naturheilkraft im Menschen stärken, in den Arzneistoffen wirksam machen und aus den irdischen Körpern durch den alchimistischen Prozeß herausdestillieren. Darauf verweisen seine Begriffe Archeus, Arcanum, Vulcanus, Tugend, innerer Balsam, Mumie, die allesamt Umschreibungen dieser schwer faßbaren („geistigen") Naturheilkraft darstellen.

Diese naturphilosophische Perspektive, die für die magische bzw. magnetische Heilkunde maßgeblich war, verwandelte sich im weiteren Verlauf der Neuzeit mehrfach. Im Kontext des Mesmerismus oder „tierischen Magnetismus" gegen Ende des 18. Jahrhunderts etwa erschien diese Naturheilkraft als „Allflut" oder „Fluidum", das den Kosmos wie Äther durchdringe und über das Nervensystem Menschen zu Heilzwecken zugeführt werden könne. Das „Fluidum", wie der Wiener Arzt Franz Anton Mesmer es in seiner physikalischen Metaphorik annahm, erschien im Zeitalter der Aufklärung (engl. „enlightenment") und angesichts der wundersamen (Licht-)Phänomene der Elektrizität als subtile Inkarnation der Naturheilkraft. In der romantischen Naturphilosophie Anfang des 19. Jahrhunderts machte dann der Mesmerismus eine tiefenpsychologische Wende: Die magnetisierenden Ärzte nahmen an, daß es im Seelen- bzw. Nervenlebenleben des Menschen einen unbewußten Bereich (namentlich das Gangliensystem im Bauch) gäbe, der unmittelbar mit dem Makrokosmos verbunden sei und in dem „Heilbestrebungen des Inneren", wie der romantische Arztdichter Justinus Kerner es ausdrückte, wirksam seien. So sah dieser in seiner berühmten Krankengeschichte „Die Seherin von Prevorst" (Stuttgart 1829) eine Naturkraft im Seelenleben seiner „somnambulen" Patientin wirken, die ihm tatsächlich intuitiv in ihren Visionen (in ihrem „magnetischen Leben") Heilmittel, Heilapparate und Heilprozeduren vorschlug. Selbst in Sigmund Freuds Theorie vom „Unbewußten" und seinen schöpferischen Kräfte, besonders deutlich beim Begriff der „Traumarbeit" im Traumdeutungsbuch von 1900, können wir Ausläufer dieser naturphilosophischen Tradition erkennen.

In der **modernen biologischen Perspektive** stehen die Lebensprozesse des Organismus und ihr Verhältnis zur Umwelt im Mittelpunkt der Betrachtung. Die „Naturheilkraft" erscheint hier als Lebensprinzip, als **Lebenskraft**, die alle besonderen Strebungen in sich vereint. Besonders einflußreich war die Position von Christoph Wilhelm Hufeland im frühen 19. Jahrhundert. In seinem „System der praktischen Heilkunde" (Jena 1818) stellte er in dem Kapitel über die „Therapeutik der Natur" den Begriff der Naturheilkraft als Grundpfeiler seiner Lehre heraus. Sein Ansatz wurde zum Vorbild für die spätere Naturheilkunde und Physiotherapie und hat in verschiedenen Varianten auch die klinische Medizin stark beeinflußt. Manche Aspekte des biologistischen Menschenbilds gegen Ende des 19. Jahrhundert deuten sich bereits bei Hufeland an. Hufelands Definition lautet: „Das, was wir Heilkraft der Natur nennen, ist … keine eigene, sondern die nehmliche Lebenskraft der organischen Natur, die den ganzen Körper erfüllt, erhellt und zum Lebenden macht, auf das Objekt der Krankheit und ihrer Heilung bezogen." So seien alle „Heiloperationen der Natur" aus den „Grundgesetzen des Organismus" ableitbar, den „Prinzipien der Naturheilungen, wie u. a. den Gesetzen der Erregung, denen der Sympathie der Teile (Organe) oder auch des Antagonismus, wonach die Affektion eines Organs entgegengesetzte Affektionen anderer Organe bewirke. Im Hinblick auf diesen Katalog wirft Hufeland die Frage auf, „ob es demnach nicht ratsam wäre, alle Krankheiten der Natur zu überlassen und die Kunst folglich bald zu entbehren." Die Antwort fällt eindeutig aus: Der anormale und erkünstelte Lebenszustand des Menschen erfordere die ärztliche Kunst. Dies hänge mit der „Zunahme des Luxus, der Verfeinerung und der Sittenlosigkeit zusammen". Hufeland begründete seine medizinische Ethik mit der Forderung nach einer Stärkung der Lebenskraft durch naturgemäßes Leben. Sein Buch „Die Kunst, das menschliche Leben zu verlängern" (Wien, Prag 1796/97; in später Auflagen unter dem Titel „Makrobiotik" bekannt) stellt somit die praktische Kehrseite seiner „Naturtherapeutik" dar.

Mit Hufeland begann die Ära der **modernen Naturheilkunde** einschließlich der **Homöopathie**, die Samuel Hahnemann zu Beginn des 19. Jahrhunderts mit seinem Hauptwerk „Organon der rationellen Heilkunde" (Dresden 1810) in die Medizin einführte und deren Ähnlichkeitsprinzip „Similia similibus curantur" ein – inzwischen weltweit verbreitetes – Heilsystem begründete. Demgegenüber wollte die „reine" Naturheilkunde („Physiatrie"), wie sie der bayerische Militärarzt Lorenz Gleich in der Mitte des 19. Jahrhunderts definierte, ohne Arzneistoffe, nur mit natürlichen Mitteln („Naturarzneimitteln") wie Kälte und Wärme, frischer Luft, Naturkost, kaltem Wasser etc. heilen. Die „Naturärzte" lehnten nicht nur die allopathischen

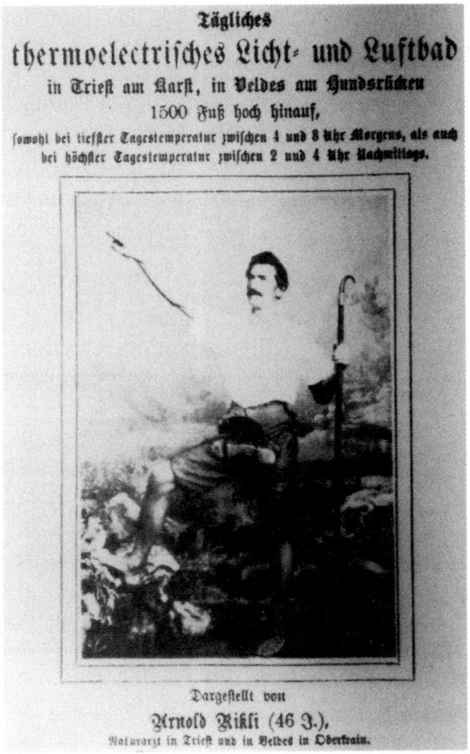

Abb. 1-1. Bildnis von *Arnold Rikli*, dem Förderer des Licht- und Luftbades. Aus dem Buche »Die Thermodiätetik«. Wien 1989

Arzneimittel ab, sondern auch die Homöopathie, da diese grundsätzlich auch chemisch veränderte Substanzen einsetzt. Neben der Ernährung (Diätetik im engeren Sinne) spielte bei den Anhängern der Naturheilkunde die Hydrotherapie (insbesondere die Kaltwasserkur) eine zentrale Rolle, was sich an den verschiedenen Kurkonzepten ablesen läßt – von Vinzenz Prießnitz in der ersten Hälfte bis hin zu Sebastian Kneipp in der zweiten Hälfte des 19. Jahrhunderts. Andere Laienpraktiker setzten auf die „Rohkost", wie Gustav Schlickeysen mit seiner „Obstheilkunde", die das Obst zur „Sonnenlichtnahrung" erklärte; oder das Licht- und Luftbad, wie es u. a. der Schweizer Färbereibesitzer Arnold Rikli propagierte (Abb. 1-1). Gegen Ende des 19. Jahrhunderts war die Laienmedizin stark organisiert und hatte sich als soziale Bewegung („Lebensreform") etabliert. Gleichwohl verblieb die praktische Anwendung der klassischen Naturheilverfahren überwiegend in den Händen von approbierten Ärzten.

Obwohl der **Vitalismus**, die Idee einer genuinen „Lebenskraft" im Organismus mit dem Siegeszug der naturwissenschaftlichen Medizin in der zweiten Hälfte des 19. Jahrhunderts zunehmend abgelehnt wurde, blieb die Lehre von der Naturheilkraft gleichwohl auch im Zeitalter der **naturwissenschaftlichen Medizin** aktuell. So stellte Rudolf Virchow in seinem Vortrag „Über die Heilkräfte des Organismus" (1875) den Gegensatz von Physiokraten und Technokraten heraus: „Physiokraten hat man diejenigen Ärzte genannt, welche die Heilkräfte in den physischen Einrichtungen des Organismus suchen; Technokraten diejenigen, welche die Heilkräfte in solchen Mitteln oder Einwirkungen zu erkennen glauben, welche außerhalb des Kranken vorhanden sind, und auf ihn ‚angewendet' werden." Virchow geht zunächst auf die traditionellen Modelle ein, ehe er sein eigenes darlegt. Er stellt fest, daß seit Paracelsus eine Trias von Kräften angenommen worden sei, „die Krankheit, der gesunde Rest des Körpers und die besondere Kraft, welche ihn regiert". Diese Trias mache den „Heilkampf" aus: Auf der einen Seite das Krankheitswesen, auf der anderen Seite die gesunde „Reaction". Virchows Kritik richtet sich nur gegen spektakuläre Personifikationen dieses Kräftespiels. Einer vorausgesetzten Kraft müsse ein nachweisbarer Körper entsprechen. „So erscheint uns der menschliche Organismus als ein zusammengesetzter … die einfachen Teile, aus welchen er sich zusammensetzt, die Zellen, können jede für sich, wiederum als Personen aufgefaßt werden, denn sie sind selbstlebend und selbstthätig, und ihre Kraft fließt aus ihrer eigenen Einrichtung, ihrer Physis." So lautet sein Leitsatz: „Jede äußere Einwirkung ist nur ein Mittel, um

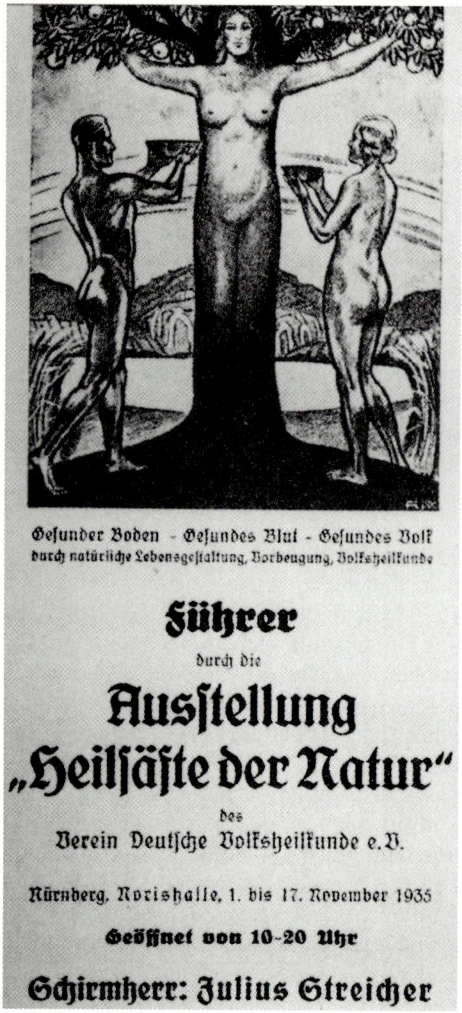

Abb. 1-2. Führer durch die Ausstellung »Heilsäfte der Natur« des Vereins Deutsche Volksheilkunde im November 1935 in Nürnberg, unter dem Motto „gesunder Boden – gesundes Blut – gesundes Volk"; das nationalsozialistisch fundierte Reformkonzept der „Neuen Deutschen Heilkunde" scheitert; die naturwissenschaftliche und rassenbiologisch begründete „Schulmedizin" behält die Oberhand.

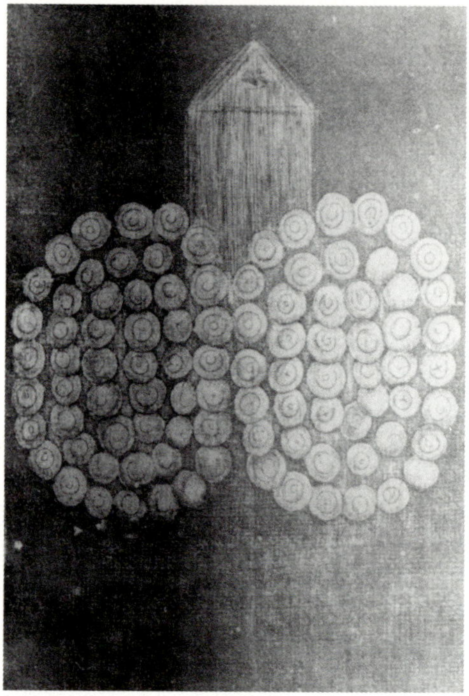

Abb. 1-3. *Mesmer: das „Auge Gottes".* Skizze von Mesmer aus seinem von K. Chr. Wolfart edierten Spätwerk: »Mesmerismus. Oder System der Wechselwirkungen ...«, Berlin 1814. Die Augenstrahlen bedeuten für Mesmer Quelle der Schöpferkraft Gottes, die die Körper des Universums in zwei Hauptkreisen in Schwingung versetzen: „Grundbild der Magnet-Strömung". Das „Auge Gottes" spielt als Symbol eine bedeutende Rolle in der Kulturgeschichte und wird insbesondere in der Tradition der Freimaurerei häufig dargestellt. Es ist auch auf Mesmers Grabstein auf dem Meersburger Friedhof eingraviert.

die innere Einrichtung des Körpers, die Physis, zu freier und geordneter Thätigkeit zurückzuführen.“ Wir begegnen dem Leitbegriff der Naturheilkraft also in unterschiedlichen Ausformungen, die jeweils kultur- und epochenspezifisch interpretiert und definiert werden: z. B. als magische Wechselwirkungen, psychosomatische Triebkräfte oder kybernetische Regelkreise. Auf die zweifelhafte Funktion, die unser Leitbegriff im Kontext der nationalsozialistischen Ideologie, insbesondere im Rahmen der „Reichsarbeitsgemeinschaft für eine Neue Deutsche Heilkunde“, zu übernehmen hatte, kann hier nicht näher eingegangen werden (Abb. 1-2).

Es sei schließlich hervorgehoben, daß die „Heilkraft der Natur“ letztlich – implizit oder explizit – eine **religiöse Dimension** voraussetzt. Dies wird vor allem daraus ersichtlich, daß die Heilkraft in allen Epochen der Kulturgeschichte immer wieder als Licht, Feuer, Glanz oder wohltuende Strahlung dargestellt worden ist. Die entsprechende **Visualisierung** dieser Heilkraft ist in den Traditionen der Mystik auffällig: in der jüdischen Kaballa, der christlichen Mystik des Mittelalters, den mystischen Erlebnissen der Theosophen und Paracelsisten bis hin zu esoterischen Strömungen der modernen Alternativmedizin. Der „Heiligenschein“ war ein bekanntes Stilmittel der Malerei, um diese göttliche Kraft ins Bild zu setzen. Interessanterweise

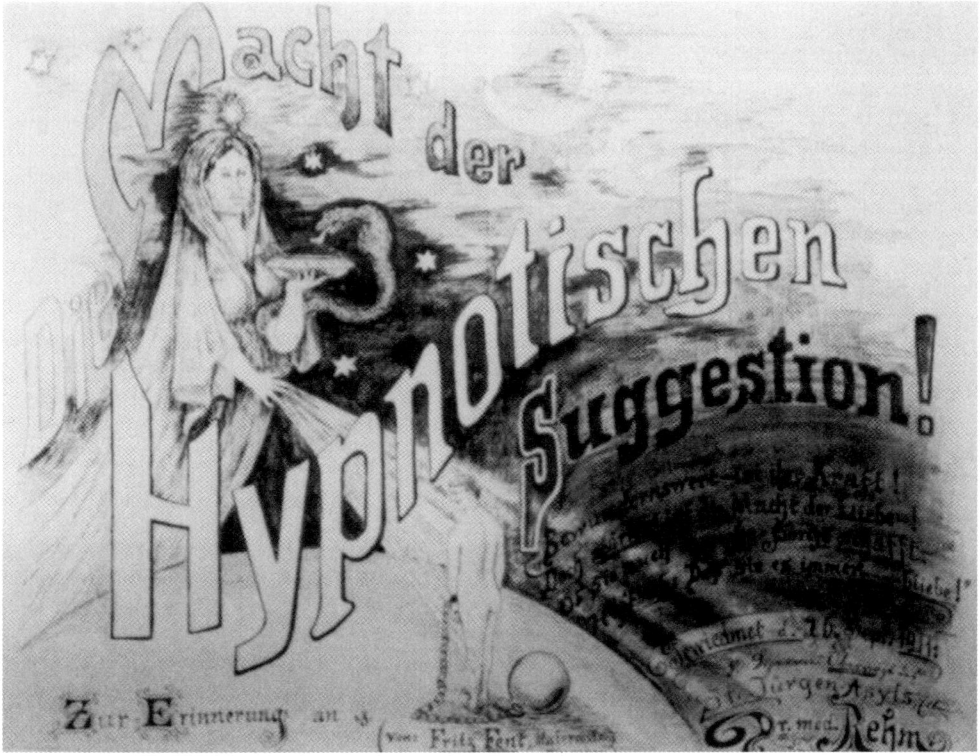

Abb. 1-4. *»Die Macht der hypnotischen Suggestion«.* Zeichnung aus der „Prinzhorn-Sammlung" der Psychiatrischen Universitätsklinik Heidelberg: von Fritz Fent („Fall 53, Schizophrenie [Bremen-Ellen], Inv. Nr. 750, Dat. 1911"). Auf dem Bild ist zu lesen:

„Bewundernswert ist *ihre* Kraft!
Doch *stärker* ist die Macht der Liebe!
Ob sie auch manche Sorge schafft
Hoff' *ich:* Daß sie es immer – *bliebe!*"

Das mesmeristische Strahlenmotiv ist unverkennbar: aus den Fingerspitzen einer Art Gesundheitsgöttin (mit Äskulapschlange) dringen wohltuende Strahlen auf den an die Erde gefesselten Kranken, der sich gleichsam in ihnen sonnt. Die Selbstironie des Zeichner, seine Ambivalenz gegenüber der hypnotischen Suggestion, wird auf anderen Zeichnungen noch deutlicher. (Mit freundlicher Genehmigung der „Prinzhorn-Sammlung", Heidelberg.)

taucht die **Lichtmetaphorik** auch dort auf, wo sie nicht direkt religiös begründet wird. Als Beispiel wäre das „Auge Gottes" als spekulativer Ursprung des magnetischen „Fluidums" zu nennen, wie es der aufklärerisch gesonnene Franz Anton Mesmer in seinem Werk „Der Mesmerismus..." (Berlin 1814) skizziert hat (Abb. 1-3). Das Symbol erinnert an Embleme der Alchimisten und hermetischen Naturphilosophen oder auch der Freimaurer, die damit ihre Suche nach der Gottnatur vielfältig veranschaulicht haben. Als weiteres Beispiel kann uns die Zeichnung eines Geisteskranken aus dem Jahre 1911 dienen, die sich in der Heidelberger Prinzhorn-Sammlung befindet, welche von ihrem Inaugurator, dem Psychiater Hans Prinzhorn, als „Die Bildnerei der Geisteskranken" (Berlin 1922) bekannt gemacht wurde. In der betreffenden Zeichnung erscheint die „Macht der hypnotischen Suggestion" als Heilgöttin (Hygieia?), aus deren Fingerspitzen Strahlen austreten, in den sich der arme Kranke sonnt ... (Abb. 1-4).

Die Geschichte der religiösen Heilkunde – vom Asklepioskult der Griechen, über Christus als Heiler (Christus medicus) und die christliche Heiligenverehrung bis hin zur gegenwärtigen religiösen Geistheilung – zeigt, wie die göttliche Heilkraft mit der Heilkraft der Natur ideengeschichtlich verquickt ist und in der Praxis immer wieder zusammengebracht wird. In einem Brief an Lavater vom 1.10.1782 hat Goethe diese Verwandtschaft sehr schön beschrieben: „Großen Dank verdient die Natur, daß sie in die Existenz eines jeden lebendigen Wesens auch so viel Heilungskraft gelegt hat, daß es sich, wenn es an dem einen oder dem anderen Ende zerrissen wird, selbst wieder flicken kann; und was sind die tausendfältigen Religionen anders als tausendfache Äußerungen dieser Heilungskraft." Vieles deutet darauf hin, daß die Rückbesinnung der modernen Medizin auf ihre religiösen Wurzeln für die Zukunft bedeutsam werden kann. Dies gilt vor allem für die anstehende (wissenschaftliche) Auseinandersetzung mit der „komplementären Medizin" und ihrem Leitbegriff, der „Heilkraft der Natur".

1.4 Weiterführende Literatur

1. Hentschel, H.-D. (Hrsg.) (1996) Naturheilverfahren in der ärztlichen Praxis. 2. Aufl. Dt. Ärzte Verlag, Köln
2. Jütte, R. (1996) Geschichte der Alternativen Medizin. Beck, München
3. Regin, C. (1995) Selbsthilfe und Gesundheitspolitik. Die Naturheilbewegung im Kaiserreich (1889 bis 1914). Steiner, Stuttgart (Medizin, Gesellschaft und Geschichte, Beih. 4)
4. Rothschuh, K. E. (1993) Naturheilbewegung, Reformbewegung, Alternativbewegung. Hippokrates, Stuttgart 1983
5. Schott, H. (1982) Die Mitteilung des „Lebensfeuers". Zum therapeutischen Kon-zept von Franz Anton Mesmer (1734–1815). Medizinhistorisches Journal 17: 195–214
6. Schott, H. (1986) Die „Strahlen" des Unbewußten – von Mesmer zu Freud. Freiburger Universitätsblätter 25 Heft 93: 35–54
7. Schott, H. (1987) Natur sanat – die Heilkraft der Natur im Spiegel der Geschichte. Universitas 42: 459–470
8. Schott, H. (1992) Sympathie als Metapher in der Medizingeschichte. Würzburger medizinhistorische Mitteilungen 10: 107–122
9. Stollberg, G. (1988) Die Naturheilvereine im Deutschen Kaiserreich. Archiv für Sozialgeschichte 28: 287–305
10. Wölfing, A. (1974) Entstehung und Bedeutung des Begriffes Schulmedizin. Die Auseinandersetzung zwischen der naturwissenschaftlichen Medizin und Vertretern anderer Heilmethoden im 19. und 20. Jahrhundert. Med. Diss. Freiburg

2 Bewegungstherapie

V. Fialka, A. Kopf

Definition: Unter Bewegungstherapie versteht man planmäßige, aktive und/oder passive Übungen mit dem Ziel, Schäden am Bewegungsapparat zu bessern oder zu verhindern (Prophylaxe, Prävention).

Befunderhebung: Am Anfang jeder Bewegungstherapie steht eine exakte Diagnostik. Sind Schmerzen vorhanden, muß der Arzt vor der Verordnung bzw. Durchführung einer Therapie überlegen, woher der Schmerz kommt: Sind es das anatomische Gelenk, der Muskel-Sehnen-Apparat, die Gleitlager, Nervenbahnen, Blutgefäße oder das Zentralnervensystem (ZNS), die den Schmerz bedingen? Wichtig ist es, zu differenzieren, welcher Art die Störung ist: traumatisch, degenerativ, entzündlich, metabolisch, hormonell, tumorös usw. Erst darauf aufbauend, kann man sich für die anzuwendende Bewegungstherapiemethode entscheiden.

Zielsetzung: Die Bewegungstherapie hat als wichtigstes Ziel, eingeschränkte Funktionen am komplexen Organsystem Bewegungsapparat wiederherzustellen. Ist eine vollständige funktionelle Wiederherstellung aus anatomischen und/oder pathologischen Gründen nicht mehr möglich, so zielt die Bewegungstherapie darauf ab, diese Funktionen soweit wie möglich wiederherzustellen bzw. einer Verschlechterung der gestörten Funktionen vorzubeugen.

2.1 Leistung und Leistungssteigerung

Die krankengymnastische Behandlung hat neben der Besserung der Funktionsstörungen des Organismus die Aufgabe, körperliche Leistungen von Kranken zu steigern, einer Leistungsminderung vorzubeugen oder die vorhandene Leistungsfähigkeit, auch wenn sie infolge irreversibler Organstörung eingeschränkt ist, zu erhalten.

Leistung ist als Arbeit pro Zeiteinheit definiert. Arbeit im biologischen Sinn liegt vor bei einem Sauerstoffmehrverbrauch infolge muskulärer Beanspruchung.

Eine Leistungssteigerung erreicht man durch Verbesserung von Kraft, Schnelligkeit, Flexibilität, Koordination und Ausdauer.

Kraft wird beim Menschen definiert als die Fähigkeit, eine Masse zu bewegen, einen Widerstand zu überwinden oder einem Widerstand durch Muskeleinsatz entgegenzuwirken. In der Sportwissenschaft existieren noch unterschiedliche Differenzierungsschemata für die Systematisierung der Kraft.

Der Begriff **Schnelligkeit** beinhaltet im biologischen Bereich die Abwicklung einer gegebenen motorischen Aktion mit einem Minimum an Zeitaufwand.

Die **Flexibilität** stellt im sportmedizinischen Sinn den willkürlichen Bewegungsbereich in einem oder in mehreren Gelenken dar.

Unter **Koordination** wird das Zusammenwirken des Zentralnervensystems und der Skelettmuskulatur innerhalb eines gezielten Bewegungsablaufs verstanden.

Der Begriff **Ausdauer** bezeichnet die Widerstandsfähigkeit gegen Ermüdung und wird vor allem durch die Ökonomisierung aller Organfunktionen, insbesondere des

Herz-Kreislauf-Systems, des Muskelstoffwechsels und der neuromuskulären Koordination, geprägt.

2.1.1 Leistungsfähigkeit

Die körperliche Leistungsfähigkeit ist sehr komplex und von vielen Faktoren abhängig. Das Training hat vor allem das **individuelle Leistungsvermögen**, das sich aus Einzelgrößen wie körperlicher Fähigkeiten, spezifischer Intelligenz, technischem Vermögen und spezifischer Erfahrung zusammensetzt, und die **Leistungsbereitschaft,** die auf exogenen und endogenen Faktoren, wie z. B. der Motivation, fußt, zu berücksichtigen, da speziell diese beiden Faktoren gemeinsam maßgeblich die Leistungsfähigkeit beeinflussen.

2.1.2 Leistungsmessung

Zur genauen Beurteilung der körperlichen Leistungsfähigkeit sind in klinischer Medizin, Sport- und Arbeitsmedizin exakt definierte und reproduzierbare Belastungen erforderlich. Für die Krankengymnastik sind aus der Fülle der Meßmethoden bzw. Funktionsprüfungen jene von Bedeutung, die in enger Beziehung zum Kraft- und Herz Kreislauf Training stehen. Das sind

a) die **Dynamometrie** als eine Methode zur Messsung der statischen Kraft und
b) die **Fahrradergometrie** als ein quantitativer Leistungstest für Herz und Kreislauf.

ad a)
Die gebräuchlichsten Meßgeräte zur Kraftmessung sind Dynamometer. Diese messen nur die in einer bestimmten Körperposition (Gelenkstellung) aufgebrachte **Maximalkraft**. Die Maximalkraft ist die bei einer willkürlichen, maximalen statischen Anspannung der Muskulatur aufbringbare Kraft. Diese ist nicht identisch mit der **absoluten Kraft** eines Muskels. Die Absolutkraft ist die Addition der physiologischen Grenzkraft und der autonom geschützten Reservekraft, die lediglich unter speziellen Einflüssen, wie Streßsituationen oder Pharmakaeinsatz/Doping, zugänglich ist. Obwohl die am Dynamometer eingesetzte Kraft des Patienten sehr stark von seinem Leistungswillen (Motivation) abhängig ist, hat sich die Methode zur relativen Beurteilung der Maximalkraft auch bei den Untersuchungen über das statische (isometrische) Krafttraining bewährt.

ad b)
Der apparative Minimalaufwand zur annähernden Beurteilung der kardiopulmonalen Leistungsfähigkeit besteht in einem einfach ausgerüsteten Fahrradergometer, einem EKG-Gerät und einem Blutdruckmeßgerät.

Mit Hilfe der Fahrradergometrie kann eine ansteigende körperliche Arbeit bis in den Grenzbereich der Leistungsfähigkeit vorgenommen werden. Sie ist präzise dosierbar und reproduzierbar. Als objektive Meßdaten erhält man die Belastungsstufe (in Watt), die Pulsfrequenz, das Blutdruckverhalten und das elektrokardiographische Bild auf gegebenen Belastungsstufen. Für Vergleichszwecke läßt sich tabellarisch anhand der Belastungsstufe die annähernde Sauerstoffaufnahme ermitteln.

2.1.3 Leistungssteigerung

Kraft, Schnelligkeit, Gelenkigkeit und Ausdauer sind körperliche Grundvoraussetzungen für die Bewegung an sich, während Begriffe wie Gewandtheit, Geschicklichkeit und Körperbeherrschung von einer optimalen Koordination abhängen. Da beim Kranken das Schnelligkeits- und Schnellkrafttraining entfällt, beschränkt sich die Steigerung der körperlichen Leistungsfähigkeit auf die Verbesserung von **Flexibilität, Koordination, Kraft und Ausdauer**.

Eine Leistungssteigerung kann durch Übung und/oder Training erzielt werden. Wobei unter **Übung** die systematische Wiederholung gezielter Bewegungsabläufe ohne morphologisch faßbare (d.h. die Gestalt eines Organs betreffende) Veränderungen verstanden wird. **Training** ist die systematische Wiederholung gezielter, überschwelliger Muskelanspannungen mit morphologischen und funktionellen Anpassungserscheinungen zum Zwecke der Leistungssteigerung.

2.1.3.1 Leistungssteigerung durch Übung

Durch Übung wird vor allem die Koordination verbessert, was sich in einer Automatisierung und Ökonomisierung des Bewegungsablaufes zeigt. Für die Leistungssteigerung lassen sich dabei 2 Ziele unterscheiden nach denen das Üben ausgerichtet wird.

1. Vergrößern der Bewegungserfahrung und des Bewegungsumfangs durch Anwenden einer Fertigkeit in verschiedenen Situationen. In der Krankengymnastik ist dies z. B. die Gangschulung eines gehbehinderten Patienten: Gehen mit Unterarmstützen in verschiedenen Situationen des Alltags.
2. Einschleifen eines optimalen Musters für eine bestimmte Fertigkeit durch ständiges Wiederholen unter gleichen Bedingungen (im Falle des gehbehinderten Patienten z. B. das ständige Wiederholen des gleichen Gangmusters auf einer festgelegten Gehstrecke).

2.1.3.2 Leistungssteigerung durch Training

2.1.3.2.1 Training der Muskelkraft

Ein Muskel entwickelt Kraft durch Spannung, die aufgrund zweier verschiedener Arbeitsweisen als statische und dynamische Kraft bezeichnet wird (Folge ist eine Vergrößerung der Muskelfaser durch die erhöhte Spannung).

a) **Statisches** Krafttraining: Bei dieser Art des Krafttrainings bleibt die Länge eines Muskels bei einer Kontraktion konstant (isometrisches Krafttraining). Die Kontraktion erfolgt gegen einen fixierten Widerstand. Durch die geleistete Haltearbeit vergrößert sich der Querschnitt des Gesamtmuskels. Den **Vorteilen**, wie einer frühzeitigen postoperativen Atrophieprophylaxe, einer selektiven Auswahl von Muskelgruppen und einer guten Dosierbarkeit, stehen **Nachteile** gegenüber, wie die Nichteinbeziehung der koordinativen Elemente einer Bewegung sowie Trainingseffekt hauptsächlich auf die phasischen (langsamen) Muskelfasern.
b) **Dynamisches** Krafttraining: Hier kommt es bei konstanter Spannung zu einer Längenänderung der Muskulatur entweder durch Verkürzung (konzentrische Kontraktion) oder durch Verlängerung (exzentrische Kontraktion) der kontraktilen Elemente. Dem **Vorteil** des Trainings von physiologischen und komplexen Bewegungsformen steht der **Nachteil** der Gefahr von Verletzungen und Überlastungsschäden durch unsachgemäße Anwendung der Trainingsgeräte gegenüber.
c) **Isokinetisches** Krafttraining: Diese Trainingsart ist eine spezielle Form des dynamischen Krafttrainings. Es handelt sich hierbei um eine apparativ kontrollierte und konstant gehaltene Bewegungsgeschwindigkeit gegen einen maximalen Widerstand über den gesamten Bewegungsbereich.

Vorteile:
- Test- und Trainingsverfahren
- Dem Patienten angepaßter Widerstand
- Konzentrische und exzentrische Trainingsformen sind möglich

Nachteile:
- Personell aufwendige Betreuung der Patienten
- In der Anschaffung teure Geräte
- Verletzung bzw. Überlastungsschäden durch unsachgemäße Anwendung

2.1.3.2.2 Training der Ausdauer

Ausdauer wird charakterisiert als die „Ermüdungswiderstandsfähigkeit“, d.h. die Fähigkeit des Organismus, eine gegebene Leistung über einen möglichst langen Zeitraum durchzuhalten. Je nach Masse der arbeitenden Muskulatur wird dabei zwischen lokaler Muskelausdauer und allgemeiner Ausdauer unterschieden.

Trainingsmethoden sind hier Dauermethoden und Intervallmethoden:

Dauermethoden sind kontinuierliche Belastungen, die mit gleichbleibender Geschwindigkeit im sog. Steady state aller Organfunktionen durchgeführt werden. Bei dieser Methode arbeitet der Organismus mit aerober Energiebereitstellung und geht dabei keine wesentliche Sauerstoffschuld ein.

Die **Intervallmethode** ist eine intermittierende Belastung, die durch den systematischen Wechsel von Belastung und kurzen Pausen charakterisiert ist (keine vollständige Erholung). Bei der Kurzzeitintervallmethode werden die Schnellkraft sowie die anerober Kapazität und damit die Kurzzeitausdauer verbessert. Die Mittelzeit- oder Langzeitintervallmethode führt zu einer Verbesserung der aeroben Kapazität.

2.2 Krankengymnastische Behandlungstechniken

2.2.1 Passive Techniken

Unter passiven Techniken sind Techniken zu verstehen, die am Patienten durchgeführt werden, ohne dabei aktive Muskelarbeit auszulösen. Dazu gehören z. B. das Lagern, das passive Bewegen und Traktionen.

2.2.1.1 Lagern

Die Lagerung des Körpers oder bestimmter Körperabschnitte in diversen Positionen unter Zuhilfenahme von Lagerungsmateralien (spezielle Betten, Schienen etc.) dient unterschiedlichen Zielen. Die Zeitdauer reicht von einigen Minuten bis zu mehreren Stunden.

Ziele sind z. B.

- Neurologie: Lagerung zur Minderung der Spastizität (in tonusmindernder Stellung, d.h. entgegen dem spastischen Muster)
- Haut: zur Aufrechterhaltung der Trophik „druckmindernde“ oder „druckverändernde“ Lagerung (Dekubitusprophylaxe)
- Bewegungsapparat: zur Schmerzlinderung Lagerung eines Gelenks in Ruhestellung (keine Dehnung von Weichteilen) oder zur Kontrakturprophylaxe Lagerung in Dehnstellung
- Kardiologie: Lagerung zur Entlastung des Herzens (Herzbett)
- Kreislauf: bei Extremitätenödemen Hochlagerung der betreffenden Körperteile zur Entstauung
- Lunge: Drainagelagerungen zu Verbesserung des Sekrettransports

2.2.1.2 Passives Bewegen

Hierbei erfolgt ein Bewegen der Gelenke durch den Behandler, ohne eine aktive Muskelarbeit beim Patienten auszulösen. Dieses Bewegen kann an bestimmten Gelenken durch den Patienten selbst (z. B. Fingergelenke), durch den Therapeuten bzw. apparativ (Motorschiene) geschehen.

Primäres Ziel dieser Technik ist eine **Kontrakturprophylaxe**. Weiterhin kann sie zur Prüfung der Gelenksbeweglichkeit herangezogen werden.

Das passive Bewegen kommt vor allem dort zum Einsatz, wo ein aktives Bewegen (z. B. bei Bewußtlosigkeit, Lähmungen, ausgedehnten Verbrennungen etc.) nicht oder nur eingeschränkt möglich ist.

Bei der Ausführung ist auf eine **Fixation** proximal des zu bewegenden Gelenks sowie auf eine **langsame** Ausführung der Bewegung unter leichtem Zug in allen Bewegungsrichtungen des Gelenks zu achten.

2.2.1.3 Traktion

Bei dieser Technik werden die Gelenkflächen durch Zug voneinander entfernt.

Die Traktion kann entweder manuell oder mit Hilfe von Geräten erfolgen.

Manuelle Traktion: Bei exakter Fixation des proximalen Gelenkpartners wird der distale Gelenkpartner unter Zug gesetzt, der die Gelenkflächen voneinander entfernt.

Traktion durch Geräte: Diese wird vor allem im Bereich der Wirbelsäule angewandt. Dazu wurden eine Reihe von Geräten (Extensionstische etc.) entwickelt, mit denen eine Erweiterung der Zwischenwirbelräume zur Entlastung der Nervenwurzeln (z. B. beim Bandscheibenvorfall) angestrebt wird.

2.2.2 Aktive Techniken

Alle krankengymnastischen Techniken, die zu einer Muskelaktivität führen werden anhand der Art ihrer Muskelaktivität (motorischer Vorgang) in folgende 3 Formen gegliedert: **Bewegen, Halten**, **Bewegen und Halten.**

2.2.2.1 Bewegen

Mit Bewegen werden die durch dynamische Muskelkontraktionen hervorgerufenen Bewegungen des Körpers um die Drehachsen der Gelenke bezeichnet. Sie werden von Muskelgruppen bewirkt (sog. Muskelketten), die über mehrere Gelenke ziehen und sich miteinander oder nacheinander kontrahieren. Man bezeichnet sie daher auch als Bewegungsabläufe, Bewegungsfolgen oder Bewegungsmuster.

Beim Bewegen wird das **isolierte** vom **komplexen** Bewegen unterschieden.

Isolierte Bewegungen sind Bewegungen um eine Achse in einem Gelenk, während bei komplexen Bewegungen die Bewegung um mehrere Achsen in einem oder mehreren Gelenken erfolgt. Die 3 therapeutischen Grundformen des Bewegens sind das **unterstützte Bewegen**, das **freie Bewegen** und das **Bewegen gegen Widerstand**.

1. Unterstütztes Bewegen

Beim unterstützten Bewegen wird versucht, den Einfluß der Schwerkraft auf bestimmte Körperabschnitte zu reduzieren, d.h. man bewegt unter Abnahme der Eigenschwere.

Die Form der Unterstützung kann auf verschiedene Art und Weise erfolgen:

a) durch den Therapeuten (manuell)
Die Abnahme des Gewichts des zu bewegenden Körperabschnitts erfolgt hier durch die Hände des Therapeuten, der mit dieser Unterstützung der Bewegung folgt.

b) mit Geräten (Schlingentische, Rollenzüge etc.)
Mit Hilfe des Schlingentisches kann ein Patient Bewegungen unter Abnahme der Eigenschwere und ohne Reibungswiderstand ausführen, die ihm aufgrund von Muskelschwächen oder Schmerzen sonst nicht möglich wären. Der Aufhängepunkt ist dabei senkrecht (lotrecht) zur Bewegungsachse zu wählen. Die Bewegung pendelt um diese Achse.

c) durch die Auftriebskraft des Wassers (Bewegungsbad)
Im Wasser wiegt ein Körper nur mehr ca. 10% seines ursprünglichen Gewichts. Dadurch können in diesem Medium bestimmte Übungen vollbelastet durchgeführt werden, auch wenn der Patient nur teilbelasten darf.

2. Freies Bewegen
Beim freien Bewegen werden Bewegungen ohne Unterstützung oder zusätzliche Widerstände ausgeführt, d.h. Bewegen mit der Schwerkraft und gegen den Widerstand der Schwerkraft. Das Durchführen des freien Bewegens erfolgt z. B. aus den verschiedensten Ausgangsstellungen, mit und ohne Geräte, in verschiedenen Tempi sowie in Kombination mit unterschiedlich langen Pausen. Typische Formen sind die allgemeine Gymnastik und die Stoffwechselgymnastik.

Das freie Bewegen ist hauptsächlich ein freies komplexes Bewegen. Grob kann dabei zwischen einem Bewegen in **intermittierender Dauerform** sowie einem Bewegen in **kontinuierlicher Dauerform** unterschieden werden.

a) Freies Bewegen in intermittierender Dauerform: Kennzeichen dieser Methode ist der Wechsel von Belastungsphasen und Erholungsphasen. Dabei werden innerhalb einer Bewegungsserie dieselben Muskelgruppen über einen Zeitraum von mindestens 5 min beansprucht (z. B. Gehen in verschiedenen Tempi, Treppengehen, Laufen und Traben im Wechsel oder Bewegungsserien kleiner bis mittelgroßer und großer Muskelgruppen).
b) Freies Bewegen in kontinuierlicher Dauerform: Kennzeichen dieser Form ist das Bewegen mit einer gleichbleibenden, dynamischen Belastung über einen Zeitraum von mindestens 5–10 min. Die Belastung soll dabei unter oder im Bereich der individuellen Dauerleistung liegen (z. B. Gehen in gleichbleibendem Tempo auf ebener Strecke für 5–10–20–30 min). Um einen Trainingseffekt zu erzielen, muß länger als 5–10 min mit 50–60% der maximalen Kreislaufleistung trainiert werden. Die maximale Leistung wird idealerweise vorher von einem Arzt im ergometrischen Kreislauftest ermittelt.

3. Bewegen gegen Widerstand
Bei dieser Form wird zusätzlich zum Eigengewicht und zum Schwerkrafteinfluß gegen einen Widerstand bewegt. Der Widerstand wird dabei immer entgegen der geforderten Bewegungsrichtung gesetzt. Dieser kann entweder manuell (durch den Therapeuten), apparativ (Theraband, Hanteln, Medizinball, Schlingentisch, Expander etc.) oder durch das Wasser (Reibungswiderstand, Auftriebskraft) erfolgen.

a) Bewegungen gegen Widerstand in intermittierender Dauerform: Es gelten die gleichen Grundsätze wie beim Bewegen in intermittierender Dauerform.
Formen sind
   - Bewegungsserien kleiner, mittelgroßer und großer Muskelgruppen gegen Widerstand (z. B. durch Manschettengewichte an den Extremitäten)
   - Gehen im Wasser
   - Radfahren auf ebener Strecke oder mit dem Standfahrrad
b) Bewegungen gegen Widerstand in kontinuierlicher Dauerform:
Es gelten die gleichen Grundsätze wie beim Bewegen in kontinuierlicher Dauerform. Die Belastungszeit beträgt mindestens 5–10 min, wobei der Widerstand gleichmäßig und kontinuierlich gegen das Gerät gerichtet werden soll.
Formen sind:
   - Gehen im Wasser
   - Radfahren

2.2.2.2 Halten

Bei dieser Technik werden Körper- und Gelenkpositionen mittels statischer Muskelkontraktionen gehalten. Grundsätzlich wird unterschieden zwischen dem **Halten in Prozent der Maximalkraft** und dem **Halten unter Konzentration auf den Spannungswechsel**.

Bei den isometrischen Anspannungsübungen soll mit einer Anspannungskraft von ca. 50–70% der Maximalkraft gearbeitet werden. Die Haltedauer soll bei einer 5–10maligen Wiederholung in einem Bereich von 5–10 s liegen. Wird mit 100% der Maximalkraft gearbeitet, reicht eine Anspannungszeit von 2–3 s.

Behandlungsprinzip ist das Anspannen–Halten–Entspannen (Pausenlänge ca. doppelt so lange wie die Haltedauer).

1. Techniken des Haltens in Prozent der Maximalkraft

- Halten durch Anspannen bestimmter Muskelgruppen
- Halten gegen den Widerstand der Schwerkraft
- Halten gegen manuellen Widerstand, der fremd- oder eigentätig gegeben werden kann.
- Halten bzw. Stemmen gegen den Widerstand feststehender Teile der Umgebung (Wand, Boden)

2. Halten unter Konzentration auf den Spannungswechsel

Hier wird versucht, die Aufmerksamkeit des Patienten auf jene Empfindungen zu lenken, die beim Anspannen und Entspannen entstehen.

- Veränderung der Atemform
- Anspannungs- und Entspannungsempfinden
- Lageempfinden des Körpers/der Körperabschnitte
- Empfinden des Gewichts des Körpers/der Körperabschnitte

Für diese Technik gilt, daß Spannungsaufbau und Spannungsabbau im gleichen Tempo erfolgen.

2.2.2.3 Bewegen und Halten

Diese Technik macht sich die dynamischen und statischen Arbeitsformen der Muskulatur durch das Anhalten der Bewegung an einem beliebigen Punkt des Bewegungsablaufs zunutze (am Bewegungsende, im Bewegungsverlauf). Dabei kann es zu folgenden Wirkungen kommen:

- Verstärkung der Muskelaktivität
- Stabilisation
- Auslösen und Verstärken von Gleichgewichts- und Stellreaktionen
- Mobilisation

Einschalten von Halten während oder am Ende eines Bewegungsablaufs

- Unterstütztes Bewegen und Halten: Hierbei wird der Patient während einer unterstützten Bewegung aufgefordert, die Stellung zu halten, und gleichzeitig wird die Unterstützung aufgehoben.
- Freies Bewegen und Halten: z. B. Pendeln des Körpers mit Halten am Ende der Pendelbewegung.
- Bewegen gegen Widerstand und Halten: Während des Bewegungswegs wird der Widerstand erhöht, bis die Bewegung ganz anhält.

2.2.3 Stretching

Mobilität und Flexibilität des Weichteilgewebes, das ein Gelenk umgibt, wie Muskeln, Sehnen, Bänder und Haut, in Verbindung mit einer ausreichenden Gelenksmobilität sind notwendig für ein normales Bewegungsausmaß. Zu den Ursachen für eine Verkürzung des Weichteilgewebes mit nachfolgendem Verlust des Bewegungsausmaßes gehören: länger dauernde Immobilisation, eingeschränkte Mobilität, neuromuskuläre Erkrankungen, Weichteilgewebspathologie nach einem Trauma, angeborene und erworbene knöcherne Deformitäten.

Dehnen verbessert die elastischen Eigenschaften der Muskeln und Sehnen. Dies führt zu einer Beseitigung der Verkürzung von Muskeln und Weichteilen, was wiederum den Bewegungsumfang vergrößert.

Es gibt grundsätzlich 2 Arten von Dehntechniken: aktives und passives Dehnen.

2.2.3.1 Aktives Dehnen

Die Veränderung des Ruhetonus eines Muskels kann durch aktives Dehnen mit Wechsel von Anspannung, Entspannung und Dehnen beseitigt werden. Hierbei wird durch Anspannung des Agonisten der jeweilige Antagonist gedehnt.

Technik: Einnehmen der Dehnstellung (Dehnen bis zur aktiven Bewegungsgrenze) und isometrische Anspannung über 3–8 s, Entspannen und dabei ca. 10 s weiterdehnen, in dieser Position erneute isometrische Anspannung, Entspannung und Dehnung. Es werden 2–4 Wiederholungen durchgeführt. Diese Technik hat den Vorteil, daß sie neben der Dehnung auch einen **kräftigenden** Effekt auf die agonistische Muskulatur ausübt.

2.2.3.2 Passives Dehnen

Eine der Grundvoraussetzungen für diese Technik ist, daß die zu dehnende Muskulatur ausreichend aufgewärmt ist. Das ist der Grund, warum diese Technik vor allem in der Sportphysiotherapie und im Sport häufig eingesetzt wird und für untrainierte Patienten nicht unbedingt empfehlenswert ist.

Technik: Nach der Einnahme der entsprechenden Dehnstellung wird in dieser Position die Dehnung nur minimal verstärkt (Vermeidung des Dehnreflexes). Schmerzen sind zu vermeiden, ein Ziehen ist erlaubt. Die Dehnposition wird ca. 15–30 s gehalten (2–4 Wiederholungen).

2.2.3.3 Aktiv-passives Dehnen

Heutzutage wird in zunehmendem Maße der alleinigen passiven Dehnung die kombiniert aktiv-passive Dehnung („**power-stretching**") vorgezogen. Bei der aktiv-passiven Technik fließen die neurophysiologischen Erkenntnisse der **reziproken Innervation und Hemmung** ein: Ein zu dehnender Muskel wird in eine leichte schmerzlose Vordehnung gebracht und anschließend isometrisch kontrahiert. Diese Kontraktion bahnt die nachfolgende Entspannung. Anschließend wird der Antagonist kontrahiert, was zu einer weiteren Entspannung des gedehnten Muskels führt.

Unter Berücksichtigung der **Kontraindikationen**, wie Myositis ossificans, Gelenkentzündungen, längere Immobilisation und hochgradige Osteoporose sollte Stretching ein fester Bestandteil in jeder Trainingseinheit sein! Nur regelmäßige Dehnung von jeweils 10–15 min Dauer, mind. 2–3mal pro Woche, verspricht den gewünschten Erfolg.

2.2.4 Fazilitationen

Bei diesen Methoden kommt es zu einer Bahnung von Bewegungen über die funktionelle Einheit von Nerv und Muskel. Diese Bahnung kann auf mehrere Arten stimuliert werden, z. B. durch **exterozeptive Reize.** Zu diesen gehören taktile Reize (Druck, Berührung), thermische Reize, visuelle Reize und auditive Reize. Die Fazilitation kann jedoch auch über **propriozeptive Reize**, wie Dehnung, Widerstand, Vibration, Approximation und Zug, geschehen.

Ein Beispiel wäre die **postisometrische Relaxation**. Diese Technik beruht auf der Anwendung von Sherringtons Gesetz der reziproken Innervation: Es ist eine aktive Technik, die eine willkürliche Muskelaktion von einer exakten Stellung aus in eine bestimmte Richtung gegen einen exakt gegebenen Widerstand erfordert. Die Entspannung kann auch über die Atmung gesteuert bzw. verstärkt werden.

2.2.5 Gangschulung

Mit Hilfe der Gangschulung soll einerseits ein physiologisches, harmonisches Gangbild geschaffen bzw. erhalten werden, andererseits liegt die Aufgabe in der Vermeidung oder Behandlung sekundärer Erkrankungen, die aufgrund abnormer Bewegungsmuster auftreten können.

Die Gangschulung setzt eine **Kenntnis des normalen Gangbilds** voraus, d.h. der Therapeut muß mit den einzelnen Phasen des Gangzyklus und mit den Gelenksstellungen in der jeweiligen Phase vertraut sein.

In der Gangschulung werden eine Reihe von **Hilfsmitteln** verwendet, die der Entlastung der Beine und/oder der Sicherung des Gleichgewichts dienen (z. B. Gehwagen, Rollator, Achselstützen, Unterarmgehstützen, Vierpunktstützen, Handstock etc.).

Am gebräuchlichsten ist die **Gangschulung mit Unterarmstützen** (die Einstellung erfolgt dabei in aufrechter Haltung in Schrittstellung; die Unterarmstützen stehen in Schulterbreite neben dem vorderen Fuß in Höhe des Vorfußes; die Ellbogengelenke sind dabei gestreckt, die Schultern nicht hochgezogen). Die Höhe der Belastung, die mit Hilfe einer Waage festgelegt werden kann, ist abhängig von der jeweiligen Verletzung.

- Schwunggang: Das betroffene Bein wird im Gehrhythmus in der Luft nach vorn genommen und bewegt (heute kaum mehr gebräuchlich).
- Unbelasteter 3-Punkte-Gang: Das betroffene Bein wird mit Bodenkontakt zwischen die Stützen gesetzt, wobei die Belastung je nach Klinik vom reinen Sohlenkontakt bis zu 15 kg geht (bei dieser Methode bleibt das normale Gangbild eher erhalten).
- 4-Punkte-Gang: Hierbei werden nacheinander die rechte Stütze, das linke Bein, die linke Stütze und das rechte Bein vorgesetzt, um z. B. bei beidseitiger Koxarthrose eine Entlastung zu erreichen.

Die für den Patienten erforderliche Gangart wird durch das therapeutische Ziel der Entlastung eines oder beider Beine bestimmt.

- der Dreipunktegang entlastet stets nur ein Bein,
- der Vierpunktegang entlastet beide Beine.

2.3 Spezifische Methoden

2.3.1 Propriozeptive neuromuskuläre Fazilitation (PNF)

Propriozeptive neuromuskuläre Fazilitation (PNF) ist eine krankengymnastische Behandlungsmethode, die dreidimensionale komplexe Aktionen von Agonistenketten über gezielte Reizung verschiedener exterozeptiver und interozeptiver Rezeptoren bahnt.

Obwohl die konditionellen Grundeigenschaften Kraft, Ausdauer und Beweglichkeit von Übungen der PNF-Methode beeinflußt werden, ist die Priorität der **Koordinationsschulung** eindeutig. Die zugrundeliegenden Bewegungsmuster, die als „pattern“ bezeichnet werden, sind komplexe Bewegungen ganzer Körperabschnitte (z. B. des Beines) oder von Kombinationen von Körperabschnitten. Sie entstehen durch das Zusammenwirken synergistischer Muskelgruppen und verlaufen – entsprechend der topographischen Anordnung der Muskulatur – diagonal. Die patterns bestehen jeweils aus 3 Bewegungskomponenten (Flexion oder Extension, Adduktion oder Abduktion, Innen- oder Außenrotation), wobei der Rotation eine besondere Bedeutung zukommt. Die Bewegungsfolge verläuft von distal nach proximal.

Prinzipien der PNF sind:

- Propriozeptive Fazilitation von willkürlichen Bewegungen durch maximalen Widerstand: Maximaler Widerstand erhöht nicht nur die Spannung in dem Muskel, dem Widerstand gegeben wird, sondern bezieht auch andere Muskeln mit ein (**Irradiation**).

- Fazilitation von willkürlichen Bewegungen durch Reflexe (die Ansprechbarkeit eines in seiner nervalen Versorgung beeinträchtigten Muskels kann z. B. durch Dehnung erhöht werden)
- Hemmung willkürlicher Bewegungen durch Reflexe.
- Hemmung eines Reflexes durch einen anderen: Ein Kältereiz hemmt den Streckreflex, entspannt z. B. die Hüftadduktoren und den M. quadriceps und erleichtert so willkürliche Bewegungen.
- Fazilitation einer Willkürbewegung durch eine andere: Die willkürliche Aktion stärkerer Muskeln gegen Widerstand stimuliert die Aktivität schwächerer Muskeln.
- Sukzessive Induktion: Unmittelbar nach einer kräftigen Beugung in einem Gelenk ist dessen Streckung erleichtert.

Die Fazilitation geschieht über manuelle Kontakte und Stimuli. Propriozeptive Reize sind Dehnungen (Stretch), Widerstand, Vibrationen, Zug und Approximation (von Gelenkflächen), eine anguläre und lineare Akzeleration und das Rollen; exterozeptive Reize die Berührung und thermische Reize.

Um die PNF-Prinzipien bei der Behandlung zu nützen, müssen bei ihrer Durchführung folgende Punkte berücksichtigt werden:

- korrekte Ausgangsstellung des Patienten,
- korrekte Ausgangsstellung des Therapeuten,
- korrekter „lumbrikaler“ Griff des Therapeuten,
- Dehnung der beteiligten Muskelgruppen am Bewegungsbeginn,
- Auslösen des Dehnreflexes,
- angemessenes Kommando,
- optimaler (d.h. dem Patienten angepaßter) Widerstand,
- Anwendung von Zug und Druck.

Hauptindikationen für die PNF-Technik sind neurologische Erkrankungen. Weitere Anwendungsgebiete sind muskuloskelettale Erkrankungen und die Sportrehabilitation.

2.3.2 Krankengymnastische Behandlungstechniken nach Bobath

Bei dieser Methode handelt es sich um eine spezifische krankengymnastische Methode, die sich in der Therapie zerebraler Bewegungsstörungen (Zerebralparese) neurophysiologischer Grundlagen bedient.

Das klinische Bild der zerebralen Bewegungsstörung ist vielseitig. Dies kann ein abnormaler Haltetonus, der entweder erniedrigt, erhöht oder auch fluktuierend ist sein, ebenso eine Störung der reziproken Innervation (gleichzeitige Hemmung bzw. Kontraktion von Agonisten und Antagonisten) sowie pathologische Bewegungsmuster (tonischer Labyrinthreflex, asymmetrischer tonischer Labyrinthreflex, symmetrischer tonischer Labyrinthreflex, assoziierte Reaktionen und überschießende Stützreaktionen).

All diese Faktoren führen im Hinblick auf die Motorik zu abnormen Haltungen und Bewegungsmustern, einem abnormen Muskeltonus und einer abnormen Koordination der Muskelaktivitäten.

Prinzipien der Behandlung:
Im Bobath-Konzept wird mit 3 Behandlungstechniken gearbeitet, die in der Therapie (entprechend dem Behandlungsschwerpunkt) ineinander übergehen:

1. Inhibition: Mit Hilfe der Inhibition sollen pathologische Bewegungsmuster gehemmt werden, um eine bessere Ausgangssituation für aktive Bewegungen zu schaffen.
2. Fazilitation: Mit Hilfe der Fazilitation sollen physiologische Muster gebahnt werden.

3. Stimulation: Stimulation dient zur Vorbereitung und Einleitung von Bewegungen, die unmittelbar die Nahsinne beanspruchen. Dabei wird eine hemmende (inhibitorische) Stimulation von einer aktivierenden (bahnenden) Stimulation unterschieden.

Hemmung und Bahnung werden durch die Einnahme von hemmend wirkenden Ausgangsstellungen erreicht, in denen physiologische Bewegungsmuster (Stell- und Gleichgewichtsreaktionen) meist manuell eingeleitet werden. Diese manuelle Hilfe erfolgt an bestimmten Körperabschnitten, den sog. Schlüsselpunkten. Zu Beginn der Therapie werden die proximalen (am Rumpf befindlichen), später auch distale (an den Extremitäten gelegene Schlüsselpunkte) genutzt. Entweder zu Beginn einer Behandlung oder während des Behandlungsverlaufs können zusätzlich Techniken zur Stimulation des Bewegungsimpulses und zur Hemmung tonischer Muster eingesetzt werden.

2.3.3 Vojta-Therapie

Definition. Die Vojta-Therapie ist ein Bahnungssystem, bei dem durch Anwendung propriozeptiver Reize aus passiv vorgegebenen physiologischen Ausgangsstellungen ein bestimmtes, beliebig oft wiederholbares, aktiv ausgeführtes reziprokes Bewegungs- bzw. Muskelmuster entsteht, dessen Inhalt genau bekannt ist und das „Teilbewegungsmuster" der Sensomotorik gesunder Kinder enthält.

Die Vojta-Methode baut auf dem Prinzip der **Reflexfortbewegung** auf, d.h. durch Berührung bestimmter Körperpunkte, sog. Auslösezonen, lassen sich **reflektorisch** Bewegungen erzeugen, wie sie in der normalen motorischen Entwicklung erst in einem späteren Stadium auftreten (z. B. das Umdrehen).

Vojta hat nun 2 Bahnungssysteme beschrieben, die fortbewegungsähnlichen Charakter haben, und zwar die Koordinationskomplexe **Reflexkriechen (RK)** und **Reflexumdrehen (RU).** Pathologische Haltungs- und Bewegungsmuster können so korrigiert werden.

Technik: Aus bekannten passiv vorgegebenen Ausgangsstellungen werden mit Hilfe von propriozeptiven Reizen (Periost- bzw. Stretch-Reizen) unter leichtem Druck an bestimmten, genau definierbaren Zonen Bewegungen ausgelöst, deren phasischer Verlauf bekannt ist. Um in der Therapie das Muster der Koordinationskomplexe RK bzw. RU schneller und vollständig entstehen zu lassen, werden fast alle provozierten Bewegungen in statische Kontraktionen umgewandelt. Außerdem gelten in der Behandlung die Gesetze der räumlichen und zeitlichen Reizsummation.

Ziele:
- Bahnung physiologischer Bewegungsabläufe
- Einbettung von Muskeln, die bisher in einem pathologischen Ersatzmuster oder gar nicht gearbeitet haben, in physiologische Bewegungsketten.
- Globale Körperhaltungsveränderung

Indikation: Da der kinesiologische und damit der muskuläre Inhalt der Koordinationskomplexe RK und RU genau bekannt ist, eignet sich die Vojta-Technik zur Behandlung jeder Störung im neuromuskulären Gefüge, sei sie zentralen oder peripheren Ursprungs. Voraussetzung für die erfolgreiche Anwendung eines ganzen bzw. von Teilen eines Koordinationskomplexes ist das Bestehen einer neuronalen Verbindung zwischen dem ZNS und der Peripherie.

2.3.4 Stemmführung nach Brunkov

Die von Brunkow beschriebenen Stemmführungen dienen der Bahnung und Automatisierung normaler Bewegungsmuster und erleichtern den Einsatz aller an der Aufrichtung und Stabilisation des Körpers beteiligten Muskeln.

Technik: Eingeleitet werden die Stemmführungen durch maximale Dorsalflexion der Hände und Füße (dynamische Muskelkontraktion). Anschließend werden die Handwurzeln und Fersen nach distal gestemmt (statische Muskelkontraktion).

Die so erreichten Kokontraktionen antagonistischer Muskelgruppen werden durch bewußte maximale Spannung auf die nachfolgenden Körperteile in Richtung Wirbelsäule weitergeleitet. Diese Weiterleitung erfolgt jedoch nur dann, wenn die Gelenke in einer bestimmten **Stellung** gehalten werden: proximale Gelenke in Rotation, die mittleren Gelenke in Flexion und die distalen Gelenke in Extension. Muskuläre Dysbalancen können durch eine passive Winkeleinstellung der Gelenke in Richtung der zu fördernden Muskelketten korrigiert werden.

Zur Behandlungsführung werden **verbale Aufforderungen und manuelle Hilfen** (Hautwischen, Druck-/Stauchimpulse etc.) verwendet. Der Patient muß lernen die Winkelstellung der Gelenke ständig zu kontrollieren, die Weiterleitung der Muskelspannung zu beobachten und die Spannung langsam aufzulösen.

Indikationen: [Wirbelsäulenbeschwerden, Haltungsstörungen,] zerebrale (extrapyramidale) Bewegungsstörungen wie Torticollis oder M. Parkinson und die infantile Zerebralparese.

2.3.5 Krankengymnastische Behandlung nach Klapp

Das Kriechverfahren nach Klapp ist eine aktive Übungsbehandlung für den Rumpf.

Die Ausgangsstellung ist der Vierfüßlerstand, erste Übung das Gehen im Vierfüßlerstand. Als Hilfsmittel werden Platten für die Hände und Knieschoner verwendet. Die Vielzahl der Bewegungsformen, die aus dem Vierfüßlerstand entwickelt sind, ermöglichen bei Entlastung der Wirbelsäule eine gute Kräftigung der Muskeln, die den Rumpf bewegen, halten und aufrichten, sowie eine Korrektur bei bestimmten Abweichungen der Wirbelsäule.

Indikationen: Ursprünglich konzipiert für die Skoliosetherapie, finden verschiedene Übungen auch Anwendung bei anderen Wirbelsäulenerkrankungen wie Frakturen, Versteifungen nach der Ruhigstellung wegen einer Tuberkulose, angeborene oder erworbene Deformierungen im Thoraxbereich, M. Scheuermann, M. Bechterew, Spondylolisthese oder Diskopathien.

2.3.6 Krankengymnastische Behandlung nach Brügger

Nach Brügger gehen die meisten Erkrankungen des Bewegungsapparats primär nicht auf strukturelle Erkrankungen zurück, sondern auf Schutzmechanismen des Gehirns. Diese Schutzmechanismen werden bei fehlerhafter Beanspruchung gestartet (neuronale Mechanismen). Das arthromuskuläre System reagiert auf reflektorischem Weg mit Schmerzen (Warnsignale). Chronische Fehlbelastungen stören das Reparaturpotential der Strukturen, so daß es in der Folge zunächst zu Funktionsstörungen kommt. Später können sich aus den nicht beseitigten Funktionsstörungen Strukturveränderungen entwickeln. Dies kann umgangen werden, wenn der Bewegungsapparat (das lokomotorische System) optimal eingesetzt wird, was nur bei der Einnahme einer physiologischen Körperhaltung der Fall ist.

Für Brügger gilt dabei das Primat der **Aufrechterhaltung der LWS-Lordose**, wobei die Lordosierung in engem Zusammenhang mit der **Aufrichtung des Brustkorbs** und der Beckenkippung steht (Brügger beschreibt dazu ein **Zahnradmodell**).

Ziel der Behandlung ist es, die bestehenden Störfaktoren zu erkennen (Funktionsanalyse) und zu beseitigen sowie die bestehende Fehlhaltung zu korrigieren. In der

Behandlung werden dabei verschiedene aktive und passive Maßnahmen kombiniert.

Auch ist es wesentlich, daß die Korrektur der Haltung Anwendung bei Verrichtungen des täglichen Lebens (ADL-Training) findet.

2.3.7 Skoliosebehandlung nach Schroth

Ausgehend von der Anatomie der Wirbelsäule, teilt Schroth den Rumpf in 3 rechteckige Blöcke ein (Lendenwirbelsäule mit Beckengürtel, Brustwirbelsäule mit Rippenkorb, Halswirbelsäule mit Schultergürtel und Kopf).

Bei der Skoliose verformen sich diese 3 Rumpfabschnitte keilförmig und verdrehen sich gegeneinander.

Mit dieser gymnastischen Methode wird das Prinzip der **Extension, Derotation und Flexion** mit der entsprechenden Atemgymnastik inauguriert. Dies ist jedoch nur dann möglich, wenn ein Punctum fixum geschaffen wird, von dem aus die dreidimensionale Korrektur möglich ist. Bei Schroth wird primär das Becken fixiert. Aus dieser fixierten Beckeneinstellung erfolgt dann aufsteigend die Korrektur. Zwischen den einzelnen Korrekturübungen erfolgen in dehnenden Ausgangsstellungen Atemübungen zur Entspannung.

Das **Ziel** der Behandlung ist eine Haltungskorrektur und Vergrößerung des Atemvolumens durch mechanische Gegendrehung der verschobenen Wirbelsäulenabschnitte.

Indikation: jede Art von Fehlhaltungen und Skoliosen bei Kindern und Erwachsenen.

2.3.8 Lösungs- und Atemtherapie nach Schaarschuch

Diese Therapiemethode gehört zu den Entspannungsverfahren der Bewegungstherapie. Der Begriff „Lösungstherapie" (und nicht Entspannungstherapie) wurde gewählt, weil damit der Zustand der normalen Grundinnervation der Muskulatur (Grundtonus) gemeint ist.

Das **Behandlungsprinzip** zielt auf eine verstärkte Wahrnehmung der Atmung, des Atemrhythmus' und der Atembewegungen. Der Patient muß sich voll auf seinen Körper konzentrieren und verschiedene Sinneseindrücke (Oberflächen- und Tiefensensibilität) zu verarbeiten lernen. Die Verbesserung der Körperwahrnehmung wird durch den Therapeuten mit Hilfe der sog. **Tastarbeit** gefördert. Sie hilft dem Patienten beim Wahrnehmen von Körperstellungen und Muskelanspannungen, unterstützt das Wahrnehmen des „Sinkens" bei Übungen, die durch die Schwerkraft unterstützt werden, erlaubt eine Beurteilung des Gewebezustands einzelner Teilabschnitte des Körpers und erleichtert das Wahrnehmen von Körperbereichen als „Raum" (Becken-/Bauchraum, Kopfraum: „untere bzw. obere Basis").

Ziel der Behandlung ist es, Veränderungen des Körperzustands, z. B. vor und nach dem Üben, wahrzunehmen, Vergleiche mit der Ausgangslage (Rückenlage) und der kontralateralen Körperseite anzustellen und das auch verbal auszudrücken.

2.4 Weiterführende Literatur

1. Basmajian John V, (1984) Therapeutic Exercise, 4. ed., Williams and Wilkins, Baltimore
2. Cotta H, Heipertz W, Hüter-Becker A, Rompe G (Hrsg) (1982) Krankengymnastik. Thieme, Stuttgart New York
3. Einsingbach Th, Klümper A, Biedermann L, (1988) Sportphysiotherapie und Rehabilitation. Thieme, Stuttgart
4. Hollmann W, Hettinger Th, (1990) Sportmedizin – Arbeits- und Trainingsgrundlagen, 3. Aufl. Schattauer, Stuttgart
5. Kisner C, Colby LA, (1990) Therapeutic Exercise – Foundations and Techniques, 2. ed., Davis FA, Philadelphia
6. Sadil V, Sadil S, (1994) Aktive und passive Bewegungstherapie. WMW 20/21: Themenheft „Physikalische Therapie bei Wirbelsäulenleiden"

3 Massage

H.-D. Hentschel

3.1 Ursprünge

Die Massage gehört zu den ältesten Behandlungsweisen des Menschen, ist doch die Hand sein ursprünglichstes Werkzeug. Bei Verletzungen oder Krämpfen greifen wir uns unwillkürlich an die schmerzende Stelle, drücken, reiben oder kneten sie. Wie die Verhaltungsforschung lehrt, dürften wir diese reflexartigen und instinktiven Behandlungsweisen von unseren Vorfahren aus dem vor etwa 3 Millionen Jahren abgelaufenen Tier-Mensch-Übergangsfeld geerbt haben. Wahrscheinlich handelt es sich dabei um bereits beim Tier vorhandene Triebbewegungen, die den Zweck der Entfernung einer Reizursache vom Körper haben.

Das spezifisch Menschliche der Massage liegt darin, daß alle die anfangs spontan und unüberlegt durchgeführten Handgriffe entsprechend der jeweiligen Kultur ausgestaltet, tradiert und schließlich zu regelrechten Massagesystemen entwickelt wurden.

3.2 Historie

3.2.1 Naturvölker und alte Kulturen

Bei den Naturvölkern wird die Massage vor allem zur Linderung von Beschwerden bei Verrenkungen und Knochenbrüchen, zur Beseitigung der Darmträgheit oder zur Entmüdung angewandt. Um die Haut zur Massage geschmeidig zu machen, werden nicht selten pflanzliche Öle oder tierische Fette aufgetragen. Bei Rückenschmerzen wird bei vielen Völkern der auf dem Bauch liegende Patient durch eine Tretmassage behandelt.

Bei den Naturvölkern wird die Massage aber auch nicht selten mit der Vorstellung einer Austreibung von Krankheitsdämonen verbunden und sodann stets von einem Medizinmann als einem „Meister des Übernatürlichen" vorgenommen.

Augenscheinlich werden in vielen Ländern diese traditionellen Massageformen immer weniger ausgeübt und statt dessen die abendländische Massageweise angewandt. Lediglich in China und Indonesien dürfte die herkömmliche Massageweise wieder einen festen Platz in der Heilkunde einnehmen.

3.2.2 Klassisches Altertum

Erst im klassischen Griechenland finden wir die Massage frei von magisch-mystischen Gedankengängen. Die Massage (tripsis) bildete dort einen wesentlichen Bestandteil der Körperkultur bei sportlichen Übungen und im Anschluß daran zur Wiederauffrischung (Abb. 3-1). Dies geschah meist unter Zuhilfenahme von Striegeln, nach Auftragen von feinem Sand, Ölen oder Salben auf die Haut. Knet- und Reibemassagen wurden von griechischen Ärzten aber auch zur Behandlung von Traumen und rheumatischen Beschwerden verordnet. Die Ärzte wußten bereits: „Die Massage kräftigt ein schwaches Gelenk, während sie ein versteiftes Gelenk wieder

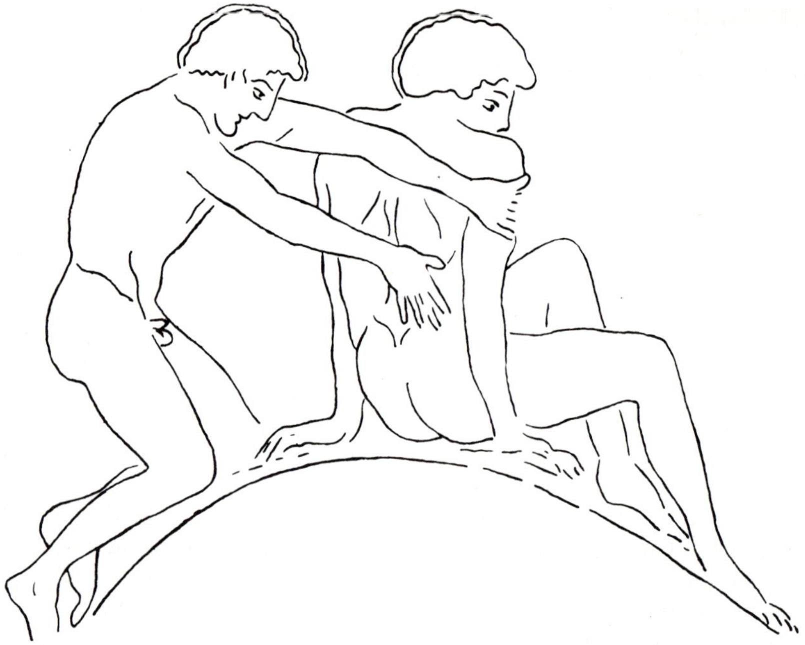

Abb. 3-1. Altgriechenland: Rückenmassage beim Sportler (nach einem Vasenbild)

biegsam und geschmeidig machen kann." Wie bedeutsam die Massage eingeschätzt wurde, zeigt der gleichfalls in den hippokratischen Schriften (um 400 v. Chr.) enthaltene Satz: „Der Arzt muß in vielen Dingen erfahren sein, dazu gehört auch die Massage."

In Rom und später in Byzanz wurde die Massage (frictio) in gleicher Weise betrieben, zumeist in den großen Thermen dieser Epoche durch Sklaven ausgeführt.

Als die westwärts drängenden islamischen Völker das Byzantinische Reich eroberten, übernahmen sie den dort geübten Badevorgang und die damit verbundene Massageprozedur in ihrem Warmbad, dem Haman, zumal sich diese in ihre religiösen Vorschriften ausgezeichnet einfügten.

3.2.3 Abendland

In der Folge brachten die Kreuzzüge den Völkern des Abendlands eine enge Berührung mit diesen Bade- und Massageprozeduren. Was lag näher, als diesen angenehmen Brauch auch in Europa einzuführen. Bald wurden derartige Behandlungen volkstümlich, und selbst in dem kleinsten Ort wurde eine „Badstub" errichtet, in der man sich während des Heißluft-Schwitzbades massieren, „reiben", „die Knochen setzen" und schröpfen ließ.

In der Renaissance brachte die Weiterentwicklung von Anatomie und Chirurgie eine Hinwendung der medizinischen Wissenschaft zur Massage. Der Feldchirurg Ambroise Paré (1510–1590), Leibarzt des französischen Königs, ließ solche Verwundete massieren, die zu schwer verletzt waren, um sich selbst ausreichend bewegen zu können. In England strebte der Staatsmann und Universalgelehrte Francis Bacon (1561–1626), Begründer der „rational geplanten Empirie", eine wissenschaftliche Begründung der Massagewirkungen an. Etwas später bemühte sich der große

Arzt Thomas Sydenham (1626–1689) um die Einführung der Massage in die offizielle Medizin. Zu Beginn des 19. Jahrhunderts wurde durch den Masseur William Beveridge (1774–1839) in Edinburgh die erste private Massageanstalt gegründet, deren „rubber" sich bemühten, die bei den Patienten getasteten „deposits and obstructions" durch gezielte Reibemassage zu beseitigen.

3.2.4 Neuzeit

Nach dem Aufblühen der Naturwissenschaften im Europa des 19. Jahrhunderts und den damit verbundenen Fortschritten der Medizin wurde es möglich, die Massage immer sinnvoller anzuwenden. Das damals von dem Schweden Per Henrik Ling (1776–1839) (Abb. 3-2a) geschaffene System der Heilgymnastik enthielt bereits – als „passive Bewegungen" bezeichnet – alle Handgriffe der heute üblichen Massage: Streichen, Kneten, Reiben, Klopfen und Vibrieren. Eine selbständige therapeutische Disziplin wurde die Massage durch das Wirken des holländischen Arztes Johan Georg Mezger (1838–1909) (Abb. 3-2b), der wegen seiner überragenden Behandlungserfolge auch von vielen namhaften Universitätsprofessoren als Massagelehrmeister herangezogen wurde. Einer von ihnen, der Bonner Chirurg K. v. Mosengeil, führte damals die ersten systematischen Versuche über den Einfluß der Massage auf die Lymphströmung durch.

Ende des 19. Jahrhunderts wurde an der Berliner Universitätsklinik (Charité) die erste staatliche Massageschule unter Professor Isidor Zabludowski (1851–1906) gegründet. Er erteilte darin Unterricht für Ärzte, denen bis dahin die offizielle Durchführung der Massagetherapie vorbehalten war. Etwas später führte er aber erstmals auch Kurse zur Ausbildung von männ-

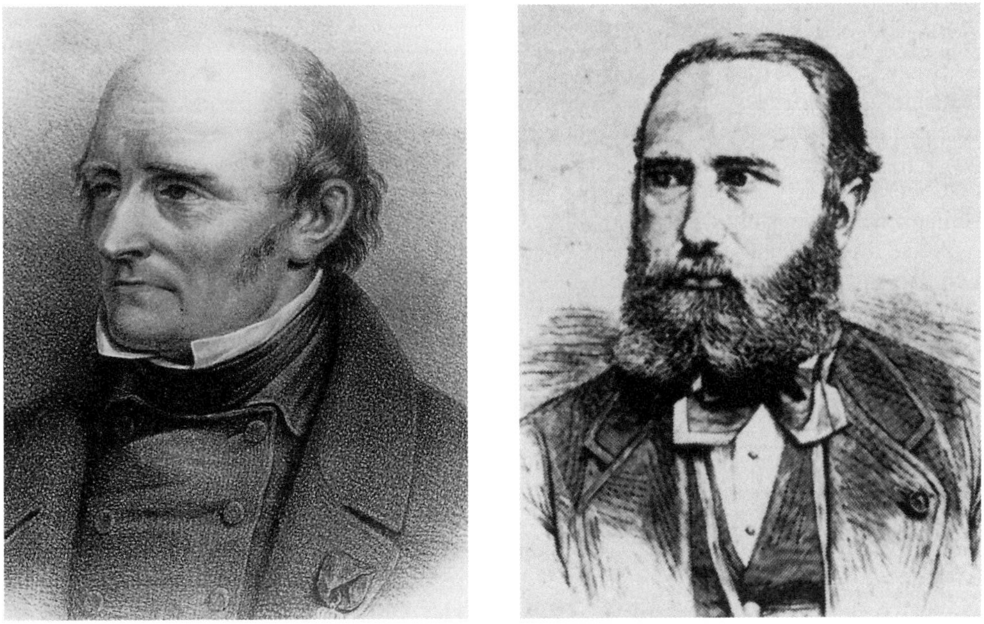

Abb. 3-2. a Per Henrik Ling (1776–1839), **b** Johan Georg Mezger (1838–1909)

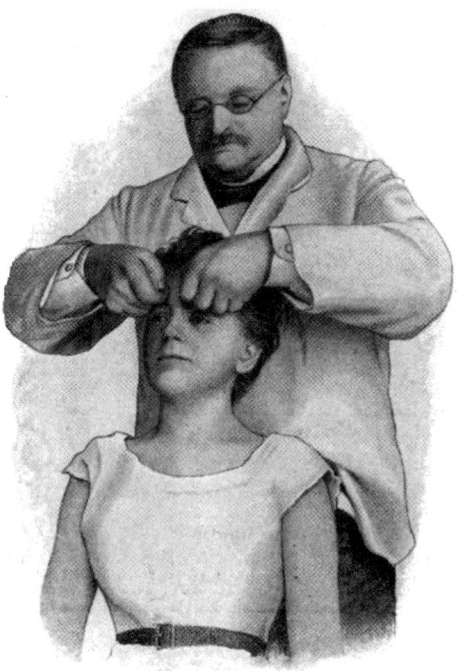

Abb. 3-3. I. Zabludowski bei einer Massage wegen Kopfschmerz. (Aus: Zabludowski J (1903) Technik der Massage, 2. Aufl., S. 110. Georg Thieme, Leipzig)

Tabelle 3-1. Massagearten (Auswahl, alphabetisch)

Akupressur
An-Mou
Bindegewebsmassage
Dermapunktur
Deep friction
Druckluftmassage
Elektromassage
Fußreflexzonenmassage
Gelotripsie
Holistic massage
Kolonbehandlung
Manipulativmassage
Manuelle Lymphdrainage
Naso- und Aurikuloreflextherapie
Nervenpunktmassage
Partnermassage
Petechiale Saugmassage
Periostbehandlung
Rhythmische Massage
Saugmassage
Schwingungsmassage
Segmentmassage
Shiatsu
Stäbchenmassage
Tuina-Therapie
Unterwasser-Druckstrahlmassage
Vibrationsmassage u.a.

lichen und weiblichen (!) Masseuren durch. In einer angeschlossenen Poliklinik wurde die Wirkungsweise der Massage erforscht und eine Liste der sich daraus ergebenden Heilanzeigen aufgestellt (Abb. 3-3).

Auch in den anderen europäischen Ländern und in den Vereinigten Staaten von Amerika begann man damals, sich wissenschaftlich mit der Massage zu beschäftigen. Schon bald erschienen die ersten Massagelehrbücher, von denen die durch den Orthopäden A. Hoffa verfaßte „Technik der Massage“ viele neue Auflagen erfuhr und noch heute gebraucht wird.

3.3 Massage heute

Ein Blick in die heutige medizinische Literatur, vor allem aber in die Laienpresse, zeigt uns eine verwirrende Fülle aller möglichen Massagearten (Tabelle 3-1).

Wenn wir jedoch aus diesem Sammeltopf die naturwissenschaftlich begründeten Massageweisen heraussuchen, so lassen sich diese letztlich entweder der **klassischen Massage** oder der **Reflexzonenmassage** zuordnen. Während mit der klassischen Massage und ihren Varianten vorzugsweise pathologische Veränderungen in Haut, Bindegewebe und Muskulatur beseitigt werden sollen, suchen die verschiedenen Arten der Reflexzonenmassage mittels spezieller Handgriffe an bestimmten Arealen der Haut oder darunter gelegener Strukturen die jeweils nerval-segmental zugeordneten Organe oder Organsysteme regulierend zu beeinflussen.

3.3.1 Klassische Massage

Die aus der antiken griechisch-römischen Tradition erwachsene klassische Massage wurde im vorigen Jahrhundert durch den bereits erwähnten schwedischen Heilgymnasten Per Henrik Ling und den den holländischen Arzt Johan Georg Mezger in die grundsätzlich noch heute gültige Form gebracht (Tabelle 3-2).

Tabelle 3-2. Griffarten der klassischen Massage und ihre internationale Bezeichnung

Streichen	effleurage
Kneten	pétrissage
Reiben	friction
Klopfen	tapotement
Vibrieren	vibration

3.3.1.1 Griffarten und ihre therapeutischen Wirkungen

1. Streichungen (effleurage)

Streichungen sind verhältnismäßig großflächige Bewegungen, die in der Regel von peripher nach zentral ausgeführt werden, also in Richtung des Stroms von Venenblut und Lymphe. Die Vielzahl der dabei möglichen Streichvariationen richtet sich nach dem zu massierenden Körperteil und der jeweiligen Aufgabenstellung (Abb. 3-4). Die Streichgriffe wirken in erster Linie entstauend im Venen- und Lymphbereich. Dementsprechend findet sich nach ausgedehnten Streichmassagen regelmäßig eine Zunahme der Serum-Plasmamenge, gekennzeichnet durch eine Abnahme des Hämatokritwerts (Abb. 3-5) und der Erythrozytenzahl; wahrscheinlich dürfte

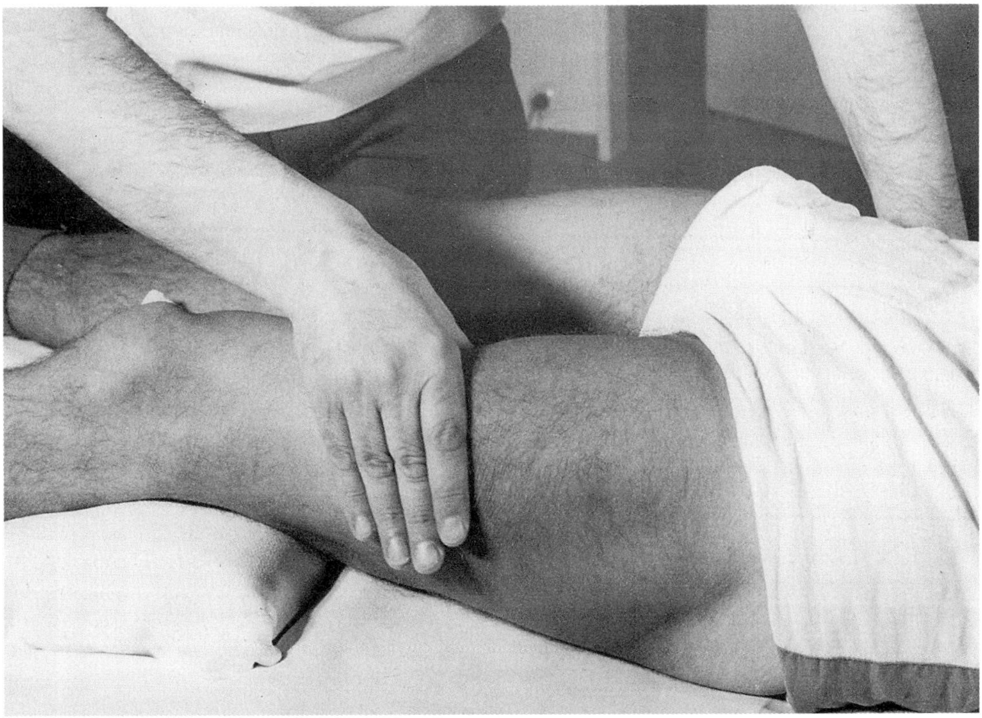

Abb. 3-4. Einhändige Streichung am Oberschenkel; Rohrzangenhaltung der Hand

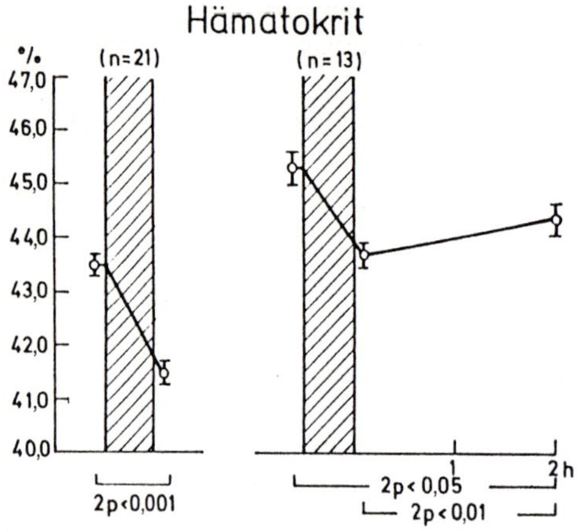

Abb. 3-5. Abnahme des Hämatokritwerts durch entstauende Ganzkörpermassage. (Nach Jungmann 1985)

die nach Massagen zu beobachtende Vermehrung der Harnmenge im gleichen Sinn zu deuten sein. Daneben wirken milde Streichungen auf das Zentralnervensystem im Sinne einer allgemeinen Beruhigung (s. 3.3.1.2).

Eine besonders gründliche Entstauung im lymphatischen Sektor ist durch spezielle Streichgriffe der **manuellen Lymphdrainage** zu erreichen (s. 3.3.2).

2. Knetungen (pétrissage)

Bei den Knetungen werden die betreffenden Muskeln möglichst umfassend ergriffen und dann mit S-förmig dehnenden Verwringungen der Hände mehr oder weniger stark durchgearbeitet (Abb. 3-6). Dabei

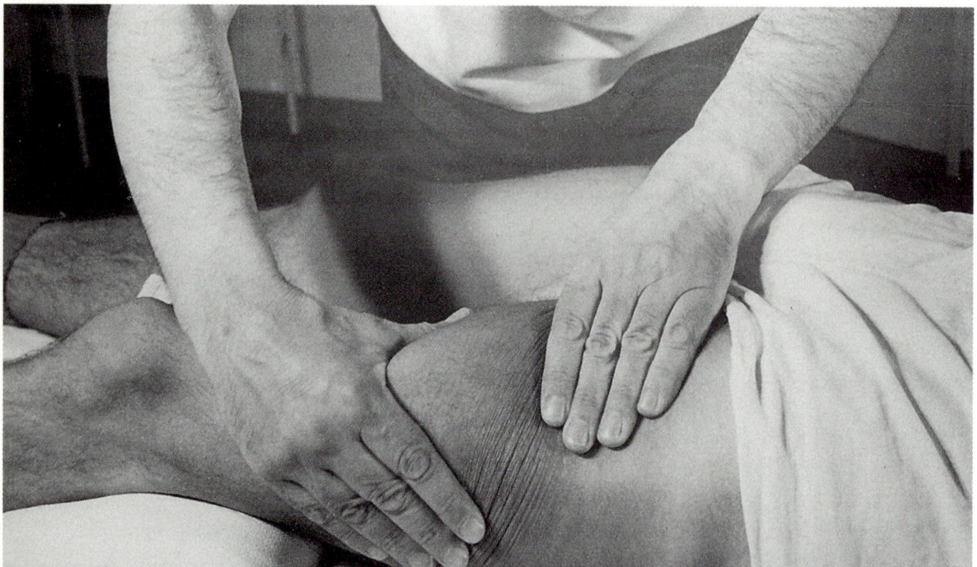

Abb. 3-6. Knetung der Quadrizepsmuskulatur

verläuft die Bewegungsrichtung vom distalen zum proximalen Muskelansatz, also herzwärts. Spezielle Knetgriffe sind dann erforderlich, wenn ein Muskel aus anatomischen Gründen nur unzureichend von seiner Unterlage abgehoben werden kann, wie dies beispielsweise bei den langen Rückenstreckern der Fall ist. Eine andere Sonderform der Knetung, das Rollen, wird vor allem durchgeführt, wenn es darum geht, die Muskeln in ihrer Längsrichtung kräftig zu dehnen.

Bei den Knetungen werden infolge der dabei entstehenden Dehnung der Muskelfasern naturgemäß auch die darin gelegenen Muskelspindeln angesprochen. Geschieht dies bei einem hypertonen Muskel, so wird auf dem Wege über einen myostatischen Reflexbogen der Muskeltonus auf einen niedrigeren Sollwert eingestellt und damit in Richtung zum Normotonus gebracht (Abb. 3-7). Andererseits kann auf dem gleichen Wege durch energisch reizende Knetmassage ein zu geringer Tonus augenscheinlich etwas angehoben werden. Auf diese Weise wirken entsprechend dosierte Knetgriffe im Sinne einer Normalisierung des Muskeltonus.

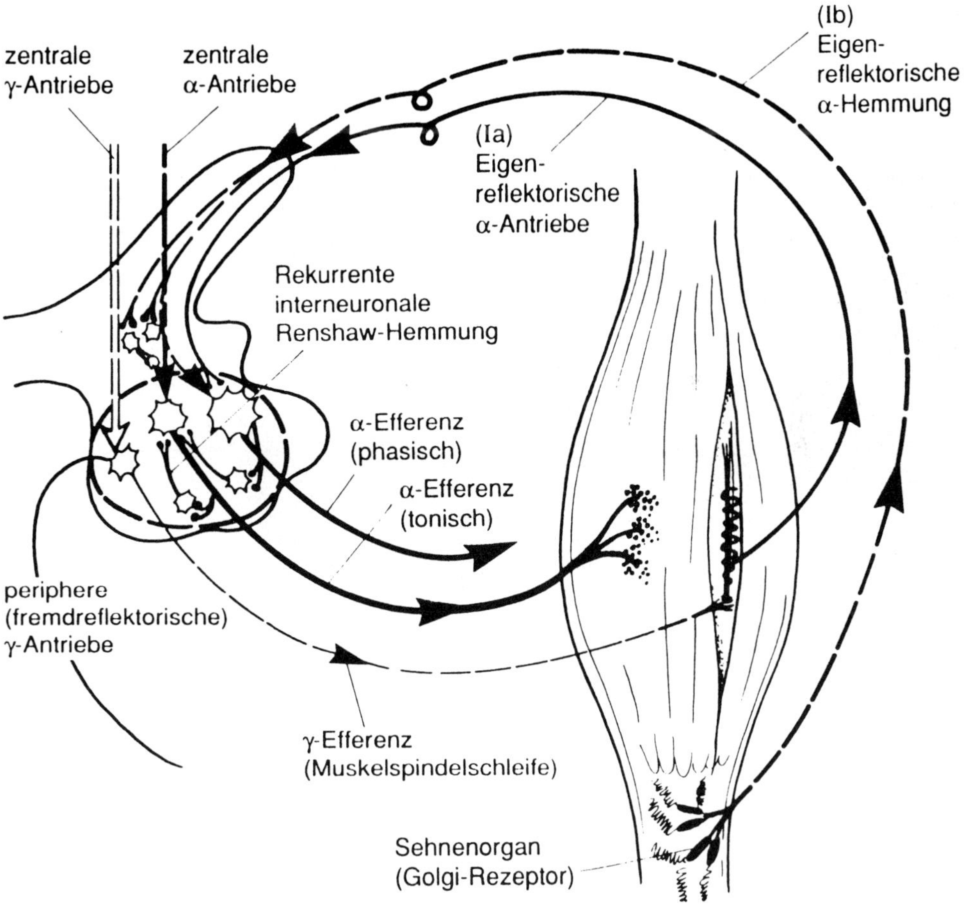

Abb. 3-7. Myostatischer Reflexbogen. Die knetungsbedingte Dehnung der Muskelspindel führt auf dem Weg über die γ-Schleife zur Herabsetzung eines muskulären Hypertonus

Ein aus körperlichen oder psychischen Gründen erhöhter Muskeltonus führt im Muskel zu einer relativen Ischämie und zur Ansammlung von Ermüdungsstoffen und schmerzauslösenden Substanzen. Derart kommt es zu einer weiteren Steigerung des ohnehin schon überhöhten Muskeltonus. Eine auflockernde Knetmassage vermag diesen Circulus vitiosus zu durchbrechen und infolge der nunmehr verbesserten Muskeldurchblutung zu einer weitgehenden Ausschwemmung der schmerzauslösenden Substanzen zu führen. In diesem Sinne haben ergometrische Untersuchungen ergeben, daß bereits eine Massage von wenigen Minuten genügt, um einen hochgradig ermüdeten und schmerzhaften Muskel wieder voll leistungsfähig zu machen. Dieser Effekt wird bekanntlich vor allem im Bereich des Sports genutzt.

3. Reibungen (friction)

Bei den Reibungen richtet sich die Ausführung danach, ob oberflächliche oder tiefere Gewebsschichten beeinflußt werden sollen. Bei der Oberflächentechnik werden die mit den Handflächen auf die Haut geschmiegten Hände des Masseurs in rascher Abfolge gegenläufig hin- und herbewegt; wegen der dabei auftretenden Erwärmung der Körperoberfläche spricht man auch von einem „erwärmenden Handgriff". Zur Reibung tieferer Gewebsschichten (Abb. 3-8) dringen die an einer Hautstelle haftenden Fingerspitzen des Behandlers spiralig durch die Körperdecke hindurch und werden auf kleiner Fläche kreisförmig drückend im Bereich der Muskulatur wirksam; daher wird in der Literatur auch von Zirkelungen gesprochen.

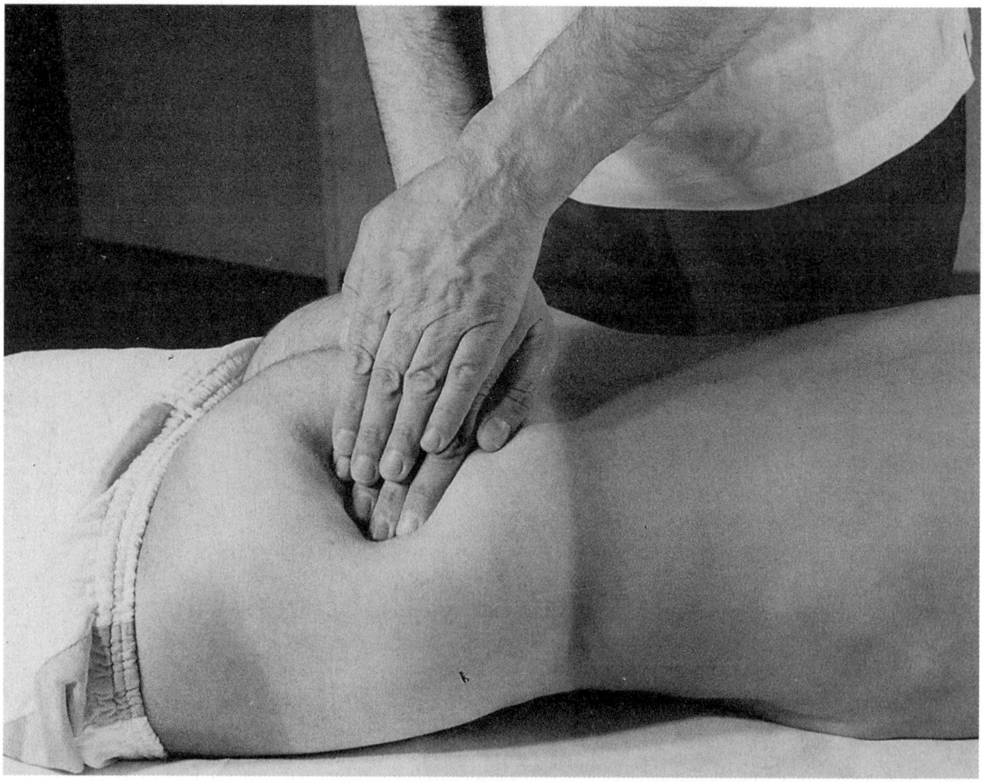

Abb. 3-8. Tief dringende Reibung im Bereich der Gesäßmuskulatur

Durch reibende Handgriffe werden in den behandelten Geweben verschiedene neurovasoaktive Substanzen („Gewebshormone“) freigesetzt; so reagieren beispielsweise die Mastzellen der Haut auf stärkere Reibungen mit der Ausschüttung von Histamin. Dadurch kommt es zu einer starken Hautrötung, oft auch zu erhöhter Permeabilität der Gefäße und beim Disponierten manchmal sogar zu einer (an sich harmlosen) Hämatombildung. Die nach intensiven Massagen zu beobachtende Erhöhung verschiedener Transaminasen ist geringgradig und verbleibt noch im Normbereich; sie dürfte auf derartigen Phänomenen beruhen.

Durch gezielte und „eindringliche“, auch als „**deep friction**“ bezeichnete Reibegriffe, die quer zur Verlaufsrichtung von Muskelfasern, Sehnen und Bändern geführt werden, können fibröse Gewebsstränge, Verklebungen und Adhärenzen gelöst werden. Diese Griffe werden vom Patienten anfangs oft als recht schmerzhaft empfunden.

4. Klopfungen (tapotement)

Klopfungen sind kurze Schlagbewegungen. Je nach der beabsichtigten Wirkung werden sie entweder in Form von kräftigen Hackungen mit der Handkante (Abb. 3-9), als weniger intensive Klopfungen mit locker geformter Faust, bisweilen auch als mildes mit der Hohlhand durchgeführtes Klatschen durchgeführt.

Wie nuklearmedizinische Untersuchungen gezeigt haben, führen klopfende Massagegriffe zu einer Mehrdurchblutung der Muskulatur im Bereich der behandelten Region; wahrscheinlich geschieht dies auf reflektorischem Wege. So können die im

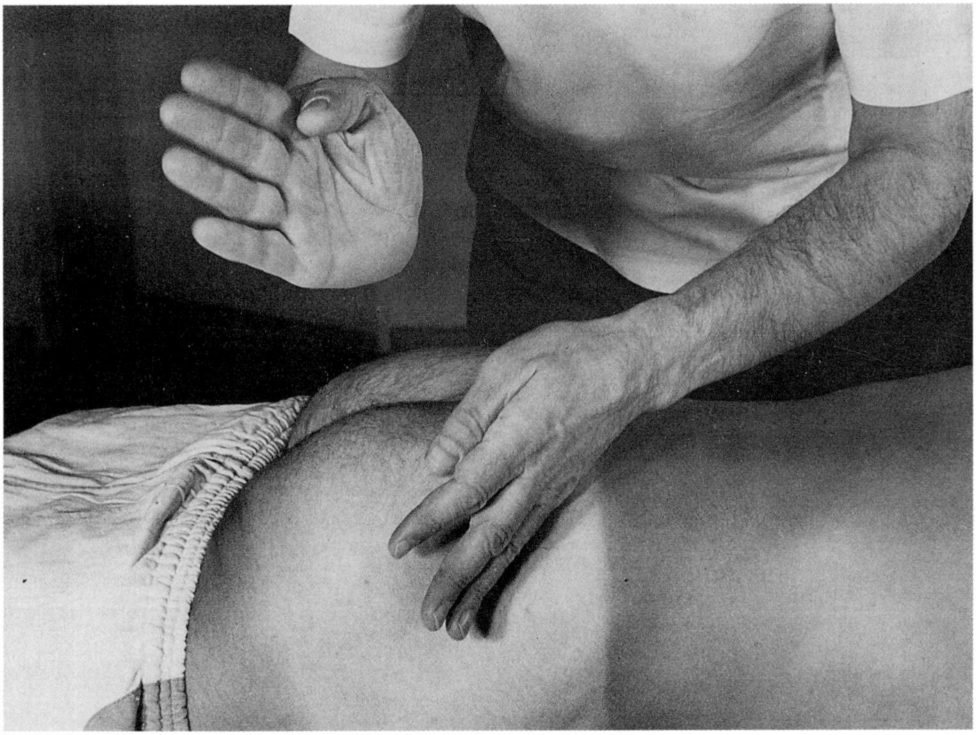

Abb. 3-9. Klopfung, ausgeführt mit den Handkanten

Muskel ablaufenden Erholungsvorgänge deutlich beschleunigt werden. Außerdem sind Klopfmassagen im Rücken- und Thoraxbereich auch bei chronischen Bronchitiden sowie bei hypostatischen Pneunomien älterer Patienten nützlich, da sie die Lösung und Expektoration des Sekrets fördern.

5. Vibrationen

Vibrationen sind feinste, schwingend-zitternde Bewegungen, die der Behandler mit flach aufgelegter Hand, den Mittelgliedern der zur Faust geschlossenen Hand oder den Fingerspitzen ausführt (Abb. 3-10). Dabei liegt die Frequenz der Vibrationsstöße bei etwa 10/s.

Indem sich die Vibrationsimpulse auf die darunter liegende Haut und Muskulatur des Patienten übertragen, kommt es dort zu einer Detonisierung hypertoner Muskelabschnitte und einer Schmerzhemmung. Die zugrundeliegenden neurophysiologischen Abläufe sind teilweise bereits geklärt. In der Thoraxgegend angesetzte Vibrationen wirken auflockernd auf die hypertone Thoraxmuskulatur sowie – ähnlich wie die oben beschriebenen Klopfungen – schleimlösend und expektorationsfördernd.

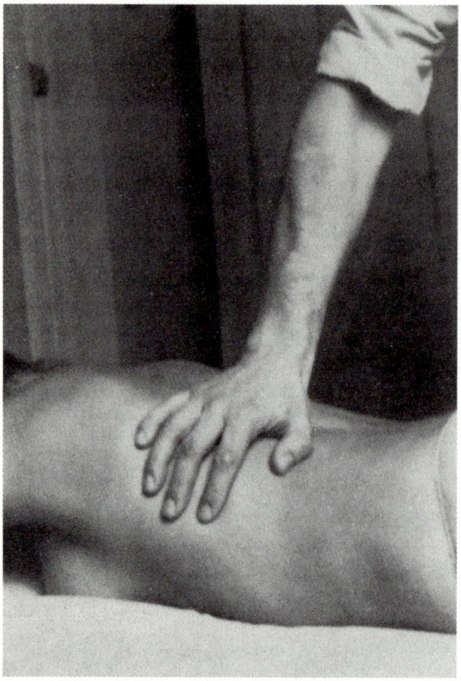

Abb. 3-10. Vibration

Wie klinische Untersuchungen mittels integrativer Elektromyographie gezeigt haben, löst sich ein muskulärer Hartspann auch bei Anwendung bestimmter, mit verstellbarer Frequenz versehener Vibrationsgeräte (Abb. 3-11). Somit dürften Vibrationen die einzige Massageform darstellen, die sich mit befriedigenden Erfolgen auch apparativ durchführen läßt; am günstigsten wirken augenscheinlich die „biologischen" Frequenzen 50 und 100 Hz. Allerings kann dadurch eine mit tastend-fühlender Hand durchgeführte Massage niemals vollständig ersetzt werden.

Zur Vibrationsmassage werden im allgemeinen auch die etwas grobschlächtigeren **Schüttelungen** gerechnet, wenn gleich diese – streng genommen – schon als passive Bewegungsbehandlung anzusprechen sind. Schüttelungen der Arme werden auch mit dem Ziel ausgeführt, auf Brustkorb und Lunge entspannend-krampflösend einzuwirken, während Schüttelungen der Beine die Muskeln und Eingeweide des Bauchraums entsprechend beeinflussen sollen.

3.3.1.2 Weitere therapeutische Wirkungen

Unter den Griffen der klassischen Massage kommt es auch zu anderen nerval bedingten Wirkungen. So beruht der nach verschiedenen Griffarten am Massageort auftretende weiße und rote **Dermographismus** auf Axonreflexen.

Alle an Haut, Unterhaut und Muskulatur ansetzenden Massagegriffe können auf **spinal-reflektorischem** Wege auch die jeweils segmental zugeordneten Organe in ihrer

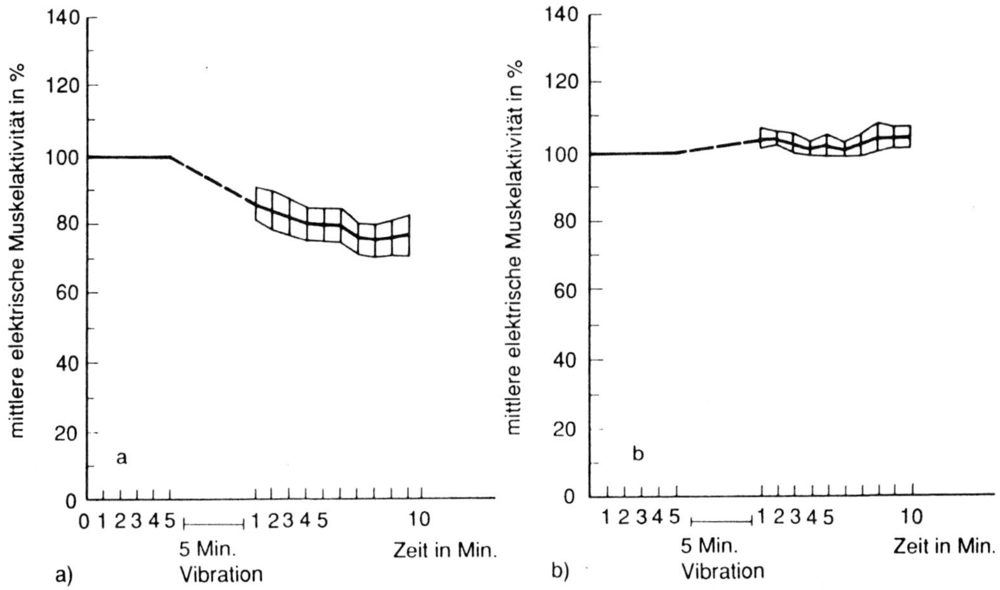

Abb. 3-11 a, b. Effekt lokalisierter apparativer Vibrationsmassage auf das myographische Verhalten: **a** bei hyperton-schmerzhafter Lumbalmuskulatur, **b** bei normoton-beschwerdefreier Lumbalmuskulatur

vegetativen Steuerung beeinflussen. Indem pathologische Gewebsverhältnisse mittels bestimmter Griffarten normalisiert werden, kommt es auch zu einer **vegetativen Äquilibrierung** innerer Organe. Derartige entwicklungsgeschichtlich bedingte Zusammenhänge werden vorwiegend von den später beschriebenen Reflexzonenmassagen genutzt (s. 3.3.4).

Die immer wieder zu beobachtende **schmerzlindernde Wirkung** der Massage dürfte zu einem Teil auf der mit ihr bewirkten Beseitigung algogener Substanzen, aber auch auf der von der Körperperipherie her ausgelösten Schmerzhemmung beruhen. Durch bestimmte, als nahezu schmerzhaft empfundene Massagegriffe werden – im Sinne eines Gegenreizes, einer „**counter irritation**“, – supraspinale, in bestimmten Abschnitten des Zentralnervensystems gelegene Hemmsysteme aktiviert (Abb. 3-12). Dabei spielen augenscheinlich Neurotransmitter und Neuromodulatoren eine wesentliche Rolle, beispielsweise endogene Opioide, wie Endorphin und Enkephaline. Wahrscheinlich tragen derartige Abläufe dazu bei, daß sich nach Massagen beim Patienten häufig neben einer länger dauernden Schmerzdämpfung auch ein ausgesprochenes Wohlgefühl beobachten läßt.

Schließlich werden bei jeder Massage auch **zentralnervöse Instanzen** beeinflußt. Die mit der Massage gesetzten, von den in der Haut gelegenen Nervenendkörperchen aufgenommenen Reize werden mittels sensibler und vegetativer Afferenzen zu den zentralen Schaltstellen der Formatio reticularis und des limbischen Systems geleitet und von dort der Hirnrinde übermittelt. Diese pflegt dann ihrerseits reaktiv Einfluß auf die genannten Hirnsysteme zu nehmen. So erklärt es sich beispielsweise, daß großflächige, langsam und rhythmisch durchgeführte Streichungen entspannend und schlaffördernd wirken (Tabelle 3-3).

Die therapeutischen Wirkungen der Massage werden durch Intensität, Dauer und Schnelligkeit der einzelnen Griff-

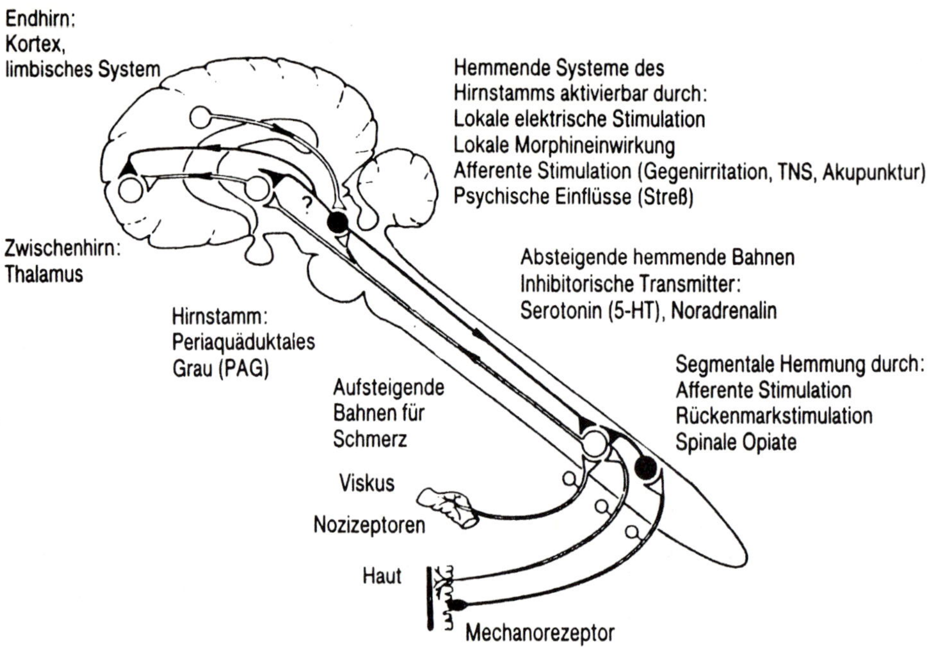

Abb. 3-12. Systeme der Schmerzhemmung im Rückenmark und Hirnstamm, auch durch Massage aktivierbar. (Nach M. Zimmermann 1986)

Tabelle 3-3. Therapeutische Wirkungen der klassischen Massage

Entstauung im Venen- und Lymphbereich
Regulierung des Muskeltonus
Steigerung der örtlichen Durchblutung
Entmüdung der Muskulatur
Verbesserung von Turgor und Trophik
Schmerzauflösung
Lösung von Narben und Gewebsverklebungen
Neurovegetative Äquilibrierung
Psychische Entspannung

kombinationen sowie den **Aufbau** der Massage bestimmt.

Beim üblichen Aufbau einer Massage wird mit Streichungen begonnen, an die sich Knetungen anschließen. Danach kommen gezielte Friktionen an die Reihe, die durch einzelne Streichungen unterbrochen werden. Es folgen Knetungen und Friktionen im Wechsel, denen jeweils Streichungen zwischengeschaltet werden. Falls erforderlich, schließen sich Vibrationen oder Schüttelungen an. Zum Schluß folgen Streichungen.

Grundsätzlich hat sich die Massage in ihrer Gestaltung individuell dem Krankheitsbild, dem Zustand des Patienten sowie dem Gewebsbefund anzupassen. Dominieren die Streichungen, werden neben der Förderung des venösen Rückstroms und des Lymphflusses auch psychische Allgemeinwirkungen zu erwarten sein. Liegt das Gewicht bei den Knetungen, werden hyperämisierende sowie detonisierende Wirkungen an der flächig verspannten Muskulatur im Vordergrund stehen. Mit Friktionen werden vornehmlich Vernarbungen, Verklebungen, Myogelosen, Tendomyosen, Verletzungsrückstände an Sehnen und Bändern sowie an Muskelfaszien beseitigt. Werden die Vibrationen betont, so können vor allem akut schmerzhafte muskuläre Abwehrspannungen behandelt oder auch vegetativ dämpfende Effekte erzielt werden.

3.3.1.3 Wirkungen der Massageserie

Bisher wurden nur die Immediateffekte, d.h. die während oder unmittelbar nach der Massage eintretenden Wirkungen, beschrieben. Die ins Auge gefaßten Therapieziele können aber kaum je durch eine einzelne Behandlung, sondern fast immer nur durch serienmäßig wiederholte Massagen erreicht werden. Nur Massageserien sind imstande, im Sinne einer Reiz- und Reaktionstherapie unspezifische Wirkungen auf bestimmte Funktionssysteme des Gesamtorganismus auszulösen.

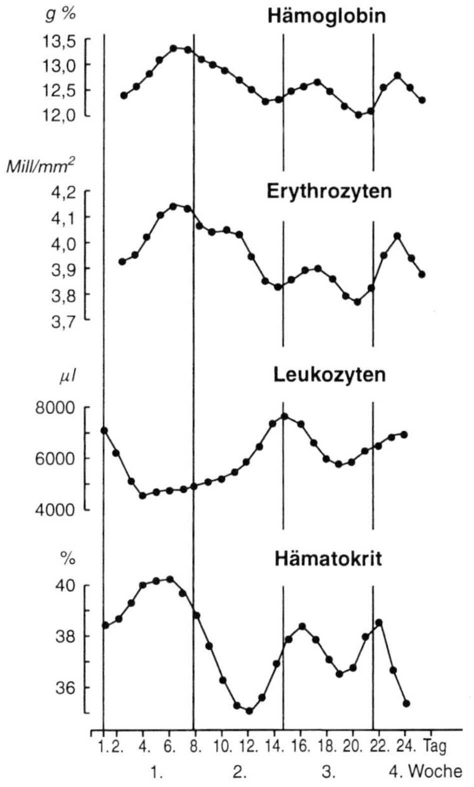

Abb. 3-13. Veränderungen einiger Blutparameter einer gesunden Versuchsperson nach 3mal wöchentlich während 4 Wochen verabreichten klassischen Ganzmassagen. Die Kurven lassen eine Gliederung im Sinne von Zirkaseptanperioden erkennen. (Nach P. Engel 1986)

Über derartige Vorgänge besitzen wir bereits eine Reihe von Erfahrungswerten. So wissen wir, dass es bei intensiver Massagetherapie mit ein oder zwei täglichen Behandlungen zu neurovegetativen Labilitätsphasen oder gar zu regelrechten Krisen kommt. Sie entsprechen in ihrer zeitlichen Gliederung, mit ihren Maxima um den 7., 14. und 21. Tag (Zirkaseptanrhythmus), den in der Balneotherapie recht genau bekannten und eingehend erforschten „Badereaktionen" (Abb. 3-13). Offensichtlich führen solche rhythmischen Abläufe schließlich zu funktioneller Adaptation, Ökonomisierung verschiedener Funktionssysteme sowie vegetativer Äquilibrierung und Stabilisierung, sind mithin als Ausdruck einer über unspezifische Mechanismen ausgelösten regulativen Selbstordnung und Selbstheilung anzusehen.

3.3.1.4 Heilanzeigen der klassischen Massage

Aus dem hier aufgezeichneten Wirkungsspektrum lassen sich grundsätzlich die Heilanzeigen der klassischen Massage ableiten (Tabelle 3-4).

1. Rheumatischer Formenkreis

Einen wichtigen Indikationsbereich bilden die Krankheiten des rheumatischen Formenkreises. Viele dabei gegebene Schmerzsyndrome und gewebliche Veränderungen lassen sich gerade durch Massagen gut beeinflussen.

Bei der **chronischen Polyarthritis** (rheumatoiden Arthritis) muß die Massage naturgemäß mit aller Vorsicht durchgeführt werden, entzündlich veränderte Gelenke und andere im Reizzustand befindliche Gewebe sind streng auszusparen. Dadurch bessern sich Gewebsverhältnisse und periphere Durchblutung. Da häufig auch die Schmerzen zurückgehen, lassen sich die Menge der nicht selten allzu reichlich ein-

Tabelle 3-4. Wichtige Heilanzeigen der klassischen Massage

Erkrankungen des rheumatischen Formenkreises
Statisch und funktionell bedingte Muskelüberlastungen
Zustandsbilder nach Operationen am Bewegungssystem
Narbige und andere gewebliche Strukturveränderungen
Posttraumatische Zustandsbilder
Fehlatemformen
Emphysembronchitis
Herzleiden
Arterielle Hypertonie
Schlaffe Lähmungen
Körperliche Entwicklungshemmungen bei Kindern
Psychovegetative Syndrome

genommenen Antirheumatika und deren unerwünschte Wirkungen oft erheblich verringern. Überdies bewirken intermittierend verabreichte längere Massageserien anscheinend eine gewisse „Desensibilisierung" des Organismus, wahrscheinlich auf dem Wege über eine tiefgreifende Beeinflussung der vegetativen und hormonalen Sphäre. Wie neue Untersuchungen eindeutig gezeigt haben, kommt es durch Massageserien auch zu einer Verbesserung verschiedener immunologischer Parameter.

Um der bei chronischer Polyarthritis stets drohenden Gelenkkontraktur vorzubeugen und die trophischen Verhältnisse zu verbessern, ist es zweckmäßig, unmittelbar im Anschluß an die Massage eine Übungsbehandlung durchzuführen; diese sollte allerdings den Patienten keinesfalls überfordern.

Bei den **Arthrosen der großen Gelenke** läßt sich häufig allein mit der Massage eine weitgehende Schmerzfreiheit erreichen, weil sich die Behandlung ganz gezielt auf die Beseitigung der das Schmerzsyndrom wesentlich begünstigenden pathologischen Veränderungen in den periarthralen Strukturen (Insertionstendopathien, Tendomyosen u.a.) einstellen kann. Bei diesem Vorgehen wird nicht nur die gelenkumgebende, oft verspannte Muskulatur („Muskelmantel") aufgelockert, sondern auch die Durchsaftung und Ernährung der betreffenden Gelenke verbessert, wodurch die Knorpelstrukturen des Gelenks widerstandsfähiger gegen Abrieb werden.

Um das mit der Massage erzielte Ergebnis auszubauen, sollten jeweils im Anschluß daran die durch den Arzt oder Physiotherapeuten aufgegebenen „Bewegungen unter Entlastung" vom Patienten selbständig durchgeführt werden.

Die Indikationsstellung der Massage bei der Therapie **degenerativ bedingter vertebraler und spondylogener Schmerzsyndrome** weist viele Ähnlichkeiten mit den bei der Arthrose gegebenen Richtlinien auf. Der oft geäußerten Meinung, daß bei der akuten Lumbago, dem Hexenschuß, die Massage nicht angezeigt sei, steht die sich immer wieder bestätigende Erfahrung entgegen, daß es nicht selten schon mit der ersten, allerdings besonders mild durchgeführten Massage gelingt, den neuralen Reizzustand und die damit verbundenen Schmerzen deutlich herabzusetzen. Naturgemäß hat die Massage dann ihre Grenzen, wenn es sich um einen akuten Diskusprolaps handelt.

„Beim **Weichteilrheumatismus** ist die Massage die wirksamste Methode überhaupt" (Herbert Krauss). Diese Aussage eines erfahrenen Klinikers weist uns darauf hin, daß die Massage besonders gezielt in den pathogenetischen Prozeß einzugreifen vermag. Die infolge örtlicher Hypoxie an bestimmten Prädilektionsstellen entstandenen degenerativen Veränderungen in den feinsten Weichteilelementen lassen sich – nach vorangehender großflächiger Auflockerungsmassage der Umgebung – durch gezielte Reibegriffe weitgehend beseitigen. Dieser nur mit der Massage so gut erzielbare Erfolg beruht darauf, daß dabei der schmerzhafte und meist mit den Fingern zu tastende Befund unverzüglich in eine genau darauf abgestimmte Behandlung umgesetzt werden kann. Überdies kann bei deutlich lokalisierten weichteilrheumatischen Veränderungen mit „eindringlich" geführten Massagegriffen nicht selten auch eine Art von Reizkörpertherapie durchgeführt werden, die sich in ihren Erfolgen durchaus mit denen bei örtlicher Injektionstherapie messen kann.

Um den mit der Massage erzielten Erfolg möglichst dauerhaft werden zu lassen, ist es in jedem Fall nützlich, den Patienten bereits im Laufe der Massageserie auf übermäßige Verspannungen in seinen Geweben aufmerksam zu machen, ihn zu selbständig durchgeführten Entspannungsübungen anzuhalten oder einer Lösungs- und Atemtherapie zuzuführen. Auf diese Weise gelingt es am besten, den sonst häufig drohenden Rezidiven vorzubeugen.

2. Neurologische Erkrankungen

Zu den wesentlichen neurologischen Indikationen der klassischen Massage gehören die **schlaffen Lähmungen**. Wenn mit einer spontanen Wiederherstellung der Nervenfunktionen zu rechnen ist, kann Massagetherapie die kritische Zeit zwischen Lähmungsereignis und Nervenregeneration zumindest teilweise überbrücken, insbesondere die Atrophie der nicht betroffenen Muskelpartien hintanhalten und damit eine gute Voraussetzung für die sodann wieder möglich gewordene aktive Übungsbehandlung schaffen.

Dagegen ist die therapeutische Wirkung der Massage bei zentralen Lähmungen etwas geringer zu veranschlagen. Immerhin läßt sich durch eine langdauernde spezielle „Hemiplegie-Massage" mit auflockernden Massagegriffen und Schüttelungen meist ein deutliches Nachlassen der Spastik erreichen, so daß unmittelbar danach angesetzte bewegungstherapeutische Maßnahmen wesentlich erfolgreicher als sonst durchgeführt werden können.

3. Posttraumatische und postoperative Zustandsbilder

Bei **Verletzungen der Gliedmaßen** oder nach **Eingriffen am Bewegungssystem** verkürzen rechtzeitige, anfangs allerdings nur sehr vorsichtig durchgeführte Massagen in der Regel den Heilungsverlauf. Auch nach Prellungen ohne größeren Bluterguß und ohne Muskelzerreißungen können Massagen eine nennenswerte Beschwerdelinderung bewirken. Nach ruhigstellenden Verbänden kommt es durch Massagen mit anschließender Bewegungsbehandlung schon bald zu einer besseren Durchblutung und zur Regeneration hypotroph gewordener Gewebe.

4. Innere Erkrankungen

Bei **Herzleiden** vermag die Massage nur lindernd einzugreifen. Sie kann z. B. die nach Ausschwemmung kardialer Ödeme infolge Entwässerung verlorengegangene Gewebselastizität wieder herstellen. Vor allem aber vermögen bestimmte Massagegriffe die periphere Strombahn zu eröffnen und somit eine nicht unbeträchtliche, vom Patienten als wohltuend empfundene Entlastung des Herzorgans herbeizuführen; auf diese Weise wird oft erst eine aufbauende Übungstherapie möglich.

In Fällen von **essentieller arterieller Hypertonie** kann die durch die Massage bewirkte Auflockerung der bei diesem Krankheitsbild zumal in der Nackengegend verspannten Muskelpartien und die damit herbeigeführte Erweiterung der peripheren Arteriolen (Widerstandsgefäße) über eine nicht unbeträchtliche Zeitspanne zu einem Absinken überhöhter Blutdruckwerte und damit zu einem Nachlassen oder gar Verschwinden der durch den Bluthochdruck bedingten Beschwerden (Kopfschmerz, Schwindel u.a.) führen.

Bei funktionell oder organisch bedingter **Fehlatmung**, vor allem aber bei der **Emphysembronchitis**, sollte die Massagetherapie am Anfang jeder Behandlung stehen. Auf diese Weise werden Gewebsveränderungen am äußeren Atemsystem gebessert: Verklebungen innerhalb der Faserstrukturen, schrumpfende Narben und Myogelosen aufgelockert und schmerzhafte kontrakte Muskeln detonisiert. Ferner wirken Klopfgriffe und Vibrationen im Thoraxbereich schleimlösend und expektorationsfördernd. Erst durch eine derartige vorbereitende Massage kann die so wichtige Atem- und Bewegungstherapie voll wirksam werden.

Entgegen immer wieder einmal zu lesenden Behauptungen ist die Massage nicht imstande, bei Adipositas eine Fettmobilisation zu bewirken. Die gewünschte Normalisierung des Körpergewichts läßt sich im wesentlichen nur durch eine langdauernde kalorienreduzierte Kostform erzielen, unterstützt durch angemessene aktive Bewegungstherapie. Die Massage kann dabei allenfalls zu einer Besserung der Gewebsverhältnisse beitragen.

Wenn hier unter den Heilanzeigen der klassischen Massage die **psychovegetativen Syndrome** angeführt werden, so ist dies vor allem darin begründet, daß eine einfühlsam durchgeführte Massage auch die psychovegetative Sphäre ausgleichend beeinflußt. Allerdings wird bei diesem Indikationsbereich streng darauf zu achten sein, daß es dadurch zu keiner Passivierung des Patienten kommt und dieser rechtzeitig einer eigenaktiven Therapie mit hydrotherapeutischen Anwendungen, Entspannungsmethoden sowie aktiver Übungstherapie zugeführt wird.

5. Pädiatrie

In der Pädiatrie gibt es eine bislang längst nicht ausreichend genutzte Möglichkeit der Massagetherapie: **Körperlich entwicklungsgehemmte Kinder** können durch wiederholte Massageserien mächtige Entwicklungsimpulse erfahren, so daß sich damit zumeist auch die sonst eintretenden folgenschweren degenerativen Veränderungen am Bewegungssystem verhüten lassen.

3.3.1.5 Gegenanzeigen

Zu den in Tabelle 3-5 aufgezeigten **absoluten Kontraindikationen** erscheinen einige ergänzende Bemerkungen angebracht.

Während beim Sudeck-Syndrom die klassische Massage an der befallenen Extremität unbedingt vermieden werden muß, kann die fern vom dystrophischen Prozeß, d.h. am Rumpf durchgeführte Bindegewebsmassage das Krankheitsbild oft günstig beeinflussen (s. 3.3.4.1). Auch bei der arteriellen Verschlußkrankheit ist die klassische Massage an den betroffenen Extremitätenabschnitten kontraindiziert, weil damit ein erhöhter Blut- und Sauerstoffbedarf geschaffen wird, den die geschädigten Gefäße nicht decken können. Dagegen kann eine in der Lumbosakralregion ansetzende klassische Massage, zumal die Bindegewebsmassage, oft eine wertvolle therapeutische Hilfe sein.

Bei fortgeschrittenen arteriosklerotischen Veränderungen sollte die klassische Massage in den betroffenen Abschnitten wegen der Gefahr, dadurch embolische

Tabelle 3-5. Gegenanzeigen der klassischen Massage

Fieberhafte Erkrankungen
Entzündliche Prozesse, Ulzerationen, Dermatosen
Tumoröse Prozesse, Lymphome
Hämophilie, Antikoagulanzientherapie
Gefahrenzonen hinsichtlich Phlebitis u. Thrombose
Frischer Herzinfarkt, dekompensierte Herzinsuffizienz
Reflexdystrophisches Syndrom (M. Sudeck)
Arterielle Verschlußkrankheit (im Verschlußgebiet)
Ausgeprägte Arteriosklerose

Ereignisse auszulösen, auf keinen Fall verordnet werden. Dies gilt vor allem für die Halsregion; aber auch sonst sollte im Hals-Nacken-Bereich wegen der dort zahlreich vorhandenen Nervenbahnen stets nur milde massiert werden.

Relative Kontraindikationen der klassischen Massage sind alle benignen Tumoren. Fibrome, Lipome, Myome, Hämangiome sowie größere Warzen müssen mitsamt ihrer näheren Umgebung bei der Massage streng ausgespart werden.

Auch die Gravidität muß zu den bedingten Gegenanzeigen der klassischen Massage gerechnet werden. Wegen Abortgefahr darf allenfalls in der Zervikal- und Thoraxregion massiert werden; jedoch gibt es auch hierzu Bedenken, weil bei einem evtl. eintretenden Abortus nur allzu leicht die Massagetherapie als Ursache angeschuldigt werden kann.

3.3.1.6 Kombination mit anderen Physiotherapieverfahren

Häufig finden wir die Forderung, daß jeder klassischen Massage eine erwärmende Anwendung vorausgehen sollte. Zweifellos ist es sinnvoll, wenn die Massage auf einer gut durchwärmten Körperdecke erfolgt, weil dadurch sichergestellt ist, daß sich die zur Behandlung vorgesehene Muskulatur in einem entspannten und schmerzfreien Zustand befindet. In diesem Sinne ist eine der Massage vorgeschaltete erwärmende Behandlung mit dem **Rotlicht-Flächenstrahler** durchaus sinnvoll. Erforderlich ist jedoch eine milde Dosierung, weil sonst auftretendes starkes Schwitzen ein differenziertes Massieren deutlich erschwert. Da Rotlicht ohnehin nur die obersten Hautschichten erwärmt, läßt sich dieser Effekt nicht selten auch durch erwärmende Massagegriffe in Form von oberflächlichen schnellen Reibungen erreichen.

Die der Massage vorangehende Applikation von **heißen Packungen** mit Heublumensäcken oder Peloiden (Moor, Fango und andere Peloide sowie deren Gemische mit Paraffin) gehört zu den am häufigsten verordneten Kombinationsbehandlungen. Die mit diesen Heilanwendungen verbundene Durchfeuchtung der Haut und ein längeres Nachschwitzen erschweren aber die korrekte Durchführung der Massage und ein befundorientiertes Arbeiten. Aus diesem Grund ist vor Beginn der Massage eine Ruhephase des Patienten bis zur Beendigung der Transpiration erforderlich. Daher geht man seit einiger Zeit offensichtlich mit gutem Erfolg dazu über, Heißpackungen erst im Anschluß an die Massage durchzuführen. Es kommt hinzu, daß dabei außer einer regenerationsfördernden Wirkung noch ein zusätzlich entspannender und beruhigender Effekt zu erwarten ist. Allerdings fehlen bisher anscheinend noch vergleichende Untersuchungen mit dem bisher geübten Verfahren.

Auf keinen Fall ist es ratsam, der therapeutisch gedachten Massage intensive Wärmeanwendungen in Form von Dampfbädern, Sauna oder medizinischen Bädern vorausgehen zu lassen. Die dabei erfolgende Durchtränkung der Haut mit Feuchtigkeit sowie das folgende Nachschwitzen machen eine befundorientierte und auch sonst therapeutisch korrekte Massage nahezu unmöglich. Überdies können derartige intensive Wärmemaßnahmen zwar eine erhebliche Mehrdurchblutung der Haut, andererseits aber eine für die Massagewirkung unvorteilhafte Minderdurchblutung in der Muskulatur herbeiführen.

In bestimmten Fällen, zumal bei akutschmerzhaften Muskelverspannungen in der Nacken- und Lumbalregion, kann es zweckmäßig sein, der klassischen Massage eine **Kryotherapie** voranzuschicken, beispielsweise in Form der Eiswürfelbehandlung. Dabei sollte jedoch im Interesse einer befundbezogenen Behandlung darauf geachtet werden, daß die Massage erst dann begonnen wird, wenn die durch Eisanwendung bewirkte Anästhesie völlig abgeklungen ist, d.h. nach frühestens 20–30 min.

Zweifellos werden durch eine auflockernde Massage oft erst günstige Voraussetzungen für den Erfolg einer **nachfolgenden Bewegungstherapie** geschaffen, so daß diese Kombination im allgemeinen sehr empfehlenswert ist. Falls dabei jedoch wegen des Krankheitsbildes oder bei älteren Patienten eine Überlastung zu fürchten ist, sollten Massage und Bewegungstherapie besser zu getrennten Zeiten verordnet werden.

3.3.2 Manuelle Lymphdrainage

Die als spezielle Ausformung der klassischen Massage bereits angeführte manuelle Lymphdrainage hat vor allem das Ziel, den Abfluß der interstitiellen Flüssigkeit über das Lymph- und Venensystem zu fördern und damit den Proteinrückstau in den Geweben zu beseitigen und die extravaskuläre Zirkulation der Eiweißkörper des Blutplasmas wiederherzustellen.

3.3.2.1 Massagetechnik

Die manuelle Lymphdrainage besteht vor allem aus Handgriffen mit kreisenden Druckimpulsen geringer Intensität (Abb. 3-14). Dabei sollte das Druckmaximum nur etwa 30 mm Hg betragen und die Geschwindigkeit des Impulswechsels etwa der Systole und Diastole des Herzens entsprechen. Beim Aufbau der Behandlung wird zunächst eine ganze Zeit proximal der Ödeme gearbeitet, um in den gesunden Aufnahmeregionen ausreichend Platz für die von distal nachströmende Flüssigkeit zu schaffen. Der zweite Schritt besteht darin, die Ödemflüssigkeit aus dem lymphödematösen Gebiet vorsichtig emporzuschieben. Sodann werden immer weiter distal gelegene Abschnitte der betreffenden Extremität entstaut.

Voraussetzung für einen Behandlungserfolg ist allerdings, daß die Ödeme noch mobilisierbar und nicht durch Eiweißablagerung und erhebliche Fibrosierung chronifiziert sind (Elephantiasis).

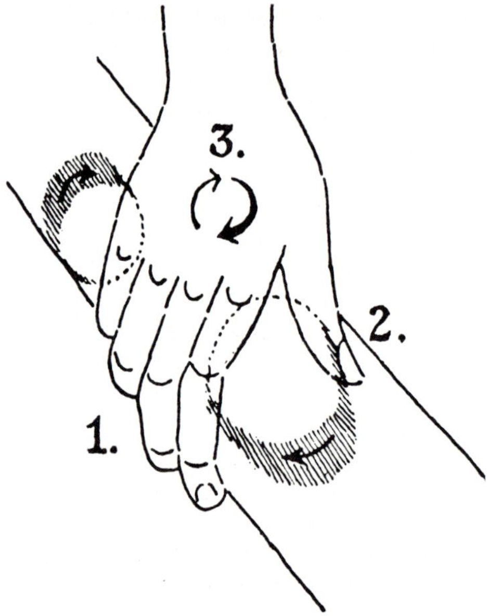

Abb. 3-14. Manuelle Lymphdrainage. Doppelgriff; Ziffern bezeichnen den Ablauf

3.3.2.2 Heilanzeigen

Indikationen der manuellen Lymphdrainage sind alle gutartigen Lymphödeme (Tabelle 3-6). Dies gilt in der Regel auch für das sekundäre benigne Lymphödem nach operativer Versorgung und Strahlentherapie, bei dem keine Lymphangiosis carcinomatosa sichtbar ist und keine Rezidivknoten zu tasten sind. Sicherheitshalber sollte jedoch vor der Verordnung stets ein kundiger Fachmann gefragt werden. Auch Kinder mit lymphatischer Diathese oder lymphatischer Enzephalopathie sprechen gut auf das Massageverfahren an, bei letzterer in Form der sog. Mundinnendrainage.

Darüber hinaus werden von manchen Anhängern der manuellen Lymphdrainage alle möglichen Erkrankungen wie Schnupfen, Heufieber, Haarausfall, Paro-

Tabelle 3-6. Heilanzeigen der manuellen Lymphdrainage (nach Földi)

Als Teil einer komplexen physikalischen Entstauungstherapie (KPE; Földi):
- Lymphödem
- Lipödem
- Lipolymphödem
- Phlebolymphatisches Ödem bei chronisch-venöser Insuffizienz
- Phlebo-Lipo-Lymphödem

Als Ergänzung anderer Therapiemaßnahmen:
- Zyklisch-idiopathisches Ödem
- Erkrankungen des rheumatischen Formenkreises
- Sklerodermie
- Posttraumatische und postoperative Ödeme; Hämatome

Sudeck-Syndrom

Lymphostatische Enzephalopathie

dontose, Ablatio retinae, Rosazea, chronische Ekzeme, Migräne, Trigeminusneuralgie, ferner Colitis ulcerosa, Osteoporose, Hemiplegie, multiple Sklerose und weitere neurologische Leiden als Heilanzeigen angeführt. Jedoch stehen diesbezügliche kontrollierte Studien noch aus, so daß man – zumindest bisher – nicht von wissenschaftlich anerkannten Heilanzeigen sprechen kann.

Bei traumatisch oder rheumatisch bedingten Ödemen braucht die manuelle Lymphdrainage in der Regel nur über einen begrenzten Zeitraum verabreicht zu werden. Bei allen anderen Krankheitsbildern sind jedoch Langzeitbehandlungen erforderlich.

3.3.2.3 Gegenanzeigen

Absolute Kontraindikationen der manuellen Lymphdrainage sind alle malignen Prozesse (und deren Metastasen) sowie sämtliche malignen Lymphödeme, daran erkenntlich, daß bei ihnen die Transportkapazität durch einen bösartigen Prozeß herabgesetzt wird. Gegenanzeigen sind ferner Naevi bei Verdacht auf Malignität, alle akuten Entzündungen, Thrombosen und tuberkulöse Prozesse.

Relative Kontraindikationen sind chronische Entzündungen, Zustandsbilder nach Thrombosen und Phlebitiden, Hyperthyreose (eine Behandlung in der Halsregion!), Asthma bronchiale und Asthma cardiale.

3.3.2.4 Komplexe physikalische Entstauungstherapie (KPE)

Es bleibt zu betonen, daß die manuelle Lymphdrainage zwar einen wesentlichen Bestandteil der Therapie von Lymphödemen bildet, jedoch stets in eine komplexe physikalische Entstauungstherapie (KPE; Michael Földi) eingebaut werden muß. Dazu gehören – je nach Lage des Falles – auch Ruhelagerung und Elevation, Kompressionsverfahren sowie spezielle Atem- und Bewegungstherapie; daneben ist eine sorgfältige Hautpflege unerläßlich.

3.3.3 Unterwasser-Druckstrahlmassage

3.3.3.1 Anwendungsweise

Bei der Unterwasser-Druckstrahlmassage wird der in einer großen Spezialwanne im Wasserbad liegende Patient mittels eines apparativ erzeugten Druckstrahls unter Wasser systematisch durchmassiert (Abb. 3-15). Die Wirkung dieser Massageprozedur wird dadurch begünstigt, daß sich die Muskulatur durch die Wasserwärme entspannt und überdies infolge der Gewichtsverminderung des im Wasser liegenden Körpers alle Körperbewegungen erleichtert werden.

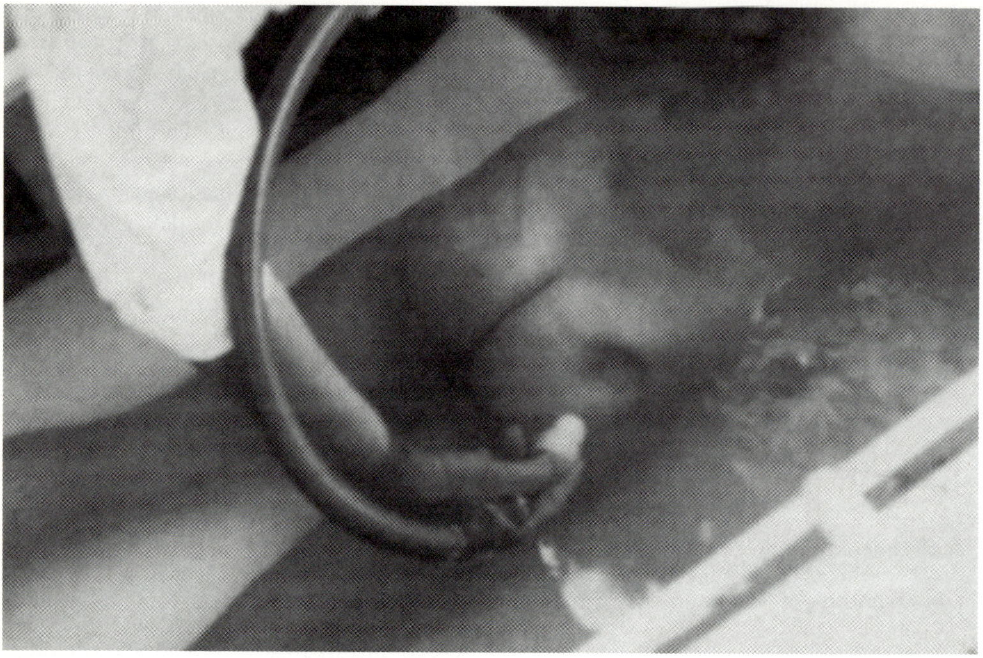

Abb. 3-15. Unterwasser-Druckstrahlmassage. Druck-Sog-Wirkung auf Haut- und Unterhautgewebe

Der um 1,5 atü anzusetzende Strahldruck führt im jeweils behandelten Areal zu einer charakteristischen Druck-Sog-Wirkung. Allerdings fehlt dabei die bei der manuellen Massage stets gegebene Kontrolle der Gewebsverhältnisse durch die fühlende Hand des Therapeuten.

Wegen der dazu unerläßlichen Apparaturen kann die Unterwasser-Druckstrahlmassage nur bedingt als ein Naturheilverfahren angesehen werden.

Tabelle 3-7. Wesentliche Heilanzeigen der Unterwasser-Druckstrahlmassage

- Multilokuläre hartnäckige Myalgien, ausgedehnter Hartspann der Muskulatur
- Zustandsbilder nach Traumen oder Operationen am Bewegungsapparat mit verzögertem Heilungsverlauf und/oder Ödemneigung
- Funktionell oder organisch bedingte Einschränkungen der Beweglichkeit von Gelenken oder Wirbelsäule
- Patienten mit Lagerungsschwierigkeiten auf der Massagebank

3.3.3.2 Heilanzeigen

Einen Überblick über die wichtigsten Indikationsbereiche der Unterwasser-Druckstrahlmassage gibt Tabelle 3-7. Wichtige Heilanzeigen sind ferner funktionell bedingte Einschränkungen der Beweglichkeit von Gelenken und Wirbelsäule. Dabei kann der nahezu tangential zur Körperoberfläche geführte Wasserstrahl oft auch solche Muskelpartien erfassen, die der Hand des Masseurs schwer zugänglich sind, wie beispielsweise die häufig bretthart verspannte Muskulatur im Paravertebralbereich.

Tabelle 3-8. Gegenanzeigen der Unterwasser-Druckstrahlmassage

- Manifeste Herzinsuffizienz
- Mittelschwere u. schwere arterielle Hypertonie
- Fortgeschrittene arteriosklerotische Veränderungen
- Ausgeprägte Varikosen; anamnestisch angegebene Thrombosen und Thrombophlebitiden

3.3.3.3 Gegenanzeigen

Die mit der Unterwasser-Druckstrahlmassage verbundenen thermischen und hydrostatischen Einflüsse bewirken zwangsläufig eine nicht unbeträchtliche Belastung des Herz-Kreislauf-Systems. Die sich daraus ergebenden Gegenanzeigen sind in Tabelle 3-8 aufgeführt.

3.3.4 Reflexzonenmassagen

Die Reflexzonenmassagen sind weitgehend auf den bereits bei der klassischen Massage (s. 3.3.1.2) erwähnten segmental-reflektorischen Wirkungsweg abgestellt. Sie zielen darauf ab, durch spezielle Behandlung an bestimmten Arealen der Körperoberfläche oder dicht darunter liegenden Strukturen die jeweils segmental-reflektorisch verbundenen Organe und Organsysteme regulierend zu beeinflussen.

Von den verschiedenen Reflexzonenmassagen wird am häufigsten die Bindegewebsmassage verordnet.

3.3.4.1 Bindegewebsmassage

Die Bindegewebsmassage wurde im Jahr 1929 von der an einer peripheren Angiopathie leidenden Krankengymnastin Elisabeth Dicke bei der Behandlung an sich selbst empirisch gefunden und sodann gemeinsam mit dem Sportmediziner Professor Wolfgang Kohlrausch und seiner ärztlichen Mitarbeiterin Hede Teirich-Leube zu ihrer heutigen Form entwickelt.

1. Bindgewebszonen: die viszerokutane Reflexbahn

Fährt man bei einem Patienten mit einer Organerkrankung, beispielsweise einer Gallenblasenaffektion, einem Bronchialasthma, einer koronaren Herzkrankheit oder einer arteriellen Verschlußkrankheit, mit den Fingerkuppen durch Haut-Unterhaut des Rumpfes, so kann man darin – zumal am Rücken – bestimmte Zonen mit deutlich verstärkter Konsistenz finden (Abb. 3-16). In diesen Bindegewebszonen sind die Verschiebeschichten von Haut und Unterhaut fester als normal miteinander verbunden, bisweilen sogar verbacken. Derartige Stellen lassen sich oft schon mit dem bloßen Auge als Gewebsquellungen (Quellzonen) oder als Einziehungen (Dellzonen) wahrnehmen. Außer einer Hyperalgesie findet man in ihnen meist auch Zeichen vasomotorischer Fehlsteuerung, Schwitzanomalien oder Piloarrektion, mithin Veränderungen, die sich als Symptome einer Reflexdystrophie deuten lassen.

Wie die neurologische Grundlagenforschung gezeigt hat, handelt es sich bei

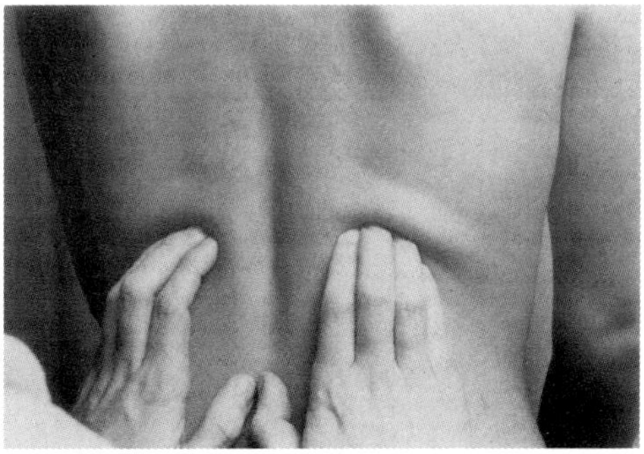

Abb. 3-16. Bindegewebsmassage. Diagnostisches Durchtasten: rechts normales Verhalten (Bugwelle), links verringerte Verschiebbarkeit von Haut und Unterhaut (Bindegewebszone)

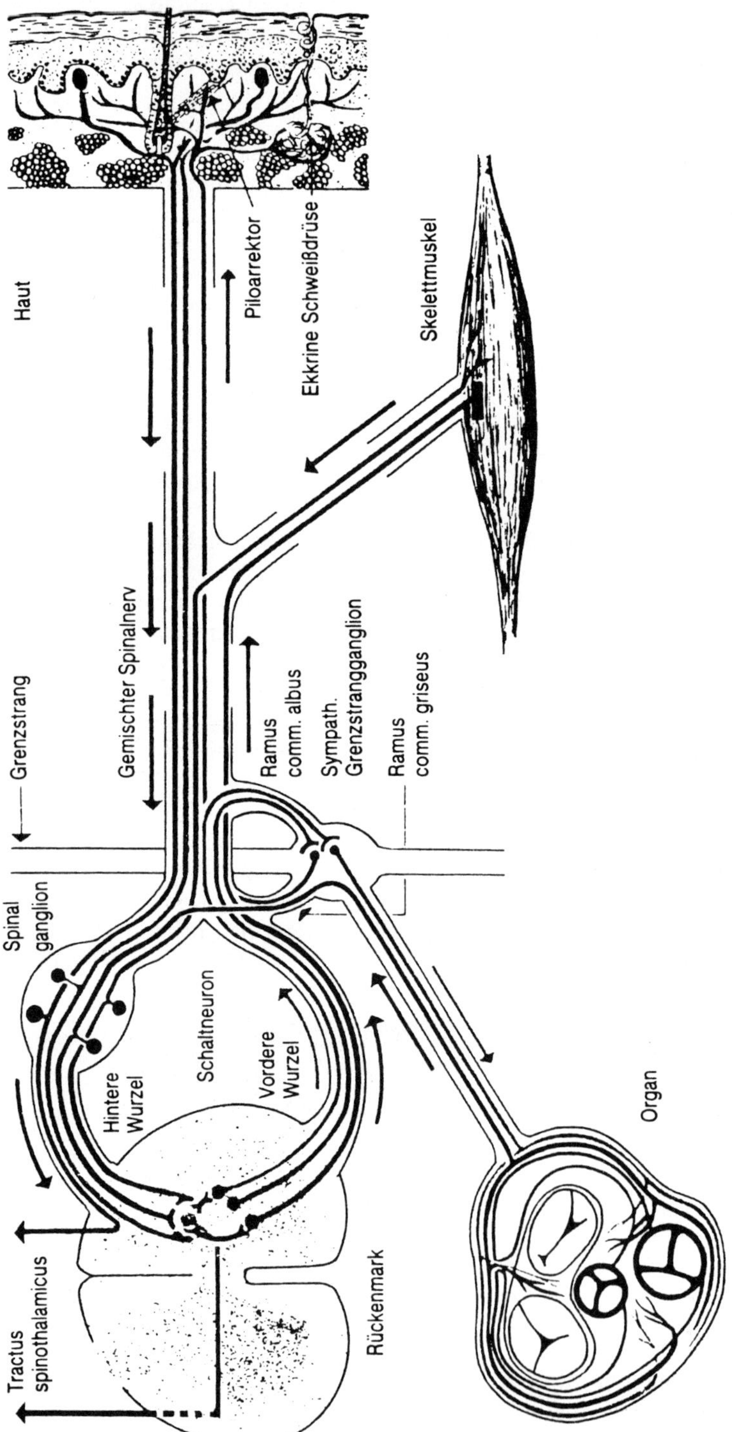

Abb. 3-17. Schema der segmentalen Innervation. Schemata der viszerokutanen und viszeromuskulären Reflexbahnen. (Nach H. Schliack 1996)

diesen Bindegewebszonen um Projektionsfelder segmental zugeordneter innerer Organe in Haut und Unterhaut, entsprechend den erstmals 1893 von dem englischen Neurologen Sir Henry Head beschriebenen und später nach ihm benannten Zonen. Wie die Grundlagenforschung gezeigt hat, geht der viszerokutane Reflexweg vom funktionsgestörten oder organisch erkrankten Organ über den Ramus cummunicans griseus und das Spinalganglion zum Rückenmark, wo die Umschaltung auf ein anderes Neuron erfolgt. Sodann verläuft er über den Ramus cummunicans albus und das Grenzstrangganglion zur Haut [Hans Schliack 1996] (Abb. 3-17).

Einen Überblick über die im Rückenbereich gelegenen Bindegewebszonen verschiedener Organsysteme gibt Abb. 3-18. Die Zonen paariger Organe sind auf beiden Körperhälften zu finden, während unpaare Organe wie Magen, Leber und Herz – entsprechend ihrer Lage – als „Halbseitensyndrome“ nur links oder rechts vorkommen (Abb. 3-19). Ferner erkennt man, daß sich die Zonen mancher Organe, beispielsweise die von Herz und Magen, erheblich überschneiden. Dementsprechend können Bindegewebszonen nicht ohne weiteres auf ein bestimmtes Organ bezogen werden. Um dies zu erreichen, ist in jedem Fall eine differentialdiagnostische Synopsis aller vorhandenen Befunde erforderlich. Allerdings sind die bindegewebigen Verspannungszonen nicht immer als reflektorische Zonen innerer Organe anzusehen. Sie können auch örtliche weichteilrheumatische Veränderungen sein, die sich infolge statischer, thermischer, hormonaler (Pannikulose u.a.) oder auch psychischer Faktoren gebildet haben. Diese benötigen selbstverständlich eine der jeweiligen Ätiologie entsprechende Therapie.

2. „Reflexumkehr“: die kutiviszerale Reflexbahn

Die Bindegewebsmassage arbeitet mit einer „Umkehr“ der oben beschriebenen viszerokutanen Reflexe. Daß es derartige kutivis-

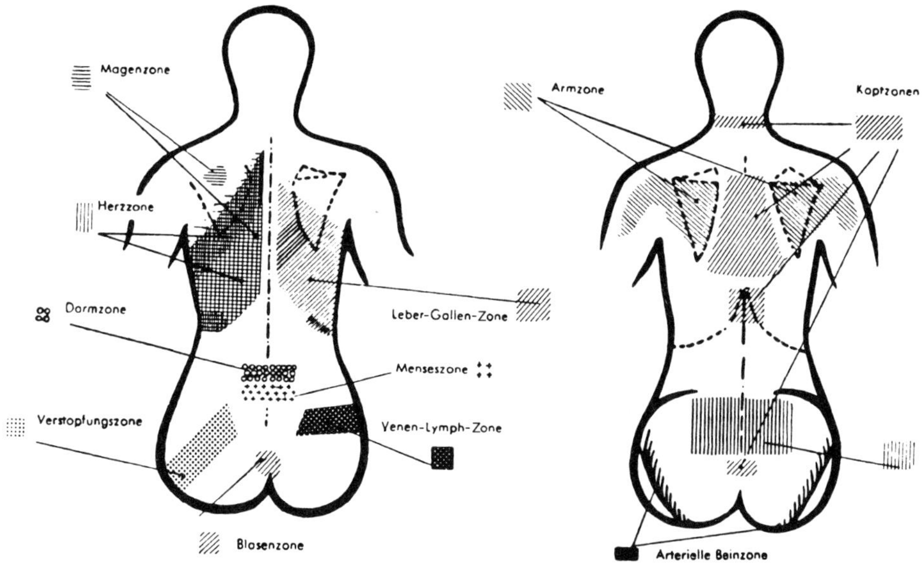

Abb. 3-18. Typische Bindegewebszonen wichtiger Organe oder Organsysteme im Rückenbereich

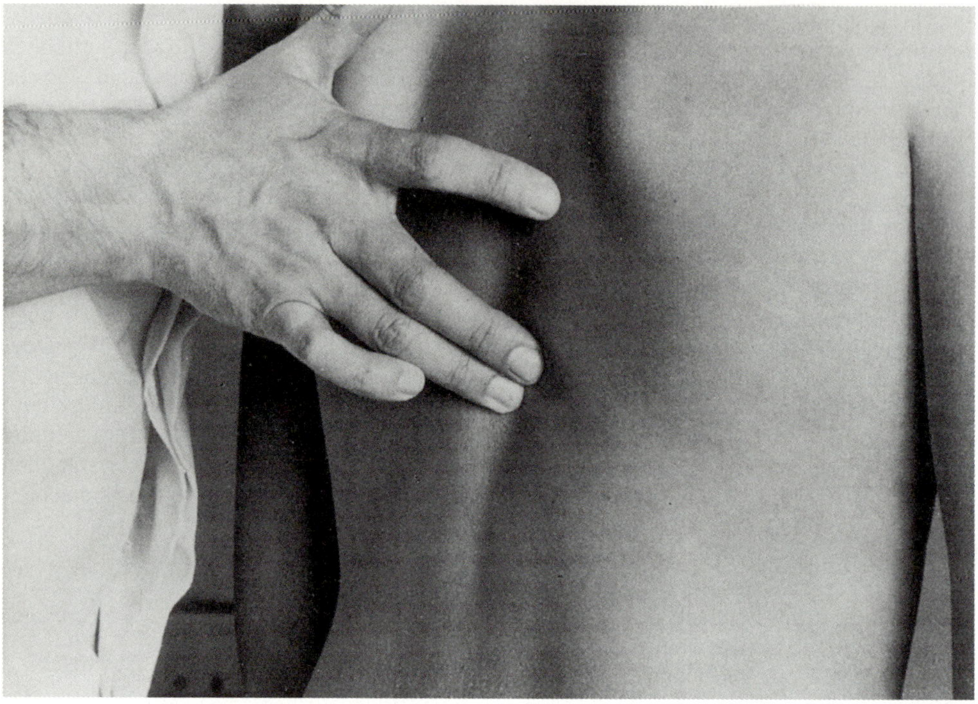

Abb. 3-19. Typischer Handgriff der Bindegewebsmassage

zerale Reflexbahnen gibt, ist durch psychologische Arbeiten und endoskopische Untersuchungen am Menschen sichergestellt.

3. Massagetechnik

Zur Auslösung der kutiviszeralen Reflexe bedient sich die Bindegewebsmassage einer speziellen Grifftechnik, bei der alle Griffarten durch einen intensiven Zugreiz gekennzeichnet sind. Wie ihre Benennungen zeigen, zielen sie jeweils auf verschiedene tiefe Gewebsschichten: Hauttechnik, Unterhauttechnik, Faszientechnik. Dabei ziehen die Fingerbeeren des 3. und 4. Fingers ziehend-streichend längs der Spaltlinien [A. Benninghoff 1964] durch Haut und Unterhautgewebe (Abb. 3-20). Werden Verspannungszonen durchfahren, empfindet der Behandelte einen schneidenden Schmerz, etwa so, als ob ein zu langer Fingernagel durch seine Haut hindurchführe; der Massierende verspürt seinerseits ein reibeisenartiges Gefühl in den Fingerbeeren.

Nach allen diesen Massagegriffen kommt es zu einer (oft über Stunden anhaltenden) Dermographia rubra, die sich bei Patienten mit besonderer Empfindlichkeit auch zu einem urtikariellen Dermographismus steigern kann; jedoch pflegen sich solche übermäßigen Hautreaktionen zu verringern entsprechend dem im Verlauf einer Massageserie erfolgenden Nachlassen der Gewebsspannung.

Grundsätzlich strebt man bei der Bindegewebsmassage an, in allen Verspannungszonen wieder normale Verhältnisse herzustellen. Dazu dürfen diese Zonen aber niemals brüsk durchfahren, sondern müssen vorsichtig von ihren Rändern her

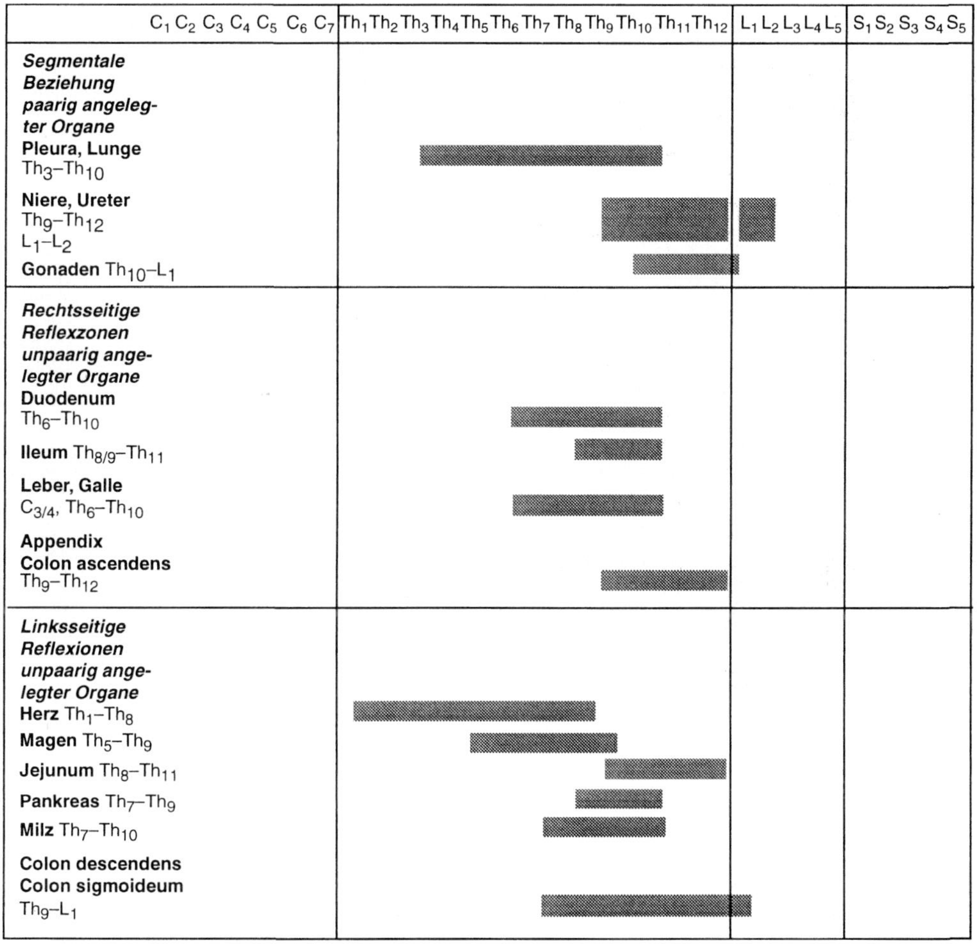

Abb. 3-20. Bindegewebszonen und ihre segmentale Beziehung zu wichtigen inneren Organen. (Nach H. Schliack 1996)

abgebaut werden. Dabei hat es sich bewährt, die Bindegewebsmassage stets in der Kreuzbeingegend zu beginnen, weil von dort her aus anatomischen Gründen kaum viszerogene Irritationen zu erwarten sind (Abb. 3-21). Erst im Verlauf weiterer Behandlungen darf die Massage in einer bestimmten, auch als „Aufbau" bezeichneten Reihenfolge allmählich kranialwärts fortschreiten und falls erforderlich schließlich vom Rumpf auf die Extremitäten übergreifen.

4. Therapeutische Wirkungen

Wenn auf diese Weise im Verlauf einer Massageserie die Verspannungszonen systematisch abgebaut werden, pflegen sich gleichzeitig auch die gestörten Funktionen in den segmental zugeordneten Organen zu normalisieren. Neben diesen organgerichteten Wirkungen wird durch serienmäßig verabreichte Bindegewebsmassagen auch das gesamte Vegetativum regulierend beeinflußt. Das während der Behandlung häu-

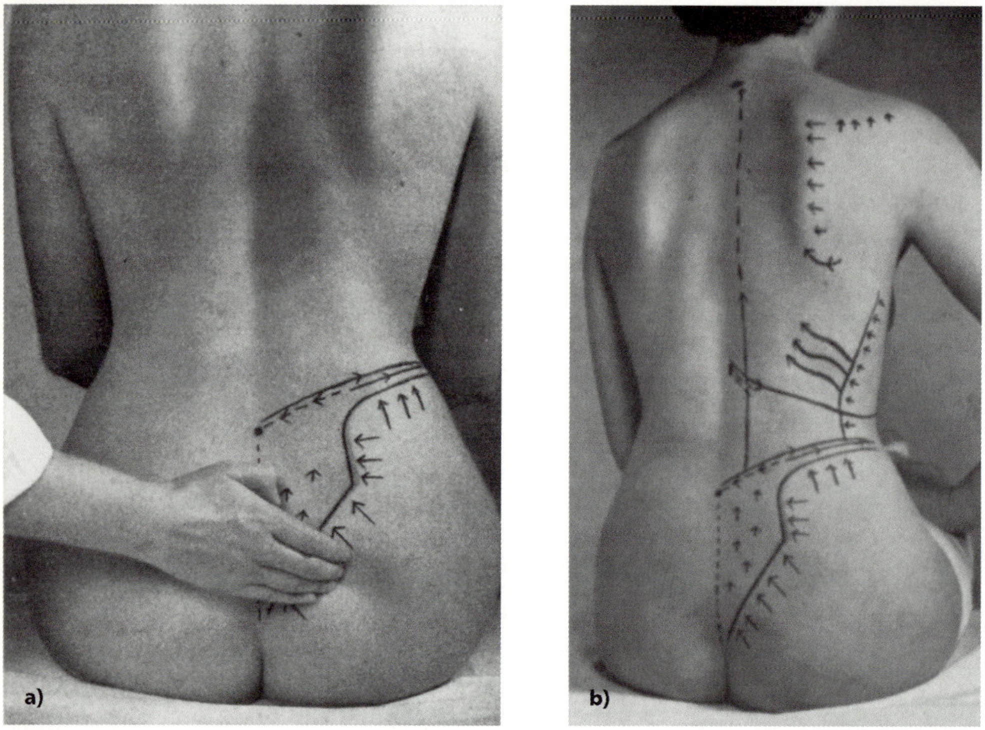

Abb. 3-21. Bindegewebsmassage: **a** beginnender Aufbau, **b** weitere Arbeitsgänge

fig einsetzende Schwitzen und ein nach der Massage aufkommendes ausgeprägtes Müdigkeitsgefühl sind Hinweis darauf, daß durch die Behandlung ein „Umstimmungsprozeß" ausgelöst wird, der im Verlauf einer Massageserie zu einer (phasenhaft verlaufenden) Normalisierung des neurovegetativ-hormonalen Systems führt.

Erfahrungsgemäß verspricht die Verordnung von Bindegewebsmassagen nur dann einen Erfolg, wenn bei der diagnostischen Abtastung deutliche, auf das jeweils vorliegende Leiden zu beziehende Bindegewebszonen festzustellen sind. Diese können bei einem schlankwüchsigen Patienten allerdings recht klein sein.

Falls nach etwa 4 bis maximal 6 Bindegewebsmassagen keinerlei Behandlungserfolg erkennbar wird, so ist es zweckmäßig, auf ein anderes Behandlungsverfahren überzugehen.

5. Heilanzeigen

In der einschlägigen Literatur wird für die Bindegewebsmassage eine verwirrend vielfältige Indikationsliste angeführt. Tabelle 3-9 versucht, aus den angegebenen, recht heterogenen Krankheitsbildern ätiologisch verbundene Hauptgruppen zu bilden und diesen bestimmte Heilanzeigen zuzuordnen.

6. Gegenanzeigen

Nicht angezeigt ist die Bindegewebsmassage naturgemäß bei allen akuten Entzündungen, beispielsweise bei Pneumonie, Nephritis, Hepatitis, Sudeck-Reflexdystrophie, Stadium 1; sie ist ferner kontraindiziert bei frischem Herzinfarkt, Tumoren und Psychosen.

Tabelle 3-9. Heilanzeigen der Bindegewebsmassage

Funktionelle Störungen • mit Allgemeinsymptomatik • der inneren Organe • am Bewegungssystem (M. Sudeck) • vegetativ-endokrines Syndrom der Frau
Beschwerdenkomplexe bei Organleiden • arterielle Verschlußkrankheit • Venenleiden
Strukturveränderungen der Bindegewebe

7. Kombination mit anderen Physiotherapieverfahren

In bezug auf die Kombination der Bindegewebsmassage mit anderen Verfahren der Physiotherapie ist zu vermerken, daß alle Wärmeanwendungen, Packungen und Bäder, aber auch die Hautpflege mit Ölen u.a., erst nach dem Massagevorgang verabreicht werden dürfen, weil sonst ein befundorientiertes Arbeiten nicht mehr möglich ist.

3.3.4.2 Reflexzonenmassagen in Muskulatur und Bindegewebe

Außer der Bindegwebsmassage sind 2 andere, weniger häufig angewandte Reflexzonenmassagen anzuführen, bei denen eine kombinierte Behandlung der Bindegewebszonen und der muskulären Reflexzonen mittels Bindegewebsmassage sowie klassischer Massage erfolgt. Es handelt sich um die bereits 1937 von Wolfgang Kohlrausch entwickelte Reflexzonenmassage in Muskulatur und Bindegewebe sowie die 1952 durch Albrecht Wilhelm Dalicho und Otto Gläser veröffentliche Segmentmassage, die aus bestimmten Griffen der klassischen Massage und einigen lockernden Übungen besteht.

3.3.4.3 Periostbehandlung

Eine weitere reflektorisch wirkende Massageform ist die durch Paul Vogler inaugurierte und von ihm gemeinsam mit Herbert Krauss entwickelte Periostbehandlung, die in der manuellen Technik von allen übrigen Massageverfahren etwas abweicht. Die Periostbehandlung ist eine nahezu punktförmige, rhythmisch ausgeführte Druckmassage, die an geeigneten Knochenflächen vorgenommen wird. Ihre Wirkung besteht vor allem in einer reflektorischen Beeinflussung von Organen, die mit den behandelten Periostflächen nervlich verbunden sind (Sklerotome) (Abb. 3-22). Überdies vermag die mit der Periostbehandlung verbundene Erzeugung eines Schmerzes, der als „Gegenreiz" wirkt, bestimmte zentralnervöse Hemmsysteme zu aktivieren, so daß es zu deutlichen analgetischen und spasmolytischen Effekten kommt. Schließlich kann die Periostbehandlung mittels nutritiver Reflexe auch die nahe Umgebung beeinflussen und somit die örtlichen trophischenVerhältnisse verbessern.

1. Behandlungstechnik

Die Behandlungstechnik besteht darin, daß auf bestimmten Periostpartien mit dem Knöchel eines gebeugten Fingers oder mit der Fingerkuppe in rhythmischer Abfolge ein langsam an- und abschwellender Druck ausgeübt wird (Abb. 3-23); dabei führt der arbeitende Finger eine Kreisbewegung von wenigen Millimetern Durchmesser aus. Die Druckintensität liegt zwischen 1 und 15 kg; die Behandlungsdauer beträgt an jedem Punkt etwa 3 min.

2. Heilanzeigen

Zu den in Tabelle 3-10 aufgeführten Heilanzeigen sei vermerkt, dass es durch eine serienmäßige Behandlung im schmerzfreien Intervall vielfach gelingt, Stärke und

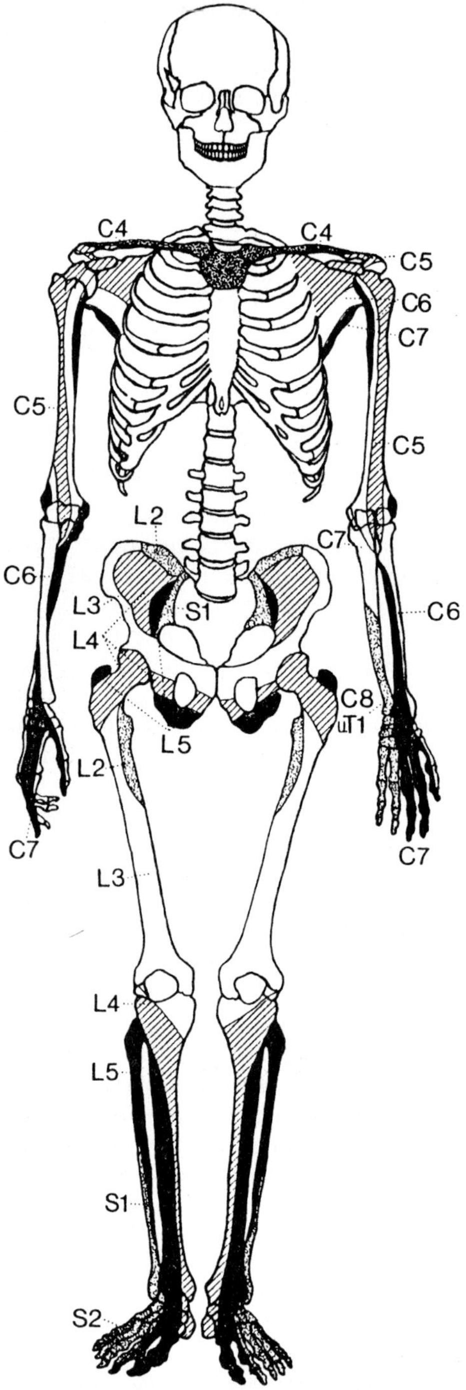

Abb. 3-22. Lokalisation der Sklerotome. (Nach J. Dejerine 1926)

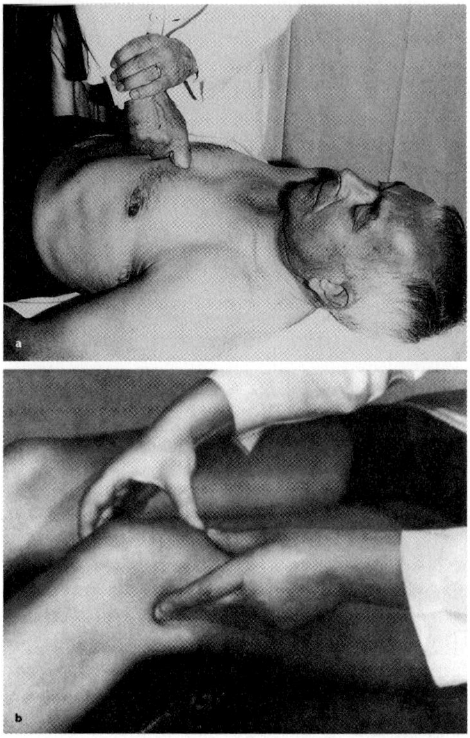

Abb. 3-23 a,b. Periostbehandlung: **a** bei pektanginöser Symptomatik, **b** bei periarthralen Insertionstendopathien am arthrotischen Knie

Tabelle 3-10. Heilanzeigen der Periostbehandlung

Schmerzlinderung
Verbesserung der Trophik:
- Arthrosen
- spondylogene Schmerzsyndrome
- Ulcus cruris

Lösung und Prävention von Krisen
Herzbereich:
- Angina pectoris, Pseudostenokardien
- paroxysmale Tachykardie

Verdauungstrakt:
- Gallenkoliken, Ulkusschübe

Harntrakt:
- Steinkoliken

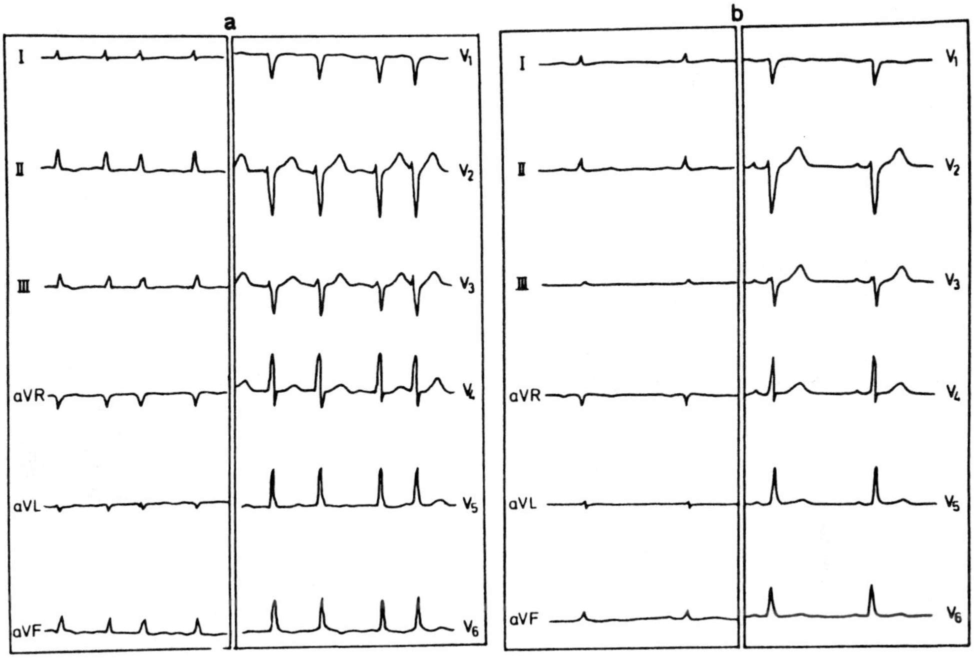

Abb. 3-24 a,b. Normalisierende Wirkung der Periostbehandlung: **a** EKG eines 47jährigen Patienten mit stenokardischen Beschwerden unmittelbar vor Periostbehandlung: frequente absolute Arrhythmie, Hypoxiezeichen, **b** EKG unmittelbar nach Periostbehandlung: Frequenzherabsetzung, Sinusrhythmus, Hypoxiezeichen weitgehend verschwunden. (Nach H. Krauss)

Häufigkeit eines chronisch rezidivierenden Schmerzgeschehens wesentlich zu verringern oder es zu beseitigen. Die Wirkung der Periostbehandlung auf die Trophik dürfte auch für die guten Erfolge der Periostbehandlung beim Ulcus cruris und wohl auch bei der Sudeck-Dystrophie (ab ihrem 2. Stadium) verantwortlich sein. Ihre Wirkung bei stenokardischen Beschwerden zeigt Abb. 3-24.

3. Gegenanzeigen

Kontraindiziert ist die Periostbehandlung bei allen entzündlichen und tumorösen Prozessen. Überdies verbietet sie sich wegen der damit verbundenen Anwendung nicht unbeträchtlicher mechanischer Reize bei allen Leiden, die mit einer stärkeren Verminderung der Strukturfestigkeit des Knochens einhergehen, vor allem also bei Osteoporose und Osteomalazie stärkeren Grades.

3.3.4.4 Kolonbehandlung

Die früher zumal bei chronischer Obstipation übliche „Darmmassage“ mittels Knetungen der Abdominalmuskulatur hat infolge oft grober und unkontrollierter Manipulationen kaum je zu dem beabsichtigten Erfolg geführt; statt dessen jedoch häufig zu Disharmonien und Komplikationen im Bereich der Bauchorgane. Diese Möglichkeiten entfallen bei der durch Paul Vogler und Herbert Krauss entwickelten Kolonbehandlung schon deswegen, weil dabei nicht das Abdomen in seiner Gesamtheit einbezogen wird, sondern die Massagegriffe lediglich an einigen unschwer aufzufindenden, retroperitoneal

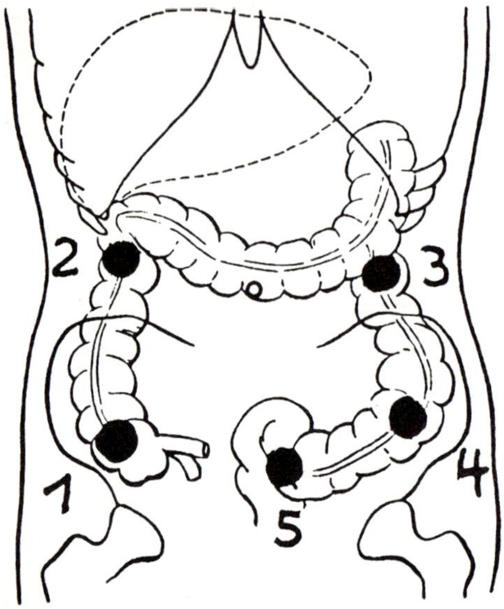

Abb. 3-25. Kolonbehandlung: die 5 Ansatzpunkte

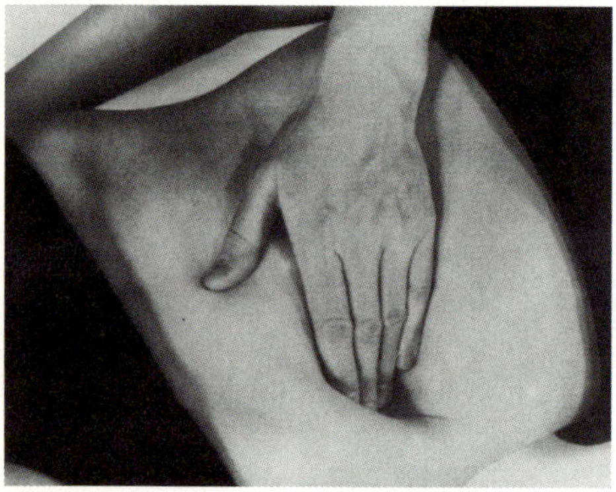

Abb. 3-26. Kolonbehandlung am Punkt 4

gelegenen und anatomisch fixierten Punkten des Kolons ansetzen (Abb. 3-25).

Die Kolonbehandlung ist als reflextherapeutische Methode dadurch gekennzeichnet, daß sie durch einen massageartigen Reiz auf die Nervengeflechte des Dickdarms dessen Tonus und Bewegungsabläufe ordnend zu beeinflussen sucht. Über viszeroviszerale Reflexabläufe können daneben auch weitere abdominelle Funktionskreise regulierend angesprochen werden.

1. Behandlungsweise

Die Technik der Kolonbehandlung besteht im wesentlichen darin, daß die massierende Hand den Darm nacheinander an einem der 5 festgelegten Punkte aufsucht (Abb. 3-26) und sich dort bei ihrer jeweils etwa 3 min dauernden Arbeit in den Rhythmus der Atembewegungen einfügt. Während der Ausatmungsphase wird von der massierenden Hand eine elliptische Bewegung vollzogen, wobei die Druckgebung in Richtung der Peristaltik erfolgt. Mit Beginn der Einatmungsphase läßt der Massierende seine im Druck nachlassende Hand von der sich allmählich hebenden und straffenden Bauchdecke wieder nach oben tragen.

2. Heilanzeigen

Der angestrebte physiologische Erfolg dieser Behandlungsweise besteht in der Förderung einer mittleren Tonuslage des Darmes und einer Anregung der Peristaltik. Auf dem Weg über viszeroviszerale Reflexe lassen sich nicht selten auch bei Ulcus duodeni und Gallenwegsleiden befriedigende Behandlungserfolge erzielen. Einen Überblick über die Heilanzeigen gibt Tabelle 3-11.

3. Gegenanzeigen

Gegenanzeigen der Kolonbehandlung sind alle Kolitisformen, akute pyogene Entzündungen im Bauchraum, Karzinome und Gravidität.

Tabelle 3-11. Heilanzeigen der Kolonbehandlung

Chronische Obstipation
Meteoristische Beschwerdenkomplexe
Gastro-(entero-)kardiales Syndrom (Roemheld-Symptomenkomplex)
Versuch bei Gallenwegsleiden, Ulcus duodeni

3.3.4.5 „Fußreflexzonenmassage" und ähnliche Methoden

Seit einiger Zeit ist häufig von der „Fußreflexzonenmassage" die Rede. Diesem Verfahren liegt eine erstmals im Jahre 1917 von dem amerikanischen HNO-Arzt William H. Fitzgerald veröffentlichte Einteilung des Körpers in zweimal fünf Längszonen zugrunde, bei der jede Zone von einem Finger bis zur entsprechenden Zehe zieht (Abb. 3-27). Innerhalb dieser Längszonen werden u.a. im Fußbereich genau lokalisierte Organareale (Fußreflexzonen) postuliert, durch deren Massagebehandlung es möglich sein soll, die betreffenden Organe therapeutisch zu beeinflussen.

Dazu ist festzustellen, daß diese „Fußreflexzonenlehre" bisher über keinerlei tragfähige Theorien oder gar gesicherte Beweise verfügt. Im Gegensatz zu den entwicklungsgeschichtlich bedingten und naturwissenschaftlich nachgewiesenen Head-Zonen müssen die Fußreflexzonen als einem Wunschdenken entstammende Phantasiegebilde angesehen werden [Schliack in Harms 1996]. Auch die neuerdings zur Begründung der Fußreflexzonenmassage bisweilen herangezogene holographische Betrachtungsweise ist nach dem Urteil von wissenschaftlichen Autoritäten dieses Gebiets nicht haltbar (Böcher u.a.). Bis zum Beweis des Gegenteils kann daher die Fußreflexzonenmassage nicht als

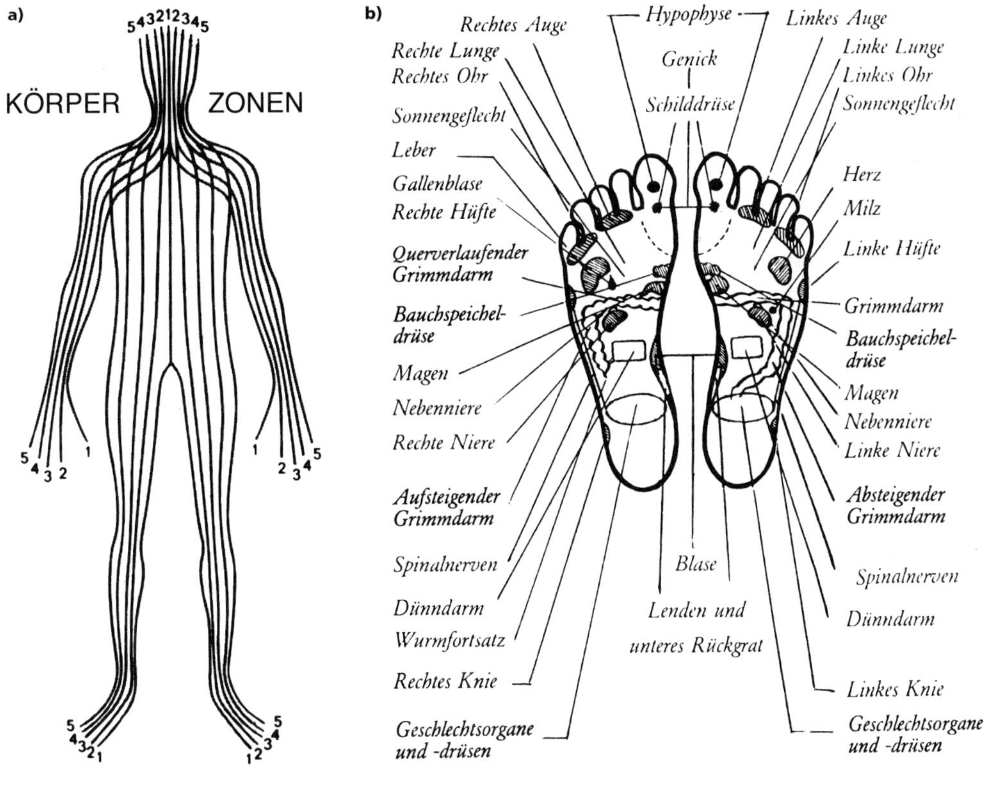

Abb. 3-27 a, b. Fußreflexzonenmassage: **a** Längszonen des Körpers (nach Fitzgerald), **b** Organareale im Fußbereich

fundiertes und daher empfehlenswertes Therapieverfahren bezeichnet werden.

Möglicherweise lassen sich die von den Anhängern der Fußreflexzonenmassage immer wieder verkündeten Behandlungserfolge außer mit der allen Therapiemethoden eigenen Plazebowirkung zumindest teilweise dadurch erklären, daß jede schmerzerzeugende Maßnahme mittels „counter irritation" einen Primärschmerz aufzulösen vermag (s. 3.3.1.2). Weiter ist unbestreitbar, daß nahezu jede regelrechte (klassische) Massage schlecht durchbluteter oder statisch überbelasteter Füße ein gewisses Wohlgefühl hervorruft, was sich auf etwa vorhandene Beschwerdekomplexe positiv auswirken kann. Alle diese Erwägungen gelten entsprechend auch für die in der letzten Zeit angegebenen „Reflexzonenmassagen" am Kopf, an den Händen, am Schienbein usw. Sie verfügen gleichfalls über keine rationale Basis und sind nicht durch einschlägige Studien belegt. Daher erfolgt von seiten der gesetzlichen Krankenkassen mit Recht keine Kostenübernahme für alle diese Behandlungsmethoden.

3.3.5 Fernöstliche Massageweisen

In der letzten Zeit werden in der westlichen Welt auch fernöstliche Massageweisen angewandt, wenngleich vielfach außerhalb der offiziellen Medizin. Ein Verständnis für diese alten traditionsgebundenen Massageformen ergibt sich durch einen Einblick in das Wesen fernöstlicher Medizin und Naturphilosophie.[1]

3.3.5.1 Grundlagen der chinesischen traditionellen Medizin (s. auch Kap. 17)

Chinas traditionelle Heilkunde deutet die Phänomene der Welt, einschließlich des Menschen und der ihn umgebenden Natur, als Resultat der Wechselwirkung zwischen Yin und Yang, den beiden komplementären Aspekten einer einheitlichen Wirklichkeit. Auch der menschliche Körper, seine physiologischen und psychologischen Funktionen sowie seine pathologischen Veränderungen werden mit Hilfe der Dialektik von Yin und Yang interpretiert. Während in unserer westlichen Medizin eine naturwissenschaftlich-quantitative Betrachtungsweise vorherrscht, geht es in der chinesischen Medizin in ihrer überlieferten Form um **Qualitäten**. Ihre Grundbegriffe (Yin und Yang, Leere und Fülle, Kälte und Hitze, Vitalenergie Qi u.a.) lassen sich daher in unserer westlichen Terminologie nicht eindeutig definieren (Abb. 3-28).

Typisch für die Lehre der chinesischen Medizin ist auch die Theorie des Meridiansystems, welches das Körperinnere mit dem -äußeren, die oberen Körperpartien mit den unteren verbindet,

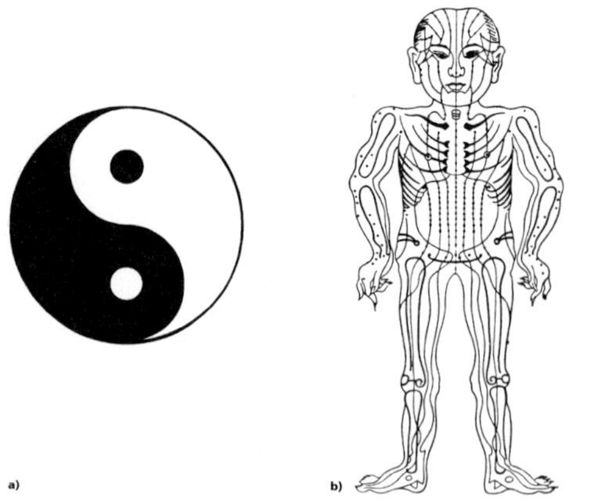

Abb. 3-28. Traditionelle chinesische Medizin: **a** Yin-Yang-Symbol, **b** altchinesisches Meridianmännchen

---

[1] Bei diesen Ausführungen folge ich weitgehend dem Artikel „Chinesische Medizin" von Claus Schnorrenberger, während sich die Beschreibung der Massagepraxis vorwiegend auf die betreffenden Kapitel in den Büchern von Stefan Palos und Alexander Chaolai Meng sowie auf die Zusammenarbeit mit diesen drei Autoren stützt (s. Literaturverzeichnis).

die inneren Organe miteinander verknüpft und den Kreislauf von Blut und „Energie“ ermöglicht. Aus unserer westlichen Sicht können wir das Meridiansystem als einen vorwissenschaftlichen Versuch deuten, die Funktionen der Nervenbahnen, des Blutkreislaufs und der Lymphgefäße zu verstehen.

Auch die Pathologie der chinesischen Medizin geht vom Yin-Yang-Denken aus, wobei das Verhältnis zwischen pathogener Störung und körpereigener Abwehrkraft die entscheidende Rolle spielt. Als Krankheitsauslöser gelten Wind, Kälte, Hitze, Nässe, Trockenheit, aber auch Infektionen, falsche Ernährung, körperliche Erschöpfung und psychische Belastungen. Diese führen zu Disharmonien im Yin-Yang-Verhältnis: Während an einigen Stellen ein krankhafter Überschuß entsteht, tritt an anderen Stellen ein Mangel auf. Folgen davon sind anfangs funktionelle Störungen, schließlich auch bestimmte Krankheitsbilder. Dementsprechend ist in der traditionellen chinesischen Medizin die Therapie stets darauf gerichtet, die gestörte Harmonie von Yin und Yang wiederherzustellen. Dies gilt für das am häufigsten geübte Verfahren, die Phytotherapie, genauso wie für die Behandlung mit Nadelstichen (Akupunktur), Moxabrennen (Moxibustion) und die hier zu besprechende Massage.

3.3.5.2 Traditionelle chinesische Massage (Tuina-Therapie)

Dementsprechend ist es das Ziel der traditionellen chinesischen Massage, mit bestimmten Handgriffen die Harmonie im Verhältnis von Yin und Yang wiederzugewinnen. Zum einen geschieht dies mit einer Reihe von Manipulationen, die weitgehend den Handgriffen unserer klassischen Massage entsprechen: streichende und knetende Griffarten (**Tui-Na**) sowie drückende und reibende Manipulationen (**An-Mou**) (Abb. 3-29).

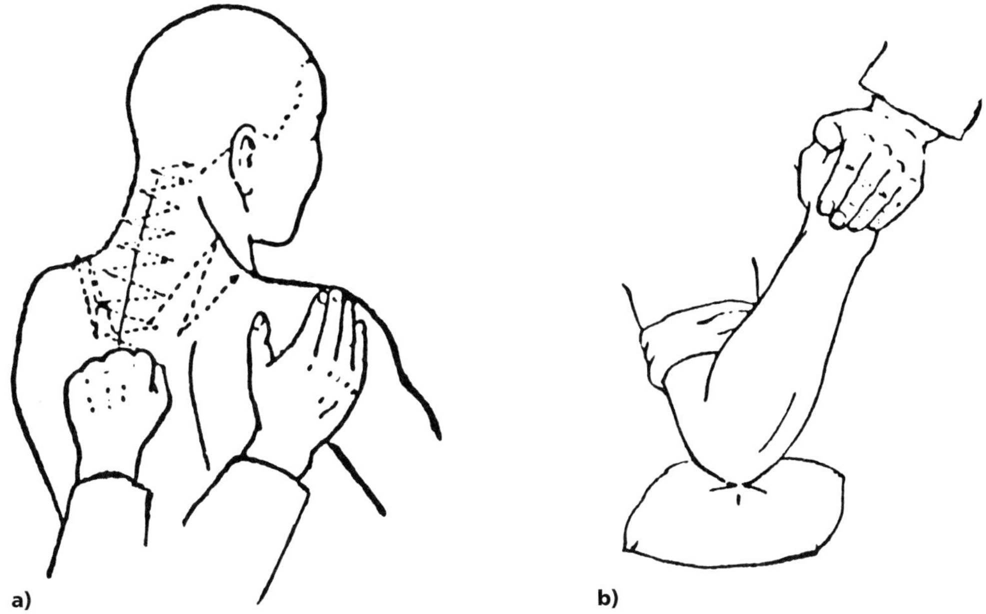

a) **b)**

Abb. 3-29. Häufige Griffe der chinesischen Massage: **a** Schieben und Reiben, **b** Drücken und Pressen

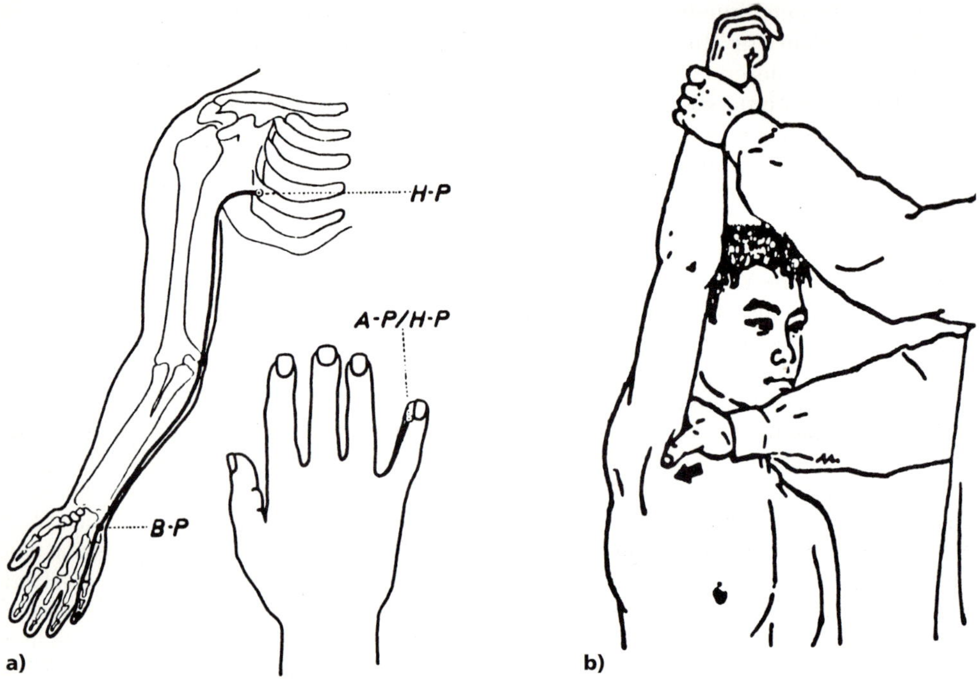

Abb. 3-30. Akupressur: **a** Herzmeridian: H-P Harmonisierungspunkte, A-P Anregungspunkt, B-P Beruhigungspunkt. **b** Behandlung auf Punkt 1 des Herzmeridians

Neben diesen großflächig durchgeführten Massagegriffen gehört zur traditionellen chinesischen Massage auch eine auf bestimmte Meridianpunkte ausgeführte **Fingerdruckbehandlung** (Abb. 3-30). Die traditionelle chinesische Massage besteht in einer Kombination dieser beiden Griffarten.

3.3.5.3 Akupressur und Shiatsu

Im westlichen Kulturkreis wird diese Punktmassage unter der Bezeichnung **Akupressur** vielfach zur Selbstbehandlung empfohlen. Dies gilt auch für **Shiatsu**, die japanische Variante der Fingerdruckmassage (jap. shi: Finger, atsu: Druck). Diese Methode ist unter westlichem Einfluß in der letzten Zeit insofern erweitert worden, als der Fingerdruck nicht nur an bestimmten Meridianpunkten, sondern auch an den jeweils gegebenen Schmerzstellen ausgeübt wird.

Während die traditionelle chinesische Massage (Tuina-Therapie) nur durch Ärzte oder qualifizierte Physiotherapeuten ausgeübt werden darf, wird die Druckmassage an bestimmten Meridianpunkten im heutigen China der Bevölkerung in Wort und Schrift zur Selbstanwendung bei kleinen Alltagsbeschwerden sowie zur Krankheitsvorbeugung empfohlen.

3.3.5.4 Wirkungsweise

Im Sinne der chinesischen Naturphilosophie verzichtet die traditionelle chinesische Medizin auf eine naturwissenschaftliche Erklärung der Massagewirkungen. Sie begnügt sich vielmehr mit der Feststellung, daß sie durch eine Harmonisierung des Yin-

Yang-Verhältnisses zu guten Behandlungsergebnissen gelangt. Die Wirkungsweise der chinesischen Massage läßt sich jedoch auch anhand derjenigen physiologischen Abläufe verstehen, die unserer klassischen Massage und den Reflexzonenmassagen zugrunde liegen. Dies gilt zumal hinsichtlich der Beeinflussung des vegetativen Nervensystems und des durch Massagereize erzeugten afferenten Einstroms in das Nervensystem mit davon ausgehenden neuralen Hemmungen, die zur Schmerzdämpfung führen.

3.3.5.5 Heilanzeigen

Die traditionelle chinesische Massage verzeichnet im wesentlichen die gleichen Heilanzeigen und Gegenanzeigen wie die am häufigsten angewandten westlichen Massagemethoden. Allerdings pflegt man in China auch einige akute Erkrankungen mit Massage zu behandeln, beispielsweise Grippe und Enterokolitis, was sich unserem abendländlichen Verständnis entzieht.

Da die Akupressur nur einen Teil der traditionellen chinesischen Massage bildet, sind ihre Wirkungsmöglichkeiten wesentlich beschränkter. Dies gilt im gleichen Maße für die japanische Variante Shiatsu. Immerhin lassen sich erfahrungsgemäß mit diesen Methoden nicht selten kleine Beschwerden des Alltags und manche Schmerzsyndrome günstig beeinflussen (Tabelle 3-12). Daher sollten diese Möglichkeiten der Selbsthilfe nicht zu gering eingeschätzt werden; es kommt hinzu, daß sie den Patienten zur Eigenaktivität anhalten.

Tabelle 3-12. Sinnvolle Anwendungsmöglichkeiten fernöstlicher Fingerdruckmassagen (Akupressur, Shiatsu)

Vorbeugung, Erfrischung
Kleine Alltagsbeschwerden (Kopfschmerzen, Muskelkater u.a.)
Dezente funktionelle Organstörungen
Weichteilrheumatische Beschwerden

3.4 Verordnung der Massagetherapie

Um den bestmöglichen Behandlungserfolg zu erzielen, sind bei Verordnung der Massagetherapie einige wichtige Punkte zu beachten.

3.4.1 Massagerezept

Die Verordnung sollte stets in Form eines regelrechten **Massagerezepts** erfolgen, auf dem sämtliche in Tabelle 3-13 angeführten Faktoren erfaßt sind.

3.4.1.1 Diagnose

In allen Fällen ist nicht nur die zur Behandlung anstehende Diagnose aufzuführen, sondern es sollten auch alle anderen für den Masseur wichtigen Erkrankungen vermerkt werden, etwa Hinweise auf eine gleichzeitig vorliegende Herzinsuffizienz, eine Varikosis mit anamnestisch gegebener Neigung zu Thrombophlebitiden oder eine deutliche Osteoporose.

3.4.1.2 Massageart

Die Wahl der im Einzelfall angezeigten **Massageart** hängt nicht nur von der jeweils

Tabelle 3-13. Das Massagerezept

- Therapiebezogene Diagnose und weitere für den Masseur wichtige Erkrankungen
- Art der Massage
- Teil- oder Großmassage, zu behandelnde Körperteile
- Anzahl der Massagen
- Frequenz (pro Woche)
- Besondere Hinweise, z. B. Intensität (cave: Hämatomneigung empfindliche Haut, Varizen u.a.)

Tabelle 3-14. Anhaltspunkte zur Wahl der zweckmäßigsten Massageart

Beschwerdenkomplexe	Massageart
Störungen im Bereich von Muskeln, Sehnen, Bändern	Klassische Massage
Lymphödeme	Manuelle Lymphdrainage
Vegetative Allgemeinstörungen, Funktionsstörungen inn. Organe	Bindegewebsmassage
Lokalisierte Schmerzsyndrome	Periostbehandlung
Chron. Obstipation und abdominelle Dysregulationen	Kolonbehandlung

vorliegenden Diagnose ab. Nicht minder müssen jeder Massageverordnung eine Inspektion des entkleideten Patienten, eine eingehende Durchtastung von Haut und Unterhaut und eine Abtastung der Muskulatur sowie ggf. des Periosts vorausgehen. Tabelle 3-14 zeigt wichtige Anhaltspunkte zur Wahl der zweckmäßigsten Massageart.

3.4.1.3 Teilmassage oder Großmassage?

Nur wenn die zu behandelnden Körpergebiete auf einen eng umgrenzten Bezirk beschränkt sind, wie dies beispielsweise nach manchen Unfallereignissen der Fall ist, wird im allgemeinen die Durchführung von Teilmassagen genügen. Allerdings ist dabei zu bedenken, daß auch bei einem örtlich begrenzten Leiden auf dem Weg über Muskelketten oder Reflexe manche entfernt liegenden Körpergegenden in Mitleidenschaft gezogen sein können. In solchen Fällen ist es unumgänglich, Großmassagen durchzuführen. Auch die multilokulären Gewebsveränderungen bei weichteilrheumatischen Schmerzsyndromen, chronischer Polyarthritis, ankylosierender Spondylitis (M. Bechterew) und Lähmungszuständen machen Großmassagen erforderlich.

3.4.1.4 Massageruhe und Nachruhe

Die Dauer einer Teilmassage ist im allgemeinen auf etwa 12 min, die einer Großmassage 15–20 min zu veranschlagen. Nach der Massagebehandlung empfiehlt sich eine Nachruhe des ausreichend entkleideten und gut zugedeckten Patienten von etwa 15–20 min.

3.4.1.5 Wie viele Massagen?

Damit der jeweils erzielte Behandlungserfolg sich nicht verzettelt, sind mindestens 2 Massagen in der Woche erforderlich. Andererseits sind bei ambulanter Behandlung im allgemeinen nicht mehr als 3 bis allenfalls 4 Massagen in der Woche angeraten. Vor allem physisch geschwächte, ältere oder im Berufsleben stark geforderte Patienten könnten sonst überlastet werden. Im stationär-klinischen Bereich kann die Massage bei Erfordernis auch häufiger verabfolgt werden.

Die gesamte Anzahl der Massagen, die zur Erzielung eines befriedigenden Behandlungserfolgs erforderlich sind, läßt sich in keinem Fall von vornherein genau festlegen. Die mit der Massagetherapie in Gang gesetzten Normalisierungsprozesse pflegen bei jeder Krankheit und bei jedem Patienten unterschiedlich abzulaufen. Man sollte sich aber keinesfalls stereotyp mit der Regelverordnung von 6 Massagen begnügen. Häufig wird die nach deren Durchführung angestellte Kontrolluntersuchung zeigen, daß weitere Massagen notwendig sind.

Bei der Bindegewebsmassage und den anderen Reflexzonenmassagen wird man sich schon im voraus fast nie auf 6

Behandlungen beschränken können. Der „Aufbau" und das für alle diese Massageformen typische Einschleifen von Reflexen erfordern fast immer Serien von 10, 12 oder mehr Behandlungen.

3.4.2 Reizerholungspause

Nach Abschluß der gesamten Massageserie ist in jedem Fall eine sog. **Reizerholungspause** geboten. Erfahrungsgemäß pflegt der Organismus erst nach einem Zeitraum von einigen Wochen wieder voll auf eine erneute Massagetherapie anzusprechen.

3.4.3 Was tun bei unbefriedigendem Behandlungserfolg?

Wenn schon kurze Zeit nach einer an sich erfolgreich durchgeführten Massageserie der gleiche Beschwerdenkomplex wie zuvor zu verzeichnen ist, sollte nicht ohne weiteres erneut mit einer Massagetherapie begonnen werden. In solchen Fällen gilt es vielmehr, zuerst einmal die Ursache für den so kurzen Behandlungserfolg zu ermitteln. Dafür können beispielsweise eine Fehlstatik, ungünstige Bedingungen am Arbeitsplatz, Umwelteinflüsse wie Kälte, Nässe oder Zug, bisweilen auch psychische Faktoren verantwortlich sein. Gegebenenfalls müssen diese vor einer erneuten Massagebehandlung soweit wie möglich beseitigt werden. Falls die Massagetherapie überhaupt keinen Erfolg erbringt, ist zu überprüfen, ob die Diagnose, die den Anlaß zur Massagetherapie gegeben hat, auch wirklich vorliegt.

3.5 Zusammenarbeit von Arzt und Physiotherapeut

Mit der Übergabe des Massagerezepts an den Patienten ist die Massageverordnung keineswegs als abgeschlossen zu betrachten. Im Verlauf der Massageserie kann es zu Änderungen in den Gewebsverhältnissen oder im Befinden des Patienten kommen, die den Masseur dazu veranlassen, sich rückfragend an den verordnenden Arzt zu wenden (Abb. 3-31).

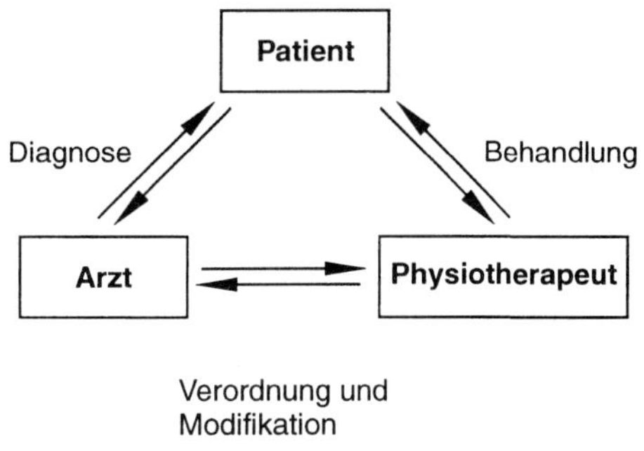

Abb. 3-31. Interaktionstriade: harmonisches Zusammenwirken von Arzt, Patient und Physiotherapeut als Grundlage des Behandlungserfolgs

3.6 Massage – ein eigenständiges und unentbehrliches Therapieprinzip

Zu den therapeutischen Erfolgen der Massage dürfte wesentlich beitragen, daß dabei die von der tastenden Hand erfühlten Gewebsverhältnisse unmittelbar in darauf genau abgestimmte Handgriffe umgesetzt werden, also ein unübertroffen befundorientiertes Arbeiten erfolgt.

Nun kann man in der medizinischen Presse bisweilen lesen, daß die Massage eine rein passive und daher geringwertige Therapieform wäre. Demgegenüber läßt sich feststellen, daß der Massagevorgang als eine Reiztherapie wirkt, auf die der Körper ausgesprochen dynamisch reagiert (Abb. 3-32). Dabei kommt es zu zahlreichen aktiven Leistungen des Organismus, die als Selbstordnungs- und Selbstheilungsprozesse anzusehen sind. Es ist

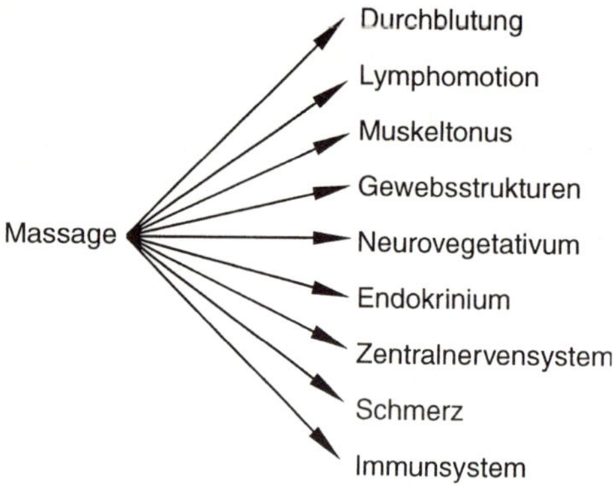

Abb. 3-32. Massage als dynamische Reaktionstherapie: günstige Beeinflussung zahlreicher Organsysteme

Tabelle 3-15. Einige pathologische Zustandsbilder, bei denen auf Massage nur unter Minderung von Heilungsaussichten verzichtet werden kann

- Strukturverfestigungen: Gelosen, Verklebungen
- Narbige Verkürzungen
- Ungenügende Regeneration in Stützgeweben
- Lymphödeme unterschiedlicher Genese
- Reflektorische Krankheitszeichen an der Körperdecke
- Dysreflektorisch bedingte Organbeschwerden mit Maximalpunkten im Segmentbereich

daher zwar bequem, aber keineswegs sinnvoll und einer sachlichen Bewertung der Massagetherapie dienlich, wenn man sie als passives und daher geringwertiges Behandlungsverfahren bezeichnet. Im übrigen hat man die ebenfalls rein „passive" Pharmakotherapie – zu Recht – noch niemals derart abschätzig beurteilt.

Nach allem müssen wir die Massage als ein eigenständiges, in seiner Wirkungsweise durchaus befriedigend untermauertes therapeutisches Therapieverfahren mit genau definierten Indikationen und Gegenindikationen ansehen. Bei einer ganzen Reihe funktioneller Störungen und pathologischer Zustandsbilder muß die Massagetherapie sogar als unentbehrlich angesehen werden; Tabelle 3-15 zeigt derartige „absolute Indikationen".

Daneben gibt es zweifellos eine Reihe von Erkrankungen, bei denen andere Behandlungsverfahren etwa gleiche Erfolge versprechen. In solchen Fällen ist es eine Ermessensfrage, welche Therapiemethode bevorzugt wird. Allerdings sollte bei manchen chronischen Beschwerdekomplexen, beispielsweise bei Kopfschmerzleiden oder Erkrankungen des rheumatischen Formenkreises, der Wunsch, drohenden Arzneimittelschäden vorzubeugen, den Verordner veranlassen, an die Massagetherapie zu denken. Im übrigen läßt sich durch Kombination der Massage mit anderen physiotherapeutischen Verfahren oder einer Arzneitherapie oft ein besonders guter und nachhaltiger Heilerfolg erreichen.

Schließlich sollte man nicht vergessen, daß jede nicht einfach als Routinemaßnahme durchgeführte, sondern auf die Persönlichkeit des Patienten eingehende Massage eine nicht zu unterschätzende psychotherapeutische Komponente in sich birgt. Auf diese Weise gewinnt der Patient das Gefühl einer menschlichen Zuwendung, das gerade heute, in unserer hochtechnisierten und oft unpersönlich gewordenen Medizin, für den Heilungsprozeß besonders wertvoll ist.

3.7 Weiterführende Literatur

1. Benninghoff A, Goerttler K (1964) Lehrbuch der Anatomie des Menschen. Bd. 3. Urban & Schwarzenberg, München Berlin
2. Dalicho W A et al. (1981) Massage. Steinkopff, Darmstadt
3. Dejerine J J (1926) Sémiologie des affections du système nerveux. Masson, Paris
4. Dogs W (1988) Psychosomatik der Massage. Physikalische Therapie 9: 12–13

5. Engel P (1986) Wirkprinzipien in der Massage. In: Bühring M, Saller R (Hrsg) Wirkprinzipien in der physikalischen Therapie. Verlag für Medizin, Heidelberg
6. Földi M, Kubik S (Hrsg) (1993) Lehrbuch der Lymphologie, 3. Aufl. Fischer, Stuttgart New York
7. Hansen K, Schliack H (1962) Segmentale Innervation. Thieme, Stuttgart
8. Hentschel H-D (1986) Über die Massage in ihren Anfängen. Physikalische Therapie 7: 506–509
9. Hentschel H-D (1995) Bei welchen Erkrankungen sind Massagen medizinisch erforderlich? Physikalische Therapie 16: 424–426
10. Hentschel H-D (1995) Naturheilverfahren – Grundlagen, Möglichkeiten, Grenzen. Dtsch Aerzteblatt 92: 2635–2646
11. Hentschel H-D (1996) Massagetherapie. In: Hentschel H-D (Hrsg) Naturheilverfahren in der ärztlichen Praxis, 2. Aufl. Deutscher Ärzte-Verlag, Köln
12. Jungmann H (1985) Naturgemäße Heilmethoden. Steinkopff, Darmstadt
13. Kohlrausch W (1959) Reflexzonenmassage in Muskulatur und Bindegewebe, 2. Aufl. Hippokrates, Stuttgart
14. Krauss H (1986) Periostbehandlung – Kolonbehandlung, 6. Aufl. Enke, Stuttgart
15. Meng A Ch (1991) Die traditionelle chinesische Massage, 3. Aufl. Haug, Heidelberg
16. Namikoshi T (1990) Shiatsu. Econ, München
17. Pálos S (1984) Chinesische Heilkunst. Scherz/Barth, München
18. Schliack H, Harms E (Hrsg) (1996) Bindegewebsmassage nach Dicke, 12. Aufl. Hippokrates, Stuttgart
19. Schmidt K L, Drexel H, Jochheim K A (Hrsg) (1995) Lehrbuch der Physikalischen Medizin und Rehabilitation. Fischer, Stuttgart Jena New York
20. Schnorrenberger C C (1979) Chinesische Medizin. In: Seidler E (Hrsg) Wörterbuch medizinischer Grundbegriffe. Herder, Freiburg i. Br.
21. Sedlacek E (1992) Die Fußreflexzonen, 3. Aufl. Maudrich, Wien München Bern
22. Storck U (Hrsg) (1993) Hoffa-Gocht-Storck-Lüdtke, Technik der Massage, 16. Aufl. Enke, Stuttgart
23. Teirich-Leube H (1990) Grundriß der Bindegewebsmassage, 12. Aufl. Fischer, Stuttgart
24. Werner G T, Huber Ch (1996) Immunologische Wirkungen der klassischen Massage. Physikalische Therapie 17: 180–183
25. Zimmermann M (1986) Mechanismen der Schmerzentstehung und der Schmerzbehandlung. Internist 27: 405–411

4 Klimatherapie

B. Hartmann, B. Drews, M. Hartmann

*„**Klima** ist die Summe aller Umwelteinflüsse, die die menschlichen Sinne affizieren. Es setzt sich zusammen aus **Temperatur**, **Feuchtigkeit**, barometrischem **Druck**, der **Ruhe oder Bewegung der Luft**, der **elektrischen Spannung**, der **Reinheit** der Atmosphäre oder der Vermengung mit mehr oder minder **schädlichen gasförmigen Exhalationen** ähnlich dem Grad habitueller Durchsichtigkeit und Heiterkeit des Himmels. Dies ist nicht nur wichtig für die vermehrte Wärmestrahlung des Bodens, die organische Entwicklung der Gewächse und die Reifung der Früchte, sondern auch für die **Gefühle** und die ganze **Seelenstimmung** des Menschen."*

Alexander von Humboldt , 1845.

Prinzip der Klimatherapie:

- Entlastung von schädlichen Einflüssen („Miasma"),
- Adap(ta)tion und Akklimatisation an externe Stimuli, speziell Training der Themoregulation, als interaktive Physiotherapie.

Klimatherapie ist die kurative und rehabilitative Exposition – in der Regel mit Translokation – Kranker in der natürlichen Atmosphäre (Klimakammer- sowie Speläotherapie gehören also eigentlich nicht dazu). Die gezielte und dosierte Exposition stimuliert Körperfunktionssysteme und führt so zur funktionellen Adap(ta)tion beziehungsweise Habituation und bei ausreichend langer Exposition auch zur morphologischen „Akklimatisation"; genauso wichtig ist aber auch die gleichzeitige Entlastung von schädlichen atmosphärischen und lufthygienischen Einflüssen, Luftverunreinigungen (bis zum Smog oder der Inversion), von Wärmebelastung (Schwüle) oder feuchter Kälte. Eustreß zur Aufrechterhaltung der Homöostase, speziell der Homoiothermie, trainiert die Thermoregulation mit ähnlichen Wirkungen wie das Konditionstraining; atmosphärischer Disstreß wird vermieden.

4.1 Geschichtlicher Abriß

Diesen positiven und negativen Einfluß des Klimas und der Umwelt auf Soma und Psyche sowie (soziale) Hygiene erkannte bereits Hippokrates von Kos (460–377 v.Chr.): einerseits als Ursache/Auslöser von Krankheiten, andererseits als rationales und magisch-religiöses Therapeutikum, mit dem er gezielt und dosiert heilte. Nach denselben Prinzipien wird, vom England des 17. Jahrhunderts ausgehend, das Klima in der modernen Medizin therapeutisch eingesetzt: z. B. Schonung durch Seereisen nach Madeira, Kältestimuli (Brighton und Margate) oder Einrichtung des ersten heilklimatischen Sanatoriums in Simlar (2160 m) im indischen Himalaya im Jahre 1831.

Hufeland empfahl „das Trinken frischer Luft" , um dem „Miasma" zu entrinnen; wenig später wurde die Freiluftliegekur zur postoperativen Behandlung sowie zur

Tuberkulosetherapie eingeführt; Luft- und Sonnenbäder wurden zur Rachitisprophylaxe und -therapie sowie zur Roborierung (Abhärtung als Training der Thermoregulation) eingesetzt. Mit Aufenthalten am Meer oder im Gebirge wurde der Entwicklungsverzögerung der Heranwachsenden in Ballungszentren gegengesteuert. Oertel entwickelte, aufbauend auf Vorarbeiten von Hartwig und Werber, die „Terrain-Kur" als Kombination von Konditionstraining und thermaler Stimulation. Zuntz und Loewy führten die Spirometrie zur Überprüfung der Effekte der Mittel- und Hochgebirgsexposition mit und ohne körperliche Aktivierung ein, kontrolliert in der Klimakammer, wofür sie das erste Laufband erfanden. Ihre Schwellenwerte von 300–400 sowie 700 Höhenmetern sind heute noch gültig.

4.2 Definitionen und Faktoren („Wirkungskomplexe")

Klima, Wetter und Witterung (ein im Englischen nicht existierender Begriff) definieren das dynamische Geschehen der Atmosphäre in unterschiedlichen zeitlichen und räumlichen Dimensionen.

Wetter ist der permanente atmosphärische Wechsel der Troposphäre beziehungsweise Biosphäre (bis 5000 m über dem Meeresspiegel), den die Erdrotation sowie horizontale, vor allem zwischen der Tropen- und der Polarluft, sowie vertikale Temperatur- und Druckschwankungen verursachen.

Witterung, begrifflich zwischen Wetter und Klima liegend, wird vor allem auch jahreszeitlich verwendet.

Klima charakterisiert das Grundsätzliche als statistisch gemittelter Zustand der Atmosphäre in definierten Arealen (Zonen, Regionen, Orten) durch Integration aller Wetterelemente (z. B. Kontinental-, Küsten-, See-, Tropen-, Wüsten-, Gebirgs- und gemäßigtes Klima).

Die natürlichen Klimata werden als schonend, reizend oder belastend definiert; xenobiotische Veränderungen gelten ebenfalls als belastend. Saubere Luft mit geringer Abkühlung bei geringen tageszeitlichen Schwankungen gilt als reizarmes **Schonklima,** das heißt also Fehlen unverträglicher atmosphärischer Faktoren sowie xenobiotischer Verunreinigungen („Lufthygiene") (Tabelle 4-1).

Starke **Stimuli** (Einzelfaktoren, die aber meist synergistisch als „Akkord" wirken) sind die Reduktion von Luftdruck und speziell Sauerstoffpartialdruck sowie eine intensive Abkühlungsgröße, d.h. die Wärmemenge, die der Körper pro Zeit und Fläche verliert, induziert durch die Parameter Temperatur, Feuchtigkeit, Luftbewegung und Strahlung (Tabelle 4-2).

Negative Belastungen sind nasse Kälte, Nebel, Luftverschmutzung und Wärmebelastung (Schwüle); diese beginnt bei einer Äquivalenztemperatur von 49°C, definiert als Summe von Lufttemperatur und dem 2,5fachen des Wasserdampfgehalts (absolute Luftfeuchte).

Ungewohnte Witterungsdynamik, speziell der Lufteinstrom in Gebiete niedrigeren Luftdrucks (Zyklone), kann Wetterfühligkeit (**Biotropie oder Meteorotropie**), als Befindensbeeinträchtigung mit Schmerzen, Unlust, Mattigkeit, Schlafstörungen, sowie Wetterempfindlichkeit, als Krankheitsverschlimmerung oder -komplikation, auslösen. Dabei sollen verstärkt Beschwerden des Herz-Gefäß-Kreislauf-Systems und der Atemwege auftreten. Paradox erscheint, daß Wetterfühligkeit und Wetterempfindlichkeit nur bei Personen vorkommen, die sich kaum der natürlichen Atmosphäre exponieren. Im Freien Tätige oder sich intensiv darin Aufhaltende sind nicht davon betroffen. Klimawechsel und dosierte Exposition beseitigen oder bessern zumindest Wetterfühligkeit und Wetterempfindlichkeit (Schmidt-Kessen). Gerade in diesem Bereich werden (möglicherweise falsche) Analogieschlüsse und Extrapolationen

Tabelle 4-1. Prinzip der Klimatherapie

a. Klimaexpositionstherapie als Schonung/Entlastung und Stimulation durch physiko-chemische Umweltfaktoren

Entlastung	Luftreinheit ↑ speziell Wärmebelastung ↓ („Schwüle") speziell Inversion ↓ „Wald": Wind ↓	Schonung
		↕
Adaptation an natürliche Umweltfaktoren	Strahlung ↑ O_2-Partialdruck ↓ Wind ↑ Kälte ↑	Stimulation

b. Klimatherapiearten (milde, moderate, starke Stimuli)

Orotherapie
- im Hochgebirge
- im Mittelgebirge („Waldklima", Schwellen nach Zuntz et al.: 300–400 m sowie 700 m)

Speläotherapie (subterrane Höhlen- und Stollenexposition als Klimatherapie im weiteren Sinne)

c. Klimaexpositionsverfahren

Interaktiv (veraltet: „passiv")
- Freiluftliegekur und -nachtschlaf
- Luftbad
- Heliotherapie

Interaktiv und aktiv (Konditionierung)
- Freilufttraining und -übung, speziell „Terrainkur" (seit Werber, Oertel)

d. Änderungen der Atmosphäre pro 1000 Höhenmeter

- Luftdruck und Sauerstoffpartialdruck: –12%
- absoluter Wasserdampfdruck: –25%
- Temperatur: –6°C
- Global- und UV-Strahlung +20%

dann herangezogen, wenn andere Erklärungsmöglichkeiten fehlen.

4.2.1 Luftchemie

Die natürliche Atmosphäre wird zunehmend durch xenobiotische Gase und Aerosole verändert (Abb. 4-1). Dies gilt vor allem für zivilisierte Länder, inzwischen aber auch für Entwicklungsländer. Die weiträumige atmosphärische Verbreitung der Emissionen (Schlagwort: Politik der „hohen Schornsteine") wirkt sich auch für die Klimatherapie negativ aus, da vor allem die Ultraviolettstrahlung photochemische Umwandlungen induziert, die zu schädlichen Folgeprodukten, vor allem Peroxyacetylnitrat (PAN), führt. Die Ozonkonzentration der Biosphäre steigt ebenfalls an; unterschiedliche Institutionen, in der Regel politische und oft ohne wissen-

Tabelle 4-2. Thermische Stimuli und klimatische Reizfaktoren
a. Reaktionen auf Kältestimuli (Wärmeentzug): Thermische Stimuli verändern vor allem die Vasomotorik und aktivieren den Stoffwechsel (Thermoregulationstraining), was in der Wirkung in wesentlichen Teilen dem Konditionstraining entspricht

Sofortreaktionen	
Haut **Blutgefäße**	**Kreislauf**
Lokale Vasokonstriktion (Arterien, Kapillaren,arteriovenöse Anastomosen, oberflächliche Venen) Durchblutungsdrosselung (lokal und konsensuell) Veränderung der Gefäßweite, Aufrechterhaltung der konstanten Körperkerntemperatur Nach Ende des Kaltreizes: reaktive Vasodilatation	Herzfrequenz ↓ (Kältebradykardie) Blutdruck ↑ (leichte Kälte nur tendenziell)

Adaption	
Haut	Kälteempfindlichkeit ↓, Schmerzschwelle auf niedrigere Temperaturen reduziert, Vasokonstriktion verändert, Wiedererwärmung der Haut schneller und intensiver
Muskel	Zitterschwelle bei tieferen Temperaturen, Muskelzittern von der Peripherie in Körperkernnähe verlagert
Kreislauf	Initialer Blutdruckanstieg ↓, Herzfrequenz ↓↓
Stoffwechsel	Wärmeentzug ↑
Infektresistenz	Lokale Durchblutung ↑ (Schleinhäute des Respirationstrakts), Immunität ↑

b. Reiz- und Schonfaktoren: Seeklima zur Thalassotherapie, Mittel- und Hochgebirge zur Orotherapie. Unterschiede vor allem in Luftfeuchte und Partialdrücken

	See	Mittelgebirge *	Hochgebirge *
Stimuli	Temperatur ↓ Strahlung ↑ Wind ↑ Aerosole ↑	ab 700 m: wie Hochgebirge, jedoch milder	Strahlung ↑ Wind ↑ Luftdruck O_2-Partialdruck ↓ Luftfeuchtigkeit ↓
Entlastung	Luftreinheit ↑ (incl. Allergene) Wärmebelastung ↓ („Schwüle)	Luftreinheit ↑ Wärmebelastung ↓ Inversion ↓	Luftreinheit ↑ (incl. Allergene)

*) Übergänge fließend

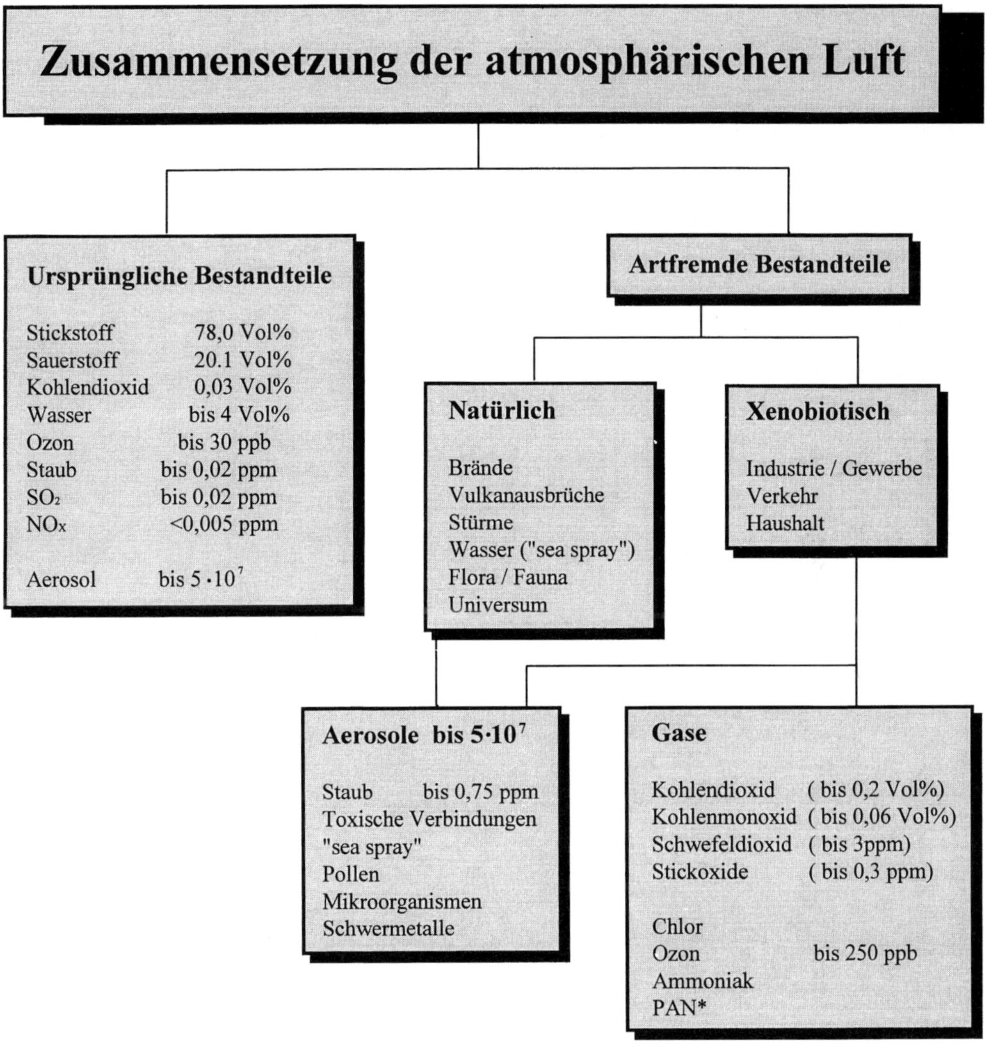

Abb. 4-1. Bestandteile der Biosphäre: ursprüngliche, natürliche und xenobiotische Quellen

schaftliche Fundierung, führen völlig differente (nach Konzentration, Zeit und Fläche) Leitwerte ein. Sicher ist es notwendig, Ozon zu messen und bei hoher Konzentration die körperliche Tätigket und damit das Atemvolumen zu reduzieren. Allerdings erscheint das Problem der parallel dazu auftretenden Verunreinigungen relevanter, für die Ozon allerdings als Indikator angesehen werden kann. In diesem Bereich sind viele Probleme aufzuarbeiten und zu diskutieren, wozu auch das natürliche Ozon der Reinlufträume gehört.

4.2.1.1 Aerosol

Feste oder flüssige schwebende Beimengungen der Luft, die sog. Kerne unterschiedlicher Größe, kommen als natürliches Aerosol sowie als Pollen, ätherische Öle, Mikroorganismen oder anthropogene Verunreinigungen vor. Die reine Atmosphäre enthält lediglich 30000–50000 „Kerne“ pro m^3 Luft, in Großstädten werden bis zu 5 Milliarden „Kerne“ pro m^3 Luft gefunden.

Aerosole werden an Oberflächen deponiert, aufgrund der Gravitation koaguliert, sedimentiert oder über den Niederschlag aus der Atmosphäre eliminiert. Wälder reinigen durch ihre Filterfunktion.

(Das Aerosol der Meeresbrandung wird aufgrund seiner Teilchengröße als geeignetes Inhalativum betrachtet.)

4.2.2 Thermik

Das Kontinentalklima Europas hat ausgeprägte jahres- und tageszeitliche Schwankungen (Differenzen von 50°C); im Seeklima Europas sind diese Oszillationen mit 10°C sehr viel geringer ausgeprägt (Abb. 4-2). Der Mitteleuropäer soll ontogenetisch an diese Faktoren in ihrer Dynamik gut angepaßt sein. Der gesamte „thermische Wirkungskomplex“ mit seinen Interaktionen (Faktoren und Effekten) ist in Abb. 4-3 dargestellt.

4.2.2.1 Strahlung

Von der Globalstrahlung gelangen sichtbares Licht (Wellenlänge 380–780 nm), langwelliges Infrarot (780–5000 nm) sowie UVA_2 (315–340 nm) und UVA_1 (340–400 nm) in die Biosphäre. UVC (100–280 nm) und UVB (280–315 nm) werden durch die Ozonschicht der Stratosphäre weitgehend absorbiert.

Allerdings steigt der UVB-Anteil je 100 Höhenmeter um durchschnittlich 15%, der UVA-Anteil um 2–5% an. Bedeckter Himmel reduziert die sichtbare Strahlung auf etwa ein Viertel, die UV-Strahlung auf etwa die Hälfte.

4.2.2.2 Feuchtigkeit

Die Luftfeuchtigkeit, d. h. der Wasserdampfgehalt, kann maximal 4 Vol.% der Atmosphäre umfassen. Wird dieser „Taupunkt“ überschritten, kondensiert Nebel

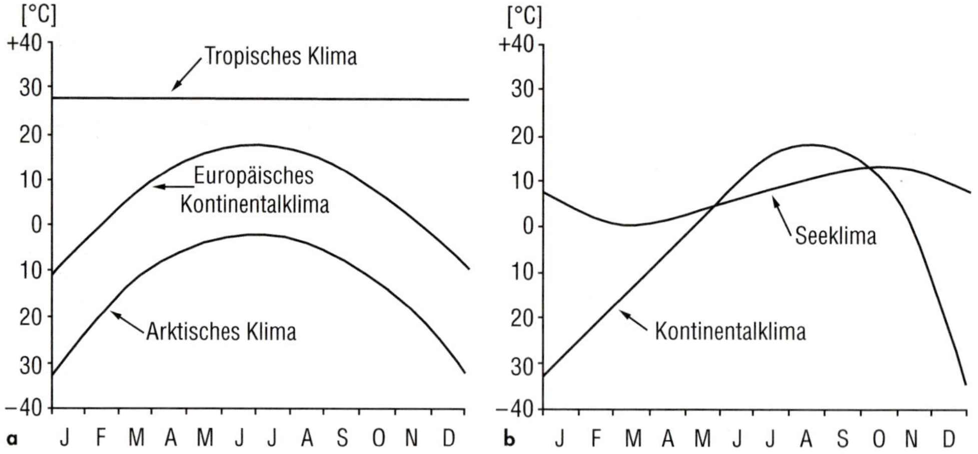

Abb. 4-2. a Temperaturverhalten im Jahresgang (Januar bis Dezember) der Tropen, Europas und der Arktis **b** Jahresgang des europäischen See- und Kontinentalklimas. Mitteleuropäer sollen ontogenetisch an diesen permanenten Wechsel akklimatisiert sein

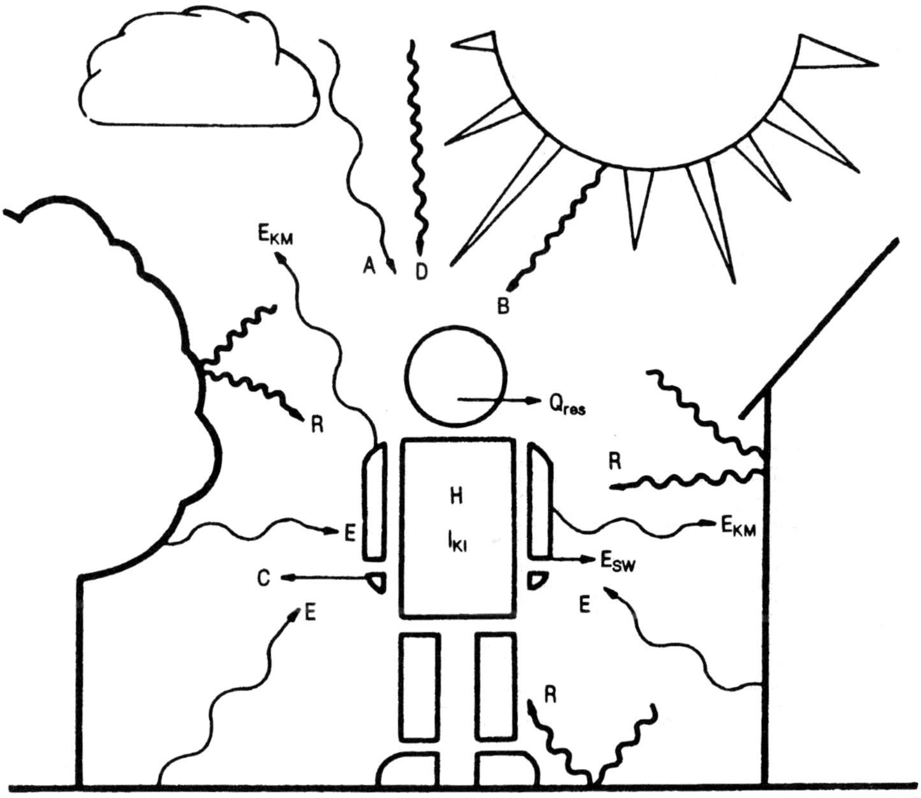

Abb. 4-3. Thermische Faktoren und Interaktionen zwischen Umwelt und Mensch (nach Jendritzky 1993 und Jungmann 1989)

B Direkte Strahlung
D Diffuse Strahlung
R Reflexstrahlung
A Wärmestrahlung der Atmosphäre
E Wärmestrahlung der Oberflächen
E_{km} Wärmestrahlung des Menschen (mod. nach Jendritzky und Jungmann)
H Wärmeproduktion: Energiestoffwechsel
I_{KL} Isolation durch Bekleidung und Integument
C Konvektion (turbulenter Fluß fühlbarer Wärme)
E_{SW} Schweißverdunstung (turbulenter Fluß latenter Wärme)
Q_{res} Wärmefluß über Atmung (Perspiratio sensibilis und insensibilis)

bzw. werden Wolken gebildet, was ebenfalls bei Abnahme der Lufttemperatur geschieht.

Dieser absolute Dampfdruck wird vom Menschen im Gegensatz zur relativen Luftfeuchtigkeit (in % der maximalen Aufnahmefähigkeit der Atmosphäre) nicht wahrgenommen.

Hohe Luftfeuchte in Kombination mit hoher Lufttemperatur (Wärmebelastung/ Schwüle) behindern die Evaporation über die Atmung und über die Haut und führen so zum Wärmestau mit Anstieg der Körperkerntemperatur; Folge ist der Hitzeschlag, die Hyperthermie.

Zunehmende Höhe reduziert sowohl die Temperatur als auch (doppelt so intensiv) die Luftfeuchte, Wärmebelastung (Schwüle) nimmt also mit zunehmender Höhe ab (Indikation für Simlar).

Zur Qualifikation als Klimakurort darf die Wärmebelastung ebenso wie das Auftreten von Nebel nur minimal sein, wofür verbindliche Grenzwerte fixiert sind.

4.2.3 Meeresküste, Mittel- und Hochgebirge (Orotherapie)

4.2.3.1 Meer (Thalassotherapie)

Stimuli am Meer sind die aus sichtbaren und unsichtbaren Strahlen zusammengesetzte Globalstrahlung sowie die große Abkühlungsgröße – jeweils bei dosierter Exposition –, entlastend wirkt die Luftreinheit über dem Meer mit wenigen Kondensationskernen; die Brandung enthält allerdings ein zur Inhalation geradezu ideal zuammengesetztes natriumchloridreiches Aerosol.

Die Exposition auf den Nordseeinseln stimuliert stärker als Festland- oder Ostsee-Exposition.

Die geringen Temperaturschwankungen im Tages- und im Jahresgang entlasten ebenfalls die Thermoregulation, vor allem auf den Nordseeinseln wie im gesamten Atlantik mit der frische Seebrise am Tag und dem Landwind in der Nacht.

Die **Kombination von Klima, Meerwasser** zum Baden und Inhalieren, weniger zum Trinken, sowie das **Peloid** „Schlick" wird als **Thalassotherapie** bezeichnet, die auch in West-, Süd- und Südosteuropa sowie am Toten Meer betrieben wird.

4.2.3.2 Mittelgebirge

Bereits Zuntz und Loewy (1906) stellten dem Tiefland Höhen ab **300–400 m** gegenüber. Geringere Höhen stimulieren also nicht; allerdings ist dieses reine Waldklima (auch Ozon wird von Bäumen aus der Luft gefiltert!) entlastend/schonend; dadurch existieren keine Kontraindikationen, aber auch keine zielgerichteten Indikationen. Mittelgebirsgklimatherapie kann dagegen ab den Schwellen von 300–400 m mit mikroorographischer Modifikation (Details aus dem Deutschen Bäderkalender mit Klimakarte bzw. Medizinmeteorologie des Deutschen Wetterdienstes) realisiert werden: Schwüle und Inversion fehlen. Die Bäume reduzieren die Windgeschwindigkeit.

Mittelgebirgsklimaexposition in Höhen bis **700 m** ist also vor allem Entlastung/Schonung, speziell für Schwerkranke und Alte sowie Kleinkinder.

Bereits ab 700 m stellt die Reduktion des atmosphärischen Luftdrucks, d.h. des Sauerstoffpartialdrucks und der Luftfeuchtigkeit für Dauertieflandbewohner einen starken Stimulus dar. Hier sind die tageszeitlichen Temperaturschwankungen ausgeprägter als in der Tiefebene, was einerseits die Thermoregulation beeinflußt (stimuliert), während andererseits (ähnlich dem Meeresküstenklima) im Sommer in der Nacht ein Bergwind für Abkühlung und Reinigung der Luft sorgt.

In Mitteleuropa sind die Westhänge (Luv) vermehrt Bewölkungen und Niederschlägen ausgesetzt, Süd- und Osthänge (Lee) werden intensiver bestrahlt („Heliotherapie"): Die Wolken werden dadurch aufgelöst und die Luftfeuchtigkeit reduziert.

4.2.3.3 Hochgebirge

Wirkfaktoren sind die Abnahme des Luftdrucks und vor allem des Sauerstoffpartialdurcks, die Abnahme des Wasserdampfdrucks, der Temperatur, der Luftverunreinigung (Aerosolkerne sind Allergene) sowie eine Zunahme der Globalstrahlung (s. Tabelle 4-2b).

Ab 1600 m Höhe, in orographisch bevorzugten Gebieten ab 1200 m, können Hausstaubmilben nicht mehr existieren.

Hochgebirgstherapie wird zur Zeit nur in wenigen Orten der Schweiz betrieben, wobei im klinischen Bereich das Klima lange Zeit als Marginalie galt, seine Bedeutung aber heute wieder zunimmt.

In kontrollierten Studien ist ein zusätzlicher spezifischer Effekt der Höhenexposition bei Training biometrisch oft nicht beweisbar, was eine aktuelle (1996) Metaanalyse zeigt (Böning).

Unbestritten sind allerdings reduzierte Blutlaktatspiegel bei standardisierter Ergometrie, die bei alleiniger Klimaexposition einem Konditionstraining entspricht (Abb. 4-4).

4.2.4 Speläotherapie

Diese gehört zwar nicht zur klassischen Klimatherapie, sondern zur „Klimakammertherapie", soll aber trotzdem erwähnt werden. In subterranen Höhlen oder Stollen sind die atmosphärischen Bedingungen sehr stabil, schwanken allerdings jahreszeitlich. Dabei sind generell 2 völlig unterschiedliche Wirkfaktoren zu unterscheiden:

1. Radonhaltige Stollen mit mehr als 37 Becquerel (Bc/l = 1 nCi/l) werden zur Behandlung des Stütz- und Bewegungssystems, speziell bei ankylosierenden Spondylitis (Morbus Bechterew) und der chronischen Polyarthritis, eingesetzt.
2. In aerosolfreier (radonarmer!) Luft bei geringen Lufttemperaturen (etwa 10°C) und hoher Luftfeuchtigkeit sowie gegenüber der Außenluft auf das 10fache erhöhten Kohlendioxidkonzentrationen werden Atemwegserkrankungen erfolgreich therapiert.

Beide Arten der Speläotheapie werden sehr kontrovers diskutiert: Allerdings existieren für beide Verfahren kontrollierte Studien mit Wirksamkeitsbeweisen nach gültigen biometrischen Kriterien: Wirkfaktoren sind definiert, Wirkungen in klinisch-kontrollierten prospektiven, randomisierten Studien nachgewiesen.

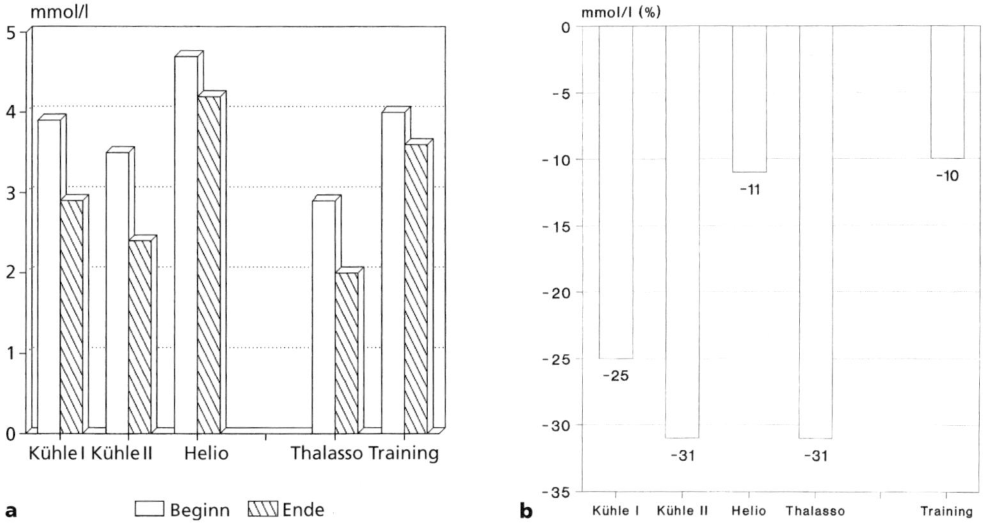

Abb. 4-4 a,b. Laktatspiegeländerungen bei standardisierter Ergometrie vor und nach 3wöchiger Stimulation: gezielte Kältestimulation (Kühle I, Kühle II), Sonnenexposition (Helio), Aufenthalt an der Nordsee (Thalasso) und klassisches Konditionstraining (nach Daten von Witzleb und Schuh). **a** Absolutwerte (Laktat mmol/l), **b** prozentuale Änderung

4.3 Expositionsverfahren

Kälte stimuliert die Thermoregulation, sinnvollerweise durch unterschiedliche, miteinander kombinierbare und von Schmidt-Kessen definierte Verfahren.

4.3.1 Luftbad

Die Exposition verbessert die Kälteadap(ta)tion; daraus resultieren ein vermindertes Kältezittern und eine schnellere vasomotorische Kältereaktion mit verstärkter Durchblutung der Körperschale. Vor allem ist das Luftbad indiziert bei Hypotonie, es soll außerdem zur „Streßresistenz", zur höheren Infektresistenz und zu psychischer Stimulation führen.

Sowohl an der Nordsee als auch im höheren Mittel- sowie im Hochgebirge kann so die Hypophysen-Nebennierenrinden-Achse stimuliert und dadurch die natürliche Kortisonausschüttung erhöht werden.

Die postulierte erhöhte Infektresistenz ist möglicherweise durch eine Immunmodulation erklärbar: Forschungsbedarf in der Grundlagen- und klinischen Forschung existiert im Übermaß; zur Zeit muß interpretiert, intra- und extrapoliert werden.

Das Luftbad als Klimaexposition unter Ruhebedingungen verbessert die Hautgefäßreagibilität, die Vasokonstriktion erhöht bei Hypotonie den arteriellen Blutdruck und beseitigt orthostatische Dysregulationsbeschwerden.

Stoffwechselaktivierung bedeutet möglicherweise eine sinnvolle Indikation beim metabolischen Syndrom.

Unbestritten sind positive Effekte bei Fibromyalgie (Weichteilrheumatismus) und eine Sedierung; Wirkfaktoren und -mechanismen bedürfen aber der Aufklärung.

4.3.1.1 Freiluftliegekur (am Tag) und Freiluftnachtschlaf

Anders als beim Luftbad des Nackten oder wenig Bekleideten, werden hier lediglich das Gesicht mit den dichtgepackten Thermorezeptoren sowie die Atemwege der Atmosphäre exponiert. Der Patient wird über einen Mindestzeitraum von 2 h (möglichst 3 mal täglich), durch Deckenwärme isoliert, entweder im Freien, in der Regel aber in Liegehallen oder auf Balkonen mit Windschutz der natürlichen Atmosphäre ausgesetzt. Die Lufttemperaturen dürfen 26°C im Schatten nicht übersteigen, Zugluft und Luftstagnation sind zu vermeiden.

Die Kaltreize im Bereich des Gesichts und der oberen Atemwege führen zu einer Hemmung der Schweißsekretion sowie einer Steigerung des Herzminuten- und Atemvolumens mit Senkung von Atem- und Herzfrequenz [Schmidt-Kessen 1995]. Dies bedeutet Training, was durch Messung des Milchsäurespiegels in Ruhe (keine Änderung) und bei körperlicher Belastung sowohl im Mittel- und Hochgebirge als auch bei der Thalassoexposition an der Nordsee feststellbar ist (Abb. 4-4).

Bezüglich der Atmung wird der bronchiale Strömungswiderstand reduziert, die gestörte Ziliartätigkeit verbessert bzw. normalisiert.

Indiziert sind diese interaktiven Verfahren vor allem bei bettlägerigen Patienten, bei denen neben der körperlichen Leistungsfähigkeit der gestörte Schlaf verbessert und der Appetit erhöht wird, was auch im EEG bestätigt werden kann (Zunahme der verminderten REM- und Tiefschlafphasen mit Wiederherstellung/Synchronisierung physiologischer Schlafzyklen).

4.3.1.2 Bewegungstherapie im natürlichen Klima (Kombination von interaktiver und aktiver Therapie)

Hier werden Dauerleistungen über längere Zeit im aeroben Bereich kombiniert mit Klimafaktoren, d.h. Wärmeentzug („Kältestimuli") und in höheren Lagen Sauerstoffpartialdruckreduktion. Dosierungskriterien sind Länge und Steigung der Wege, Dauer, Geschwindigkeit und Intervall abgestimmt auf das aktuelle Lokalklima unter Berücksichtigung des Tages- und Jahresgangs.

Durch Kombination der regelmäßigen körperlichen Aktivität mit gleichzeitiger Erhöhung der Abkühlungsgröße wird die Kälteadap(ta)tion massiv verstärkt: Aktives Muskeltraining und interaktiver Wärmeentzug wirken positiv synergistisch unter Bildung entsprechender Anpassungsreaktionen [Schmidt-Kessen 1995, Schuh 1995]).

4.3.2 Heliotherapie

Diese nutzt die Globalstrahlung des Sonnenspektrums.

Sichtbares Licht, zunehmend für die subjektive Befindlichkeit und Lebensqualität verantwortlich gemacht, kann durch entsprechende Exposition stimmungsaufhellend bzw. möglicherweise sogar antidepressiv wirken.

Die Strahlen werden – modifiziert durch ihre Wellenlänge – reflektiert; lediglich ein Bruchteil penetriert, wird gebrochen, gestreut und von chemischen Verbindungen (Chromophoren) absorbiert und in Wärme umgewandelt. So werden UVB und UVC zum größten Teil in der Hornschicht von den Aminosäuren des Keratins und der wasserlöslichen Substanzen absorbiert.

UVB bildet aus 7-Dehydrocholesterin Vitamin D_3, das die intestinale Kalzium- und Phosphatresorption intensiviert, die renale Phosphatrückresorption aktiviert, die Glykolyse stimuliert, die Dissoziation des Oxyhämoglobins und damit die Sauerstoffversorgung der Gewebe über eine 2;3-Diphosphoglyzerat-Erhöhung steigert.

UVB pigmentiert „indirekt" durch Bildung von Tyrosinase aus Dopaoxidase, wodurch in den Melanozyten Dopa zu Melanin oxidiert, während UVA zur direkten Pigmentierung durch Stimulation der Pigmentausbreitung in den Melanozyten, vermutlich durch intrazelluläre Wasserstoffperoxidbildung führt.

UVB hemmt die Mitoserate der sich am Anfang der DNA-Synthese-Phase befindlichen Basalzellen. Überdosierung schädigt die Langerhans-Zellen zunächst funktionell, dann morphologisch; Interleukin 1 wird freigesetzt, etwa 24 h später kommt es zur Hyperepidermopoese mit daraus resultierender Hyperkeratose. Subpapillär bewirken UVC und UVB eine lymphozytäre Infiltration, speziell mit T-Lymphozyten.

UV-Exposition verbessert außerdem die Blutrheologie und die Phagozytoseleistung der Leukozyten; bei Überdosierung werden Sauerstoffradikale gebildet.

Die sichtbare photobiologische Reaktion auf diese Strahlung kann entsprechend den 6 unterschiedlichen Hauttypen eingeschätzt werden (Typ I: leicht Sonnenbrand, keine Pigmentierung; Typ II: Erythem, geringe Pigmentierung; Typ III: selten Sonnenbrand, deutliche Pigmentierung; Typ IV: nie Sonnenbrand, ausgeprägte Pigmentierung; Typ V: sehr starke Pigmentation (Südeuropa, Arabien, Indien); Typ VI: Negroide in ursprünglicher Umgebung.

Die bei der Phototherapie übliche Bestimmung der minimalen Erythemdosis (MED) ist in der Heliotherapie nicht sinnvoll.

Dosiert wird nach Erythemgraden, ausgehend vom Suberythem ohne sichtbare Rötung:

I. Kaum sichtbare Rötung (nach einer Latenzzeit von mehreren Stunden und nach 1–2 Tagen abklingend)
II. Geringe Rötung (nach ca. 3 Tagen unter leichter Schuppung abklingend, etwa der 5fachen MED entsprechend)
III. Intensive Rötung mit entzündlicher Reaktion und Abschilferung der Haut (etwa 1 Woche anhaltend und möglicherweise Dauerpigmentierungen)
IV. Sehr intensive, schnell auftretende Rötung mit Blasenbildung (entspricht der 9fachen MED)

Die Bestrahlung soll täglich (oder jeden 2. Tag) mit suberythemalen Dosen mit maximaler Steigerung zum Erythem ersten Grades durchgeführt werden.

Anmerkung: Die Kombination des Badens in Solelösung oder Meerwasser, speziell des Toten Meeres, mit anschließender Sonnen- oder UVA-Bestrahlung (300–320 nm) wird als „Photosoletherapie" oder „Balneophototherapie" ubiquitär angeboten.

4.4 Praktische Anwendung

Heilklimatische Kurorte und Seeheilbäder sind in ihrer Strukturqualität über lange Perioden evaluiert. Die dafür gültigen Kriterien des Qualitätmanagements sind seit knapp einem Jahrhundert in den sog. „Begriffsbestimmungen für Heilbäder, Kurorte und Erholungsorte" durch den Deutschen Bäderverband fixiert. Diese Standards gelten in allen Bundesländern

Tabelle 4-3. Spezifische und komplementäre Indikationen der Klimatherapie: Im Seeheilbad und im Heilklimatischen Kurort hat das Ortsspezifikum gutachterlich seine heilende, lindernde oder krankheitsverhütende Wirkung nachzuweisen bzw. bereits nachgewiesen

	Nordsee	Ostsee	Mittelgebirge	Hochgebirge
Herz- und Gefäßkrankheiten				
Trainingsmangel, funktionelle Herz-, Gefäß-, Kreislauferkrankungen	++	+	+	++
Hypertonie (Stadien I–II, WHO)		+	+	
Vitien			+ < 800 m	
Atemwegserkrankungen				
Chronische Bronchitis	+	+	+	+
Pharyngitis, Laryngitis, Rhinitis	+ (Inseln)	+ *		+
Bronchiektasen (suppl.**)	(+)	(+)	+	
Mukoviszidose (suppl.**)		(+)	+	+
Asthma bronchiale	+ (Inseln)	(+)	+ > 1000 m	++
Hauterkrankungen				
Psoriasis vulgaris	+ (Sommer)	+ (Sommer)		++
Chron. rezidiv. Ekzem	+ (Sommer)	+ (Sommer)		+
Chron. rezidiv. Urtikaria	+ (Sommer)	+ (Sommer)		+
Akne	+ (Sommer)	+ (Sommer)		+
Parapsoriasis	+ (Sommer)	+ (Sommer)		++
Prurigo	+	+		+
Mycosis fungoides				++
Neurodermitis	+ (Inseln)			++
Sonstiges				
Rekonvaleszenz nach schweren Erkrankungen		(+)	+	
Fibromyalgie			+	(+)
Osteoporose	+ (Sommer)	+ (Sommer)	(+)	+
Adipositas	+		(+)	+

++ besonders geeignet; + geeignet; (+) bedingt geeignet *) bei Seewind **) suppl: ergänzend

Deutschlands. Unter diesen Voraussetzungen sowie durch Feststellung einer spezifischen heilenden oder zumindest palliativen oder krankheitsverhütenden Wirkung dieses Klimas kann das Qualitätszertifikat „Heilklimatischer Kurort" bzw. „Seeheilbad" verliehen werden (traditioneller Begriff „Prädikat") (Tabelle 4-3).

Die Klimareize müssen gezielt und individuell unter sachkundiger, ärztlicher und

Tabelle 4-4. Kontraindikation in der Klimaexposition: Eine verminderte Reagibilität ist Kontraindikation für starke externe Stimuli. Für das „tiefere" Mittelgebirge existiert also keine Kontraindikation (Schwellenwerte seit Zuntz et al. 300-400 m sowie 700m); das höhere Mittelgebirge entspricht aber weitgehend dem (sub)alpinen Klima

	Nordsee	Ostsee	Mittelgebirge	Hochgebirge
Herz- und Gefäßkrankheiten				
Koronare Herzkrankheit/Angina pectoris (schwere Form)	+	(+)		+
Herzinsuffizienz (ab Stufe III NYHA)	+	+		+
Organisch bedingte Herzrhythmusstörungen	+	(+)		+
Cor pulmonale/pulmonale Hypertonie				+
Atemwegserkrankungen				
Bronchiektasen	(+)	(+)		(+)
Emphysem	(+)	(+)		+
Sinusitis, Rhinitis	+ (Winter)			
Hauterkrankungen				
Lichtdermatosen	+ (Sommer)	+ (Sommer)		+
Lupus erythematodes	+ (Sommer)	+ (Sommer)		+
Porphyrien	+ (Sommer)	+ (Sommer)		+
Neurodermitis	+ (Winter)	+ (Winter)		
Andere Erkrankungen				
Akute Infektionskrankheiten, Entzündungen, Fieber	+	+		+
Hyperthyreose	+	(+)		(+)
Diabetes mellitus (typ I)	+	(+)		+
Entzündlicher Rheumatismus (akut)	+	(+)		+
Schwere, akute psychische Erkrankungen	+			+
Sucht	+			+
Lebensphasen				
Schwangerschaften	+			+
Säuglinge/Kleinstkinder	+			+
Kleinkinder	+ (Winter)			(+)
Greise	+			+

+ kontraindiziert; (+) bedingt kontraindiziert

*) fließender Übergang zur höheren Stufe des Mittelgebirgsklimas

Tabelle 4-5. Heilklimatische Kurorte

a. in Deutschland (orographische Graduierung): Als Schwellenwerte können die Höhen von 400 und 700 m NN gelten

Mittelgebirgsklima					
Untere Stufe („Wald")	Bad Bergzabern 200	Bad Ems 85–240	Bad Lippspringe 145–334	Rengsdorf 300–350	
	Altenau 450–580	Daun 400–500	Bad Harzburg 300–600	Bad Herrenalb 400–700	Hohegeiß 570–640
Mittlere Stufe	Kassel-Wilhelmshöhe 230–660	Lindenfels 340–450	Manderscheid 400–500	Neuhaus i. Solling 350–420	Nonnweiler 390–440
	Bad Sachsa 360–660	Usseln 500	Weiskirchen 370–690		
	Braunlage/Harz 560–760	Bühlerhöhe 800	Clausthal-Zellerfeld 535–763	Dobel 680–720	Bad Dürrheim 700–850
	Freudenstadt 700–1000	Hahnenklee 600–726	Hinterzarten 850–1200	Höchen-schwand 1015	Königsfeld 760–800
Höhere Stufe	Königstein i. T. 400–800	Lenzkirch 810	St. Andreasberg 600–894	St. Blasien 760	Schluchsee 930–1300
	Schömberg 650–730	Schönwald 1000	Titisee-Neustadt 800–1200	Todtmoos 850–1263	Triberg i. Schw. 600–1000
	Wieda 321–710	Willingen 560–843	Winterberg 700–824		

(Sub-)Alpines Klima				
Bayrischzell 800	Berchtesgadener Land 530–1800	Garmisch-Partenkirchen 710–2964	Hindelang 850–1210	Isny i. Allgäu 700–1118
Kreuth 800–1833	Oberstaufen 800–1833	Oberstdorf 840–2000	Rottach-Egern 740–1700	Scheidegg
Schwangau 790–800	Tegernsee 732–1264	Bad Tölz 670		800–1000

b. in der Schweiz: (alpine Graduierung: die mittlere Stufe entspricht dem alpinen Klima Deutschlands. Mit wenigen Ausnahmen, z. B. Davos, wird hier zur Zeit – 1996 – kaum gezielte Klimaexpositionstherapie durchgeführt

Untere Stufe	Astano 638	Bad Ragaz 520	Bürgenstock 880	Cademario 800	Château-d'Oex 960–1020
	Interlaken 570	Montreux 380–500	Passung 830	Seewis i. P. 940–980	Sierre 530–580
Mittlere Stufe	Adelboden 1340–1400	Braunwald 1300–1400	Engelberg 1000–1050	Gstaad 160–1050	Klosters 1120–1230
	Lenk 1070	Leukerbad 1380–1420	Leysin 1270–1450	Scuol-Tarasp-Vulpera 1200–1300	Vals 1248
	Wengen 1270–1320	Wiesen 1440–1470			
Höhere Stufe	Arosa 1720–1900	Davos 1540–1600	Lenzerheide 1470–1540	Montana 1480–1670	Pontresina 1800–1820
	Rigi-Kaltbad 1440	St. Moritz 1730–1850	Sils i. E. 1800–1810	Zermatt 1600–1620	

Tabelle 4-6. Seeheilbäder (inkl. Seebäder Mecklenburg-Vorpommerns). Unterscheidung zwischen Insel- und Festlandbädern sowie zwischen Nord- und Ostsee. In Mecklenburg-Vorpommern wird bisher zwischen Seeheilbad und Seebad noch nicht unterschieden

Nordsee					
Inseln	Amrum: Norddorf Wittdün	Baltrum	Borkum	Föhr: Wyk	Helgoland
	Juist	Langeoog	Norderney	Spiekeroog	Sylt: Wenningstedt Westerland
	Wangerooge				
Festland	Büsum	Cuxhaven	Horumersiel- Schilling	St. Peter Ording	
Ostsee					
Inseln	Fehmarn: Burg	Rügen: Baabe Binz Göhren Sellin Thiessow	Usedom: Ahlbeck Basin Heringsdorf Kölpin Koserow Ückeritz Zempin Zinnowitz		
Festland	Ahrenshoop	Boltenhagen	Dahme	Damp 2000	Dierhagen
	Glücksburg	Graal-Müritz	Grömnitz	Großenbrode	Heiligendamm
	Heiligenhafen	Hohwacht	Kellenhusen	Kühlungsborn	Lubmin
	Nienhagen	Prerow	Rerik	Scharbeutz- Haffkrug	Timmendorfer Strand/ Niendorf
	Warnemünde	Wustrow	Zingst		

(inzwischen) klimatherapeutischer Anleitung dosiert werden. Die Erhöhung der Intensität (Dosissteigerung) sollte langsam erfolgen unter Berücksichtigung der subjektiven Verträglichkeit, objektiviert durch Kontrolle der Herz-, Kreislauf- und Gefäßfunktionen sowie endokrinologischer und immunologischer Parameter.

Tabelle 4-4 zeigt die Kontraindikationen einer Klimatherapie.

Klimatherapie wird in den heilklimatischen Kurorten und Seeheilbädern Deutschlands realisiert. Definierte lufthygienische und meteorologische Bedingungen sind Grundvoraussetzung; selbstverständlich gehört dazu auch die kurärztliche und (klima)therapeutische Kompetenz. Das jeweilige Ortsspezifikum muß nachweislich heilende, lindernde oder krankheitsverhütende Wirkungen haben; Luftkurorte und Erholungsorte haben diese strengen Qualitätskriterien nicht zu erfüllen, allerdings erscheinen sie zur Rekonvaleszenz und Prävention ebenfalls geeignet. Die Seeheilbäder Deutschlands sowie die heilklimatischen Kurorte Deutschlands und der Schweiz sind in den Tabellen 4-5 und 4-6 aufgeführt. Ausführlichere Informationen enthält der für Ärzte kostenfrei beim Deutschen Bäderverband, Schumannstr. 111, 53113 Bonn, erhältliche „Deutsche Bäderkalender".

In der Schweiz sind die Klimakurorte in andere Stufen eingeteilt, vor allem wegen der höheren Lagen. Bisher existiert für Österreich kein entsprechendes gültiges Verzeichnis, da hier die Regionalebene bedeutender als die Ortsebene ist.

Thalassotherapie wird, wie bereits erwähnt, in allen südeuropäischen Ländern, in Osteuropa sowie in Israel durchgeführt; dasselbe gilt für die Orotherapie, die in Frankreich in den „Stationes Climatiques" betrieben wird.

4.5 Schlußfolgerungen

Die Wirkfaktoren (Meteorologie, Lufthygiene) sind definierbar und quantifizierbar; die Wetterdynamik erschwert allerdings die richtige Dosierung, auch wenn saisonale Witterungsbedingungen berücksichtigt werden. Der Spezialarzt und der Klimatherapeut haben nach der aktuellen Wetterlage zu dosieren (aktuelle Informationen beim Deutschen Bäderverband Bonn, Medizin-Meteorologie des Deutschen Wetterdienstes Freiburg sowie unsere Information im Internet).

Bei richtiger Dosierung und stringenter Durchführung hat die gezielte Klimaexposition nachhaltige therapeutische Effekte.

Als naturwissenschaftlich evaluierte Therapie mit natürlichen Elementen der Atmosphäre macht sie allerdings vermehrt „klinischkontrollierte" Studien nach gültigen Kriterien der Biometrie notwendig. In diesem Bereich existiert ein großes Defizit: Die Umweltmedizin, die die negativen Effekte vor allem der xenobiotisch veränderten Umwelt untersucht, kann dieses Defizit nicht ausfüllen. Es erscheint sinnvoll, Initiativen auf unterschiedlichen Ebenen (der ärztlichen Versorgung, vor allem der wissenschaftlichen Evaluation unter Einbeziehung der Gesundheits- und Sozialpolitiker) zu ergreifen.

4.6 Weiterführende Literatur

1. Amelung W, Jungmann H, Schmidt-Kessen W (1986) Praxis der Balneo- und Klimatherapie. In: Amelung W, Hildebrandt G (Hrsg) Balneologie und medizinische Klimatologie, Bd. 2. Springer, Berlin-Heidelberg-New York-Tokyo, S. 91–170
2. Amelung W, Becker F, Jungmann H. (1986) Medizinische Klimatologie. In: Amelung W, Hildebrandt G (Hrsg.) Balneologie und medizinische Klimatologie, Bd. 3. Springer, Berlin-Heidelberg-New York-Tokyo, S. 1–90
3. Böning D(1996) Höhentraining – was ist gesichert? Dtsch Z Sportmed [Suppl. 1] 47, S. 196–200
4. Chlebarov S (1993) Thalassotherapie. Kongreßbericht des XX Congressus Internationalis Thalassotherapie, Mai 1991. Grabe, Immenstadt
5. Deutscher Bäderverband (1996) Begriffsbestimmungen für Kurorte, Erholungsorte und Heilbrunnen. Flöttmann, Gütersloh
6. Dirnagl K (1985) Wettereinflüsse auf Befinden und Krankheit. In: Oepen I (Hrsg.) An den Grenzen der Schulmedizin, Deutscher Ärzteverlag, München, S. 329–361
7. Eltschka R, Kühr J, Schultz E (1994) Luftverunreinigungen und Atemwegserkrankungen. Lufthygienische Messungen und epidemiologische Untersuchungen im Raum Freiburg. Ecomed, Landsberg
8. Faust V (1985) Wetter – Klima – menschliche Gesundheit. Hippokrates, Stuttgart
9. Fresenius W, Hartmann B, Kirschner Ch, Kußmaul H, Radermacher M, Schmidt KL, Weber A (1995) Deutscher Bäderkalender. Flöttmann, Gütersloh 1995 (für Ärzte kostenfrei bei: Deutscher Bäderverband, Schumannstr. 111, 53113 Bonn)
10. Hackett PH, Roach RC, Sutton JR (1989) High altitude medicine. In: Auerbach PS (ed.) Management of Wilderness and Environmental Emergencies, Mosby, St. Louis p 1–34
11. Hartmann B (1989) Grundlagen und Praxis der Hochgebirgstherapie (Orotherapie). In: Schmidt KL (Hrsg) Kompendium der Balneologie und Kurortmedizin. Steinkopff, Darmstadt, S. 255–268
12. Hartmann B (1996) Klimatherapie. In: HD Hentschel (Hrsg.) Naturheilverfahren in der ärztlichen Praxis. Deutscher Ärzteverlag, Köln, S. 359–381

13. Jendritzky G (1986) Klimatherapie. In: Schimmel KC (Hrsg.) Lehrbuch der Naturheilverfahren. Hippokrates, Stuttgart, S. 255–294
14 Jendritzky G (1993) Das Bioklima in der Bundesrepublik Deutschland. Flöttmann, Gütersloh
15. Jendritzky G (1993) Human biometeorology – multiauthor reviews. Experientia 49: (part I) 733–779 (part II) 931–979
16. Jungmann H (1989) Thalassotherapie bei Erwachsenen. In: Schmidt KL (Hrsg.) Kompendium der Balneologie und Kurortmedizin. Steinkopff, Darmstadt, S. 279–285
17. Menger W (1989) Thalassotherapie in der Pädiatrie. In: Schmidt KL (Hrsg.) Kompendium der Balneologie und Kurortmedizin. Steinkopff, Darmstadt, S. 269–278
18. Oertel MJ (1904) Über Terrain-Kurorte zur Behandlung von Kranken mit Kreislaufstörungen. In: Mazegger B (Hrsg.) Vogel, Leipzig
19. Schirmer H, Kuttler W, Löbel J, Weber K (1993) Lufthygiene und Klima. Ein Handbuch zur Stadt- und Regionalplanung. Kommission Reinhaltung der Luft (KRdL) im VDI und DIN (Hrsg.), VDI Verlag, Düsseldorf
20. Schmidt-Kessen W (1995) Klimatherapie, In: Schmidt KL, Drexel H, Jochheim K-A (Hrsg.) Lehrbuch der Physikalischen Medizin und Rehabilitation. G. Fischer, Stuttgart-Jena-New York, S. 236–245
21. Schuh A (1995) Angewandte medizinische Klimatologie. Grundlagen und Praxis. Sonntag, Stuttgart
22. Trenkle H (1992) Klima und Krankheit. Wissenschaftliche Buchgesellschaft, Darmstadt
23. WHO Task Group (1990) Potential health effects of climatic change, WHO/PEP/90.10
24. Witzleb E, Gretz M (1993) Änderungen der Leistungsfähigkeit während eines Urlaubs an der Nordsee. In: Chlebarov St (Hrsg.) Thalassotherapie. „XX Congressus Internationalis Thalassotherapiae“, Mai 1991. Grabe, Immenstadt, S. 135–136.
25. Zuntz N, Loewy A, Müller F, Caspari W (1906) Höhenklima und Bergwanderungen und ihre Wirkungen auf den Menschen. Ergebnisse experimenteller Forschungen im Hochgebirge und Labor. Deutsches Verlagshaus Bong, Berlin

Wissenschaftliche Spezialgesellschaften:

„Gesellschaft zur Förderung medizin-meteorologischer Forschung“,
„Europäische Gesellschaft für Klimatherapie“,
„Forschungsgemeinschaft für Meeresheilkunde“,
„Association International du Thalassotherapie“,
„Vereinigung für Bäder- und Klimakunde mit AG für Medizin-Meteorologie, Naturwissenschaft und Technik, Kurortmedizin“ – kooperative Sektion des Deutschen Bäderverbands Bonn“.

Ausführliche Informationen

Deutscher Bäderverband, Schumannstr. 111, 53113 Bonn
Geschäftsbereich Medizin-Meteorologie des DWD, Stefan-Meier-Str. 4, 79104 Freiburg
im Internet: WWW: http://www.uni-freiburg.de/physioan/BALN

5 Balneologie

B. Hartmann, B. Drews, M. Hartmann

5.1 Allgemeines

5.1.1 Definitionen, Grundlagen und Entwicklung

Wasser, Erde Luft und Licht, d.h. die natürliche Umwelt und unser ursprünglicher Lebensraum, gehören zu den ältesten Heilmitteln der Menschheit. Diese Wirkfaktoren der Natur als Hydro-, Balneo-, Thalasso-, Peloid-, Thermo- und Klimatherapeutika bleiben auch Heilmittel in einer Zeit, in der das Fach Umweltmedizin geschaffen wurde, um die potentiellen Gefahren der xenobiotisch veränderten Biosphäre zu beherrschen. Die Balneotherapeutika stimulieren (bzw. entlasten); die Wirkfaktoren sind analysiert und in ihren (patho-)physiologischen Effekten quantifiziert.

Die Kur (Tabelle 5-1) in der qualitätszertifizierten Biosphäre des „höchstprädikatisierten" Kurorts, Heilbads oder Heilklimas stellt die intensivste und stringenteste Art der Applikation dar; in der Regel ist sie keine Monotherapie mehr, sondern komplexe Kurorttherapie unter Nutzung positiver biopsychosozialer Synergieeffekte, auch im Sinne von „public health". Diese umfassende, multiprofessionelle Medizin am Kurort wird am Beispiel des Kurarztes Georg Groddeck deutlich, der die Psychosomatik

Tabelle 5-1. Termini und Definitionen

Balneologie:
Wissenschaft von den ortsgebundenen/ortsüblichen Heilmitteln (Ursprung: Heilquelle als Monotherapie) unter Einschluß des gesunden Heilbads

Kurortmedizin:
integrale, komplexe Therapie in Heilbädern/Heilklima mit Ortsspezifika, Physio- und Psychotherapie, Diät, Gesundheitspädagogik

Kur:
planmäßige, stringente, optimal dosierte und zeitlich begrenzte Therapie („Spritzenkur"); im Heilbad mit Heilwasser zum Baden und/oder Trinken bzw. mit Packungen und Spülungen als Basis nichtmedikamentöser und nichtinvasiver Maßnahmen

Heilbehandlung:
Synonym für Kur; klinisch-stationäre Kur der Gesetzlichen Rentenversicherungen zur Erhaltung und Wiedererlangung der Erwerbsfähigkeit

Krenotherapie (gr. chrenos: Quelle):
in südlichen Ländern

La médecine thermale, thermalisme:
in Frankreich

Thalassotherapie:
Meeresheilkunde mit Wasser/Luft (Atmosphäre)/Schlick

entdeckte und diese als Therapie komplementär zur Physiotherapie, speziell der Massage, während der Kur inaugurierte.

Die therapeutische Wirksamkeit wird allerdings manchmal bestritten, weil die Daten der Vergangenheit nicht kontrolliert erhoben wurden und deswegen als obsolet gelten. Nur valide Untersuchungen können diese wissenschaftlichen Vorurteile ausräumen.

Der Kurarzt mit Zusatzausbildung und mindestens einjähriger Erfahrung ist kompetent in der Kurorttherapie. Die Indikation zur Kur (Synonym Heilbehandlung) und die Ortswahl nehmen aber Ärzte ohne dieses Fachwissen vor; die vorhandenen Steuerungsmechanismen werden oft nicht richtig eingesetzt.

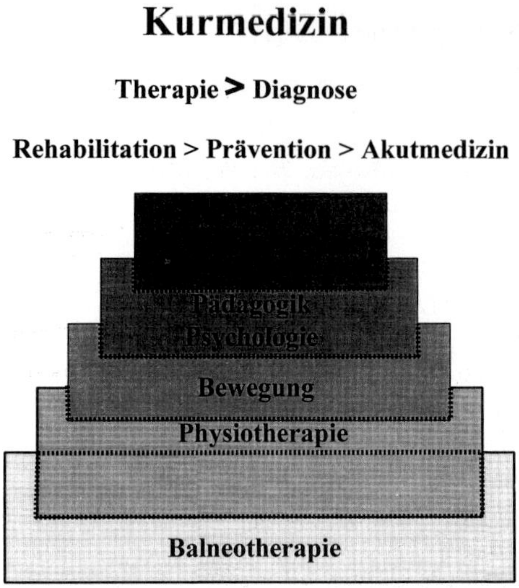

Abb. 5-1 a. Bestandteile der Kurorttherapie.

5.1.2 Medizinische Balneologie (Bäderheilkunde)

Die medizinische Balneologie (wissenschaftliche Bäderheilkunde) und die Balneotherapie befassen sich mit der strukturierten und zeitlich definierten Heilbehandlung (Kur) in Heilbädern. Grundlage (Abb. 5-1a) ist das ortsspezifische Heilmittel, hier also Thermal-und/oder Mineralwasser als Heilwasser bzw. Moor/Torf (besser: Peloid) als Heilschlamm, Heilgas oder die Spezifika der Kneipptherapie, die zum Baden, Trinken, zur Inhalation, für Spülungen und „Packungen“ verwendet werden.

Ein Heilbad hat folgende Qualitätsstandards (traditionell: „Prädikate/Prädikatsvoraussetzungen“) zu erfüllen:

- den Nachweis der heilenden oder palliativen bzw. krankheitsverhütenden Wirksamkeit des Ortsspezifikums,
- eine von schädigenden, natürlichen oder xenobiotischen Einflüssen freie Atmosphäre,
- eine Mindesttemperatur von 20°C für Thermalwässer,
- für Mineralwässer eine Mindestkonzentration von 1 g Ionen/l (1000 ppm) bzw. für sehr wirksam gehaltene Inhaltsstoffe (s. Tabelle 5-2),
- für kohlendioxidhaltige Wasser („Säuerlinge“) ebenfalls mindestens 1000 mg/l,
- ein qualifiziertes Angebot an interaktiver physikalischer (oder Physio-) Therapie,
- Diät, Gesundheitsbildung und Entspannungsmöglichkeiten/-therapie.

In Mitteleuropa wird die (nichtmedikamentöse und nichtinvasive) Rehabilitation als konzentrierte physikalische Therapie chronisch Kranker traditionell ambulant oder in Sanatorien in Heilbädern oder im Heilklima durchgeführt. Deshalb sind hier auch entsprechende Spezialkliniken konzentriert. Diesen fehlt aber bei diagnostischer, invasiv-, medikamentös- oder psychotherapeutischer Ausrichtung inzwischen oft jeder Bezug zum ortsgebundenen Heilmittel, dagegen werden die Infrastruktur und die anderen Qualitäten des Kurorts, vor allem die Lufthygiene, für die

Klinikpatienten mehr oder weniger gezielt genutzt.

5.1.2.1 Faktoren, Mechanismen und Wirkungen

Quellwässer wurden in ihrer Wirkung – wie jede Arznei – zunächst magisch interpretiert und mystisch verklärt. Chemie und Physik analysierten die Wirkfaktoren, die naturwissenschaftliche Medizin die biologischen Wirkungen.

Mineralwässer nehmen Kationen und Anionen der Gesteine auf, mit denen sie bei ihrer Passage in Kontakt stehen; speziell auch die Gase Radon, Schwefelwasserstoff und Kohlendioxid werden subterran unter entsprechendem hohen Druck in das Wasser inkorporiert („imprägniert"), sie gelangen aber auch als „trockene" Heilgase an die Erdoberfläche (Schwefel: Solfatare, CO_2: Mofette) oder werden in Radonheilstollen verwendet. Spezifische und unspezifische Wirkungen interagieren.

5.1.2.2 Adaption (Training) aufgrund unspezifischer Stimuli

Grundlage der Kurorttherapie ist einerseits die Entlastung von Störfaktoren (Sauberkeit der Luft, psychosoziale Entlastung durch „Orts- und Milieuwechsel") und andererseits die Anregung und Steigerung von Restfunktionen („Hygiogenese" im Gegensatz zu „Pathogenese", Begriffe, die durch die „Gesundheitswissenschaften" höchst aktuell sind) sowie die Entwicklung und Steigerung kompensatorischer Funktionsleistungen bei zumeist chronischen Schäden. Diese Aktivierung und Stärkung der körperlichen Regulations- und Selbstheilungsfähigkeiten können durch unterschiedliche externe Stimuli erreicht werden (z. B. CO_2, Schwefel, Kneipp- oder Thermalbäder, Klima). Offensichtlich induziert jede Art der Kurorttherapie Restitutions- und Regenerationstendenzen zur Wiedererlangung der Homöostase.

Normalisierungen bzw. Verbesserungen von Meßparametern und Lebensqualität (Befindlichkeit) durch Kuren werden nicht linear, sondern oszillierend mit Schwankungen hormonal-vegetativer und subjektiver Parameter erreicht; diese können über das Kurende hinaus anhalten bzw. erst nach der Kur eintreten, die aber nach Hildebrandt (1982) und Jordan (1985) mindestens 3 Wochen dauern muß.

Die Balneotherapie setzt also eine Restitutionsfähigkeit voraus. Trotz dieser unspezifischen Wirkungen sind spezifische Stimuli noch wirkungsvoller, da diese über die unspezifische Stimulation hinaus quasipharmakologische Wirkungen haben können; die Differentialtherapie sollte entsprechend weiterentwickelt werden.

5.2 Spezifische Stimuli

Aquale Immersion in Thermalwasser und Süßwasser: Beim Baden wirken Thermik und Mechanik sowie die Chemie der Inhaltsstoffe (Tabelle 5-2). Die Faktoren Temperatur, Hydrostase, Auftrieb, Viskosität und Kohärenz sowie Wasserinhaltsstoffe beeinflussen – synergistisch oder antagonistisch – Körperfunktionssysteme (Abb. 5-1b).

Deswegen unterscheiden sich auch Trainig/Übungsbehandlung in Wasser in

Tabelle 5-2. Einzelbestandteile von Heilwässern, die als sehr wirksam deklarierbar sind, mit ihrer jeweiligen Mindestkonzentration

Jod	1 mg Jodid/l
Fluor	1 mg Fluorid/l
Schwefel	1 mg Sulfidschwefel/l
Eisen	20 mg 2- wert. Fe/l
Radon	666 Bq Radon/l
Sole	14 g NaCl/l
Säuerling	1000 mg CO_2/l
(Mindestwert für radonhaltige Luft: 37 Bq/l)	

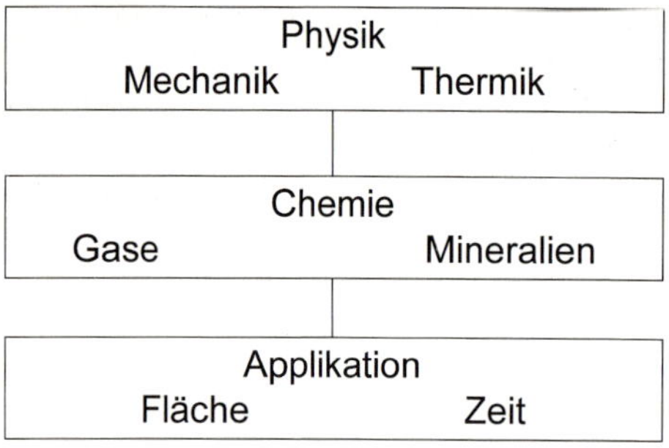

Abb. 5-1b. Differenzierung der Wirkfaktoren der aqualen Immersion

ihren Wirkungen von Muskeltraining/-übungen an Land (in Luft/„trocken“).

5.2.1 Thermik

In Wasser ist der Temperaturübergang gegenüber Luft (hier modifiziert durch Feuchte und Luftbewegung) um mehr als 200fach intensiver durch die „Wärmeleitzahl“ und eine massiv reduzierte „thermale Isolierschicht“ über dem Integument; deshalb ist Wasser, noch mehr Peloid, zur Thermotherapie (Wärmezufuhr sowie Abkühlung) geeignet: Diese beeinflußt vor allem die Zirkulation sowie Vegetativum und Neuroendokrinum. Wärmezufuhr und -entzug stimulieren die kutanen Thermorezeptoren und zentrale Regelmechanismen zur Aufrechterhaltung der Körperkern-Homöothermie; nur sehr starke und langdauernde Stimuli, wie das Überwärmungsbad, erhöhen die Körperkerntemperatur.

Die objektive Thermoneutralität (oder Isothermie) mit 34,5°(±0,5°)C und die subjektive Thermoindifferenz in Wasser liegen deutlich über den Werten in Luft (26–30°C) bei gleichzeitiger Homogenisierung der sonst regional sehr unterschiedlichen Hauttemperatur. Die Wassertemperatur der (Mineral-)Thermalbewegungsbäder in Deutschland ist mit einem Median von 32,6°C (95%-Konfidenzintervall 28–36°C)

Tabelle 5-3. Thermische Effekte der Bäder

a Wärmewirkungen

- Diffusionszunahme
- Vasodilatation
- Senkung des arteriellen Blutdrucks
- Herzfrequenz- und Herzzeitvolumenanstieg
- Senkung des Venentonus
- Zelluläre Stoffwechselaktivierung
- Viskositätsabnahme in Körperflüssigkeiten
- Skelettmuskeldetonisierung
- Psychische Entspannung und Sedierung
- Analgesie
- Antiphlogistische Wirkungen
- Immunmodulation:
  Stimulation bei milder Hyperthermie
  Suppression bei ausgeprägter Hyperthermie
- Vegetativ-hormonelle Adaptation und Habituation (Langzeiteffekte)

b Wirkungen des Wärmeentzugs (Kälte)

- Vasokonstriktion
- Diffusionsreduktion
- Sympathikusstimulation
- Stoffwechselstimulation

für leichte Muskelaktivität ausgeglichen; die Temperatur stellt also hier in der Regel keinen zusätzlichen Stimulus dar.

5.2.1.1 Erwärmung

Die Reaktionen auf lokaler und Ganzkörperebene sind in Tabelle 5-3a aufgelistet.

Erwärmung entspannt die Muskulatur, macht Bindegewebe dehnbarer und Körperflüssigkeiten dünnflüssiger; außerdem wirkt sie psychisch relaxierend und immunstimulierend sowie bei chronischer Proliferation antiphlogistisch und analgetisch. Wärme verstärkt außerdem die kapilläre Diffusion (Ödembildung) und dilatiert die Hautgefäße, so daß der arterielle Blutdruck sinkt. Starke Erwärmung stimuliert den Sympathikus und steigert Herzfrequenz und Herzzeitvolumen.

5.2.1.2 Abkühlung

Kaltstimuli führen unmittelbar sowie über Aktivierung der Gewebshormone sowie des Sympathikus zur Vasokonstriktion und zur Blutdruckerhöhung; sie tonisieren die oberflächlichen Venen und aktivieren zur Aufrechterhaltung der Körperkerntemperatur den Stoffwechsel (Tabelle 5-3b). (Eine Hypothermie des Körperkerns wird nur in der Anästhesie angestrebt; leichte Reduktion um einige Zehntelgrade bis maximal 1°C durch kühles, auf 30–32 C temperiertes, kohlendioxidhaltiges Wasser war temporär bis etwa 1960 ein Herz-Kreislauf-Therapeutikum.)

5.2.2 Mechanik

5.2.2.1 Antigravitation

Die (Beinahe-)Schwerelosigkeit entlastet und relaxiert das Muskel-Skelett-System und die es versorgenden Nerven; Muskelstoffwechsel und Sauerstoffbedarf nehmen ab, die Beweglichkeit steigt, die Wirbelsäulenlänge nimmt zu.

5.2.2.2 Hydrostase

Die Wirkungen der thermoneutralen aqualen Immersion („head-out immersion") (Tabelle 5-4) werden durch die Aufenthaltsdauer und Körperposition im Wasser modifiziert. Die Blutfließeigenschaften werden zunächst besser und bei längerer Aufenthaltsdauer – ohne perorale Hydratation – durch Stimulation der Diurese wieder schlechter.

Tabelle 5-4. Wirkungen der thermoneutralen aqualen Immersion

Zirkulation
- Zunahme der kapillären Reabsorption
- Abnahme des transmuralen Druckes
- Abnahme des totalen peripheren Widerstands
- Zunahme des zentralen Blutvolumens
- Zunahme des zentralvenösen Blutdrucks
- Zunahme des Pulmonalisdrucks
- Zunahme des Schlagvolumens
- Zunahme der Herzfrequenz
- Abnahme des Venentonus

Blut
- Zunahme des Plasmavolumens
- Abnahme der Plasma- und Vollblutviskosität

Atmung
- Abnahme der Vitalkapazität
- Abnahme der funktionellen Residualkapazität
- Abnahme des exspiratorischen Reservevolumens
- Abnahme (?) des arteriellen Sauerstoffpartialdrucks
- Zunahme des Atemwegswiderstands
- Zunahme der alveolär-arteriellen Sauerstoffdifferenz

Endokrinium
- Abnahme des antidiuretischen Hormons ([Arginin-]Vasopressin)
- Zunahme des Atriopeptids (ANP, ANF)
- Abnahme von Renin und Aldosteron
- Abnahme von Noradrenalin
- Zunahme von Prostaglandin E_2
- Abnahme von Endorphinen

Neuromuskuläres System
- Beweglichkeitszunahme
- Abnahme der Haltearbeit
- Abnahme des Muskeltonus
- Abnahme des Sauerstoffbedarfs

Zirkulation, Neuroendokrinium und Niere

Im Bad sinkt der transmurale Druck und damit die Filtration, gleichzeitig steigt die kapilläre Reabsorption.

Die abrupte Ganzkörperimmersion verlagert 700 ml Blut aus den Bein- und Abdominalvenen intrathorakal: Damit steigen die zentralen Volumina und Drücke, die einerseits als Regelgrößen die Homöostase gewährleisten, andererseits – nach Frank u. Starling – inotropisch wirken und zusam-

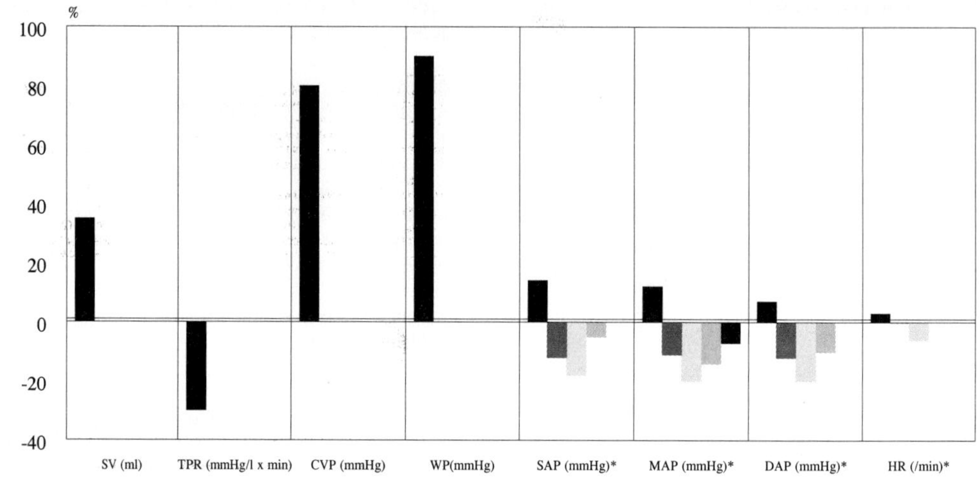

Abb. 5-2. a

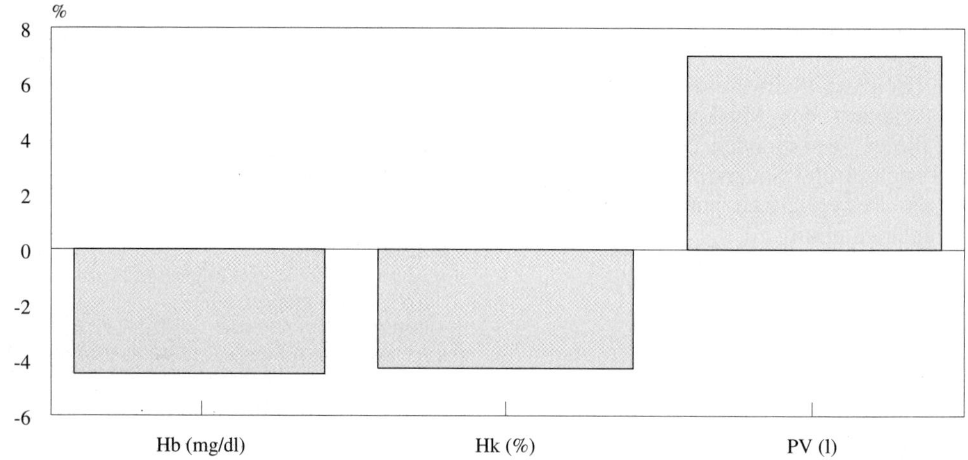

Abb. 5-2. b

men mit dem Bainbridge-Reflex das Herzzeitvolumen um 30% steigern (Abb. 5-2a,b).

Die Aktivierung der zentralen Dehnungsrezeptoren reduziert die Ausschüttung des antidiuretischen Hormons (ADH: [Arginin-] Vasopressin; Gauer-Henry-Reflex) und führt zur Ausschüttung von Atriopeptid (ANP, ANF): Glomerulär wird mehr filtriert, die Natriumresorption in den Sammelrohren wird gebremst, Diurese und Natriurese steigen (Abb. 5-2c).

Es wird sowohl weniger Noradrenalin gebildet als auch ausgeschüttet; dies führt zur Dilatation der präkapillären Arteriolen, wodurch der periphere Widerstand um ein Drittel abnimmt. Die Reninbildung wird gehemmt, das zirkulierende Renin-Angiotensin-Aldosteron-(-Angiotensin-II)-System gebremst (Abb. 5-2d).

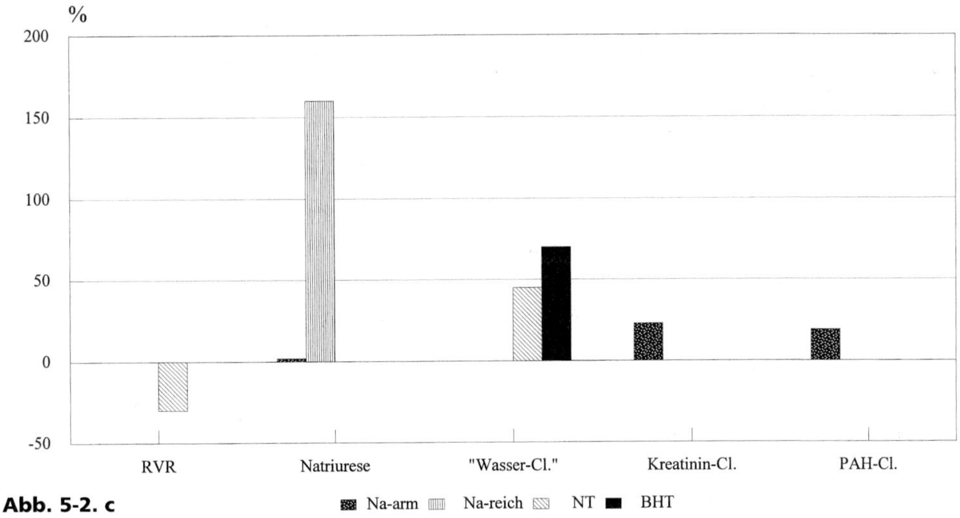

Abb. 5-2. c

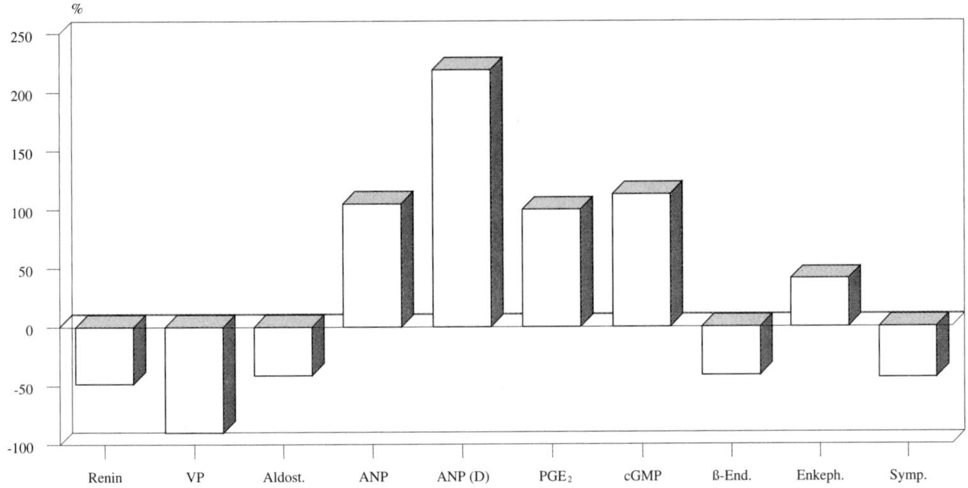

Abb. 5-2. d

Abb. 5-2. a Prozentuale Änderungen von Schlagvolumen (SV: ml), totalem peripheren Widerstand (TPR: mm Hg/l · min), zentralem Venendruck (CVP: mm Hg), wedge pressure (WP: mm Hg) systolischem (SAP), diastolischem (DAP) und mittlerem (MAP) arteriellen Blutdruck (mm Hg) sowie Herzfrequenz (HR/min) nach einstündiger aqualer Immersion in thermoneutralem Süßwasser im Vergleich zu thermoneutraler atmosphärischer Exposition. **b** Prozentuale Änderungen von Hämoglobin (mg/dl), Hämatokrit (%) und Plasmavolumen (l) nach einstündiger aqualer Immersion in thermoneutralem Süßwasser im Vergleich zu thermoneutraler atmosphärischer Exposition. **c** Prozentuale Änderungen des renalen vaskulären Widerstands (RVR: mm Hg/l · min), der Natriurese (mmol/min) bei natriumreicher und natriumarmer Ernährung, der Kreatinin- (ml/min · 1,73 m^2), der Paraaminohippursäure- (ml/min) und der Wasserclearance von Normo- (NT) und Grenzwerthypertonikern (BHT) nach einstündiger aqualer Immersion in thermoneutralem Süßwasser im Vergleich zu thermoneutraler atmosphärischer Exposition. **d** Prozentuale Änderungen von Renin (mg/ml), [Arginin-] Vasopressin (VP: pg/ml), Aldosteron (pg/ml), Atriopeptid bei Gesunden und Diabetikern (D) (fmol/ml), Prostaglandin E_2 (pg/ml), zyklischem Guanosinmonophosphat (cGMP: pmol/ml), Betaendorphin (pg/ml), Met-enzephalin (pg/ml) und der Sympathikusaktivität nach einstündiger aqualer Immersion in thermoneutralem Süßwasser im Vergleich zu thermoneutraler atmosphärischer Exposition

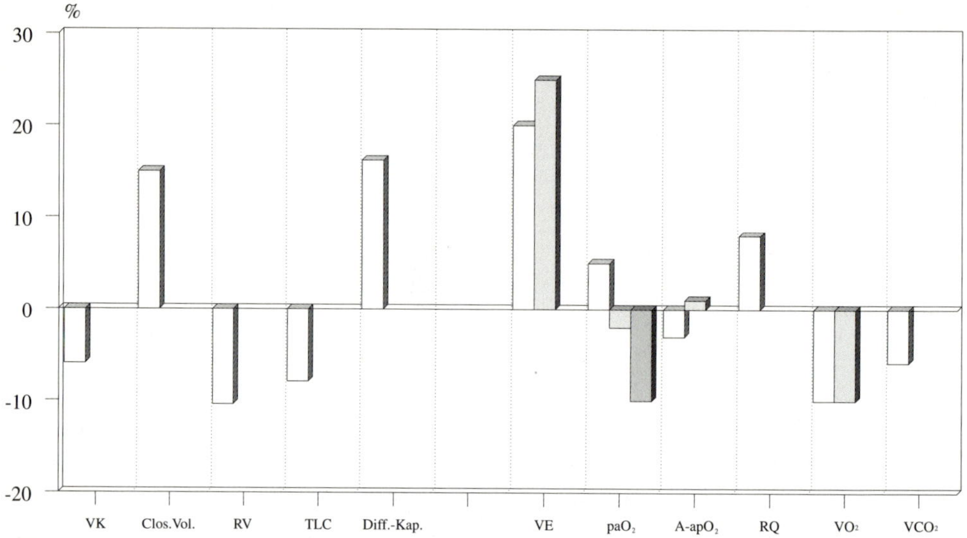

Abb. 5-3. Prozentuale Änderungen der Vitalkapazität (VK: l), des closing volume (l), des Residualvolumens (RV: l), der totalen Lungenkapazität (l), der Diffusionskapazität (l/min), der Ventilation (VE: l/min), der in unterschiedlichen Studien differenten alveolär-arteriellen Sauerstoffdifferenz (A-a pO_2: mm Hg), des arteriellen Sauerstoffpartialdrucks (pa O_2), des respiratorischen Quotienten (RQ), der Sauerstoffaufnahme (l/min) und der Kohlendioxidabgabe (l/min) nach einstündiger aqualer Immersion in thermoneutralem Süßwasser im Vergleich zu thermoneutraler atmosphärischer Exposition. A alveolär, a arteriell

Atmung

Die Hydrostase erhöht den abdominellen Druck mit Zwerchfellhochstand und komprimiert den Thorax, was die Atemarbeit erschwert. Gleichzeitig (und kompensatorisch) verbessern die Druckänderungen apikal das Verhältnis von Perfusion zu Ventilation (Homogenisierung). Für die gesamte Lunge wird der alveoläre Gasaustausch nur minimal und nicht signifikant reduziert. Über den arteriellen Sauerstoffpartialdruck liegen divergierende Untersuchungsbefunde vor. Im Mittel soll er um 5% abfallen, was inzwischen bestritten wird. Bei jüngeren Personen soll es zum leichten Anstieg, bei älteren zu keiner signifikanten Änderung kommen (Abb. 5-3).

5.2.3 Inhaltsstoffe des Wassers

Die Inhaltsstoffe der Bäder wirken zunächst an der Haut durch Ablagerung und Stimulation der Hautrezeptoren; außerdem werden sie inhaliert und können olfaktorisch (über direkte Afferenzen) das limbische System beeinflussen; einige werden inkorporiert.

5.2.3.1 Natriumchlorid

Natriumchlorid (ab 1,4% NaCl als **Sole** bezeichnet) erhöht den Auftrieb zusätzlich, was sich auf den Stütz- und Bewegungsapparat günstig auswirkt. Dagegen werden die Kreislauf- und endokrinen Funktionen reduziert. NaCl vermehrt die

Transparenz der Haut und setzt Leukozytenelastase frei: Kombiniert mit einer anschließenden UV-B-Bestrahlung heilen so Hauterkrankungen wie Psoriasis ab.

5.2.3.2 Radon („Radiumemanation")

Nur wenige Wasserinhaltsstoffe werden transdermal inkorporiert: Dies sind die **Heilgase Radon, Kohlendioxid und Schwefelwasserstoff**, die auch per se wirken; sie werden resorbiert und haben dosisabhängige pharmakologische Wirkungen mit Toxizität und Letalität bei Überdosierung.

Kurz nach Identifikation der Radioaktivität wurde Radon in Wässern gefunden, mit denen seit langem rheumatische Erkrankungen erfolgreich behandelt werden. Trotz kontroverser Diskussion ist die analgetische und antiphlogistische Wirkung von Radon, als Gas bei der Stollentherapie und in Wasser enthalten, gesichert; auch bei Berücksichtigung der postulierten Nebenwirkungen und des genetischen Risikos übertrifft offensichtlich der Nutzen das Risiko, wie einige kontrollierte Studien zeigen. Welche Bedeutung die Grenzwerte haben, kann nicht gesagt werden, zumal Radon ubiquitärer und permanenter Bestandteil unserer natürlichen Umwelt ist und durch die ökologisch sinnvolle Wärmedämmung in der Zivilisation erhöht wird.

5.2.3.3 Kohlendioxid („Kohlensäure")

Kohlendioxid ist ein sehr häufiger Bestandteil mitteleuropäischer Wässer aus Gebieten mit ehemaliger Vulkantätigkeit. In Wasser gelöstes CO_2 – wie auch das Gas – wirkt antiseptisch, stimuliert die Warmrezeptoren und supprimiert die Kaltrezeptoren der Haut. Ab einer Schwellenkonzentration von 400 mg/kg Wasser (damit deutlich unter der gesetzlichen Konzentration von 1 g/l) wird es perkutan resorbiert und intensiviert dosisabhängig die Hautmikrozirkulation: Die

Tabelle 5-5. Wirkungen der perkutanen Kohlendioxidapplikation

- Antisepsis
- Stimulation der Warm- und Suppression der Kaltrezeptoren
- Dilatation präkapillärer Arteriolen
- Rekrutierung von Kapillaren
- Venentonisierung
- Bohr-Effekt
- Homogenisierung von Ventilation/Perfusion

Rötung wird verursacht durch Dilatation präkapillärer Arteriolen und die Rekrutierung funktionell verschlossener Kapillaren (Tabelle 5-5). Gleichzeitig wird als direkter CO_2-Effekt sowie über die induzierte pH-Abnahme die Sauerstoffdissoziationskurve nach rechts verschoben, d.h. mehr Sauerstoff vom Hämoglobin abgekoppelt. Dieselben Effekte werden tierexperimentell auch im Muskel gefunden (Abb. 5-4), was – zusammen mit einer Verbesserung der Blutfließeigenschaften – die klinischen Effekte bei der arteriellen Verschlußkrankheit im Stadium des intermittierenden Hinkens erklärbar macht.

Perkutan appliziertes Kohlendioxid tonisiert die Venen. Dieser Effekt kann einerseits bei Erkrankungen des Stütz- und Bewegungssystems und zusätzlichen Venenerkrankungen dazu genutzt werden, die negativen Wärmewirkungen einer Wasserimmersion über der Thermoneutralität zu unterbinden, andererseits bieten sich kühle (28–32°C!) Bäder mit CO_2 bei Venenerkrankungen an mit der Synergie von Hydrostase und „Kälte" sowie der Beeinflussung der Hautthermorezeptoren, die die Kälteempfindung reduziert.

Die perkutane CO_2-Applikation homogenisiert außerdem die Distribution in der Lunge, ähnlich wie das körperliche Training, und über die aquale Immersion hinaus, was den arteriellen Sauerstoffpartialdruck erhöht.

Der sympathikusdämpfende Effekt wird vor allem zur Therapie der Algodystrophie genutzt.

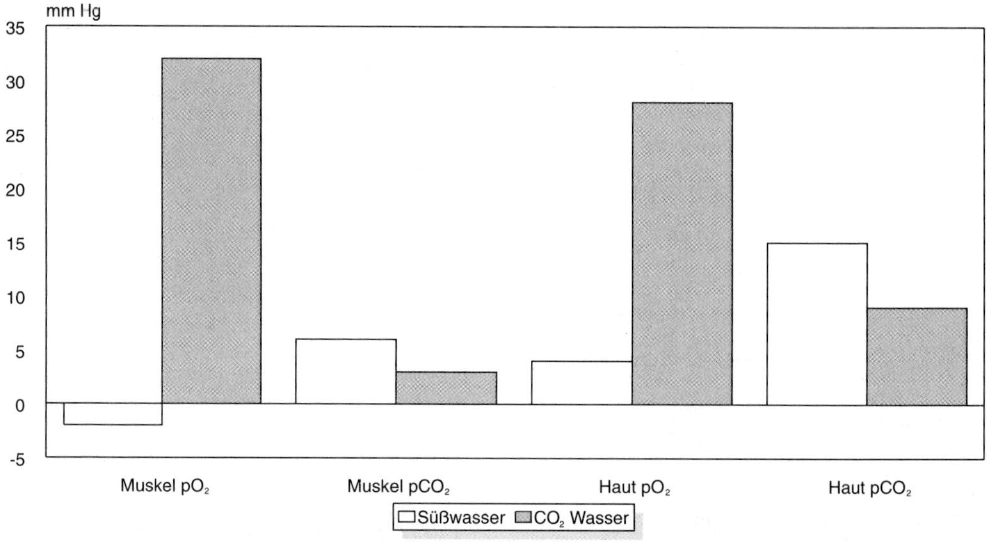

Abb. 5-4. Veränderungen des am Kaninchen massenspektrographisch direkt invasiv gemessenen Muskel- und Haut-O_2- und -CO_2-Partialdrucks nach 30minütigem Süßwasser- und CO_2-Wasser-Vollbad. (Mod. nach Komoto 1986)

Die therapeutischen Wirkungen werden deshalb dargestellt, weil Kohlendioxid das am intensivsten untersuchte Balneotherapeutikum ist, auch in kontrollierten Studien (jeweils gegen Süßwasser).

Die Wirkungen hängen eindeutig von der Konzentration ab: Beginnend mit einer Schwellendosis von 400 mg/kg Wasser, nimmt die Wirkung bis 1400 mg CO_2/kg Wasser linear zu, um dann abzuflachen. Die Wassertemperatur modifiziert diesen Effekt nur wenig (Abb. 5-5). Dieses Wirkungsplateau wird bei Gesunden nach 3 min erreicht; arterielle, venöse und mikrozirkulatorische Durchblutungsstörungen verlängern diese Zeitspanne.

Wirksamkeitsnachweise existieren für natürliches und technisch durch Gasimprägnation hergestelltes kohlendioxidhaltiges Wasser sowie für chemisch hergestelltes KAO-Bub® oder Actibath®. Die anderen chemisch hergestellten „Kohlensäurebäder“ sind bisher nicht evaluiert, ihre postulierte Wirksamkeit beruht lediglich auf Extrapolation und Analogieschlüssen.

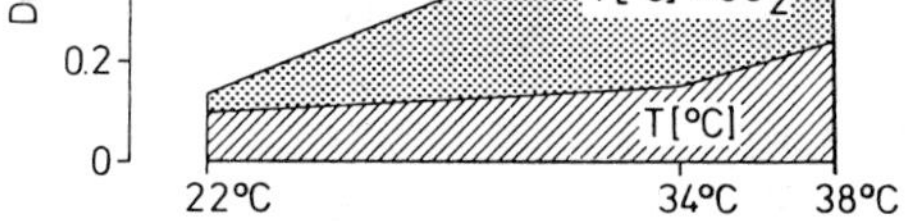

Abb. 5-5. Anstieg der durch Laser-Doppler-Flowmessung bestimmten Hautdurchblutung in Abhängigkeit von Temperatur und CO_2

Bei der Applikationstemperatur muß wegen Physik und Thermophysiologie strikt zwischen der Anwendung von natürlich und künstlich imprägniertem Wasser und Gas unterschieden werden: „Trockengas“ wird mit 28°C bei hoher Luftfeuchte angewendet, was durch Dampfstöße erreichbar ist. Kommerzielle „Gasbadekabinen“ erfüllen diese Standards häufig nicht.

Die „geschlossene CO_2-Gas-Behandlung“, ursprünglich aus Marienbad und Royat/Auvergne, nutzt die Wärmeproduktion und die Verdunstungsfeuchte bzw. Schweißbildung als Vehikel zur transkutanen Kohlendioxidaufnahme. Bei der Applikation von CO_2-imprägniertem Wasser wirken immer zusätzlich die Hydromechanik (Hydrostase und archimedischer Auftrieb) und die Wassertemperatur. Die objektive Thermoneutralität (34,5°C) und die subjektive Thermoindifferenz von Wasser und Gas unterscheiden sich dabei deutlich.

Wegen der Thermoindifferenzverschiebung eignet sich kohlendioxidhaltiges Wasser zur Abkühlung, da kühleres Wasser erträglicher ist und die Hautmikrozirkulation erhalten bleibt. Die Indikation und die Wirksamkeit der CO_2-Injektion (Insufflation) wird kontrovers diskutiert; bisher fehlen kontrollierte Studien, die mit Stickstoff, wie sie z. B. tierexperimentell durch die Arbeitsgruppe von Lecomte (Liège) exemplarisch durchgeführt, leicht und ethisch vertretbar möglich sind [s. Hartmann 1990a]. Die Applikation als lokales oder Ganzkörperbad unterscheidet sich in ihren Wirkungen. Der arterielle Blutdruck und die Rheologie werden nur durch die Ganzkörperapplikation beeinflußt, die lokale Hämodynamik wird durch die gezielte Exposition verändert. CO_2-Bäder werden traditionell kurz angewendet, bereits vor Jahren wurde Übereinstimmung erzielt, daß die Mindestdauer der Applikation 20 min betragen sollte. Bei kurmäßiger serieller Anwendung sollten mindestens 10 Applikationen erfolgen.

Tabelle 5-6 zeigt die Indikationen als Ergebnis einer Konsensus-Konferenz. Die Kohlendioxidtherapie verbessert bei Arterien-, Venen- und Mikrozirkulationsstörungen die Hautmikrozirkulation und die Extremitätengesamtdurchblutung am stärksten während der Applikation, aber auch anschließend, und bei serieller Anwendung langfristig.

Tabelle 5-6. Indikationen und Kontraindikationen der CO_2-Therapie

Gesichert:
- Arterielle Verschlußkrankheit
- Hautmikrozirkulationsstörungen
- Arterielle Hypertonie (s. Text)
- Venöse Insuffizienz (speziell als kühle Wasserapplikation), „Venenprotektion" bei Wärmezufuhr
- Leichte bis mäßige Herzinsuffizienz (bis Stad. NYHA II)
- Algodystrophie (M. Sudeck) im Stad. I
- Fibromyalgie
- Vegetative Regulationsstörung
- Trainingsmangel, wenn Muskeltraining unmöglich

Fraglich:
- Zerebrale Durchblutungsstörungen

Kontraindikationen:
- Hyperkapnie
- (Bei Wasseranwendung: die entsprechenden Kontraindikationen)

Kontrovers:
- Arterielle Hypotonie

Arterielle Verschlußkrankheit

Die arterielle Durchblutung verbessert sich sowohl bei der CO_2-Gas- als auch bei der „Kohlensäurewasserbehandlung“.

Abbildung 5-6 zeigt für das Stadium II des intermittierenden Hinkens im Vergleich zur Bewegungstherapie als therapeutischem Goldstandard die reaktive Hyperämie nach suprasystolischer Sperre, die kontrollierte Gehleistung und die fußergometrisch bestimmte Leistung der Wadenmuskulatur. Serielle CO_2-Applikationen besserten diese Parameter deutlicher als die Bewegungstherapie, was weitere Untersuchungen bestätigen [z. B. Fabry et al. 1985, Krüger 1979]. Die Exposition von Körperarealen begrenzt die Gefäßdilatation auf den exponierten Körperteil, also ohne Blutdrucksenkung und mit nur lokaler Durchblutungszunahme ohne Steal- oder Borrowing-lending-Effekt [May 1980].

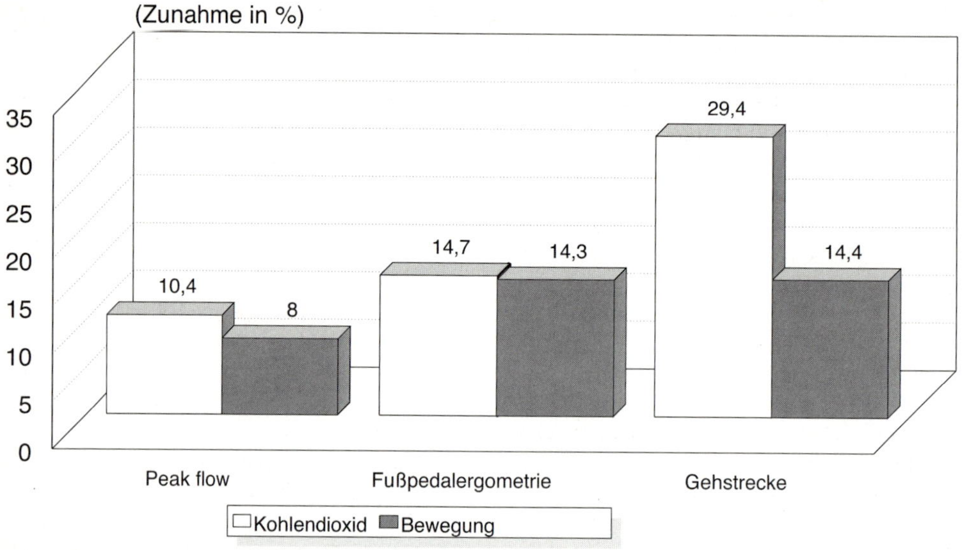

Abb. 5-6. Prozentuale Änderungen des arteriellen Spitzenflusses („peak flow" in ml/100 ml · min) nach suprasystolischer Sperre, der Pedalergometrie (Ws) und der kontrollierten Gehstrecke (m) im Vergleich von Bewegungs- und Kohlendioxidtherapie. (Mod. nach Beutel und Sobanski 1985)

Im Stadium IV der Nekrose ist das CO_2-Teil-Gasbad nach Cobet und Ratschow eine klassische Indikation, dasselbe gilt für die Applikation kohlendioxidhaltigen Wassers, belegt durch gut dokumentierte Beobachtungsstudien [z. B. Werner, Gadomski und Wehle 1990]. Offensichtlich wirkt die perkutane Kohlendioxidapplikation auch bei diabetischer Mikroangiopathie, wobei hier der genaue Wirkmechanismus immer noch unklar ist; offensichtlich kommt es doch zu einer weiteren Rechtsverschiebung der O_2-Dissoziationskurve zu einer Shunt-Reduktion und zu den Reaktionen, mit denen Mucha (1992) die therapeutische Wirksamkeit bei Algodystrophie diskutiert.

Die akrale Vasodilatation eignet sich zur Behandlung akraler funktioneller und morphologischer Durchblutungsstörungen (primäres und sekundäres Raynaud-Syndrom) [Diji und Greenfield 1960, Hartmann et al. 1995]. Lokal appliziertes Kohlendioxid verbessert die Hand- und Fingerdurchblutung sowie die subjektive Befindlichkeit und reduziert Schweregrad und Häufigkeit der Attacken.

Inwieweit die perkutane CO_2-Applikation die Hirndurchblutung beeinflußt, ist noch unklar und möglicherweise applikationsartabhängig [z. B. Jordan 1985]. In Osteuropa gilt die kutane Ganzkörperexposition als Indikation bei Hirndurchblutungsstörungen und Hirnleistungsschwäche [Florian, Anitei und Dinescu 1990].

Arterielle Hypertonie

Die CO_2-induzierte Senkung des peripheren Widerstands ist der rationale Therapieansatz bei der arteriellen Hypertonie. Allerdings konnte bei Grenzwerthypertonikern während einer Kur mit Gewichtsreduktion und Salzrestriktion kein spezifischer Kohlenstoffdioxideffekt festgestellt werden [z. B. Hartmann et al. 1989].

Dagegen sanken nach mehrwöchiger regelmäßiger CO_2-Applikation bei manifester Hypertonie die Ruheblutdruckwerte;

gleichzeitig verbesserte sich die periphere Mikrozirkulation, und der periphere Widerstand nahm ab [Winterfeld, Siewert und Strangfeld 1990]. Dies stützt die Vielzahl von Untersuchungen dieser klassischen Indikation und die lange Empirie der komplexen Kur mit der Basis der „Kohlensäurebäder“ [z. B. Hentschel 1967, Hildebrandt 1982].

Herzerkrankungen

Süßwasservollbäder und Kohlensäurewasservollbäder sind bei schwerer Ausprägung von Herzinsuffizienz, koronarer Herzkrankheit und -rhythmusstörungen kontraindiziert. Sie sind vor allem in der Anfangsphase gefährlich, wenn der periphere Widerstand noch nicht abgenommen hat. Als Teil- und/oder Gasbad kann CO_2 bei Patienten mit Herzerkrankungen leichterer Stadien jedoch appliziert werden. So profitierten Patienten mit Herzinsuffizienz der NYHA-Stadien II und III bei Zustand nach Herzinfarkt von CO_2-Applikationen durch eine Steigerung der peripheren O_2-Ausnutzung um 6% [s. Knopf, Hofmann und Plötner 1989].

Bei kardialer Hypoxämie steigern CO_2-Applikationen außerdem den arteriellen O_2-Druck; dieser Anstieg ist bei niedrigen Ausgangswerten deutlicher: bei durchschnittlich 70 mm Hg beträgt er 15 mm Hg [Lüderitz 1970]. Kurmäßig appliziert steigert CO_2-Wasser das Schlagvolumen und das Herzzeitvolumen und senkt gleichzeitig die Herzfrequenz und den peripheren Widerstand; parallel dazu nimmt die ergometrisch gemessene Leistungsfähigkeit zu. Gleichzeitig bessert sich die Angina-pectoris-Symptomatik [Sorokina, Ponomarev und Portnov 1985, Sorokina et al. 1985].

Venöse Insuffizienz

Bei Wärmezufuhr hat CO_2 einen venenprotektiven Effekt [s. Hartmann et al. 1993]. Eine Verbesserung der Venenfunktion durch perkutanes CO_2 wird seit langem aus theoretischen Gründen kontrovers diskutiert, einerseits von Klinikern postuliert, andererseits von Theoretikern verneint. So fand eine französische Arbeitsgruppe, daß die iterative Immersion in kohlendioxidhaltiges Mineral-Thermal-Wasser von 35–37°C die Venenfunktion bei Varikose und postthrombotischem Syndrom bessert [Garreau und Garreau-Gomez 1985, Peanne 1989]. Die Funktionsverbesserung nach kurmäßiger CO_2-Applikation entspricht dabei den Resultaten repetitiver Kaltreize durch Güsse mit Leitungswasser von 15°C, die konvektiv Wärme entziehen [s. Hartmann 1993].

Auf 28°C temperierte kohlendioxidhaltige Unterschenkelbäder bei Varikose und postthrombotischem Syndrom wirken über die Abkühlung und den hydrostatischen Druck; ob hier CO_2 zusätzlich wirkt, ist unklar; unbestritten positiv ist die subjektiv angenehme Wassertemperatur, was für Süßwasser von 28°C nicht gilt.

Abbildung 5-7 zeigt die Veränderung der erhöhten Venenkapazität bei serieller CO_2-Applikation als Vollbäder im Vergleich zu temperaturgleichen Süßwasservollbädern von jeweils 34,5°C, d.h. Thermoneutralität. Hier kann also ein spezifischer CO_2-Effekt nachgewiesen werden. Die venenprotektive CO_2-Wirkung bei externer Wärmezufuhr nach 20minütigem Aufenthalt im 36°C warmen Mineral-Thermal-Bewegungsbad mit 600 mg CO_2/kg Wasser wurde in einer Post-prä-Studie nachgewiesen, für die wegen der möglichen Patientengefährdung durch Wärmezufuhr aus ethischen Gründen keine Kontrollen möglich waren [Hartmann, Drews und Bassenge 1991].

Algodystrophie (M. Sudeck)

Im Stadium I der Algodystrophie führt perkutanes CO_2 zu einer Schmerzreduktion, klinisch-funktionellen Besserung und deutlich verkürzter Regeneration bei insgesamt

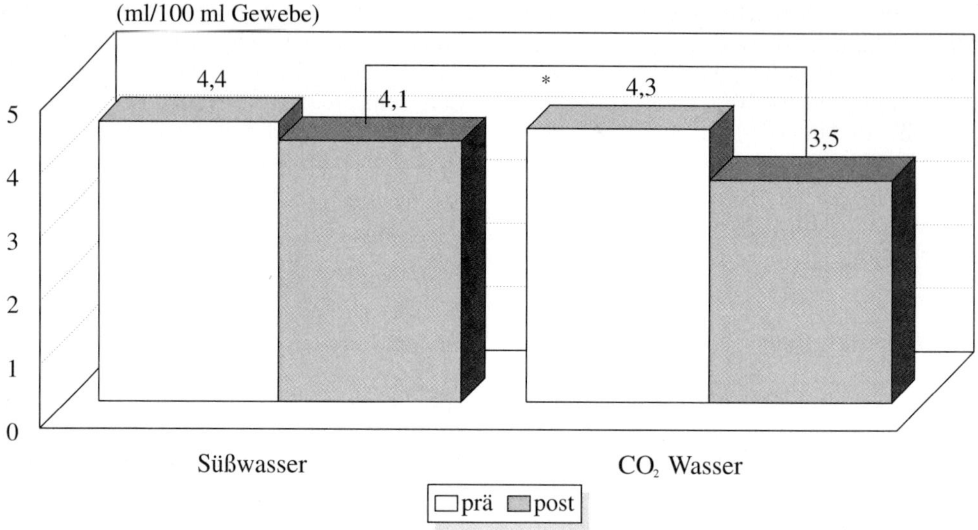

Abb. 5-7. Reduktion der venenverschlußplethysmographisch gemessenen erhöhten venösen Kapazität vor und nach serieller Süßwasser- und CO_2-Wasser-Applikation (12 Bäder von 34,5° C in 3 Wochen)

vermindertem Behandlungsaufwand. Ursächlich dafür werden eine CO_2-induzierte systematische vegetative Entspannung, eine Ödemresorption mit Normalisierung des Substrataustausches und eine durch Abbau nozizeptiver Substanzen verursachte Analgesie diskutiert [Mucha 1992].

Fibromyalgie

Während die Effekte bei Algodystrophie in kontrollierten Studien nachgewiesen sind, sind die positiven Effekte bei „Weichteilrheumatismus“ zwar durch lange Erfahrung bekannt, bisher aber nicht evaluiert.

Dasselbe gilt für vegetative Regulationsstörungen („vegetative Dystonie“), bei denen die positiven Effekte des Süßwasserbads in Synergie therapeutisch sinnvoll einsetzbar sind.

Kohlendioxid ist also bei richtiger Indikation und Dosierung ein wirksames und nebenwirkungsfreies natürliches, chemisches und technisches Therapeutikum. Allerdings existiert trotz der vielen Studien noch keine allgemeine Übereinstimmung über eine optimale Dosierung und den genauen differentialtherapeutischen Einsatz. Diese Wirksamkeitsnachweise und die längst überfälligen Standards werden zur Zeit von multinationalen Arbeitsgruppen ausgearbeitet. Neben diesen klinischen Studien sollte versucht werden, die Wirkmechanismen und vor allem die „missing links“ mit der inzwischen weiter entwickelten subtilen Methodik herauszufinden. Dafür gibt es genügende wissenschaftliche Anknüpfungspunkte; so simuliert die CO_2-Erhöhung einen auch durch körperliche Aktivität (Sport-, Leistungs-, Trainings- und Bewegungstherapie) veränderten Parameter, allerdings in unterschiedlichen Organsystemen, mit dem Antagonismus von Haut- und Muskeldurchblutung.

Ganz praktisch ist die CO_2-Therapie mit ihren unterschiedlichen Facetten vor allem für die Patienten wichtig, die wegen ihres Lebensalters oder konkomitierender Erkrankungen am Stütz- und Bewegungssystem ihre Muskulatur nicht ausreichend aktivieren können. Sie vor allem profitieren von diesem reaktiven Verfahren der physikalischen und rehabilitativen Medizin. Auch in diesem Sinne lohnt es sich, den vorhandenen Forschungsbedarf zu definieren und auszuarbeiten.

5.2.3.4 Schwefel

Reduzierter Schwefel (Thiosulfate, Hydrosulfide, Schwefelwasserstoff) verstärkt die Hautmikrozirkulation, aber erst ab einer Konzentration von 4 mg H_2S/l (und damit viermal höher als die gesetzlich vorgeschriebene Mindestkonzentration von 1 mg/l). Außerdem beeinflußt er über die Langerhans-Zellen der Haut das Immunsystem. Entzündliche und allergische Reaktionen werden gehemmt.

Diese Wirkungen werden dermatologisch zur Behandlung der Psoriasis vulgaris, der Akne vulgaris und des atopischen Ekzems eingesetzt. Außerdem wirken Schwefelwässer bei rheumatoider Arthritis und degenerativen Gelenkerkrankungen, was ebenfalls in kontrollierten klinischen Studien evaluiert ist und über eine Immunmodulation erklärt werden kann.

5.2.3.5 Eisen-, Jod- und Fluorwässer

Nur Jod hat ähnliche Hautwirkungen wie Schwefel- und kohlendioxidhaltige Wässer, während Eisen und Fluor keine zusätzlichen spezifischen Effekte zeigen.

5.2.3.6 Akratothermen/Akratopegen

Die gesetzliche 1-g-Grenze hat dazu geführt, daß die weniger mineralisierten Wässer als oligo- oder mediomineral bzw. Akratothermen, wenn sie weniger als 20°C temperiert sind, als Akratopegen bezeichnet werden. Ihre analgetische und sedierende Wirkung, vor allem bei chronisch-rheumatischen Erkrankungen, ist seit Jahrhunderten bekannt. Diese sehr lange starken subterranen Drücken ausgesetzten juvenilen Wässer sind in ihrer Kohärenz und molekularen Anordnung verändert durch vermehrte Molekülgruppen („Cluster") anderer Polymerisation. Diese Umstrukturierung der Wassermoleküle wird zunehmend wissenschaftlich interessant und könnte Grund für ihre Spezifität sein, was allerdings zur Zeit noch spekulativ ist.

5.3 Anwendungsbeispiele

5.3.1 Bewegungsbad mit Nutzung der Viskosität und des Auftriebs

Die aquale Immersion wird zur Zeit vorwiegend in Form des Bewegungsbads genutzt. Dabei wird die Muskeldetonisierung und -ökonomisierung durch den Auftrieb zusammen mit der Viskosität und Kohärenz des Wassers zur Therapie und zum Training des Muskel-Skelett-Systems verwendet. Da der Kraftaufwand gering ist, profitieren davon vor allem Patienten mit musluloskeletalen und neurologischen Leiden (d.h. Defiziten und Schmerzen). Daneben werden aber auch die Hautsensorik und die subjektive Körperwahrnehmung verändert. Die unterschiedliche Reaktion auf körperliche Belastung an Land und im Wasser ist in Abb. 5-8 dargestellt. Hauptindikation des aqualen Trainings sind Verletzungen der unteren Extremitäten, vor allem bei Hochleistungssportlern. Inzwischen wird es auch vermehrt zur Prävention und zur Erhaltung bzw. Verbesserung der Leistungsfähigkeit eingesetzt.

5.3.1.1 Applikationszeit (des Einzel- und seriellen Bades)

Die Applikation sollte minimal 20 min dauern: Effekte ab dieser Mindestdauer als

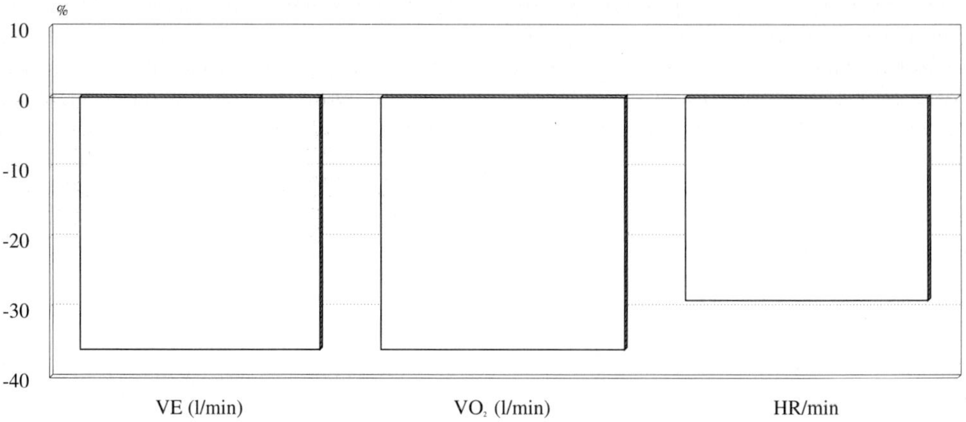

Abb. 5-8. Prozentuale Änderungen der Ventilation (VE), der Sauerstoffaufnahme (VO_2) und der Herzfrequenz (HR) nach Training während aqualer Immersion unter thermoadäquaten Bedingungen im Vergleich zu entsprechendem Training an der atmosphärischen Exposition (intraindividuell kontrollierte Studie)

Einzelapplikation und als serielle Anwendung sind ausreichend evaluiert. Die Vergleichsstudien werden in der Regel bei mindestens einstündiger Immersion durchgeführt, Halbstundenwerte existieren kaum.

5.3.1.2 Klinik

Während die physiologischen Effekte klar herausgearbeitet und plausibel sind, fehlt es weitgehend an klinisch kontrollierten Studien. Die Therapie wird weiter vorwiegend empirisch eingesetzt, was aber generell für die gesamte physikalische Medizin gilt.

Allerdings sind die Wirkungen oft so klar und Analogieschlüsse und Extrapolationen so evident, daß an solche klinischen Studien nur selten gedacht wird. In Rehabilitationskliniken, wo dies möglich wäre, sind die Akzente anders gesetzt; die Ortsspezifika werden – manchmal wider besseres Wissen – als Marginalie behandelt.

Bei Erkrankungen des Muskel-Skelett-Systems sind die Vorteile der Immersion und der Thermotherapie mit Peloiden so offenkundig, daß deswegen kaum Bedarf an kontrollierten klinischen Studien vorhanden ist.

Bei kardialen und koronaren Erkrankungen ist das Stadium bzw. der Schweregrad der Krankheit bedeutsam: dies ist explizit zu erwähnen, da Herzkranken oft ohne weitere Differenzierung ein generelles Badeverbot auferlegt wird, wobei zu wenig zwischen Wirkungen der Immersion und der Temperatur des Wassers differenziert wird. Eine vagale Tauchreaktion – beim Tier „Tauchreflex“ – wird nur bei der Immersion des Gesichts in kühles Wasser ausgelöst. Die kardiale Volumenbelastung wird inzwischen differenzierter betrachtet und kann bei leichteren Stadien und richtiger Indikation vielleicht sogar wieder als Stimulus eingesetzt werden. Sinnvoll erscheint die saubere Erarbeitung korrekter Indikationen unter besonderer Berücksichtigung der Kontraindikationen, vor allem auch bei Multimorbidität, d.h. wenn das Hauptleiden das Stütz- und Bewegungssystem befällt und die Herzerkrankung konkomitierend ist.

Bei chronisch-venösen Erkrankungen – ohne und vor allem mit Ödemen – können Hydrostase, Wärmeentzug und Kohlendioxid allein oder zusammen genutzt werden. Dabei ist sowohl die Wirkung der einmaligen als auch der längerfristigen Effekte serieller Applikationen belegt.

Bei der arteriellen Verschlußkrankheit können die Immersionseffekte allein und vor allem die zusätzlichen Wirkungen des Kohlendioxids genutzt werden, was unterschiedliche Arbeitsgruppen in einer Vielzahl kontrollierter klinischer Studien nachwiesen.

Die Therapie von renalen und hepatogenen sowie Schwangerschaftsödemen bzw. der EPH-Gestose ist ebenfalls wirksam und, richtig indiziert und dosiert, nebenwirkungsfrei, was viele Untersuchungen beweisen. Hierbei werden aber zusätzlich Nutzen-Kosten-Analysen unter Einbeziehung der Nebenwirkungen der konkurrierenden Verfahren notwendig.

Die aquale Immersion ist ein Stimulus, dessen Wirkungen in einer Vielzahl experimenteller kontrollierter Studien eindeutig nachgewiesen sind. Demgegenüber verharrt die gezielte therapeutische Anwendung überwiegend im Bereich der vorwissenschaftlichen Medizin. Dabei kann hier sehr leicht die Brücke zwischen Natur und naturwissenschaftlicher Therapie geschlagen werden. Leider sind die vorhandenen Untersuchungsdaten zu wenig bekannt, um einer breiten Patientenmenge zu nützen. Bisher wird einerseits über die therapeutische Unwirksamkeit, andererseits aber über die (lebens-)gefährlichen Nebenwirkungen berichtet. Es kann aber zur Kenntnis genommen werden, daß bereits eine Differentialtherapie der aqualen Immersion in Süß-, Thermal- und/oder Mineralwasser existiert, die den Qualitätsstandards für die Pharmakotherapie entspricht.

Die „Kraft des Wassers" ist also insgesamt keineswegs passiv, sondern ein aktiver (modern: interaktiver) und gezielt einsetzbarer Stimulus zur Stärkung normaler und zur Verbesserung gestörter Körperfunktionen.

5.3.2 Peloide

Diese geologisch und biologisch entstandenen Bademedien mit fest-flüssiger Konsistenz wirken aufgrund ihrer besonderen thermischen Eigenschaften. So nimmt der in Wasser bedeutsame konvektive Wärmetransport ab, es bleibt lediglich die Konduktion, der Wärmeübergang wird also örtlich und zeitlich gleichmäßiger.

Wärmeleitfähigkeit und Wärmespeicherfähigkeit sind die wesentlichen thermophysikalischen Parameter, die für Moor/Torf und Fango unterschiedlich sind: Moor/Torf hat eine große Wärmehaltung und geringe Wärmeleitung, anorganisch-mineralisches Fango eine große Wärmehaltung und eine gegenüber Wasser erhöhte Wärmeleitung. Durch Peloide wird eine Hyperthermie möglich (wie sonst nur im Überwärmungsbad), die Erwärmung tieferer Schichten ist deutlich stärker und längeranhaltend als im Wasserbad. Die Wirkungen entsprechen denen des Thermalwassers. Die Thermotherapie mit Peloiden ist indiziert bei chronischen Erkrankungen des Stütz- und Bewegungsapparats sowie bei gynäkologischen Erkrankungen. Inwieweit Zusatzeffekte durch chemische Inhaltsstoffe möglich sind, bleibt bisher spekulativ.

5.3.3 Kneipp-Heilbadtherapie

Kneipptherapie, auch die Hydrotherapie, war zunächst keine originäre Heilbadtherapie, zumal sie mit Leitungswasser durchgeführt wird. Sie kann als intensivste Art der unspezifischen Regulationstherapie angesehen werden, zumal die Ordnungstherapie wesentlich als Trigger der chronotherapeutischen Synchronisation angesehen werden kann.

Hier sollte erwähnt werden, daß kühle Stimuli, Bewegungstherapie und Diät speziell zur Dauertherapie der (Volkskrankheit) Varikose geeignet sind.

Beispielhaft kann die Kneipptherapie im Heilbad (Kurort) auch überprüfen und zeigen, wie die nachhaltigen Hafteffekte der Kur verlängert und/oder intensiviert werden können.

5.3.4 Perorale Ingestion (Trinkkur)

Heilquellen wurden schon immer zum Trinken verwendet, vor allem „Sauerwässer", auch wegen ihres angenehmen Geschmacks. So wurde die moderne Diätetik, parallel zum dosierten Trinken von Heilwasser, im 19. Jahrhundert in Karlsbad eingeführt, um Erkrankungen des Verdauungssystems zu behandeln. Dies geschah auch mit Trinkheilwässern, die in Apotheken zeitweise die Hälfte des Umsatzes ausmachten. Inzwischen ersetzen effektivere Therapieverfahren die Trinkkur im Bad und am Wohnort.

Trotzdem bleiben die Versandheilwässer Arzneimittel, für die aufgrund der gültigen 28. Bekanntmachung des Bundesamts für Arzneimittel und Medizinprodukte folgende Indikationen gelten:

- zur Unterstützung der Funktion von Magen und Darm,
- zur Unterstützung der Harnausscheidung,
- zur Besserung des Befindens bei Sodbrennen,
- zur Verbesserung der Eisenversorgung,
- zur Unterstützung der Gallenblasenfunktion.

Magenfunktionsstörungen werden behandelt mit Hydrogenkarbonatwässern ab einer Mindestkonzentration von 1300 mg HCO_3/l, wobei als Kation Natrium dem Kalzium, das zu einem Säure-Rebound führt, vorzuziehen ist.

Sulfat wird kaum resorbiert, 3 g Sulfat eignen sich zur Behandlung der Obstipation und hemmen gleichzeitig den Appetit. Außerdem wird die Fettresorption reduziert.

Natrium- oder Magnesiumsulfatwässer ab 1,2 g Sulfat/l stimulieren die Gallenblasenfunktion über eine Cholezystokininausschüttung. Bei Vorhandensein von Hydrogenkarbonat sind sie wirksamer und besser verträglich, wahrscheinlich über eine Aktivierung der exogenen Pankreasfunktion.

Magnesium und Kalzium können über entsprechende Zufuhr substituiert oder supplementiert werden.

Das Trinken von Natriumhydrogenkarbonatwasser senkt den arteriellen Blutdruck, Natriumwässer steigern über eine vermehrte Ausschüttung von ANP die Natriurese.

Iteratives Trinken stellt auch einen Ordnungsfaktor für die Verdauungsfunktion dar, was zu positiven funktionellen Umstellungen führen kann.

5.4 Weiterführende Literatur

1. Amelung W, Evers A (1962) Handbuch der Bäder- und Klimakunde. Schattauer, Stuttgart
2. Amelung W, Hildebrandt G (1985) Balneologie und medizinische Klimatologie 1. Therapeutische Physiologie. Grundlagen der Kurortbehandlung. Springer, Berlin Heidelberg New York Tokyo
3. Amelung W, Hildebrandt G (1985) Balneologie und medizinische Klimatologie 2. Balneologie. Springer, Berlin Heidelberg New York Tokyo
4. Amelung W, Hildebrandt G (1986) Balneologie und medizinische Klimatologie 3. Medizinsche Klimatologie. Praxis der Balneo- und Klimatherapie. Sozialmedizinsche Aspekte der Kurortbehandlung. Zur Geschichte der Bäder- und Klimaheilkunde. Springer, Berlin Heidelberg New York Tokyo
5. Beutel G, Sobanski R (1985) Ergebnisse der komplexen Kurorttherapie bei peripherer Verschlußkrankheit im Stadium II. Z Physiother 37: 309–311
6. Blair D A, Glover WE, McArdle L, Roddie C (1960) The mecanism of the peripheral vasodilatation following carbon dioxide inhalation in man. Clin Sci 19: 407–423

7. Boekstegers PM, Weiss W, Fleckenstein W (1990) The effect of hypercapnia on the distribution of pO_2 values in resting human skeletal muscle. In: Ehrly AM, Fleckenstein W, Hauss J, Huch R (eds.) Clinical oxygen pressure measurement II. Blackwell Ueberreuter, Berlin
8. Bonde-Petersen F, Schultz-Pedersen L, Dragsted N (1992) Peripheral and central blood flow in man during cold, thermoneutral and hot water immersion. Aviat Space Environ Med 63: 346–350
9. Bühring M, Möller B, Jungmann E, Göttl K-H, Saller R (1987) Zur endokrinen Regulation des Elektrolythaushalts im Kohlensäurebad. Z Physiother 39: 15–22
10. Bücking J, Dammann E, Peters H, Puls G, Wiskirchen H (1990) Die linksventrikuläre Vorlasterhöhung beim Schwimmen bei kardial kompensierten Herzinfarktpatienten. Herz/Kreislauf 22: 112–117
11. Cordes JC, Arnold W, Zeibig B (1989) Hydrotherapie – Elektrotherapie – Massage. Steinkopff, Darmstadt
12. Deetjen P (1993) Radon-Balneotherapie – neue Aspekte. Phys Rehab Kur Med 3: 700–703
13. Deutscher Bäderkalender des Deutschen Bäderverbandes 61–67. (1995) Flöttmann, Gütersloh
14. Diji A, Greenfield ADM (1960) The local effect of carbon dioxide on human blood vessels. Am Heart J 60: 907–914
15. Epstein M (1978) Renal effects of head-out water immersion in man: implications for an understanding of volume homeostasis. Physiol Rev 58: 529–576
16. Epstein M (1992) Renal effects of head-out water immersion in humans: a 15-year-update. Physiol Rev 72: 563–621
17. Fabry R, Cheynel J, Dubost JJ, Dany Ch, Schaff G (1985) The effects of CO_2 gas thermal therapy in stage III atherosclerosis obliterans of lower limbs. Cah Arteriol Royat 12: 78–83
18. Florian M, Anitei L, Dinescu M (1990) Klinisch-funktionelle Studie über die Änderung hormoneller Parameter und des Kreislaufs unter dem Einfluß der Therapie mit generellen natürlichen Mofetten in Covasna (Rumänien). Z Phys Med Baln Med Klim (Suppl. 1) 19: 87
19. Gamper UN (1995) Wasserspezifische Bewegungstherapie und Training. Gustav Fischer, Stuttgart Jena New York
20. Garreau C, Garreau-Gomez B (1985) Mesures des effets des eaux de Barbotan-les Thermes sur le remplissage et le vidange veineuse chez les phlébitiques et les variqueux par pléthysmographie a jauge de mesure. Phlébologie 38: 529–539
21. Garreau C, Garreau-Gomez B (1985) Effets de la cure de Barbaton sur les malades porteurs de troubles veineuses associés aux gonarthroses. Phlébologie 38: 517–527
22. Giusti P, Cima L, Tinello A, Cozzi F, Targa L, Lazzarin P, Todesco P (1990) Streßhormone, freigesetzt durch Fangotherapie – ACTH- und Beta-Endorphin-Konzentrationen unter Wärmestreß. Fortschr Med 32: 601–603
23. Golden FStC, Tipton MJ (1988) Human adaptation to repeated cold immersions. J Physiol 396: 349–363
24. Green JH, Cable NT, Elms N (1990) Heart rate and oxygen consumption during walking on land and in deep water. J Sports Med Phys Fitness 30: 49–52
25. Gutenbrunner Ch, Hildebrandt G (1994) Handbuch der Heilwasser-Trinkkuren. Sonntag, Stuttgart
26. Haberzettl A (1996) Wenn das kalte Wasser kommt .... Zur Bedeutung der Physiotherapie in der klinisch-psychosomatischen Behandlung – Eine empirische Untersuchung. Peter Lang, Frankfurt a. M. Berlin Bern New York Paris Wien
27. Hartmann B, Pohl U, Wohltmann D, Holtz J, Bassenge E (1989) Wirkung von Kohlensäurebädern auf den Blutdruck von Grenzwerthypertonikern. Z Kardiol 78: 526–531
28. Hartmann B, Agishi Y, Komoto Y, Yorozu H, Andrejev I, Bogoljubov VM, Jonderko G, Benda J, Kolesar J, Matej M, Fabry M, Schaff G, Bühring M, Jordan H, Schmidt-Kessen HW, Schnizer W, Tiedt N, Winterfeld H-J, Anitei L, Florian M (1990a) Ergebnisse der Konsensus-Konferenz über Kohlenstoffdioxidbalneotherapie. Z Phys Med Baln Med Klim (Suppl 1) 19: 13–15
29. Hartmann B, Agishi Y, Komoto Y, Yorozu H, Andrejew I, Bogoljubov VM, Jonderko G, Straburzinski G, Brenda J, Kolesar J, Matej M, Fabry M, Schaff G, Bühring M, Jordan H, Schmidt-Kessen W, Schnizer W, Tiedt N, Winterfeld H-J (1990b) Results of the consensus-finding conference on carbon dioxide balneotherapy. Z Phys Med Baln Med Klim (Suppl 1) 19: 11–12

30. Hartmann B, Große-Ruyken F-J, Bassenge E (1990c) Prävention und Rehabilitation durch Kuren: Tradition und Zukunft – Evaluation der traditionellen Kur und der Heilbehandlung in Rehabilitationskliniken. Schattauer, Stuttgart
31. Hartmann B, Drews B, Bassenge E (1991) CO_2-induzierte Zunahme der akralen Durchblutung und des Sauerstoffpartialdrucks bei arterieller Verschlußkrankheit. Dtsch Med Wochenschr 116: 1617–1621
32. Hartmann B, Drews B, Burnus C, Bassenge E (1991) Zunahme von Fußrücken-Hautdurchblutung und transkutanem Sauerstoffpartialdruck während Unterschenkel-Immersion in kohlendioxidhaltigem Wasser bei Patienten mit arterieller Verschlußkrankheit: Ergebnisse einer gegen Süßwasser kontrollierten Studie. Vasa 20: 382–387
33. Hartmann B (1992) Kohlendioxid-Balneotherapie – Effekte auf Haut-Mikrozirkulation und -Sauerstoff-Partialdruck, Makrozirkulation und arteriellen Blutdruck von Gefäß- und Kreislaufkrankheiten. Habilitationsschrift, Freiburg
34. Hartmann B (1995) Carbothérapie thermale dans le syndrome de Raynaud. Effets de l'immersion de la main dans l'eau minérale carbogazeuse. Les acrosyndromes. Cah Arteriol Royat 20: 7–10
35. Hentschel H-D (1991) Naturheilverfahren in der ärztlichen Praxis. Deutscher Ärzte-Verlag, Köln
36. Hentschel H-D (1966) Über die Hautrötung im Kohlensäurebad. Habilitationsschrift, Gießen
37. Hildebrandt G (1982) Grundlagen der Kurortbehandlung bei Herz- und Kreislauferkrankungen. Therapiewoche 32: 4252–4266
38. Houdas Y (1988) Régulation thermique lors de l'immersion: concepts de base. Presse Therm Climat 125: 288–290
39. Ish-Shalom N, Better OS (1984) Volume registration in man during neck-out immersion in a medium with high specific gravity (dead sea water). Isr J Med Sci 20: 109–112
40. Ito T, Moore JL, Koss MC (1989) Topical application of CO_2 increases skin blood flow. J Invest Dermatol 93: 259–262
41. Jordan H (1985) CO_2-Bädertherapie – Auswertung eines Symposiums mit internationaler Beteiligung. Z Physiother 37: 75–98
42. Katz VL, Ryder R, Cefalo RC, Carmchichael SC, Goolsby R (1990) A comparison of bed rest and immersion for treating the edema of pregnancy. Obstet Gynecol 75: 147–151
43. Katz VL, Rozas L, Ryder R, Cefalo RC (1992) Effect of daily immersion on the edema of pregnancy. Am J Perinatol 9: 225–227
44. Knopf D, Hofmann K, Plötner G (1989) Veränderungen der arterio-venösen Sauerstoffpartialdruckdifferenz im Verlauf einer Behandlungsserie mit Kohlensäuremineralwasserbädern. Z Physiother 41: 161–166
45. Komoto Y, Kohmoto T, Sunakawa M, Eguchi Y, Yorozu H, Kubo Y (1986) Dermal and subcutaneous tissue perfusion with a CO_2-bathing. Z Physiother 38: 103–112
46. Krüger H (1979) Vergleichende Untersuchung des therapeutischen Effekts von CO_2-Gasbädern und krankengymnastischer Übungsbehandlung bei der Claudicatio intermittens. Dissertation FU Berlin
47. Lecomte JM, Namur JM, Juchmés J (1975) Bases physiologiques de la balnéothérapie V. Propriétés physiologiques du bain carbogazeux de Spa, bain local et CO_2 «sec». Rev Med Liege 0: 657–665
48. Lind-Albrecht G (1994) Einfluß der Radonstollentherapie auf Schmerzen und Verlauf bei Spondylitis ankylosans (M. Bechterew) – eine randomisierte prospektive Studie. Dissertation Mainz
49. Lüderitz B, Noder W (1964) Über die Wirkung von Bädern mit verschiedenem Kochsalz- und CO_2-Gehalt auf Gesunde und Kranke mit Funktionsstörungen des kardio-pulmonalen Systems. I. Das Verhalten der Funktionsgrößen des kardiopulmonalen Systems im CO_2-haltigen Solbad bei gleicher Temperatur, gleicher Wasserhöhe und gleicher Badedauer (Arbeitsergebnisse bis zum 1.3.1962). Westdeutscher Verlag, Köln Opladen
50. Lüderitz B (1970) Das Verhalten des arteriellen Blutdruckes, der Sauerstoffaufnahme und der Pulsfrequenz in Bädern unterschiedlicher Zusammensetzung, Wasserhöhe und Temperatur bei unterschiedlichen Expositionszeiten. Forschungsbericht. Westdeutscher Verlag, Köln Opladen
51. Mano T, Iwase S, Yamazaki Y, Saito M (1984) Sympathic nervous adjustments in man to stimulated weightlessness induced by water immersion. J Oueh 7: 215–227

52. Mano T, Yamazaki Y, Mitarai G, Iwase S (1984) Somatosensory-vestibular interactions and autonomic nervous activities in man under weightlessness simulated by water immersion. Proc Int Symp Space Med, Nagoya, 1–12
53. May E (1980) Klinisch-experimentelle Untersuchungen über den therapeutischen Wert des Segment-Kohlensäuregasbades im Vergleich zum konventionellen Gasbad. Dissertation, Akademie für Ärztliche Fortbildung der DDR, Berlin
54. Mucha C (1992) Einfluß von CO_2-Bädern im frühfunktionellen Therapiekonzept der Algodystrophie. Phys Rehab Kur Med 2: 173–178
55. Péanne B (1989) Prévention et hygiène de l'insuffisance veineuse chronique – Place priviligiée de la cure thermale. Presse Therm Clim 126: 117–122
56. Plötner G, Hofmann K, Knopf D (1990) Zum Einfluß der CO_2-Bäder-Therapie auf Stoffwechsel- und Streßparameter bei Herzinfarktpatienten während der Frührehabilitationskur. Z Physiother 42: 245–259
57. Pratzel HG, Bühring M, Evers A (1991) Schwefel in der Medizin. Demeter, Gräfelfing
58. Pratzel HG, Schnizer W (1992) Handbuch der Medizinischen Bäder. Haug, Heidelberg
59. Pratzel HG (1995) Sulphur in health resort medicine. I. S. M. H. Verlag, München
60. Schmidt KL (1989) Kompendium der Balneologie und Kurortmedizin. Steinkopff, Darmstadt
61. Schmidt KL, Drexel H, Jochheim K-A (1995) Lehrbuch der Physikalischen Medizin und Rehabilitation. Fischer, Stuttgart Jena New York
62. Schmidt-Kessen W, Hartmann B (1995) Balneologie. In: Schmidt KL, Drexel H, Jochheim K-A (Hrsg.) Lehrbuch der Physikalischen Medizin und Rehabilitation. Fischer, Stuttgart Jena New York
63. Schnizer W, Erdl R, Schöps P, Seichert N (1985) The effects of external CO_2 application on human skin microcirculation investigated by laser Doppler flowmetry. Int J Microcirc Clin Exp 4: 343–350
64. Schnizer W, Galler B, Schelshorn H, Lindner J, Gerbes AL, Dettenkofer K (1995) Endokrine Badereaktionen. Physiologische Grundlagen eines Immersionstrainings. Phys Rehab Kur Med 5: 1–5
65. Schuh A (1995) Angewandte medizinische Klimatologie, Sonntag, Stuttgart
66. Sorokina EI, Davydova OB, Poskus NB, Kamenskajy NS, Kenevic NA (1985a) Anwendung von Kohlensäurebädern bei der Behandlung von Patienten nach einem Herzinfarkt. Z Physiother 37: 403–407
67. Sorokina EI, Ponomarev JT, Portnov VV (1985b) Der Einfluß „trockener" Kohlensäurebäder auf die Herz- und Koronarinsuffizienz von Postinfarkt-Kardiosklerose-Patienten. Z Physiother 37: 249–254
68. Toner MF, Howard JH, Richer J, Borges GL, Gordon JG, Melroy OR, Wiesler DG, Yee D, Sorensen LB (1994) Voltage-dependent ordering of water molecules at an electrode-electrolyte interface. Nature 368: 444–446
69. Werner GT, Gadomski M, Wehle F (1990) Kohlensäurebäder in der Behandlung chronischer schlecht heilender Wunden. Z Phys Med Baln Med Klim (Suppl. 1) 19: 52–56
70. Weston CFM, O'Hare JP, Evans JM, Corrall JM (1987) Haemodynamic changes in man during immersion in water at different temperatures. Clin Sci 73: 613–616
71. Wiedemann E (1987) Physikalische Therapie. Grundlagen – Methoden – Anwendung. de Gruyter, Berlin New York
72. Wiedow O, Streit V, Christophers E, Ständer M (1989) Freisetzung von humaner Leukozytenelastase durch hypertone Salzbäder bei Psoriasis. Hautarzt 40: 518–522
73. Winterfeld H-J, Siewert H, Strangfeld D (1990) Einfluß ambulanter CO_2-Bad-Serien auf Blutdruck, Herzfrequenz und periphere Mikrozirkulation bei Therapie mit Propranolol. Z Phys Med Baln Med Klim 19: 183–186

6 Hydrotherapie

J. Kleinschmidt

6.1 Indikationsspektrum der Hydrotherapie

„Derhalben hab achtung was du für Wasser solt in der Küchen brauchen“. Diese aus dem Mittelalter stammenden Erkenntnisse über den Gebrauch von Wasser (Abb. 6-1) bezieht sich nur auf eine der vielfältigen Nutzungsmöglichkeiten von Wasser, das zumindest in unseren geographischen Breiten ubiquitär und damit kostengünstig vorhanden ist. Hieraus erklärt sich die Vielfalt von oft schon im klassischen Griechenland erprobten Therapieverfahren mit dem elementaren Naturheilmittel „Wasser“. So findet man ungewöhnlich viele verschiedene Indikationen:

- chronische rheumatische Erkrankungen
- akuter rheumatischer Schub
- Muskelverspannungen
- Sportverletzungen
- Schmerzdämpfung
- postoperative Behandlungen
- Atemwegserkrankungen
- Venenleiden
- Entwicklungsstörungen im Kindesalter
- Verdauungsstörungen
- Darmerkrankungen
- Nierenerkrankungen
- Gicht
- Hautkrankheiten
- Frauenkrankheiten
- Zellulitis
- Osteoporose
- Augenkrankheiten
- neurologische Erkrankungen
- Streßbeschwerden
- Gerophylaxe
- Verbrennungen u.a.

Die lediglich aufzählende Form von Indikationen erfreut sich (leider) nach wie vor einer großen Beliebtheit ohne Berücksichtigung, daß unter „Hydrotherapie“, d.h. „Behandlungsmethoden unter Verwendung von Wasser“, eine Fülle von ganz unterschiedlichen Verfahren einzugliedern sind:

- Trinkkuren
- Inhalation von wasserhaltigen Aerosolen
- Augeniontophorese mit jodhaltigem Wasser
- Spülungen
- Besprühen der Haut mit schwefelhaltigem Wasser
- Dampfduschen
- Dampfbäder
- Kneipp-Blitzgüsse mit stark spürbarem hydromechanischen Druck
- Kneipp-Teilkörpergüsse mit schwacher Druckkomponente
- Tauchbäder in kaltem Wasser
- Solebäder
- Medizinische Bäder in Einzelwannen
- Schmetterlingswanne
- Stangerbad
- 4-Zellen-Bad
- Peloidteil- und -vollbäder
- Bewegungsbäder in warmem Wasser
- Tretbecken
- Gegenstromanlagen
- Strömungskanäle
- Luftsprudelbäder
- Baden in CO_2-haltigen Teil- oder Vollbädern
- Unterwasserdruckstrahlmassagen
- Trockenpunktmassagen mit Wasserstrahlen

Vom Wasser.

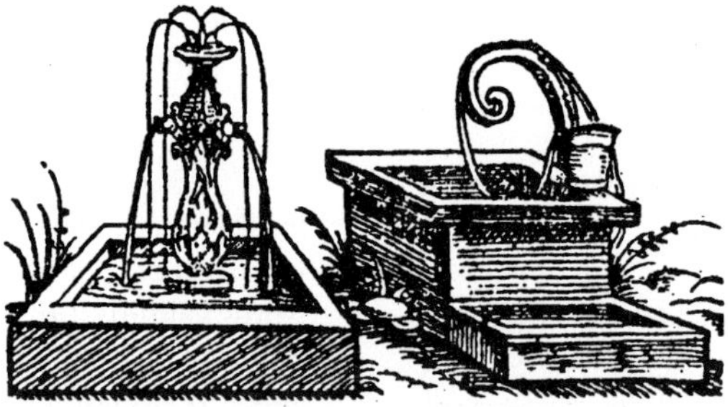

Von art/natur vnd eygenschafft deß Wassers.

DJeweil man in der Küchen kein Wasser entrahten kan/hab ich nicht können vnterlassen/ die art/natur vnd eygenschafft deß Wassers anzuzeigen/ denn sonder Wasser / Wein vnd Essig/ keine Küch erhalten kan werden. Aber durch dreyerley art vnd sinnigkeit das Wasser erkañt wirt/ als nemlich/ am Gesicht/ Geschmack vnnd Geruch. Dem Gesicht nach sol es lauter/klar vnnd durchsichtig seyn / dem geschmack nach lieblich / nicht faules sümpffiges Geruchs / darumb alle die Wasser / welche ein sauren / scharpffen/versaltzenen geschmack haben/als von Schwebel vnd Nitro/ seind schädtlich vnnd vngesundt zu natürlichen Träncken zu gebrauchen. Man sol warnemmen der Brunnquellen / daß sie sich gegen Auffgang erstrecken / auch durch ein sauber Erdtreich sich außspreiten/leichtlich zu warmen vñ kalten/vñ im Sommer kalt/im Winter warmlecht. Das Regenwasser ist am leichtesten / darnach das Brunnwasser vnd das auß fliessenden Bächen / vnnd zum letzten auß verdumpfften stehenden Wasser / vnnd das aller schwerest ist geschmoltzen Schneewasser/Sumpffpfülen vnd Bächen. Derhalben hab achtung/ was du für Wasser solt in der Küchen brauchen/ Auch Bier darauß zu machen/vnnd dergleichen/ Alle Wasser seind von Natur kalt vnd feucht/ vnd welcher Wasser noch kälter haben wil/sol es sieden/vnd wider külen / das ist das aller kältest Wasser.

Abb. 6-1. Art, Natur und Eigenschaft des Wassers aus einer mittelalterlichen Sicht. (Nach Fahrenkamp 1986)

- lokale Kalt- und Warmanwendungen mit wasserhaltigen Materialien
- Eiswasserbäder
- Eisabtupfungen
- feuchte Wickel
- biomechanische Lagerung auf sog. Wasserbetten u.a.

Bis auf wenige neuere Entwicklungen, die kurz beschrieben werden, sind die Anwendungen in ihren Ausführungsformen bekannt. Die nachfolgende Darstellung ist daher nicht auf die Differenzierung applikationstechnischer Einzelheiten, sondern auf eine Gruppierung durch Betrachtung von therapeutisch nutzbaren Wirkfaktoren ausgerichtet.

6.2 Wirkfaktoren

Die Hauptzielrichtung der vorgenannten und anderer hydrotherapeutischer Verfahren nutzt ganz unterschiedliche Eigenschaften des Wassers aus:

- als wärmeabgebendes oder wärmeaufnehmendes Medium,
- als Lösungs- und Transportmittel
  - für aus dem Körper zu eluierende Substanzen,
  - für vom Körper zu resorbierende gelöste Inhaltsstoffe;
- als schwerkraftreduzierendes Stützmedium,
- als mechanische Kräfte vermittelndes Medium,
- als visköser Widerstand für Bewegungsübungen.

Im einzelnen kann man dabei sicher die Vor- und Nachteile von Alternativen, also etwa von Öl als Lösungsmittel, von Alkohol als Verdampfungsmittel oder von Trockeneis (gefrorenes CO_2) als Kühlmittel diskutieren. Demgegenüber können und sollen etwa in einem Solebewegungsbad aber gerade **nicht** quasi nacheinander

- primär ein Übungswiderstand für krankengymnastische Extremitätenbewegungen,
- sodann eine auftriebsbedingte Sturzprophylaxe,
- darauf eine muskelrelaxierende Erwärmung

und schließlich noch

- eine nachwirkende Wärmespeicherung im Körper infolge verringerter Hautwasserabgabe

realisiert werden, sondern in typischer Weise **ganzheitlich** die Kombination mehrerer Wirkungskomponenten zur Anwendung kommen. Wenn man dazu noch das Solebewegungsbad in einer ansprechenden balneotechnischen Anlage, wie sie z. B. in vielen Kurmittelhäusern realisiert ist, anstatt in einer nüchtern gekachelten Krankenhausabteilung durchgeführt, kommen noch psychologische Aspekte hinzu, die dieser Art von **Kombinationstherapie** hohe Akzeptanz verleihen, mit der Folge einer – besonders im Kurbereich immer wieder festzustellenden – bemerkenswert hohen Compliance, die bekanntermaßen eine wesentliche Voraussetzung für den Therapieerfolg ist.

Dieser Hinweis soll vorausgeschickt werden, weil nachfolgend, scheinbar genau gegensätzlich, nur noch getrennt

- der hydrostatische Immersionseffekt,
- der hydrodynamische Widerstandseffekt und
- der Lösungsmitteleffekt besprochen werden.

Zu Einzelheiten bezüglich

- thermischer Wirkungen

wird auf das Kapitel 7 „Thermotherapie“ verwiesen.

Dort werden insbesondere wechselwarme Kneipp- Güsse als primär thermotherapeutisch ausgerichtete Verfahren besprochen, während man Kneipp auch als „Wasserdoktor“ – nach heutiger Terminologie eher als Wasserheilpraktiker – und die bekannteste seiner Therapiesäulen – zu kurz, denn die Bezeichnung „Hydrothermotherapie" wäre treffender – als „Hydrotherapie" bezeichnet. Hier sollen lediglich zusammenfassend

- Ganzkörperüberwärmungen,
- lokale Gewebeerwärmungen und -abkühlungen und
- neurophysiologische Reaktionen auf thermorezeptorische Reize

als Therapieziele herausgestellt werden mit den daraus folgenden Hauptindikationen:

- postakute Zustände des Weichteilrheumatismus,
- postoperative Nachbehandlungen, posttraumatische Zustände,
- chronische rheumatische Erkrankungen,
- degenerative Gelenks- und Wirbelsäulenerkrankungen,
- Verbrennungen,
- akute Sportverletzungen und
- akuter rheumatischer Schub.

6.3 Hydrostatischer Immersionseffekt

In einem Gedankenexperiment sollen zunächst aus 2 prima vista gegensätzlichen Besonderheiten eines dünnflüssigen Mediums, nämlich der Inkompressibilität und der leichten Verformbarkeit

- der **allseitig** wirksame hydrostatische Druck und
- der **gewichtskraftreduzierende** Auftrieb abgeleitet werden.

Hierzu stellen wir uns ein Schwimmbecken vor, das bis zum Rand mit Wasser gefüllt ist. Der Boden des Schwimmbeckens muß hinreichend stabil sein, um – als erster Hinweis auf das Tonnengewicht eines einzigen Kubikmeters Wasser – nicht durchzubrechen. Hierzu muß jeder Quadratzentimeter das Gewicht der über ihm aufragenden Wassersäule aushalten können, das sich aus deren Volumen, multipliziert mit dem Gewicht des Standardvolumens der Säule, errechnet. Man kann auch das Säulengewicht pro m^2 berechnen und erhält damit zwar ein 10 000faches Gewicht, aber den **gleichen** hydrostatischen Druck wie zuvor. Diese Unterscheidung ist wichtig, da z. B. bei der Unterwasserdruckstrahlmassage für den Patienten nur die auf eine kleine Hautstelle konzentrierte mechanische Kraft entscheidend ist und nicht eine auf 1 m^2 bezogene Hochrechnung.

Nach Umrechnung auf eine Einheitsbodenfläche N hängt der hydrostatische Druck (bei gleichbleibender Dichte ρ und konstantem Schwerkraftfaktor g) nämlich nur noch von der Höhe der Flüssigkeitssäule ab:

$$
\begin{aligned}
\text{Druck } p \\
&= \text{Kraft } F / \text{Fläche } A \\
&= \text{Masse } m \cdot g / A \\
&= \text{Volumen } V \cdot \rho \cdot g / A \\
&= \text{Säulengrundfläche } A \cdot \text{Säulenhöhe } h \cdot \\
&\quad \rho \cdot g / A \\
&= (\rho \cdot g) \cdot h
\end{aligned}
$$

In Abb. 6-2 ist für ein Wasserbad (ρ = 1,00 kg/l), ein Moorbreibad (ρ = 1,02 kg/l) und ein Bad in gesättigter Sole (1,27 kg/l) der über der Brust eines Patienten meßbare Druck dargestellt (soweit der Patient im Falle der Sole durch Bleigewichte oder Haltegürtel den Auftrieb kompensiert und überhaupt tief genug eintauchen kann). Man erkennt, daß durch einfaches Aufrichten in der Wanne die Höhe der über der Brust befindlichen Wassersäule und damit deren Gewicht bzw. der hydrostatische Druck verringert wird. Gelegentlich angegebene Druckgefühle in einem Moorbad gegenüber einem Wasserbad lassen sich daraus noch nicht erklären, wohl aber eine gewisse auspressende Wirkung auf oberflächliche Blut- und Lymphgefäße, was auch mit dem sog. Storchengang in Kneipp-Tretbecken oder – quantitativ stär-

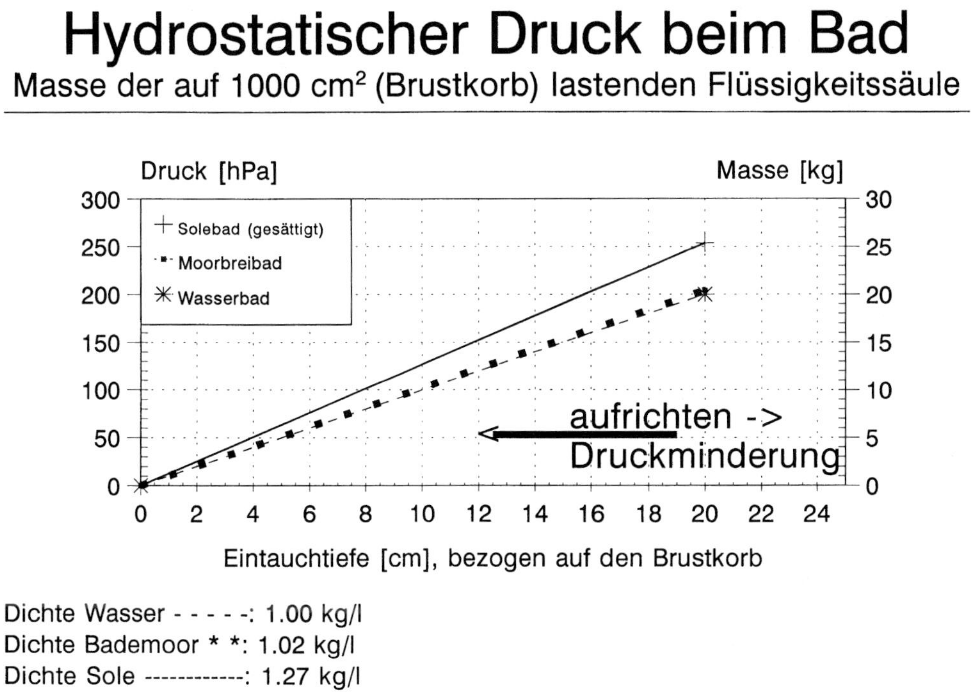

Abb. 6-2. Zusammenhang zwischen dem hydrostatischen Druck in einem Bad, d.h. der auf der Brust des eingetauchten Patienten spürbaren Gewichtskraft, und der Dichte des Bademediums. Eine zuweilen im Moorbreibad angegebene erhöhte „Druckbelastung über dem Herzen" wäre durch einfaches Aufrichten und damit eine Verringerung der über der Brust befindlichen Masse um Bruchteile von cm an die Belastung in einem Wasserbad anzupassen (Pfeil), wenn man nur den hydrostatischen Druck als Wirkfaktor betrachten würde. Beim Atmen und bei sonstigen Bewegungen machen sich aber auch hydrodynamische Kräfte bemerkbar, und thermische Wirkfaktoren führen ebenfalls zu Regulationsanforderungen an den Körper und erklären die Belastungsempfindung des Patienten

ker – in Moortretbecken wie auch beim Wattwandern an der See beabsichtigt wird.

Zur Erklärung dieser Wirkung muß die zuvor dargestellte Fixierung auf die waagerechte Bezugsfläche unter einer senkrecht stehenden Wassersäule erweitert werden. Wasser ist nahezu inkompressibel und leicht verschiebbar. Warum weicht also die Wassersäule nicht einfach zur Seite aus unter Entlastung der Bodenfläche? Newton erklärt dies durch einen betragsmäßig gleichen, richtungsmäßig genau entgegengesetzten Gegendruck, der das System stabil hält. Danach gibt es beim Einwirken von Kräften auf einen ruhenden Körper nur 2 Möglichkeiten:

- entweder der Körper bewegt sich,
- oder er behält seine Lage bei.

Im letzteren Fall muß man dann nach der Gegenkraft suchen, die offensichtlich betragsmäßig **gleich** groß, nur eben genau entgegengerichtet ist: Actio = Reactio. Würde nämlich eine der Kräfte überwiegen, würde der Körper der überwiegenden Kraft ausweichen und sich dabei verformen oder bewegen, d. h. genauer: seinen Bewegungszustand hinsichtlich Richtung und/oder Betrag der Geschwindigkeit verändern.

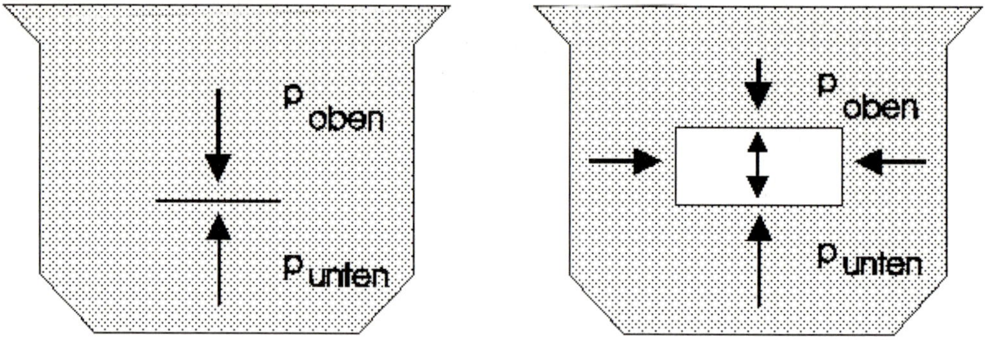

Abb. 6-3. Druckverhältnisse in einer Flüssigkeit und deren Modifizierung bei Immersion. Aus dem Newton-Axiom „Actio = Reactio" leitet sich die „Allseitigkeit" wie auch der hydrostatisch bedingte Auftrieb ab

Dem Druck der Wassersäule, der zuvor nur in einer von oben nach unten auf eine waagerechte Bodenfläche einwirkenden Richtung dargestellt wurde, muß demnach ein gleichgroßer Druck von unten nach oben entgegengerichtet sein; andernfalls würde die Wassersäule nach unten „durchsacken". Diese Überlegung gilt nicht nur am Boden eines Schwimmbeckens, sondern in jeder und für jede Wassertiefe (Abb. 6-3).

Realiter bietet in Bädern der Patient mit seinen vorgespannten Strukturgeweben diesem Gegendruck pari; andernfalls werden die Gewebe, vor allem oberflächlich gelegene Blutgefäße, von außen mehr oder weniger zusammengedrückt mit der Folge von Blutvolumenverschiebungen (immerhin ca. 700 ml) aus der Peripherie in den thorakalen Blutraum. Dies ist bei Venenerkrankungen oder Ödemen erwünscht, kann sich bei manchen Herzkrankheiten wie Linksherzinsuffizienz aber auch negativ (vergrößerte Preload) auswirken, und diese ist als Kontraindikation zu beachten. Bei Tieftauchern reichen die körpereigenen Gegendruckressourcen nicht mehr aus: Druckanzüge schützen vor Knochenbrüchen, Preßluft unterstützt die Atemmuskulatur.

Die peripher einwirkenden hydrostatischen Drücke spiegeln sich auch in der sog. Badediurese wider, also dem Drang, in das Badewasser zu urinieren. Eine physikalische Ursache ist der sich bis in die Blase fortpflanzende Wasserdruck (s.u.); eine physiologische Ursache ist in einem Botenstoff zu sehen, der in dem zentral gelegenen Vorhof des Herzens bei Druckerhöhung ausgeschüttet wird, gegenregulatorisch auf die Niere einwirkt (Abb. 6-4) und dann ebenfalls einen höheren Blasendruck verursacht. Dies mag zwar eine physiologische Begründung sein, ist aber keine Entschuldigung für die Badediurese.

Aus dem allseitig einwirkenden Druck folgt noch ein weiterer wichtiger hydrotherapeutischer Effekt: der Auftrieb. Stellt man sich eine Zigarrenkiste vor, die zunächst zusammengepreßt als dünne Fläche waagerecht in einer Wassertiefe h_u schwebt, dann halten sich der von oben und von unten einwirkende Druck die Waage; für seitlich einwirkende Kräfte gibt es keine Angriffsflächen (s. Abb. 6-3). Jetzt wird die Zigarrenkiste von innen „aufgepreßt" und dehnt sich dabei volumenmäßig aus. Nach unten gibt es für das dabei zu verdrängende Wasser keine Ausweichmöglichkeit, und von den Seiten her gibt es jeweils symmetrischen Gegendruck. Nach oben aber kann der Wasserspiegel (mehr oder weniger merklich) ansteigen:

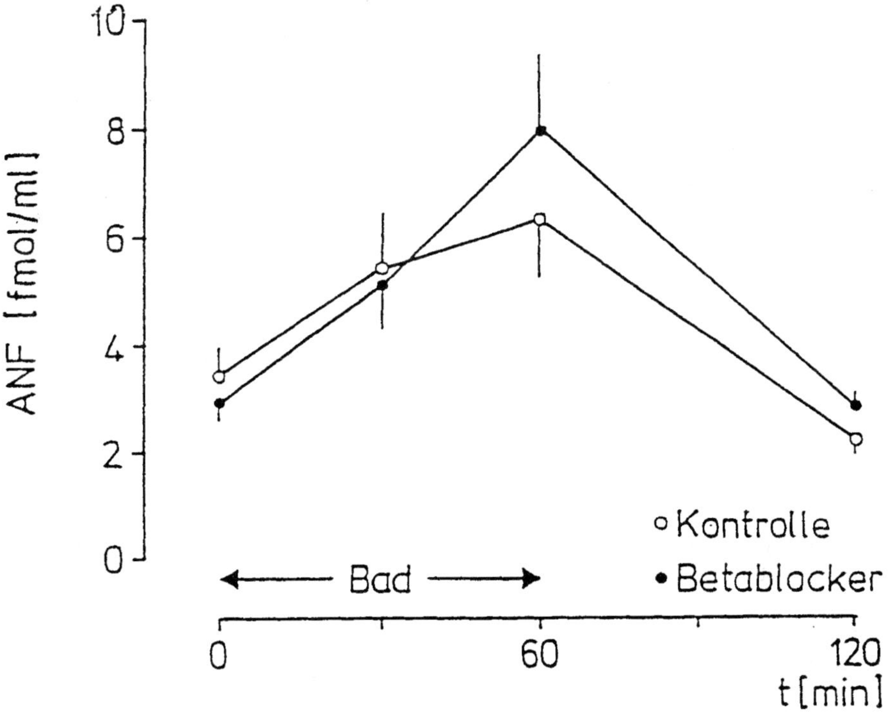

Abb. 6-4. Freisetzung des atrionatriuretischen Faktors (ANF) im Blut gesunder Probanden bei thermoneutralen Head-out-water-Immersionsbädern (Pulvermüller 1990). Eine Dehnung der Vorhöfe des Herzens, bedingt u.a. durch Blutvolumenverlagerung aus der Peripherie, führt – neuronal und humoral gesteuert – zur Steigerung der renalen Wasserausscheidung (Henry-Gauer-Reflex). Die Erregung von Betarezeptoren an der Niere bewirkt eine Freisetzung von Renin. Unbeeinflußt durch eine vorausgegangene Einnahme von Betarezeptorenblockern, wenn nicht sogar eher unterstützend, bewirkt eine immersionbedingte Steigerung der ANF-Ausschüttung die Suppression des antidiuretischen Hormons, was eine verminderte Hemmwirkung in bezug auf die Badediurese nach sich zieht

Wenn – anders als in der Archimedischen Badewanne – das durch die Zigarrenkiste verdrängte Volumen in einem Schwimmbad auf eine große Wasserfläche verteilt wird, bleibt der Wasserspiegel praktisch konstant und damit auch die Höhe h_u, nicht aber die Höhe h_o der Wassersäule **über** der Deckfläche der Zigarrenkiste. Der von oben her auf die Kiste einwirkende Wasserdruck

$$p_o\ [\mathrm{Pa}] = 10^3\ [\mathrm{kg/m^3}] \cdot 9{,}81\ [\mathrm{m/s^2}] \cdot h_o\ [\mathrm{m}]$$

ist jetzt um den der Kistenhöhe entsprechenden Druck **kleiner** als der von unten nach oben drückende Gegendruck p_u mit der Folge, daß die Zigarrenkiste so weit an die Oberfläche „auftreibt", bis die Summe aus Eigengewicht und oberer Wassersäule gleich groß ist wie die Gegenkraft, die einer auf die Unterfläche einwirkenden Wassersäule entspricht.

Die auftreibende Kraft (Auftrieb) ist dabei betragsmäßig gleich dem Gewicht der verdrängten Flüssigkeitsmenge, was sich sofort von dem Standpunkt aus veranschaulichen läßt, der schon von Archimedes eingenommen wurde:

Wäre das Schwimmbecken an mächtigen Seilen aufgehängt, die auf den Hebelarm einer überdimensionalen Waage zuliefen, um so das Gewicht der Schwimmbeckenkonstruktion wie auch des Wassers messen zu können, und würde nun ein kleiner Quader von 25 cm Länge, 10 cm Höhe und 4 cm Breite, jetzt aber nicht als leichte Zigarrenkiste, sondern z. B. als schwerer Ziegelstein (3 kg) in das Schwimmbecken geworfen, so sollte man annehmen, daß sich die Gesamtmasse ebenfalls um 3 kg vergrößert. Das ist aber nicht der Fall: der Ziegelstein verdrängt nämlich gemäß dem Archimedischen Prinzip 1000 cm^3 bzw. 1 l Wasser, das überläuft und damit dem zu messenden Gesamtgewicht fehlt. Abgesehen von kleinen temperaturabhängigen Variationen entspricht dessen Gewichtsverlust rund 1 kg Masse. In der Bilanz ist deshalb das Schwimmbecken samt Inhalt nicht um einen insgesamt 3 kg entsprechenden Gewichtsbetrag (3 kg · 9,81 m/s^2 = ca. 30 N), sondern nur um rund 20 N schwerer geworden. Ersetzen wir den 3-kg-Ziegelstein mit seinen besonders einfachen geometrischen Formen durch einen Patienten mit 80 kg, erhält man als Gewichtszuwachs eben **nicht** 800 N, sondern nur etwa 150 N: Der Patient hat über 80% an Gewicht „verloren“. Erwähnenswert ist noch, daß (abgesehen von geringen temperaturabhängigen Dichteänderungen) dicht unter der Wasseroberfläche wie auch in der Tiefe zwar der aus dem Differenzdruck resultierende Auftrieb gleichbleibt, nicht aber der zum Erhalt des Verdrängungsvolumens nötige Druck, den der Körper aufzubringen hat. In einer Art circulus vitiosus verliert deshalb ein Taucher bei zunächst geringgradiger Kompression des Brustkorbs etwas Verdrängungsvolumen, der Auftrieb wird dadurch kleiner und ein weiteres Absinken beschleunigt. Der mit steigender Tiefe zunehmende Druck preßt nun noch mehr zusammen usw. Nur mit hinreichend kräftiger Atemmuskulatur, ansonsten mit geeigneten Atemhilfen und schließlich mit Druckanzug kann sich ein Taucher davor schützen. Solche Wassertiefen kommen in Therapiebädern allerdings nicht vor.

Der Auftrieb erleichtert die Gewichtsbelastungen zahlreicher Gelenke und vermindert die Muskelanstrengungen, mit denen ein Patient den labilen Schwerpunkt seines Körpers vor dem Hinfallen bewahrt. Solebewegungsbäder haben diesbezüglich wegen des verstärkten Auftriebs (aus der größeren Dichte resultierend) besondere Vorteile gegenüber Wasserbewegungsbädern (s. Abb. 6-2). Als hydrotherapeutische Indikationen leiten sich daraus alle Krankheitsbilder ab, bei denen die Gewichtsentlastung vorteilhaft ist, also

- Nachbehandlung nach Gelenkoperationen,
- Fallrisikoverminderung
  - bei krankengymnastischen Übungen,
  - bei Erkrankungen des Bewegungsapparats,
  - bei Osteoporose,
  - bei Gleichgewichtsstörungen (Schlaganfallfolgen, spastische Lähmungen, Entwicklungsstörungen im Kindesalter);
- Geroprophylaxe.

6.4 Hydrodynamischer Druck

Daß der in einer bestimmten Wassertiefe zu messende hydrostatische Druck **allseitig** zu messen ist, würde augenfällig, wenn plötzlich eine Seitenwand des Schwimmbeckens dem Druck nicht mehr standhalten würde: Es gäbe einen (nun nicht mehr durch reaktive seitlich gerichtete Kräfte zurückgehaltenen) Wasserschwall. Ein Körper, der in den Wasserschwall gelangt, verspürt einen nunmehr hydrodynamischen Druck. Er wird – beabsichtigt bei reinigenden Zielrichtungen wie Augenspülungen, Vaginalspülungen, bei subaqualen Darmbädern wie auch der Wundreinigung – entweder mitgerissen oder verformt, so

- bei der Unterwassermassage,
- beim Kneipp-Blitzguß

und – ganz dezidiert **nur** auf die Verformungswirkung abgestellt – in neuartigen Trockenmassagegeräten, bei denen der Patient durch Wasserstrahlen Punktmassagen appliziert bekommt, deren Intensität und Lokalisation er durch Steuergeräte selbst beeinflussen kann. Er ist dabei durch eine Folie vom direkten Kontakt mit Wasser getrennt.

Wegen der Fokussierung der Strahlen auf kleine Flächen erhält man rechnerisch und auch lokal spürbar hohe Druckwerte, was im Schnellverfahren – das Aus- und Ankleiden entfällt – bei zeitstreßgeplagten Mitbürgern zu Entspannungseffekten und gelegentlich wohl auch zum Abflauen von Migräneanfällen führt. Gegenüber solchen Spezialgeräten nutzen „echte" Wasseranwendungen nicht nur eine, sondern mehrere Wassereigenschaften aus.

Physikalisch verstärkt sich die Verformungswirkung eines Wasserstrahls wie auch die Fähigkeit, kleinere oder größere Körper mitzureißen, also die Kraft F, mit der hydrodynamischen Geschwindigkeit und mit der Flüssigkeitsdichte (Abb. 6-5). Dabei kann auch – wie bei krankengymnastischen Übungen im Bewegungsbad – das Wasser „ruhen", während sich der ganze Körper oder die Extremitäten relativ dazu bewegen.

6.5 Hydrodynamischer Widerstandseffekt

Die zuletzt genannte aktive Bewegung in einem Bad führt zu einer weiteren therapeutisch genutzten Kenngröße des Wassers, der Viskosität. A priori gilt das Wasser als leicht verschiebliches, weiches Medium. Auf dieser Eigenschaft basieren ja gerade die Wasserbetten, die unter biomechani-

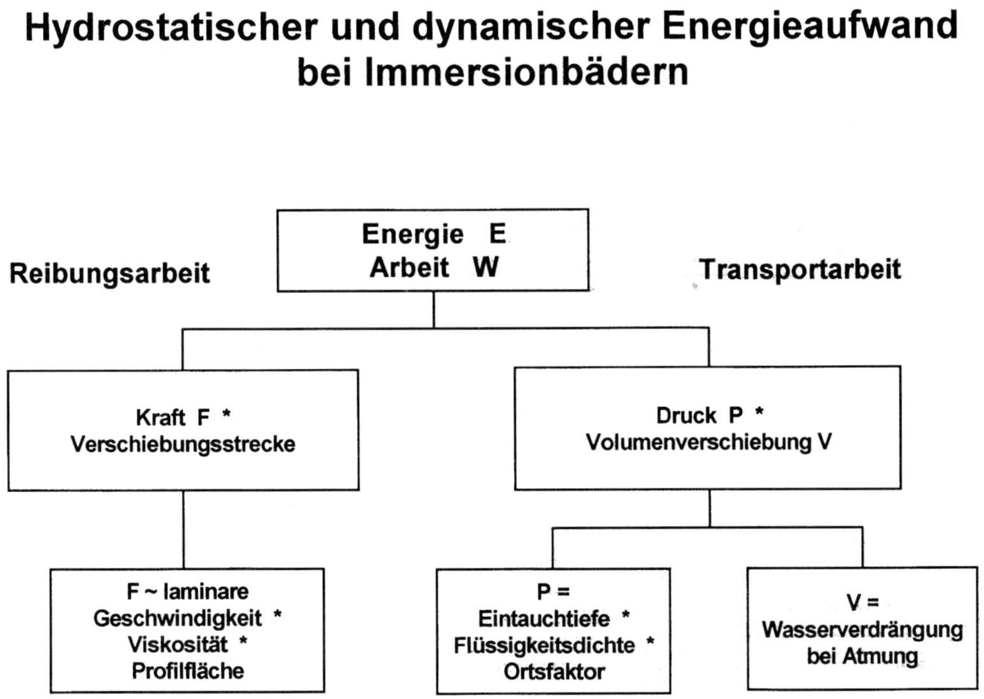

Abb. 6-5. Zur quantitativen Beschreibung der bei Hydrotherapie auftretenden physikalischen Kräfte

schen Lagerungsüberlegungen z. B. für Verbrennungsopfer eingesetzt werden. Demgegenüber führt die Erinnerung an eine Methode, wie man auch ohne Hilfsmittel wie Eimer oder Schlauchleitungen Wasser aus einem Regenfaß über eine gewisse Entfernung hinweg in ein räumlich getrenntes Beet spritzen kann, auf die von Kohäsionskräften abhängige **Viskosität** als einen weiteren Faktor in der Hydrotherapie. Wenn man nämlich nur schnell genug mit der flachen Hand durch das Regenfaß fährt, reicht die Verschieblichkeit der Wassermoleküle **nicht** mehr aus, um der Handfläche auszuweichen. Es bleibt ein kleines Wasservolumen beisammen, das wie eine Wasserblase weitergeschleudert werden kann. Nach dem gleichen Prinzip können wir aus einem Honigglas mit dem flachen Messer Honig zum Brot transportieren, wobei wegen der deutlich höheren Zähflüssigkeit die Geschwindigkeit viel kleiner sein darf, bevor vorzeitig Honig herunterkleckst; ansonsten gilt das gleiche Berechnungsprinzip (Abb. 6-5). Hinsichtlich der hydrotherapeutischen Auswirkung reicht es, bei vorgegebener innerer Reibung (Viskosität) auf den steuerbaren Faktor „Geschwindigkeit" zu verweisen, mit der der ganze Patient oder seine Extremitäten

- durch das ruhende Wasser eines Bewegungsbads

oder in Verstärkung

- in Gegenstromanlagen bis hin zu
- Strömungskanälen

bewegt werden.

Als Sonderform ist dabei

- die Schmetterlingswanne anzusehen, eine für Einzelwassergymnastik konzipierte Wannenform mit Ausbuchtungen, so daß bei Wasser- und Heizenergieeinsparung gegenüber Bewegungsbecken unbehinderte Arm- und Beinbewegungen möglich sind.

Der Patient muß bei der Bewegungstherapie im Wasser nicht nur die nötige Muskelarbeit mit allen Folgewirkungen auf Atmung, Durchblutung und Energiestoffwechsel aufbringen, sondern er übt auch seinen Gleichgewichtssinn und die Koordinationsfähigkeit für Gegenbewegungen, was besonders

- bei neurologischen Erkrankungen,
- bei spastischen Lähmungen und
- bei Entwicklungsstörungen im Kindesalter

wichtig ist. Darüber hinaus verleiht die Übung im Wasser die Bewegungssicherheit, die Stürzen vorbeugt. Sturzbedingte Knochenbrüche sind bekanntlich sehr gravierende Risikofaktoren

- in der Geriatrie,
- bei Osteoporose und
- bei Rachitis.

In der nächsten Stufe können solche Patienten im durchsichtigen Wassertretbecken oder (erschwert) im undurchsichtigen Moortretbecken oder im Meeresschlick üben, das Gleichgewicht zu halten. Die deutlich größere Viskosität der wasserhaltigen Peloide verstärkt einerseits die aktiven Leistungsanforderungen an den Körper und mildert andererseits etwaige Stürze.

Tretbecken mit wasserhaltigen Peloiden ermöglichen passive hydromechanische Verstärkungen. Im Hinblick auf das zuvor erwähnte hydrostatische Auspressen peripherer Gefäße ist zum einen infolge der größeren Dichte der hydrostatische Effekt größer, und zum anderen sind bei gleicher Schrittgeschwindigkeit die hydrodynamischen Reibungswiderstände deutlich erhöht. Dies bedeutet beim Auftreten und Eintauchen gleichsam ein intensiveres externes Ausmassieren von peripherem Gewebewasser. Weitergehen, d.h. das Herausziehen des Fußes aus dem Schlick oder Tretmoor, ist nur durch eine verstärkte Muskelaktivität und damit eine verbesserte interne Muskelpumpe möglich, was vor allem bei Venenleiden und Krampfadern angestrebt wird.

6.6 Wasser als Lösungs- und Transportmittel

Eine Sonderform des hydrostatischen Drucks ist der lebenswichtige onkotische Druck. Dieser resultiert letztlich daraus, daß nicht nur eine, sondern zwei verschiedene, durch semipermeable Zellmembranen getrennte Flüssigkeiten zu betrachten sind. Stellen wir uns dazu eine Honigsäule vor, die auf einer Wassersäule steht, getrennt durch ein Sieb als Trennfläche. Dieses soll zwar dicht genug für die obenstehende zähflüssige Honigsäule mit ihrem größeren Gewicht, aber immer noch durchlässig für dünnflüssiges Wasser sein. Entsprechend dem größeren Gewicht der Honigsäule (Druck im Zellinnern) muß das Sieb dem erhöhten Druck standhalten; der Gegendruck des Wassers von unten reicht nicht aus. Das Sieb verbiegt sich deshalb und gerät unter mechanische Spannung, ein Effekt, der z. B. das Aufrichten von Pflanzen erklärt. Im medizinischen Bereich hängen das Schrumpeln wie auch das Quellen der Haut in verschiedenartigen Bädern, aber auch ein Platzen von Erythrozyten in Wasser, falls **nicht** rechtzeitig zuvor außendruckverstärkende Inhaltsstoffe (isotonische Lösungen) zugegeben wurden, damit zusammen.

Daß sich Salze in Wasser überhaupt lösen können, wird auf die etwas verbogene stereometrische Form des Wassermoleküls mit der Folge seiner elektrischen Polarisation zurückgeführt. Dadurch können sich Wassermoleküle z. B. in das Kristallgitter von trockenem Kochsalz hineindrängen und so zu dessen Auflösung führen. Hierauf basieren viele Trinkkuranwendungen: bereits das Lösen von Salzen und das anschließende Ausschwemmen mit dem Harn, was große Trinkmengen erfordert, ist ein wichtiger therapeutischer Gesichtspunkt, speziell bei der Gicht. Ob diesbezüglich die geschmacksbestimmenden Inhaltsstoffe einer Quelle lediglich eine compliancefördernde Wirkung haben oder inwieweit darüber hinaus zusätzliche pharmakologische Effekte den beabsichtigten therapeutischen Effekt verstärken (mit allen arzneimittelrechtlichen Kautelen, die für die Herstellung von Pharmaka gelten), ist hier nicht zu diskutieren.

Infolge der Löslichkeit von Inhaltsstoffen in Wasser lassen sich beim Zerstäuben von Wasser in Inhalatoren Wirkstoffe in die Atemwege einbringen, Wasser kann in Körperhöhlen gespült werden und dabei nicht nur körpereigene Substanzen eluieren, sondern auch Inhaltsstoffe deponieren. Solche chemischen Wirkungen faszinieren gegenüber den vorgenannten deutlich spür- und meßbaren physikalischen Wirkfaktoren der Wasseranwendungen noch immer als eine quasi geheime Waffe hydrotherapeutischer Anwendungen.

Anders als bei Trinkkuren oder bei lokalen Anwendungen (Augeniontophorese, Vaginalspülungen) kann man aber bei üblichen hydrotherapeutischen Anwendungsformen die Schutzwirkung der Hornhaut gegen von außen eindringende Wirkstoffe **nicht** einfach umgehen. Zur Quantität von durch die Haut resorbierbaren Inhaltsstoffen sind schon früh von verschiedenen Arbeitskreisen aufwendige Resorptionsuntersuchungen angestellt worden mit den größenordnungsmäßig übereinstimmenden Ergebnissen, die in Abb. 6-6 wiedergegeben sind.

Zu deren Interpretation läßt sich auf das Ficksche Diffusionsgesetz zurückgreifen.

$$m = (c_{Bad} - c_{Haut}) \cdot A \cdot P \cdot t$$

Danach steigt die Masse m an Wirkstoffen, die während eines Bades durch die Haut transportiert werden können,

- mit den Unterschieden zwischen der Konzentration in den obersten Haut-

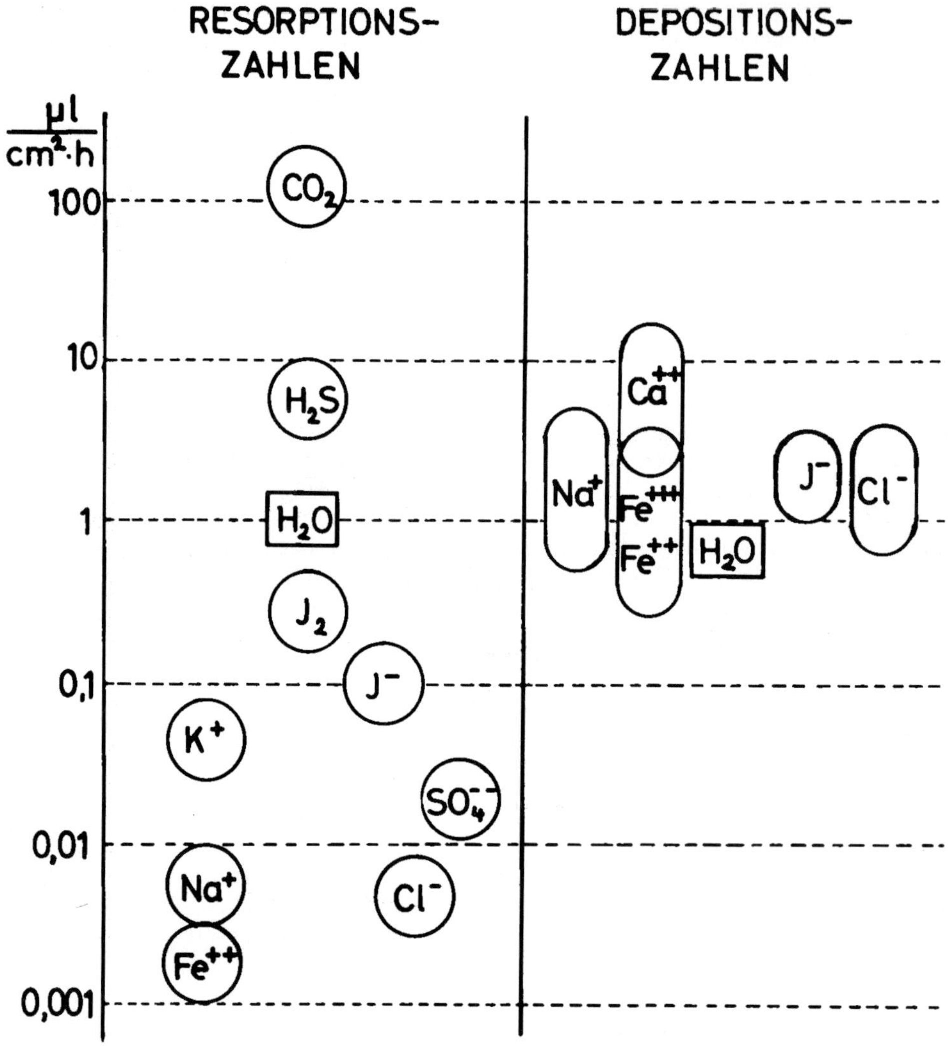

Abb. 6-6. Durchlässigkeit der Haut für wasserlösliche Inhaltsstoffe (Kleinschmidt et al. 1973). Die In-vivo-Versuche wurden mit radioaktiv markierten Substanzen durchgeführt und deren Aufnahme in den Körper auf 1 cm^2 Hautfläche bei 1stündiger „Bebadung" umgerechnet. Die Größenordnung der permeierenden Lösungsvolumina kann angenähert mit einem Stecknadelkopf (1 µl = 1 mm^3) veranschaulicht werden, dessen Volumen über eine Hautfläche von 1 cm^2 zu verstreichen ist

schichten c_{Haut} und in dem (höher konzentrierten) Badewasser c_{Bad},
- mit der Applikationsfläche A,
- mit der Badedauer t und
- mit der substanzspezifischen Permeabilität P, d.h. der Durchlässigkeit der Haut für diese oder jene Stoffe.

Resorptionszahlen P sind reziprok zum Widerstand, den die (intakte) Haut einem Durchdiffundieren entgegensetzt. Sie können als Lösungsvolumen interpretiert werden, das sich seiner Inhaltsstoffe entledigt hat (Clearance-Zahl), wenn die Gleichung entsprechend umgestellt wird:

$$P\left[\frac{ml}{cm^2 \cdot h}\right] = \frac{m\,[g]}{c\left[\frac{g}{ml}\right] \cdot A\left[cm^2\right] \cdot t\,[h]}$$

Solche Diffusionswiderstände, ausgedrückt als Resorptionskoeffizienten, sind in der Abb. 6-6 einheitlich auf

- 1 cm^2 Hautfläche,
- 1stündige Badedauer,
- einen Konzentrationsgradienten von 1 g/cm^3

bezogen worden. Damit kann **unabhängig** von der realiter großen Konzentrationsvariabilität in verschiedenen Mineralwässern zur Veranschaulichung berechnet werden, wieviel Badewasservolumen unter Normbedingungen vollständig seiner Inhaltsstoffe beraubt werden würde, wenn diese durch eine darunterliegende 1 cm^2 große Hautschicht permeieren. Es ist das Volumen eines Stecknadelkopfes, nämlich weniger als 1 µl, verteilt in einer hauchdünnen Schicht auf die Hautfläche von 1 cm^2. Diese Quantitäten sind nicht überwältigend. Abgesehen von gasförmigen Quellinhaltsstoffen (CO_2, Radon) gelangt Wasser, durch Markierung mit Tritium zu verfolgen, noch am einfachsten durch die Haut, gefolgt von kleinvolumigen anorganischen Ionen. Bei den großen organischen Molekülen gelangen vergleichsweise kaum noch wasserlösliche Wirkstoffe durch die Haut.

Wenn man sich damit **nicht** unter Bezug auf homöopathische Wirkungsvorstellungen zufriedengeben will, wird man zumindest versuchen, durch

- großflächige und
- langandauernde

Anwendungen die Wirkstoffzufuhr zu vergrößern. Hierauf zielen z. B. die hydrotherapeutischen Anwendungsformen

- Besprühungen,
- Emulsionswickel und
- medizinische Wannenbäder ab.

In letzteren wird – bei Beschränkung ausschließlich auf Resorptionsaspekte – weit mehr Substanz angeboten als nötig wäre; im Hinblick auf zusätzliche thermische und hydrostatische Wirkfaktoren sind demgegenüber Wassermengen von 150 l und mehr fast schon unzureichend. Eine Sonderform, die die chemischen und physikalischen Wirkfaktoren der Hydrothermotherapie vereint, ist das Flexiwann-System, bei dem der Patient zusammen mit nur ca. 30 l hochkonzentrierter Wirkstofflösung durch eine Folie gleichsam in einen Okklusivverband eingewickelt ist. Folie, Lösung und Patient sinken dann zusammen in ein Wasserbad ein mit allen Immersions- und Überwärmungseffekten (Abb. 6-7).

Um den Faktor 10–1000 verstärkt werden kann eine Wirkstoffaufnahme im übrigen noch elektrotherapeutisch durch ein geeignet gepoltes elektrisches Feld. Insofern kann man zwar vielleicht

- die Augeniontophorese
- das 4-Zellen-Bad oder
- das Stangerbad

auch noch zu den hydrotherapeutischen Anwendungsformen zählen; in bezug auf deren Hauptwirkungen sind sie aber viel deutlicher zu den elektrotherapeutischen Verfahren zu zählen und dort zu besprechen.

In ähnlicher Weise greifen Solebäder in das Gebiet der Phototherapie über: Sie verbessern die nachfolgende UV-Einwirkung. Natürliche Lichtschutzsubstanzen werden aus der Haut eluiert, hygroskopisch wirksames Salz wird deponiert und führt zu besserer Transmissivität für UV-Strahlen.

Wahrscheinlich beruht auf der Wasserbindung von Salzen, die in der Hornschicht deponiert wurden, auch der zumindest optische Eindruck einer strafferen Haut und erklärt für diese Form hydrotherapeutischer Anwendungen die gelegentlich aufgeführte Indikation Zellulitis. Quantitativ bleibt dieser Effekt allerdings begrenzt; in Abb. 6-8 ist das Ausmaß gezeigt, in dem in der Haut

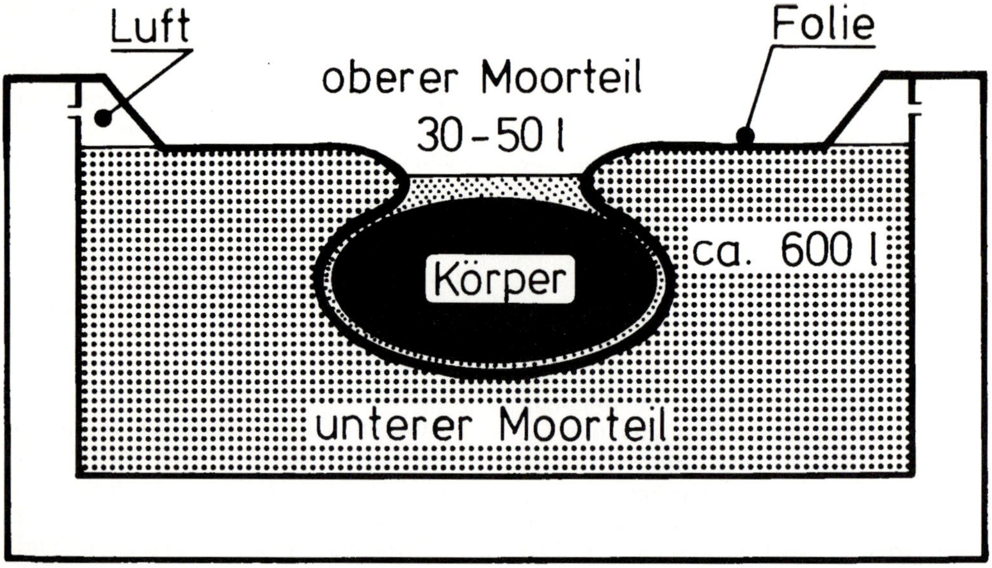

Abb. 6-7. Patentierte Wannenform, mit der statt mit Moor auch hochkonzentrierte medizinische Bäder möglich sind, weil sich das Lösungsvolumen beschränkt auf nur 30-50 l. Da der Patient zusammen mit dem Lösungsvolumen in die unterhalb der flexiblen Trennfolie befindlichen ca. 600 l Wasser einsinkt, kommen anders als bei Okklusionsverbänden ebenso die thermischen Wirkungen wie auch Immersionseffekte von Bädern zum Tragen

deponierte Salze die insensible Hautwasserabgabe verringern. Dieser Effekt, der sich durch Einschränkung der Verdampfungskühlung auch auf den Wärmehaushalt auswirkt, erklärt sich aus dem Raoult-Gesetz (Dampfdruckerniedrigung durch in Wasser gelöste Salze). Immerhin reicht die damit verzögerte Wasserverdunstung aus, um mit Solewickeln einen länger anhaltenden Wärmeentzug bewirken zu können.

6.7 Thermische Wirkfaktoren

Schon zuvor wurden immer wieder einmal auch thermische Wirkungen erwähnt. Da viele klassische Hydrotherapieverfahren wie z. B. wechselwarme Kneipp-Güsse primär auf thermische Wirkungen abzielen, werden sie nicht hier, sondern im Kapitel 7 (Thermotherapie) besprochen.

6.8 Zusammenfassung

Eine in tabellarischer Kurzform erstaunlich weit gefaßte Indikationsliste für Verfahren, die Wasser als Therapiemittel verwenden oder mitverwenden, läßt Überschneidungen mit anderen Bereichen, speziell der Thermotherapie, Bewegungstherapie oder Balneotherapie erkennen. Die dort im einzelnen erläuterten therapeutischen Aspekte werden in diesem Kapitel insofern vorbereitet, als die Hydrotherapie auf relativ wenige Wirkfaktoren des Wassers zurückgeführt wird:

- hydrostatischer Immersionseffekt,
- hydrodynamischer Widerstandseffekt,
- Lösungsmitteleffekt.
- thermischer Effekt.

Dabei ist jedoch immer wieder der ganzheitliche Aspekte in der Hydrotherapie zu

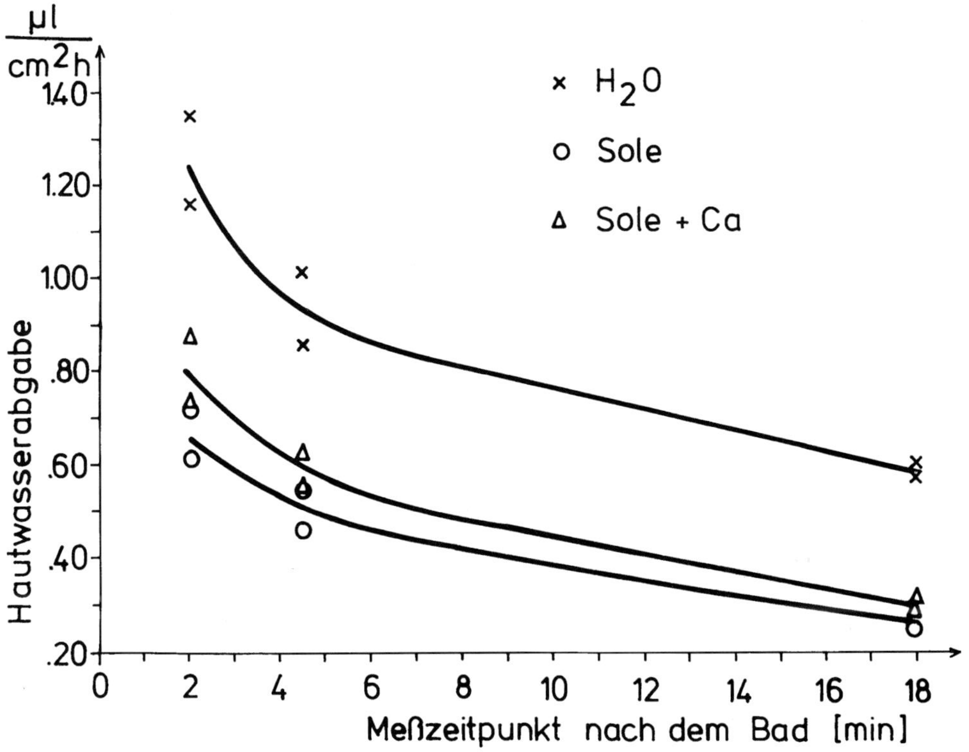

Abb. 6-8. Verminderung der insensiblen Hautwasserabgabe durch gelöste Mineralstoffe (Hemmerich 1977). In dem Maße, wie für Hochgebirgsaufenthalte eine **erhöhte** Wasserabgabe infolge des erniedrigten Wasserdampfdrucks der Umgebungsluft als beachtenswerter Wirkfaktor dargestellt werden kann, läßt sich umgekehrt auch die **verminderte** Hautwasserabgabe nach Solebädern als therapeutischer Eingriff in Regelmechanismen für Wärme- und Wasserhaushalt diskutieren

betonen: gerade die unauflösliche Verknüpfung der Wirkfaktoren bedingt synergistische Verstärkungen, auch wenn je nach Indikation der Therapieschwerpunkt auf unterscheidbare Zielrichtungen abgestellt ist und im Sinne schulmedizinischer Prinzipien sein muß.

6.9 Weiterführende Literatur

1. Fahrenkamp HJ (1986) Wie man eyn teutsches Mannsbild bey Kräfften hält. Orbis, München
2. Hemmerich E (1977) Über die Langzeitwirkung von Rheinfeldener Sole und Braunkohlewässern auf die Haut von Versuchspersonen. Humanmed. Diss. an der Ludwig-Maximilians-Universität München
3. Kleinschmidt J, Drexel H, Dirnagl K (1973) Chemische Bäderwirkungen. MMW 115: 433 ff
4. Pulvermüller J (1990) Wirkung der Beta-Blockade mit Metoprolol auf die Freisetzung von atrionatriuretischem Faktor (ANF), Katecholaminen (Noradrenalin, Adrenalin) und Renin bei thermoneutraler Wasserimmersion. Humanmed. Diss. an der Ludwig-Maximilians-Universität München

7 Thermotherapie

J. Kleinschmidt

7.1 Einsatzgebiete der Thermotherapie

Das Bemühen des menschlichen Organismus, aus eigenen thermoregulatorischen Möglichkeiten heraus z. B.

- eine durch entzündliche Prozesse überwärmte Körperregion abzukühlen oder
- infolge von Durchblutungsstörungen ausgekühlte Gewebebezirke zu erwärmen,

reicht bei vielen Erkrankungen nicht mehr aus. Kompensatorisch hat man deshalb verschiedene Methoden entwickelt, um von außen Wärme in den Körper zu transportieren oder (schwieriger) aus ihm abzuleiten.

Man kann damit verschiedene Mechanismen in Gang setzen (Tab. 7-1), die sich durch Erwärmung oder Abkühlung pathophysiologisch verstärkend (+) oder vermindernd (–) auswirken.

Tabelle 7-1. Beeinflußbarkeit biologischer Funktionen durch Wärme und Kälte

	Wärmezufuhr	**Wärmeentzug**
Biomechanische Gewebeelastizität		
• Dehnbarkeit des kollagenen Bindegewebes	++	– –
• Viskosität der Synovia	+	–
Stoffwechselaktivität		
• Geschwindigkeit biochemischer Umsätze	++	– –
• Geschwindigkeit von Diffusionsprozessen	+	–
• Stimulation der Phagozytose	+	–
Neurophysiologische Steuerungen		
• lokale vegetative Tonusveränderung von Gefäß- und Skelettmuskulatur	– – –	+++ (auch – –)
• konsensuelle Mitreaktionen	+	++
• lokale Schmerzempfindung	– –	– – –
Lokale Gewebedurchblutung		
• Haut	+++	– – –
• Muskeln	+	–
• innere Organe	(+)	(–)

Man kann diese und andere physiologischen Mechanismen zwar getrennt auflisten und ihnen in einer Rangskala eine mehr oder weniger große primäre Bedeutung zuschreiben. Damit lassen sich auch bereits thermotherapeutische Indikationen wie

- degenerative Gelenks- und Wirbelsäulenerkrankungen
- chronische rheumatische Erkrankungen
- postakute Zustände des Weichteilrheumatismus
- postoperative Nachbehandlungen
- posttraumatische Zustände
- chronische Nasennebenhöhlenerkrankungen

plausibel den verschiedenen Heiß- oder Warmanwendungen und

- akute Sportverletzungen
- Trombophlebitis
- Lymphangiitis
- Verbrennungen
- akuter rheumatischer Schub

den Kaltanwendungen zuordnen. Warum aber sowohl für Kalt- wie auch für thermophysikalisch genau gegensätzliche Warmanwendungen die gleichen Indikationen

- Schmerzdämpfung
- Muskelhartspann
- spastische Muskeltonusüberhöhung
- Verdauungsstörungen
- Frauenkrankheiten
- neurologische Erkrankungen
- Streßbeschwerden
- Herz-Kreislauf-Erkrankungen
- funktionelle Durchblutungsstörungen

zu finden sind, läßt sich erheblich schwerer erklären. Außer physiologischen Besonderheiten bei Anpassungsreaktionen muß man nämlich auch thermophysikalische Gesetzmäßigkeiten berücksichtigen. Mit den nachfolgenden Darstellungen sollen hierzu Gemeinsamkeiten und Unterschiede verschiedener thermotherapeutischer Verfahren herausgestellt werden.

7.2 Wärmetransportmechanismen

Um einen Körper zu erwärmen oder abzukühlen, gibt es verschiedene Methoden:

- Muskelarbeit
- Bewegungsbäder in warmem Wasser
- Tretbecken
- Wäßrige Wannenbäder
- Moorbreibäder
- Sandbäder
- Luftsprudelbäder
- Dampfduschen
- Dampfbäder
- Luftüberwärmungsbäder
- Kneipp-Güsse
- Tauchbäder in kaltem Wasser
- Solewickel
- Heusäcke
- Wärmflaschen
- Baden in CO_2-haltigen Teil- oder Vollbädern
- lokale Kalt- und Warmanwendungen mit wasserhaltigen Materialien
- Kaltluftbäder
- Eiswasserbäder
- Eisabtupfungen
- feuchte Wickel
- Kryogelkompressen
- Kältespray
- Ultraschall
- Infrarotbestrahlung
- Sauna
- Diathermie mit Hochfrequenzverfahren u.a.m.

Die hier aufgezählten Methoden lassen sich unter thermophysikalischen Aspekten auf die Energieübertragungsformen

- Wärmeleitung
- konvektiver Transport wärmehaltiger Medien (Wärmekonvektion)
- Strahlungswärme
- Umwandlungswärme bzw. Enthalpiefreisetzung

zurückführen, die gemeinsam haben, daß Wärmeenergie – vorstellbar als die kinetische Energie von mikroskopischen Molekülschwingungen und -bewegungen – von außen auf mehr (Diathermieverfahren) oder weniger (Bäder) direktem Wege in Gewebebereiche mit niedrigerem Energieinhalt transportiert werden.

Die thermophysikalischen und physiologischen Mechanismen, mit denen es in der Thermotherapie gelingt, dieses oder jenes Gewebe möglichst einfach und effizient zu erwärmen oder abzukühlen, lassen sich in einem Vergleich mit Vorgängen aus der Wirtschaft veranschaulichen. Der Zusammenhang zwischen zugeführter Wärme und daraus resultierender Temperaturerhöhung in einem Gewebevolumen entspricht im Wirtschaftsleben dem Umsatz (≙Wärme) und dem Kontostand (≙Temperatur): Selbst noch so große Einnahmen wirken sich dann **nicht** auf eine Erhöhung des den Gewinn beschreibenden Kontostands aus, wenn sie als Ausgaben sofort weitergeleitet werden. Der menschliche Körper entspricht dabei einer Kette von Filialen mit hinsichtlich der Ausgabebefugnis begrenzten Prokuristen: Auch bei einem kurzfristig im Überfluß kommenden Zustrom von außen, wie er sich etwa im konvektiven heißen Luftsprudelbad realisieren läßt, wird der Zufluß (in der Thermotherapie die Wärme, im Bankgeschäft die Geldbeträge) dennoch nur, sparsam dosiert und geordnet, der Reihe nach (konduktive Wärmediffusion) von der ersten Geschäftsstelle „Hautgewebe" an die nachfolgenden Filialen „Unterhautfettgewebe", „Muskeln" und andere Gewebe weitergeleitet.

Die thermophysikalische Darstellung dieser Zusammenhänge findet sich in Abb. 7-1. Eine wichtige Ergänzung besteht darin,

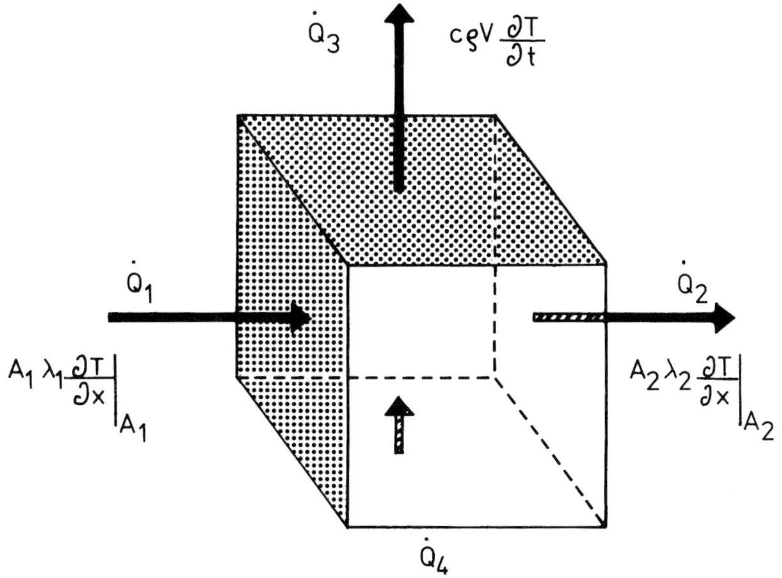

Abb. 7-1. Wärmemengen, die von links her einem Volumenelement zugeführt wurden, führen – soweit sie nicht in toto nach rechts weitergeleitet werden – zu einem Anstieg des Wärmeenergieinhalts und damit zu einer Temperaturerhöhung. Man kann die Bilanz verbessern, indem direkt **im** Volumenelement, symbolisiert durch einen von unten zugeführten Wärmestrom, mittels Stoffwechselwärme, Konversionswärme oder durch Deponieren konvektiv zugeführter Wärme zusätzliche Energiebeträge den Temperaturanstieg verstärken. Umgekehrt kann durch konvektiven Wärmeabtransport der Temperaturanstieg verlangsamt werden (Kleinschmidt et al. 1992 a)

daß gleichsam Geschäftsboten Teilbeträge in bar vom Hauptkonto erhalten und danach direkt im „Muskel-" oder „Nierenkonto" einzahlen (konvektive Wärmeströmung durch das Blut) können. Ob dann durch längerdauerndes sukzessives Überweisen von Unterkonto zu Unterkonto (Konduktion) oder durch schnelleren Direkttransport über einen Boten[1], der bei einer Filiale das Geld einzahlt, das zuvor beim Eingangskonto abgebucht wurde (konvektiver Transport), ob der Bote von einem Geldgeber außerhalb der Firma eigene Finanzmittel zur direkten Einzahlung bei der Filiale erhielt (Diathermieverfahren), oder ob er (aus welchen Gründen auch immer) an der Filialkasse erst noch schnell sein Fahrrad beleiht und dann dieses Geld einzahlt (Konversion), ist aus Buchhaltersicht für den augenblicklichen Kontostand der Filiale nebensächlich.

Die damit skizzierten gesetzmäßigen thermophysikalischen wie auch die thermophysiologischen Abläufe können in Form veränderlicher Temperaturprofile im menschlichen Gewebe grob punktuell nachgemessen sowie (in beliebig dichter Punktfolge) berechnet werden (Abb. 7-2). Wie erwähnt, hängt das sich dabei entwickelnde Temperaturprofil im Gewebe wesentlich von der **Wärmeleitung** ab, modifiziert durch beschleunigenden **konvektiven** Wärmetransport in den Blutgefäßen. Hinsichtlich des thermotherapeutischen Mittels ist die **Konversionswärme** von Kryogel zu berücksichtigen.

Bei Anwendungsformen wie Sauna oder Diathermie modifiziert jetzt auf seiten des Körpers der Verbrauch von Konversionswärme beim Übergang von flüssigem zu dampfförmigem Wasser an der Haut und in den Atemwegen die thermischen Ausgleichsvorgänge ebenso wie die im Muskel bei biochemischen Stoffwechselprozessen freigesetzte Wärmeenergie. Aus dem letztgenannten Prozeß resultiert die große Verbreitung kältetherapeutischer Anwendungen. Im vorgenannten Wirtschaftsvergleich lebt die Bank in der Regel nämlich gar nicht von Einnahmen, die von außen nach innen weitergeleitet werden, sondern sie darf in ihren Kernfilialen ständig Geld nachdrucken, das in genau umgekehrter Richtung, aber ebenfalls kontrolliert und dosiert, an die Außenstellen weitergegeben wird. Der menschliche Körper produziert in seinen Stoffwechselzentren die Wärme, die letztlich über die Schnittstelle Haut nach außen abgegeben wird. Wärmezufuhr von außen bewirkt deshalb sehr schnell einen Wärmestau für die von innen anströmende Wärme. Lediglich im Krisenfall müssen darüber hinaus einzelne Filialen (lokale Erwärmung) oder sogar der Gesamtbetrieb (systemische Ganzkörpererwärmung) mit mehr oder weniger großen Subventionen von außen gestützt oder zumindest die firmeninternen Verrechnungsmodi beschleunigt werden, ein Gesichtspunkt, der zum wichtigen Aspekt des Zeitablaufs überleitet.

7.3 Besonderheiten aus der zeitlichen Abfolge thermischer Reize

Oft reicht auch ein weniger aufwendiges Wachrütteln eines eingeschlafenen Buchhalters aus, um nicht nur diesen zur normalen Diensttätigkeit zu veranlassen, sondern durch (quasi konsensuelle) Mund-zu-Mund-Propaganda auch Kollegen in anderen Filialen in Habachtstellung zu versetzen. Thermotherapeutische Anwendungen wie wechselwarme Kneipp-Armgüsse, bei denen in den wärmeentziehenden Kalt-

[1] Ihnen werden aber nur begrenzte Beträge anvertraut: ihre Geldbomben sind quantitativ genausowenig mit den Panzerfahrzeugen zum Transport großer Geldmengen zu vergleichen wie der sich im Körper bewegende Blutstrom mit dem Wasserstrahl Kneippscher Blitzgüsse. Man darf deshalb die Wirksamkeit des konvektiven Wärmetransports durch das Blut nicht überschätzen.

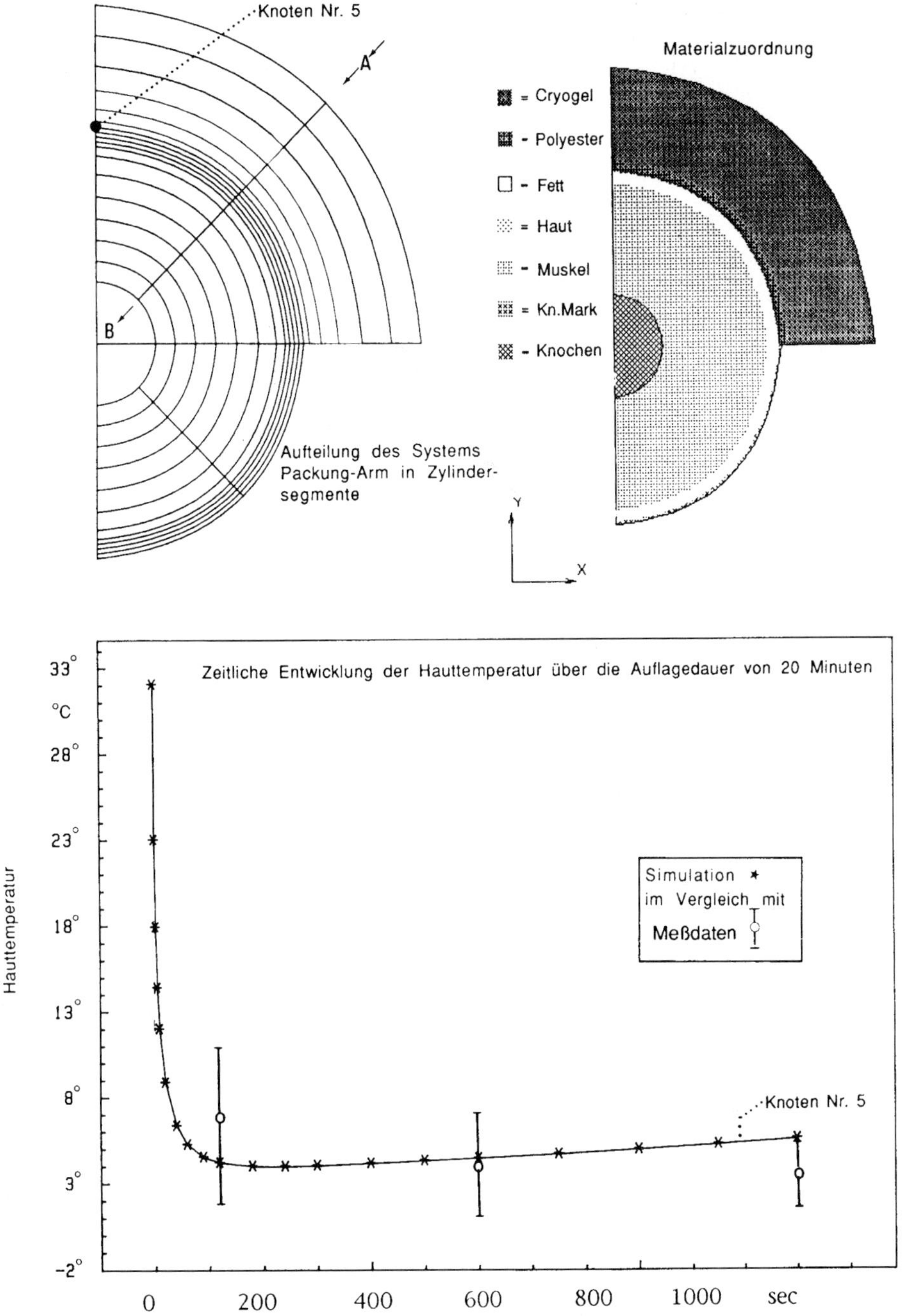

Abb. 7-2. In einem theoretischen Modell wurden morphologische, physiologische und thermophysikalische Kenngrößen nachgebildet und damit der Temperaturverlauf an der Haut nach Anlage einer Kryogelpackung berechnet. Berechnungen (Schwab 1995) und Messungen (Sedlmeier 1977) stimmen befriedigend überein

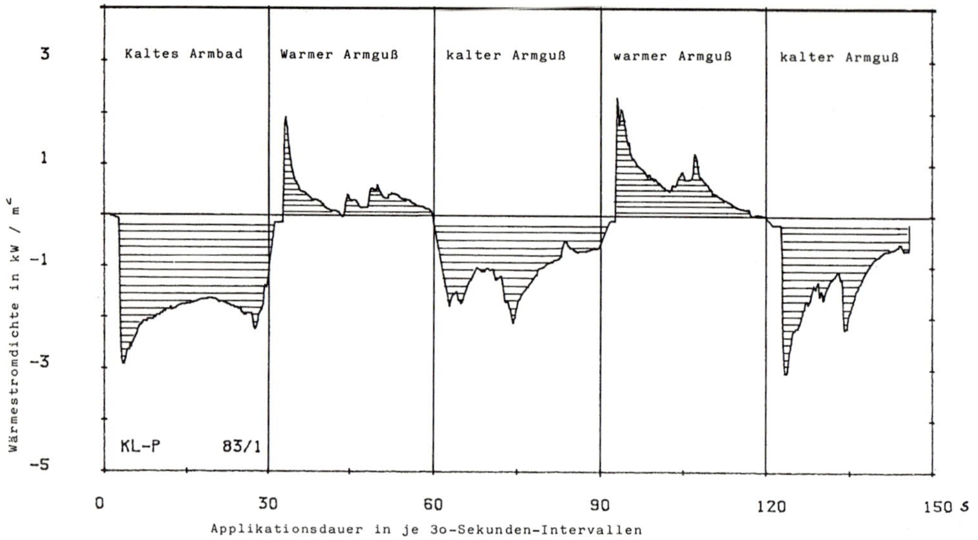

Abb. 7-3. Wärmezufuhr und -entzug beim wechselwarmen Kneipp-Armguß (Kleinschmidt et al. 1989). Im Vergleich zu einem kalten Armbad sollen beim Wechselguß weder im Zeitverlauf gleichmäßige noch in der Gesamtbilanz einheitliche Verschiebungen von Wärmemengen bewirkt werden. Es wird vielmehr auf die Differentialempfindlichkeit der Thermorezeptoren abgehoben, d.h. Temperatur**wechsel** sind wichtiger als zugeführte oder entzogene **Gesamt**wärmemengen

phasen die erst kurz zuvor in der Warmphase sorgfältig durchgeführte Gewebeerwärmung wieder zunichte gemacht wird (Abb. 7-3), wirken auf diese Weise belebend, kreislauffördernd und letztlich stoffwechselsteigernd. Gegenüber einer Zielrichtung, substitutiv auf die eine oder andere thermotherapeutische Weise fehlende Wärme in einen oder überschüssige Wärme aus einem Gewebebereich zu transportieren, stehen thermophysiologische Steuerungsgesichtspunkte im Vordergrund, die auf die Differentialempfindlichkeit der Thermorezeptoren abzielen (Abb. 7-4). Bekanntlich haben wir ja die phantastische Fähigkeit, uns mehr oder weniger schnell an die Umgebungsbedingungen anzupassen. In der Adaptationsphysiologie wird hierbei genauer unterschieden zwischen

- langfristiger Strukturadaptation, etwa dem Muskelzuwachs nach ständiger Belastung oder der Fettbildung in kalten Umgebungsbedingungen,
- mittelfristiger funktioneller Adaptation wie der effizienteren Gefäßtonusregulation, die bei Fischern zu beschleunigter akraler Wiedererwärmung nach vorherigem Eintauchen der Hände in kaltes Wasser führt, und
- kurzfristiger Habituation, mit der wir uns u.a. sehr schnell an die Geruchsverhältnisse in Räumlichkeiten gewöhnen, während der nichtadaptierte Neuankömmling beim Betreten des Raumes erst einmal zurückzuckt.

Für die in Kneippkuren praktizierten Kneippschen Güsse steht als Therapieziel der Aspekt der mittelfristigen funktionellen Adaptation im Vordergrund: Gegenüber speziellen hydrotherapeutischen Wirkfaktoren dominieren die thermotherapeutischen Ziele, deren thermophysikalische Realisierung durch die effizienten Wärmespeicher- und -transporteigenschaften von Wasser ohne großen Aufwand möglich ist. Damit kann weniger die nur mehr

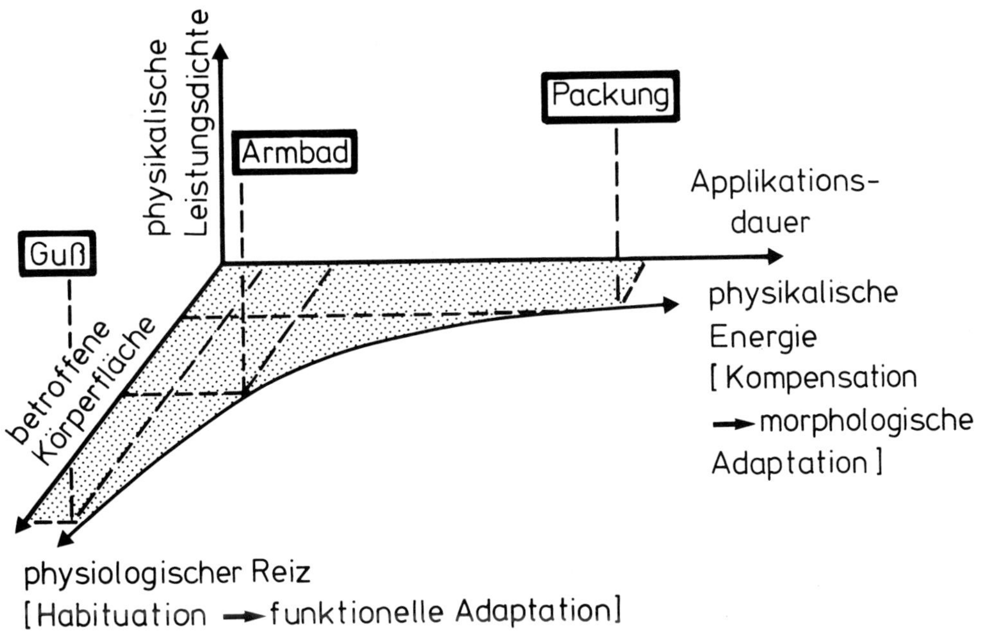

Abb. 7-4. Je nach Zielrichtung können mit verschiedenen thermotherapeutischen Verfahren eher kurzdauernde und großflächige Reizwirkungen oder mehr anhaltende und kleinflächige Kompensationsleistungen erzielt werden (Kleinschmidt et al. 1989)

empfindungsgemäße Gewöhnung (Habituation) an das Ertragen von Kaltreizen, die innerhalb der kurzen Applikationsdauer von wenigen Sekunden bis Minuten einwirken, als vielmehr durch iterative Anwendung über Wochen hinweg eine funktionelle Adaptation bewirkt werden. Folgerichtig wird dabei auch nicht kleinflächig eine nur lokal einwirkende Applikationsweise, sondern eine auf möglichst große Hautareale einwirkende Anwendungsform gewählt.

Solche neuronal vermittelten Gefäßreaktionen auf Warm- und Kaltreize, z. B. in Form eines wechselwarmen Armgusses, führen auch konsensuell zur Mitreaktion an der nicht vom Guß betroffenen Hand. Anders als in vielen graphisch aufbereiteten Diagrammen dargestellt, bleibt deren Ausmaß allerdings enttäuschend, wenn man Originalregistrierungen (Abb. 7-5) auswertet. Immerhin tragen solche Messungen zur Erklärung des Widerspruchs bei, für die gleiche Indikation thermophysikalisch gegensätzliche Anwendungsformen einzusetzen. Deshalb kann man solche (u.a. auch an der Nasenschleimhaut zu messenden) Mitreaktionen als zumindest mitbestimmenden Faktor der Abhärtungswirkung von Kneipp-Anwendungen betrachten: Ein schneller reagierendes Gefäßsystem dürfte besser gegenüber infektiösen Erregern gewappnet sein als ein System mit verminderter Reagibilität.

Ebenfalls als auf thermoregulatorische Abläufe ausgerichtete Anwendungen können die relativ kalten CO_2-Bäder betrachtet werden. Hier lähmt das CO_2 die Empfindlichkeit der Thermorezeptoren, deren Signale ansonsten blutdrucksteigernde periphere Gefäßkonstriktionen zur Verringerung eines Wärmeentzugs nach sich ziehen würden. Statt dessen empfindet der Patient ein normalerweise als zu kühl gewertetes Bad als angenehm oder sogar warm tempe-

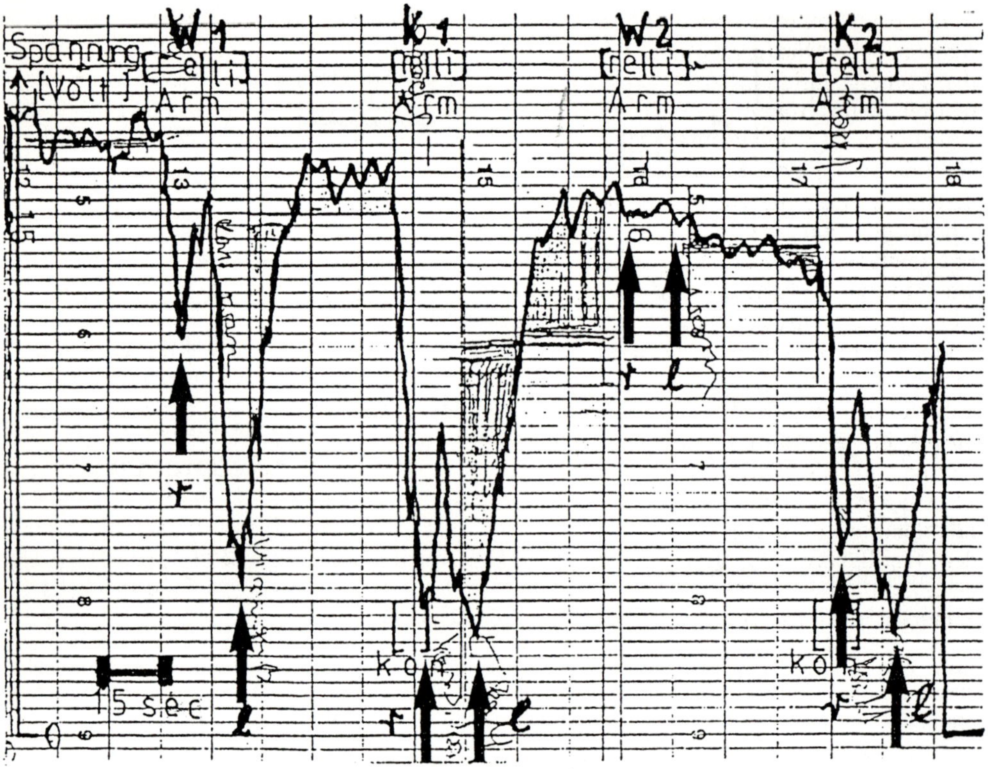

Abb. 7-5. Originalregistrierung zum Zeitverlauf von Durchblutungsmessungen an der linken Mittelfingerbeere mittels Laser-Doppler-Flowmetrie. Man erkennt in den Kaltphasen (10 °C), aber auch beim 1. Warmguß (39 °C) als Gefäßkonstriktionen interpretierbare Durchblutungsverminderungen. Quantitativ ist zunächst (1. Warmguß) eine erwartungsgemäß kleinere konsensuelle und, dem Gußverlauf folgend, eine größere lokale Reaktion beim Auftreffen des Gußstrahls an der rechten bzw. linken Hand (Pfeile) zu beobachten. Beim darauffolgenden 1. Kaltguß fallen konsensuelle und direkte lokale Reaktion sogar gleichstark aus. Beim anschließenden 2. Warmguß fehlt nicht nur die erwartete Mehrdurchblutung infolge Gefäßdilatation, sondern es ist gar keine Reaktion zu identifizieren. Erst beim letzten kalten Guß entsprechen Ausmaß und Richtung der Durchblutungsänderung der immer wieder zitierten konsensuellen thermotherapeutischen Wirkung. (Modifiziert nach Diwersy 1990)

riert, die peripheren (sowie konsensuell auch andere) Gefäße werden weit gestellt, und es können dem Körper all die in der Hydrotherapie beabsichtigten hydrostatischen und -dynamischen Unterstützungen in der Blutverteilung zukommen, ohne gleichzeitig eine kontraproduktive, weil Herz und Kreislauf belastende übermäßige Körpererwärmung zu verursachen.

Ergänzend kommt – im Vergleich zur gesamten im CO_2-Bad befindlichen Haut allerdings nur innerhalb einer kleinen Wirkungsfläche – eine Vergrößerung des thermophysikalischen Überleitungswiderstands hinzu: An den Hautstellen, auf denen die CO_2-Bläschen haften, ist der Wärmeübergang ähnlich wie durch Luftpolster drastisch eingeschränkt.

Im Endeffekt kommt in allen Erklärungsmodellen für zweifelsfreie Wirkungen thermotherapeutischer Anwendungen das realiter kaum trennbare Zusammenspiel verschiedener Wirkungsmechanismen zur Geltung. So sind mit thermoregulatorisch bedingten Mehrdurchblutungen auch der Antransport von Sauerstoff, biochemischen Energieträgern oder immunologischen Abwehrstoffen verbunden, und es werden CO_2, Stoffwechselschlacken und andere Endprodukte beschleunigt abtransportiert. In ähnlicher Weise kann man auch die muskeldetonisierende Wärmewirkung und umgekehrt die blutdrucksteigernde Kältewirkung als „Mitläufer" einer primär auf verbesserte Wärmeabfuhr (periphere Gefäßdilatation) bzw. auf einen zu schützenden Wärmevorrat (Gefäßkonstriktion) abgestellten thermophysiologischen Gegenreaktion darstellen.

Um so einfacher erscheint demgegenüber die Klassifizierung thermotherapeutischer Therapiemittel unter dem Aspekt des jeweils im Vordergrund stehenden Wärmeübertragungsmechanismus.

7.4 Thermotherapie via Wärmekonvektion

Kaltluftanströmungen verkörpern wie auch Kneippsche Vollgüsse im Wasserschwall geradezu die ubiquitäre Anströmung gleichtemperierter Volumenelemente, die dann beim Kontakt mit der Haut einen Teil ihrer Wärmeenergie abgeben. Das am meisten verbreitete thermokonvektive Verfahren ist das Wasserbad, bei dem – im Idealfall in Luftsprudelbädern mit erzwungener Konvektion, angenähert auch noch in

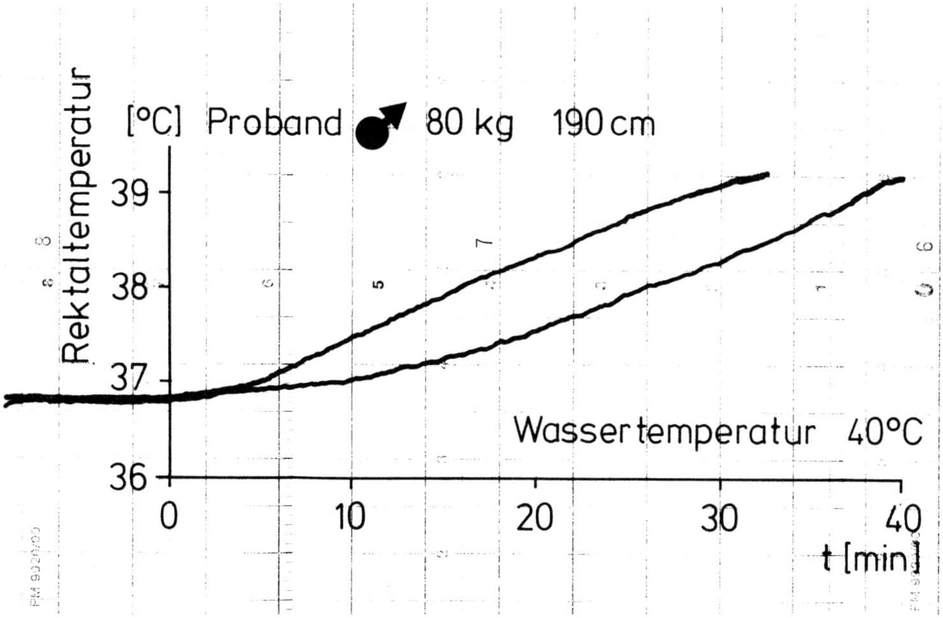

Abb. 7-6. Verläufe der Rektaltemperatur bei einer Versuchsperson in einem jeweils auf 40 °C temperierten Wasserbad, wobei einmal (obere Kurve) mittels einer Luftsprudeleinrichtung für erzwungene starke Konvektion gesorgt wurde, während anderntags (untere Kurve) der Proband lediglich ruhig im Wasser lag (freie Konvektion). Man erkennt, daß auch in einem Wasserbad noch Konvektionsunterschiede vorkommen, die einen mehr oder weniger großen Wärmeübergang zum Körper bewirken. (Modifiziert nach Heil 1981)

normalen Wasserbädern mit lediglich freier Konvektion (Abb. 7-6) – der Patient rundum mit einem **gleichtemperierten** Kontaktmedium umgeben ist. An gut durchbluteten Körperstellen fließt dann infolge des geringeren Wärmewiderstands viel, an anderen Körperstellen mit höherem Wärmewiderstand weniger Wärmeenergie in den Körper ein. Es dauert immerhin ca. 5–10 min, bis sich (trotz thermoregulatorisch in Sekundenschnelle eingestellter maximaler peripherer Durchblutung) die Wärmezufuhr im Körperkern in einer meßbaren Temperaturerhöhung auswirkt.

Die relativ geringe Effizienz des konvektiven Wärmetransports **innerhalb** des menschlichen Organismus darf nicht mit der hohen Effektivität verwechselt werden, mit der **von außen** mit konvektiven Verfahren Wärme zur Haut transportiert werden kann.

Die mit der Konvektion verbundene Gleichtemperierung des Mediums vereinfacht die Rezeptierung von Applikationstemperaturen. Besonders bei Wechselgüssen oder -bädern kann man dadurch die vom Patienten verspürten thermischen Reizstärken ziemlich genau dosieren, wobei die neurophysiologisch wirksame Temperatursensorik noch empfindsamer reagiert, als es mit den objektiv meßbaren thermophysikalischen Energietransporten zu dokumentieren ist (Abb. 7-7).

7.5 Thermotherapie via Wärmeleitung

Um die freie Beweglichkeit von Wasser in noch viel drastischerem Umfang einzuschränken als bereits aus Abb. 7-6 zu erken-

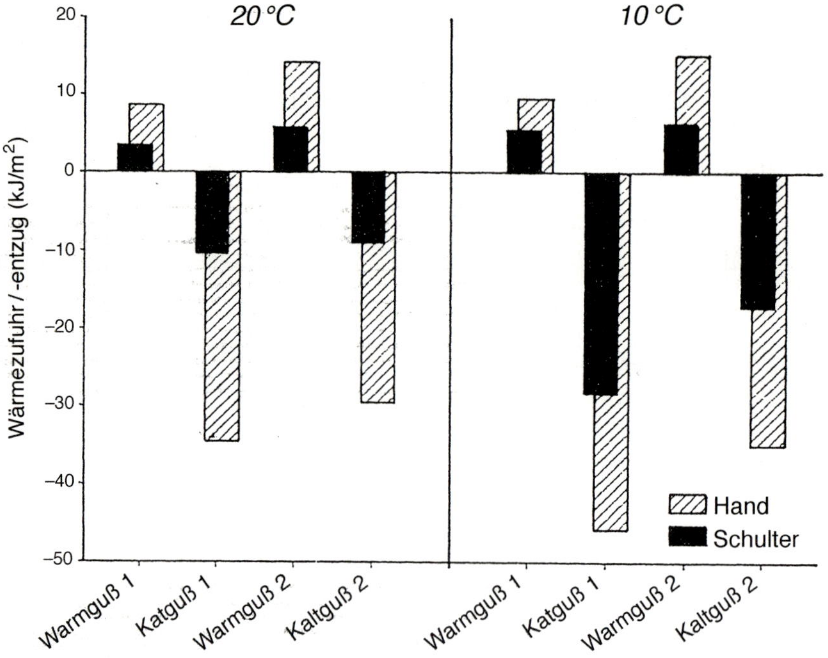

Abb. 7-7. Periodisch wechselnde Wärmezufuhr mit nachfolgendem Wärmeentzug bei wechselwarmen Kneipp-Armgüssen (Kleinschmidt et al. 1989). Beim ersten Wechsel werden, thermophysikalisch begründbar, die größten Wärmeenergiebeträge verschoben, korrespondierend mit einem besonders starken sensorischen thermischen Reiz

nen war, kann man Anwendungen wählen, die als lokale thermotherapeutische Applikationsformen wie

- Peloidpackungen
- Wickel
- Heusäcke

oder als Ganzkörperanwendungen wie

- Schlickbäder
- Moorvollbäder
- Sandbäder

die Wärmeenergie gleichsam nur in einem Staffellauf durch thermodynamische Stöße von einer Materialschicht an die nächstangrenzende weitergeben. Anders als in einem konvektiven Medium, das den zu erwärmenden Körper von allen Seiten im Zeitverlauf mit gleicher Applikationstemperatur umgibt, ist eine freie Konvektion nicht mehr möglich. Allen Applikationen, bei denen entweder gar kein Wasser (Sand) vorhanden ist oder bei denen das Wasser oder Gaspolster derart an ortsfeste Strukturteilchen gebunden wird, ist gemeinsam, daß bereits beim ersten Hautkontakt **nicht** die Applikationstemperatur des wärmetherapeutischen Mediums, sondern eine niedrigere (bei Heißanwendungen) bzw. höhere (bei Kaltanwendungen) sog. Kontakttemperatur zwischen Haut- und Applikationstemperatur die Wärmeempfindung des Patienten bestimmt. Auch können nunmehr an verschiedenen Orten **unterschiedliche Temperaturen** gemessen werden, wie sie sich im übrigen auch im Körpergewebe einstellen. Für den menschlichen Körper sind nämlich bei der Wärmezufuhr **von** wie auch bei der Wärmeabgabe **nach** außen primär **Leitungsvorgänge** ausschlaggebend: Die nicht durchblutete Hornschicht wie auch die darunterliegenden wasserhaltigen Gewebe, in denen Strukturzellen die freie Konvektion von Flüssigkeit unterbinden, bestimmen eine unvermeidbare konduktive Komponente des Wärmetransports im Körper.

Die erste vom Patienten fühlbare Auswirkung ist die sog. Temperaturverträglichkeit beim Hautkontakt mit einem konduktiven Medium. Diesbezügliche Unterschiede sind jedem Saunagänger geläufig, der sich problemlos auf selbst 100°C heiße Holzlatten setzen kann, aber tunlichst vermeidet, einen 100°C heißen Eisennagel zu berühren. Die Temperaturverträglichkeit läßt sich thermophysikalisch durch die Wärmeeindringzahl beschreiben. Sie hängt nicht nur vom häufig als Ursache genannten Wärmeleitvermögen des verwendeten Materials, sondern gleichwertig auch von dessen Wärmespeicherfähigkeit ab. Zum einen beeinflußt die Wärmeeindringzahl die Applikationstemperatur, und zum anderen hängt vom Quotienten der beiden Kenngrößen, der Temperaturleitzahl bzw. der dazu reziproken Wärmehaltung, ab, ob das thermophysikalische Potential eine längere oder nur eine kürzere Anwendungsdauer zuläßt. Als Vergleichsmaßstab kann man Wasser gelatineartig binden (z. B. in Agarlösungen) und erhält dann ein Medium mit einer Wärmespeicherfähigkeit von ca. 4200 J/(kg · K) und einer Wärmeleitfähigkeit von 0,6 W/(m · K). Aus diesen beiden Größen leiten sich die für reines Wasser angegebenen Vergleichswerte ab:

- Temperaturleitzahl = $143 \cdot 10^{-9}$ m^2/s bzw. Wärmehaltung = 700 s/cm^2 (mit der Quadermethode [Kleinschmidt et al. 1995a] gemessen) und
- Wärmeeindringzahl = 1600 SI-Einheiten.

Unterschiede sind im Beispiel der Abb. 7-8 für natürliche Peloide, eine Moor- und Fangobreipackung, veranschaulicht und können wie folgt interpretiert werden:

Je größer das Produkt aus spezifischer Wärme, Dichte und Wärmeleitvermögen, um so heißer fühlen sich gleichtemperierte Medien an. Dies bedeutet umgekehrt, daß Packungsformen mit hoher Wärmeeindringzahl nicht so hoch temperiert werden dürfen wie solche mit niedriger Wärme-

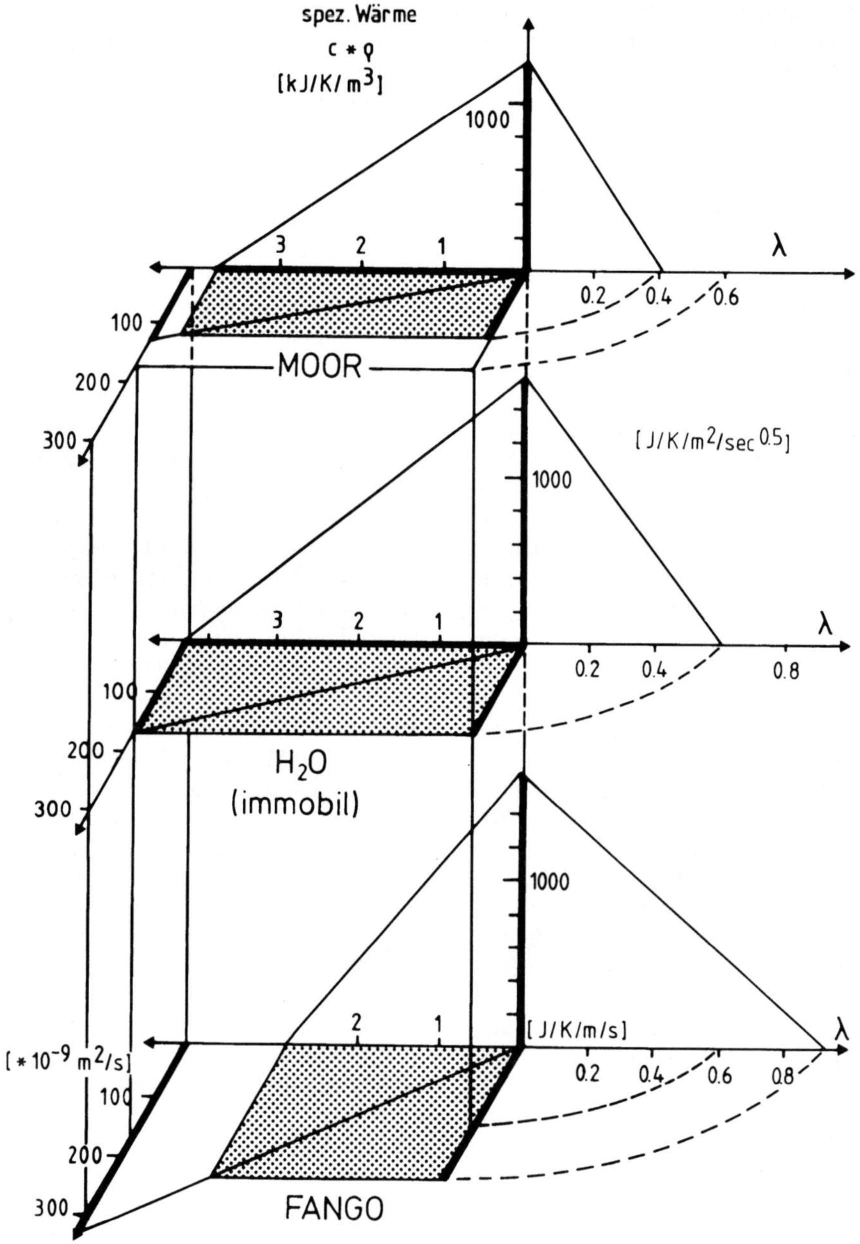

Abb. 7-8. Geometrisch veranschaulichte Zusammenhänge zwischen den für die Anwendungspraxis wichtigen Größen Wärmeeindringzahl und Temperaturleitzahl und den thermophysikalischen Kenngrößen Wärmeleitfähigkeit und (volumenbezogener) spezifischer Wärmekapazität von Naturfango- und Naturmoorpackungen. Material mit hoher Wärmeeindringzahl b fühlt sich heißer an als solches mit niedrigem b-Wert. Bei hoher Temperaturleitzahl a muß mehr Material verwendet werden, um während der Anwendungsdauer hinreichende wärmetherapeutische Effekte zu erzielen, als bei geringem a-Wert bzw. bei einer dazu reziproken hohen Wärmehaltung (Kleinschmidt 1992).

eindringzahl; für Naturmoorpackungen sind beispielsweise Applikationstemperaturen bis 50 °C verträglich, für Naturfangopackungen nur bis zu 45 °C.

Je größer der Quotient aus Wärmeleitvermögen und Wärmespeichervermögen, umso schneller kühlt eine Packung aus. Ein rascher Wärmeübergang führt schnell zur Erschöpfung des thermophysikalischen Wärmepotentials und damit zum vorzeitigen Ende einer Behandlung, oder es muß vorab durch entsprechend mehr Materialverbrauch eine größere Schichtdicke und damit mehr Wärmeenergie bereitgestellt werden. Bei gleichen Schichtdicken von ca. 3 cm kann eine Moorpackung 20 min und länger dauern, eine Schlickpackung hingegen nur 15 min und kürzer.

In Abb. 7-9 ist für eine Moorpackung die deutliche Differenz zwischen der vom Patienten spürbaren Kontakttemperatur und der anfänglichen Hauttemperatur wie auch der Applikationstemperatur wiedergegeben. In dieser auf theoretischen Berechnungen beruhenden Darstellung wird auch deutlich, daß sich im tiefergelegenen Gewebe die von außen zugeführte Wärmeenergie erst verzögert auswirken kann und darum eine längere Applikationsdauer nötig macht. Umgekehrt gibt es nach Ende einer Packung nur an der Haut sofort einen Temperaturabfall, während die im Innern ablaufenden Verschiebungsvorgänge weiterlaufen und auch nach Packungsende noch zu einem protrahierten Temperaturanstieg führen, der als sog. Nachwärme bekannt ist (Abb. 7-10).

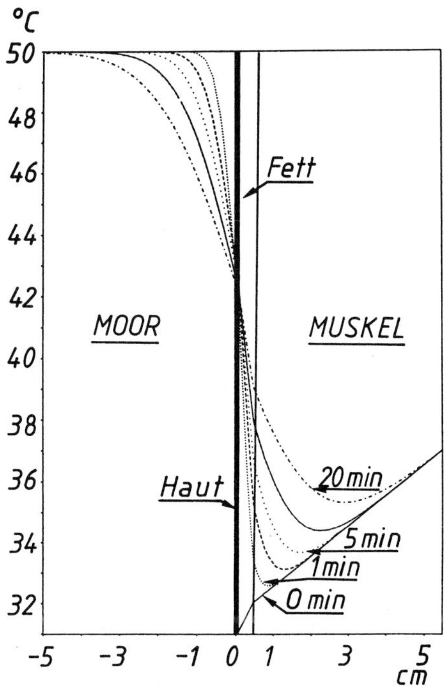

Abb. 7-9. Temperaturprofile, die sich im Zeitverlauf einer Wärmeapplikation (Moorpackung mit 50 °C Applikationstemperatur) im Packungsmaterial und im Gewebe einstellen (Roider 1989). Die Thermorezeptoren der Haut verspüren **nicht** die Applikationstemperatur, sondern nur die von der Wärmeeindringzahl abhängige niedrigere Kontakttemperatur als Maß für die oft herausgestellte Temperaturverträglichkeit von Moor. Außerdem erkennt man, daß nur bei einer Schichtdicke von mindestens 3 cm die Kontakttemperatur im Zeitverlauf erhalten bleibt; ansonsten würde der Patient schnell den Temperaturabfall verspüren, was zum vorzeitigen Abbruch der Behandlung führen würde

7.6 Thermotherapie via Konversionswärme

Im Bemühen, Material einzusparen und trotzdem noch während einer 20minütigen Applikationsdauer eine spürbare Wärmezufuhr zu gewährleisten, wurden als Sonderformen die als „ENP“ und „Paraffin-Fango“ bezeichneten Applikationsformen entwickelt, für die in Abb. 7-11 vergleichende Messungen wiedergegeben sind. Bei paraffin- statt wasserhaltigen Materialien (Fango, Moor, Schlick, Kreide) wird Konversionswärme ausgenutzt, die im Packungsinnern frei wird, wenn sich das flüssige Wachs in einen festen Zustand umwandelt. Zwischen dem

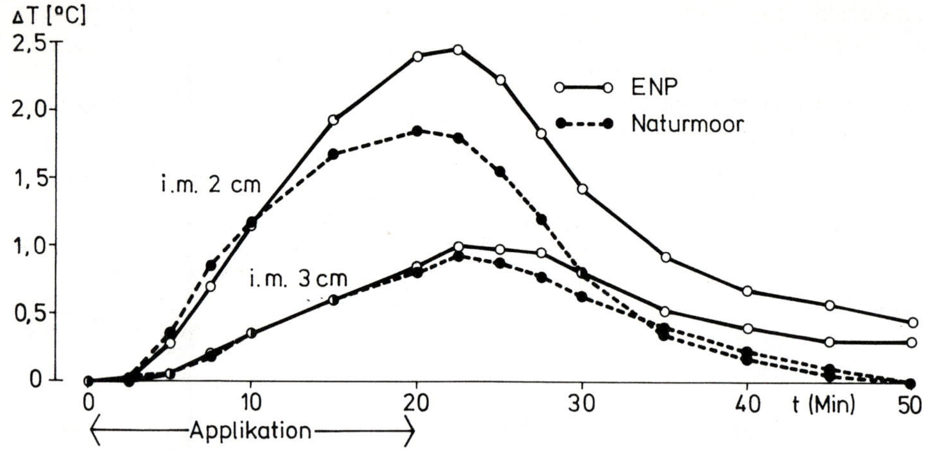

Abb. 7-10. Tierexperimentelle Daten zur Tiefenwirkung von Packungen (Laiacker 1983). Man erkennt, daß in thermophysikalisch begründbarer anfänglicher Verzögerung nach Packungsbeginn, aber protrahiert auch noch nach Packungsende, in 3 cm Gewebstiefe bei den narkotisierten Versuchstieren (Jungschweine) ein Temperaturanstieg von ca. 1°C gemessen werden konnte – trotz intakter physiologischer Gegenregulation und prinzipiell übereinstimmend bei verschiedenen Packungsarten

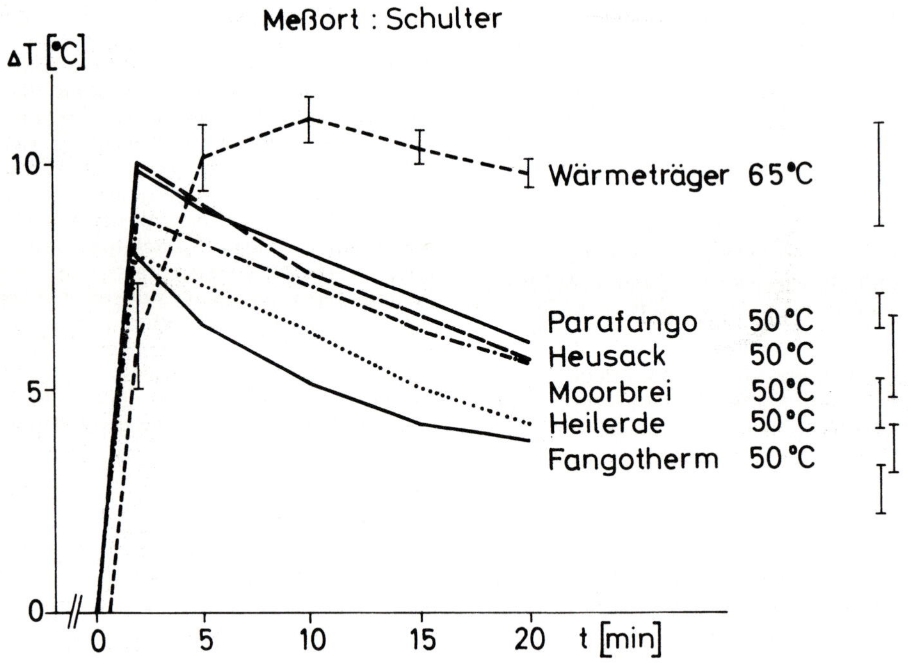

Abb. 7-11. Zeitlicher Verlauf der Hauttemperatur an der Schulter gesunder Probanden bei verschiedenen lokalen Warmanwendungen (Bloching 1982). Die oberen beiden Applikationsarten sind Sonderformen, die durch Konversionswärme (Paraffinfango) oder Verwendung einer thermisch abpuffernden Zwischenschicht (ENP) in Verbindung mit einem überhitzten Moorbeutel (Wärmeträger) einen von vornherein größeren Wärmeenergievorrat freisetzen können

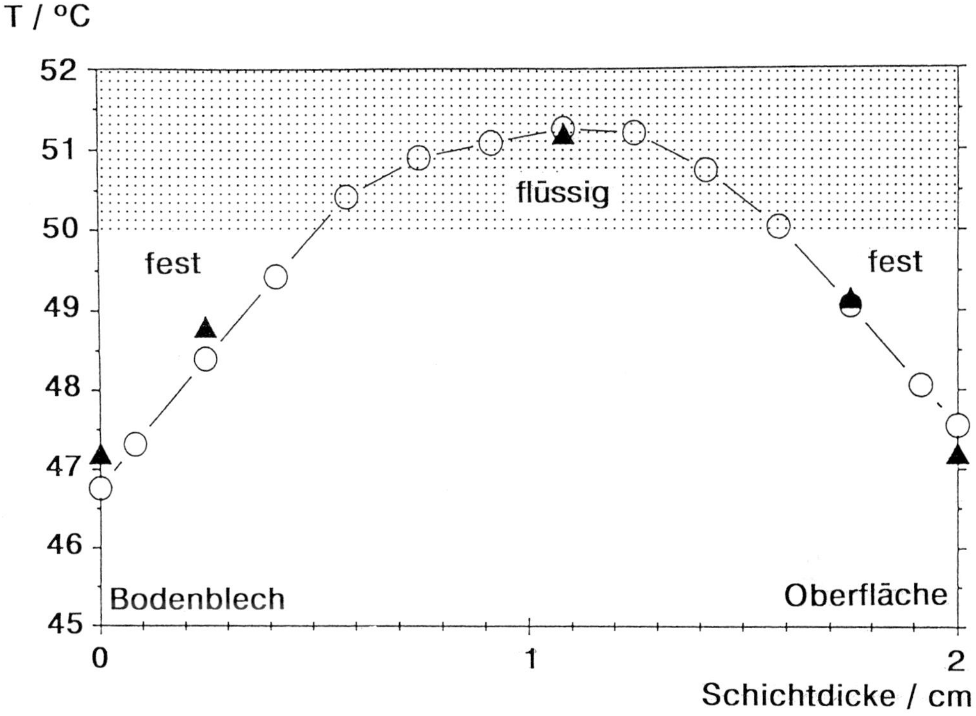

Abb. 7-12. Gemessenes (Dreiecke) und berechnetes (Kreise) Temperaturprofil in einer Paraffinfangopackung vor Beginn einer praxisüblichen Anwendung (Kleinschmidt et al. 1995 b). Die Konvektion im flüssigen Kern ist keineswegs derart ausgeprägt, daß dort auch überall gleiche Temperaturen zu messen wären

festgewordenen Rand und dem noch flüssigen Paraffinkern kann sich damit ein Temperaturgefälle halten (Abb. 7-12), aus dem Wärmeenergie in den Körper einströmt. Das thermophysikalische Pendant auf der Kälteseite sind Kryogelapplikationen, mit denen, ebenfalls nachwirkend, auch im tiefer liegenden Gewebe eine Temperaturabsenkung von über 1°C zu erreichen ist (Abb. 7-13).

Soweit nur die akute Schmerzdämpfung im Vordergrund steht, kommt es allerdings weniger auf einen tiefreichenden Wärmeentzug als vielmehr auf eine effiziente und vor allem rasche Reizung oberflächlich gelegener Thermorezeptoren an. Hierzu gibt es noch andere thermotherapeutische Mittel. Eine verbreitete Methode, der Kältespay, beruht darauf, daß sich (auch ohne Vorkühlung) bei Volumenvergrößerung ein zuvor komprimiertes Gas entspannt und dazu Energie benötigt: Der Gasnebel kühlt sich ab. Die beim Komprimieren entstehende Wärme (Luftpumpeneffekt) wird nicht gespeichert, sondern ist längst abgeführt, bevor der Kryospray in praxi zum Einsatz kommt. Somit kommt ein bereits vorgekühltes Medium auf die Haut und lagert dort Flüssigkeit mit einem niedrigen Siedepunkt ab. Zu deren Verdampfung ist wiederum Energie nötig, die aus der Umgebung und damit auch aus der Haut entnommen wird. Dies wirkt sich als weitere Abkühlung aus. In Abb. 7-14 ist die mehr auf die Oberfläche konzentrierte thermische Wirkung zu erkennen.

Solche Anwendungsformen können und sollen keine stetige Auskühlung darunter-

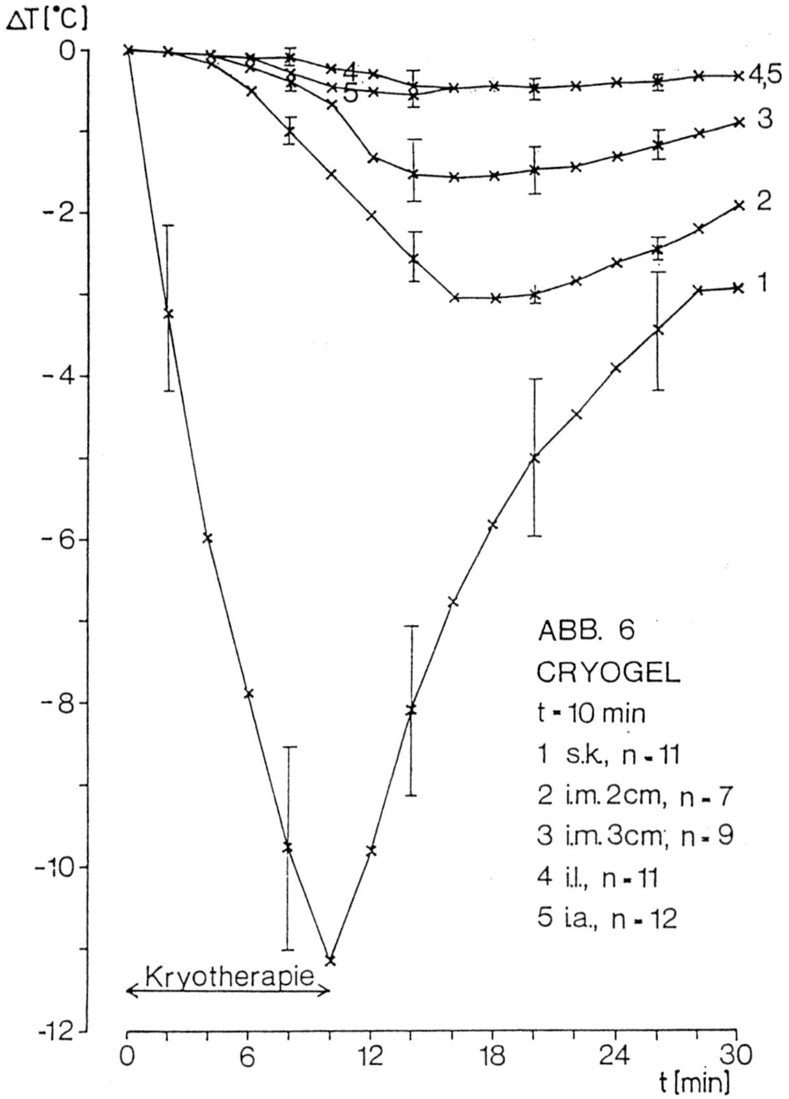

Abb. 7-13. Abkühlungsverlauf in verschiedenen Gewebetiefen von narkotisierten Versuchsschweinen nach 10minütiger Kryogelapplikation (Ruffing 1982). Noch in 3 cm Muskeltiefe wird eine Temperaturerniedrigung von über 1°C erreicht

liegender Gewebe verursachen, sondern nur in neurophysiologische Übertragungswege eingreifen. Hierbei spielt **nicht** eine häufig als Wirkungsbasis herausgestellte Verringerung der Nervenleitgeschwindigkeit die ausschlaggebende Rolle; eine Verzögerung der Impulsübertragung um wenige Hundertstel- oder vielleicht auch Zehntelsekunden würde ansonsten das Schmerzerlebnis lediglich um eine kaum spürbare Zeitspanne verzögern. Viel eher treffen Vorstellungen der Gate-control-Theorie zu, wonach kompetitiv in parallel verlaufenden, schneller leitenden sensiblen

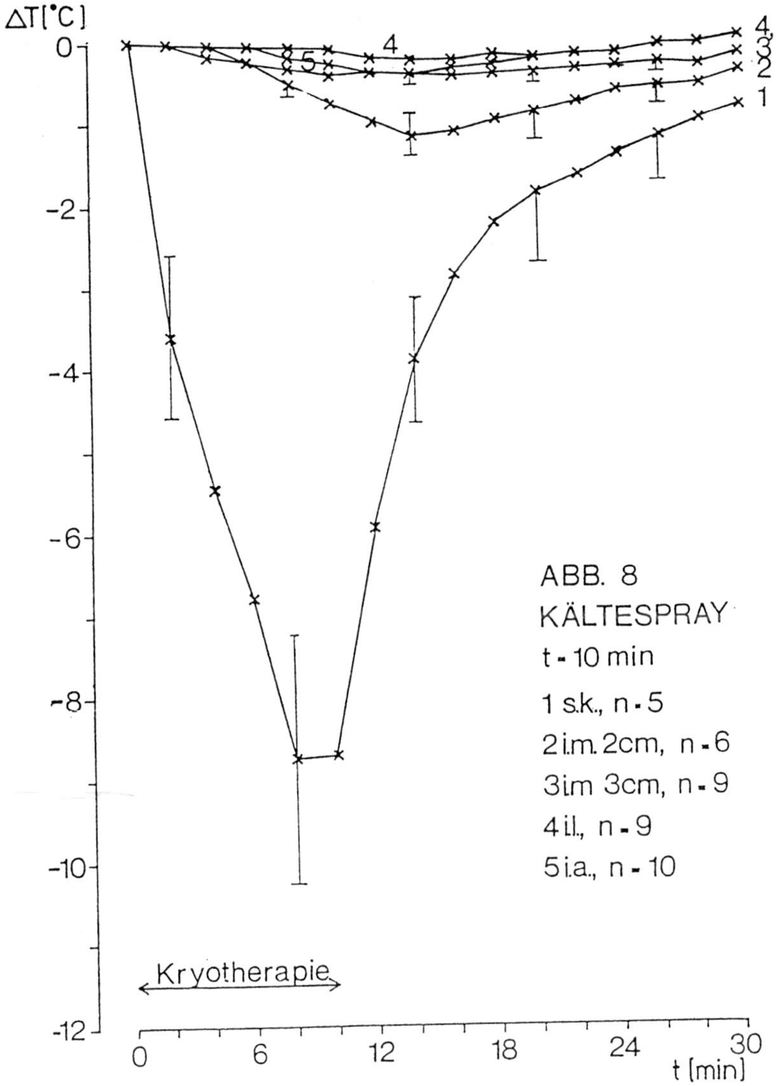

Abb. 7-14. Temperaturverläufe bei Kältesprayanwendungen. Die Tiefenwirkung ist weniger stark ausgeprägt als bei den Kryogelapplikationen aus Abb. 7-13 (Ruffing 1982)

Nervenfasern, die von Thermorezeptoren angesteuert werden, Signale von Thermorezeptoren bereits eine Synapse im Rückenmark erreicht haben, bevor Impulse auf etwas langsameren Nervenleitungen aus Schmerzbereichen ankommen. Bei der Weiterleitung haben daher die Schmerzimpulse das Nachsehen: Die zentrale Verarbeitung wird auf die Kälteempfindung und nicht auf das Schmerzerlebnis konzentriert. Auch andere sensorische Reize, darunter auch prima vista als widersprüchlich erscheinende Heißreize, sind diesbezüglich geeignet.

Daneben ist zur Erklärung der zweifelsfrei schmerzdämpfenden Wirkungen sicher auch eine Art Einfrieren der biochemischen Überträgerfunktionen an den Endplatten der Nervenendigungen und damit Lähmung der Rezeptorempfindungen mit heranzuziehen. Mit Hilfe derartiger lokaler Kurzanästhesien bereitet bekanntlich der Zahnarzt den Einstich der schmerzstillenden Spritze oder der Hautarzt kleinere Hautschnitte vor.

In diesem Zusammenhang sind auch Eisabtupfungen zu nennen, bei denen gefrorenes Wasser in den flüssigen Aggregatzustand umgewandelt wird und dazu ebenfalls Wärmeenergie benötigt, die aus der Umgebung, d.h. bevorzugt aus der den Eiswürfel haltenden Hand des Therapeuten, aber eben auch aus der zu behandelnden Hautstelle, Wärme entzieht (Abb. 7-15). Für einen längerandauernden Wärmeentzug sind noch Eiswasserteilbäder oder kalte Wickel gebräuchlich.

In allen Konversionsverfahren wurde zuvor gleichsam der Bewegungsspielraum der Moleküle, aus denen die therapeutischen Medien bestehen, eingeengt. Bei der Anwendung vergrößert sich dann der Bewegungsspielraum wieder, wozu aber Wärmeenergie benötigt wird. Das primäre Aufheizen des Mediums wirkt sich sekundär als Energieabgabe des menschlichen Gewebes und damit als die therapeutisch beabsichtigte Abkühlung aus. Bei Solewickeln wird durch die Siedepunktserhöhung das Verdampfen verlangsamt und damit zwar die akute Kühlwirkung vermindert, deren Einwirkdauer aber protrahiert.

Der menschliche Organismus nutzt diesen Mechanismus im übrigen selbst, wenn seine Kühlleistung, sprich die Wärmeabgabe nach außen, vergrößert werden soll: er schwitzt. Der Kühleffekt durch Konversionswärme kommt natürlich nur zur Geltung, wenn für flüssiges Wasser auch hinreichend Spielraum zur Volumenvergrößerung vorhanden ist. In einem Wasserbad kühlt die insensible oder auch die sensible Hautwasserabgabe darum nur den aus dem Wasser herausragenden Kopf.

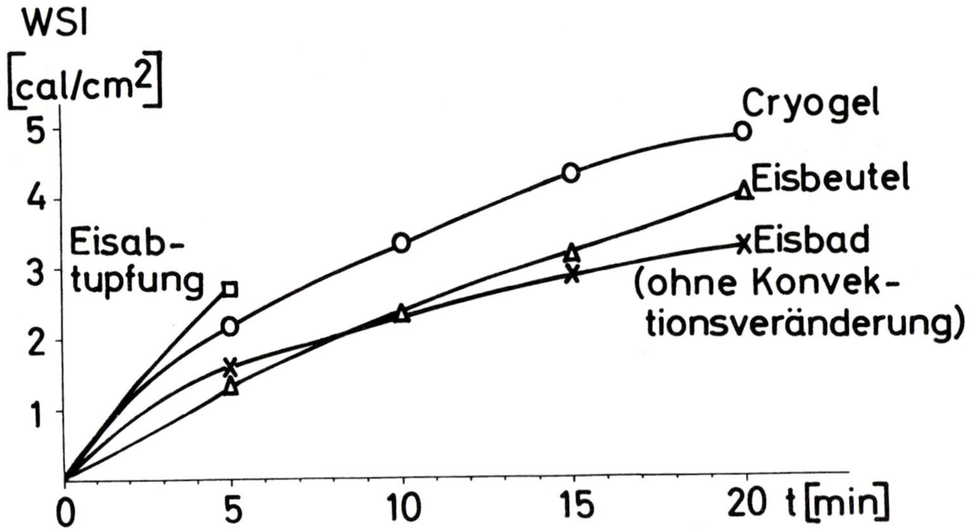

Abb. 7-15. Wärmeentzug durch verschiedene kryotherapeutische Verfahren bei Probanden (Jordan et al. 1977). Die einheitliche Darstellung darf nicht darüber hinwegtäuschen, daß Eisabtupfungen sehr lokal, Eiswasserbäder hingegen großflächig einwirken und in der Gesamtbilanz, d.h. nach Multiplikation mit der betroffenen Hautstelle, noch Verschiebungen nach sich ziehen

In der Sauna mit bis zu 100 °C Lufttemperatur bei nur 10–20 % relativer Luftfeuchte ist umgekehrt ein großer Verdampfungsspielraum und damit eine Kühlmöglichkeit vorhanden, zumindest so lange, bis die Haut von einem durchgehenden Schweißwasserfilm umgeben ist. Dann ist der Zeitpunkt auch nicht mehr weit, an dem die systemische Überwärmung zu einem fluchtartigen Verlassen der Sauna drängt. Niedertropfender Schweiß verdampft eben auf dem Boden und kühlt dabei diesen, aber nicht mehr die Hautstellen, aus denen er zuvor ausgetreten ist.

Im Dampfbad (100 % Luftfeuchte) ist der benötigte Ausdehnungsraum ebenfalls bereits besetzt, so daß der Körper auf diesem Weg keine Kühlleistung mehr erbringen kann. Anders als bei trockener Luft sind jetzt auch die thermophysikalischen Kenngrößen des gesättigten bzw. sogar übersättigten Wasserdampfs so verändert, daß in Dampfbädern nur noch eine Applikationstemperatur bis zu ca. 50° C ertragen wird, zumal ständig Wärmeenergie konvektiv in Form der Raumluft, vor allem aber von den Wänden des Dampfbads in Form von Strahlungswärme an den Menschen abgegeben wird.

7.7 Thermotherapie via Wärmestrahlung

In ähnlicher Weise, wie sich aus der Konversionsenthalpie und den Weiterleitungseigenschaften in einem Volumenelement der Temperaturanstieg berechnen läßt, kann gemäß den Kirchhoffschen Strahlungsgesetzen die temperatursteigernde Wirkung nach Absorption von Strahlungsenergie ermittelt werden. Normalerweise ist unsere Haut höher temperiert als die den Körper umgebenden Raumwände: Der Körper gibt in Form von Infrarotstrahlung mehr Wärmeenergie an die Umgebung ab, als er zugestrahlt bekommt. Von U-Boot-Fahrern ist bekannt,

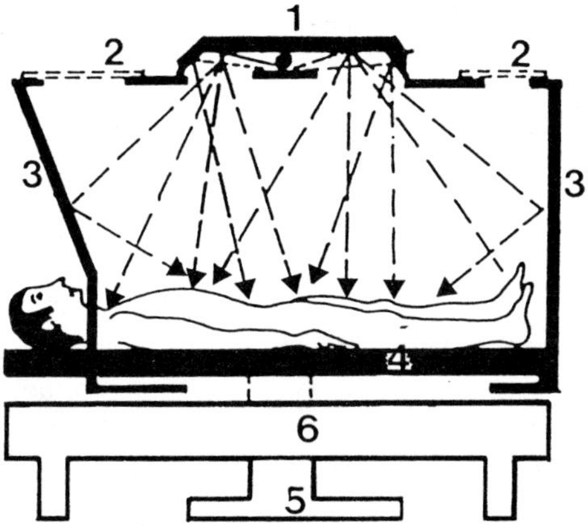

Abb. 7-16. Transportable Überwärmungkammer nach Heckel (Brasch et al. 1989). Durch IR-Zustrahlung ist je nach Applikationsdauer eine allmählich steigende Hauttemperatur und – da sich diese allmählich von der Haut in tiefergelegene Gewebe fortpflanzt – letztlich eine mehr oder weniger große systemische Erwärmung zu erzielen (Abb. 7-17). Die Ziffern kennzeichnen hier nicht relevante Details der Konstruktion wie Reflexionsflächen u.a.

daß diese sich trotz einer Lufttemperatur über 40 °C erkälten, wenn ihre nackten Oberkörper ständig IR-Strahlung an die nur ca. 5 °C warmen U-Boot-Wände abgeben. Bei Gleichtemperierung von emittierender und absorbierender Fläche, was mit geeigneter Kleidung zu realisieren ist, entfällt dieser Wärmetransport bilanzmäßig, und bei Höhertemperierung der Umgebung (Abb. 7-16) ergeben sich Gewebeerwärmungen (Abb. 7-17). Anders als bei den mit Hautkontakt verbundenen Verfahren ist aber nicht bereits zu Anfang ein großer Temperatursprung zu verspüren, sondern nur ein allmähliches Ansteigen der Hauttemperatur zu verzeichnen. Für Wechselreize sind Strahlungsverfahren daher ungeeignet, ansonsten hinsichtlich des substitutiven Potentials aber – abhängig von der Strahlungsleistung – hinreichend effizient. Dies zeigt ein Vergleich der Temperaturverläufe in 3 cm Gewebetiefe (Abb. 7-18). Wird im Zeitverlauf die

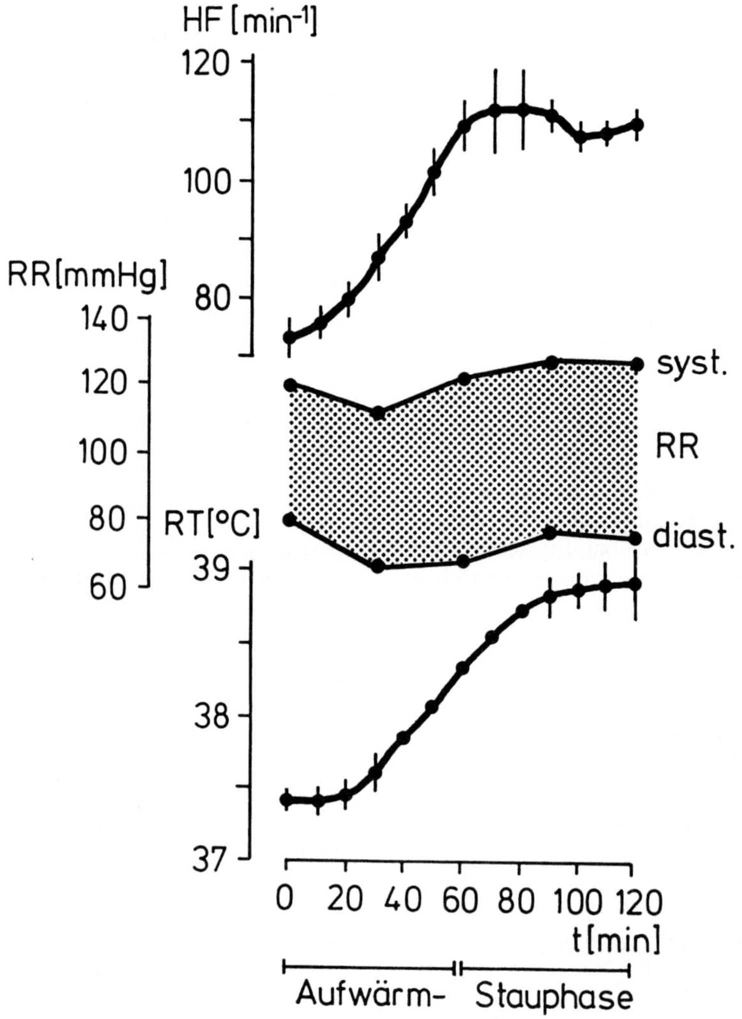

Abb. 7-17. Systemische Überwärmungseffekte bei Probanden nach IR-Strahlung (4 Lampen á 400 W). Auch hier ist der sog. Nachwärmeeffekt während der anschließenden Ruhephase zu beobachten, der auf thermophysikalischen Ausgleichsbestrebungen in Richtung auf niedriger temperierte Gewebe beruht (Brasch et al. 1989)

Hauttemperatur zu hoch, muß die Bestrahlung abgebrochen werden. Damit ist auch die zuführbare Wärmeenergie limitiert.

Um **ohne** primäre Hauterwärmung direkt in der Tiefe des Gewebes Wärmeenergie zu deponieren, gibt es noch mehrere thermophysikalisch hochinteressante Therapiemethoden, die als Diathermieverfahren bekannt sind. Die Bezeichnung weist auf die **kontaktfreie Durchflutung** des Körpers mit elektrischen oder magnetischen Wechselfeldern (27 MHz), aber auch auf das direkte Ankoppeln eines mit Ultraschallfrequenzen (800–1000 KHz) schwingenden Schallkopfs zur Erzeugung mechanischer Wellen hin. Letztere werden bevorzugt von knöchernen Gewebe-

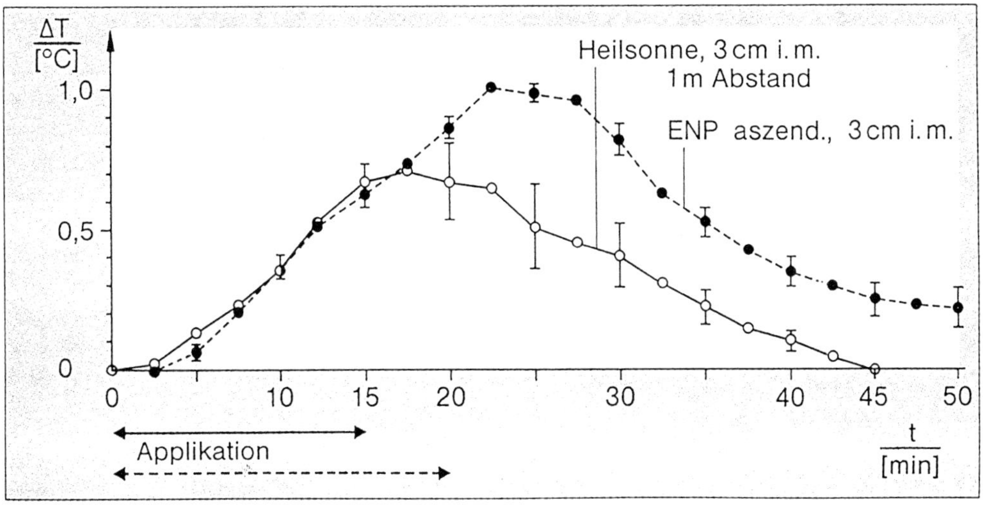

Abb. 7-18. Überwärmung in 3 cm Gewebetiefe bei Infrarotzustrahlung (Heilsonne) und Applikation einer Moorpackung (ENP aszend). Die begrenzte Applikationsdauer der lokalen IR-Bestrahlung erklärt sich aus dem allmählichen Erreichen der Obergrenze der Hauttemperatur (Kleinschmidt et al. 1992 b)

strukturen reflektiert und führen bei der Interferenz mit ankommenden mechanischen Verformungswellen zu lokalen intensiven Druckveränderungen, die im Extremfall zu Gewebszerreißungen führen und wasserhaltige Gewebe zur lokalen Verdampfung bringen können (Kavitation). Bei richtiger Dosis und Applikationsweise kann man primär knochennah und damit in der **Tiefe** das Körpergewebe erwärmen. Wie schon zu Anfang dargestellt, bleibt ein derartiger Hot spot aber nicht erhalten; die Wärmeenergie wird anschließend schnell auf konduktivem, je nach Durchblutungsverhältnissen auch noch auf konvektivem Weg in angrenzende Gewebebezirke weitergeleitet. Immerhin ist die Erwärmung mittels Ultraschall diejenige thermotherapeutische Methode, die – wenn auch nur kleinflächig – direkt und damit am schnellsten tiefliegende Gelenksspalten erreicht.

Einfacher hinsichtlich der Intensitätssteuerung wie auch der Applikation, allerdings großflächiger und damit weniger genau lokalisierbar, gelingt eine Tiefenerwärmung von dipol- und elektrolytarmen Geweberegionen mit der sog. Kondensatorfeldmethode der Hochfrequenzapplikation. Innerhalb der riesigen Wellenlängen (11 m) lassen sich nämlich im Nahfeld elektrische und magnetische Feldkomponente noch gut voneinander trennen. Darum kann auch eine Schulter, ein Knie oder eine Hüfte kontaktfrei zwischen zwei Plattenelektroden positioniert werden, die als Kondensatorplatten die Pole eines elektrischen Wechselfelds darstellen. Dazwischen liegendes Medium, so auch das Körpergewebe, wird im Wechselrhythmus elektrisch polarisiert und umpolarisiert, wobei sich die polarisierbaren Substanzen, hier vor allem Gewebewasser, in mikroskopischen Dimensionen mechanisch hin- und herrütteln lassen und dabei Wärme erzeugen.

Warum gelingt es aber überhaupt, mit ein und demselben Therapiegerät einmal tiefer, ein anderes Mal oberflächlicher im Gewebe Hot spots zu erzeugen? Stellt man sich verschiedene Gewebearten wie Lichterketten am Weihnachtsbaum als hintereinandergeschaltete Verbraucher vor, die alle vom gleichen konstanten Strom i durchströmt werden, und ersetzt nun (bei konstant bleibendem Gesamtwiderstand) gedanklich zwei benachbarte Kerzen durch einen einmal vergrößerten, zum anderen verkleinerten Verbraucherwiderstand R, dann hat man den Wechselstromwiderstand des Gewebes auf ein vereinfachtes Schaltungsmodell für aufeinander folgende Muskel- oder Hautgewebe mit einem gutleitenden Flüssigkeitsgehalt einerseits und andererseits von Fett- und Knorpelgewebe mit weniger Anteilen aus gut polarisierbaren (Wasser) oder ionenhaltigen (Blut) Flüssigkeiten abgebildet. Letztere stellen einerseits dem Stromfluß i einen größeren elektrischen Widerstand R entgegen, andererseits ist in diesen Geweben auch der Spannungsabfall ΔU besonders hoch. Die Erwärmungsleistung P hängt bekanntlich nur vom Produkt aus Spannungsabfall und Stromstärke ab:

$$P = \Delta U \cdot i$$

In dieser Gleichung kommt der interessierende (Wirk-)Widerstand des Gewebes R allerdings gar nicht vor. Es gilt aber:

$$\Delta U = i \cdot \Delta R$$

bzw.

$$i = \Delta U / \Delta R$$

Nach dem Ersetzen der konstant bleibenden Stromstärke i

$$P = \Delta U^2 / \Delta R$$

wird plausibel, warum in **Serienschaltungen** gerade an großen Widerständen die meiste Heizleistung auftritt: Zwar sollte sich mit einer Verdoppelung des Widerstands R die Heizleistung halbieren, gleichzeitig wächst im gleichen Maße aber auch die Spannungsdifferenz und damit die Leistung: Sie verdoppelt sich. Insgesamt verbleibt mit der Kondensatorfeldmethode eine **gesteigerte** Wärmeentwicklung in Geweben mit verringertem Wassergehalt wie Fett oder Knorpel.

Diese Relationen kehren sich um, wenn bei der Hochfrequenzapplikation durch Spulenapplikatoren nicht mehr auf die Anwendung der elektrischen, sondern der magnetischen Feldkomponente abgehoben wird. Anders als bei einer primär vorhandenen Spannung bzw. einer Feldstärke, die **nachfolgend** Ladungsträger oder polarisierbare Teilchen bewegt, können durch ein veränderliches Magnetfeld **primär** Ladungsträger bewegt werden, die erst sekundär bei Ladungsansammlung zu einer meßbaren Spannung führen. Wenn also ein derartiger Spulenapplikator berührungsfrei vor einer Schulter oder der Hüfte magnetische Wechselfelder erzeugt, so werden im Körper die Ionen in Muskeln oder Haut in größere, diejenigen in wasserarmen Geweben in geringere Bewegung versetzt. Im vorgenannten Schaltungsvergleich wären jetzt die Weihnachtskerzen zu trennen und nunmehr **parallelgeschaltet** an ein und dieselbe treibende Kraft (Spannungsquelle) anzuschließen. Es bleibt nun keineswegs mehr der Gesamtstrom i konstant, sondern umgekehrt ist, weil aufgeprägt, der jeweilige Spannungsabfall überall gleich. Eine Einsetzung ergibt nunmehr

$$P = \Delta R \cdot \Delta i^2.$$

Eine Widerstandshalbierung würde zwar gleichsinnig die Heizleistung halbieren, aber überproportional den heizwirksamen Strom verstärken: Die Heizleistung wäre insgesamt verdoppelt. Das Ergebnis ist, daß genau umgekehrt wie mit der Kondensatorfeldmethode mit diesen Spulenapplikatoren blut- und wasserhaltige Weichteile bevorzugt gegenüber Knorpel und Fettgewebe erwärmt werden.

Mit höheren Frequenzen wird die Unterscheidungsfähigkeit zwischen elektrischer und magnetischer Feldkomponente schwieriger, zumal auch deren Wellenlängen immer kürzer werden. Bei 434 MHz (Ultrahochfrequenz) oder gar bei 2450

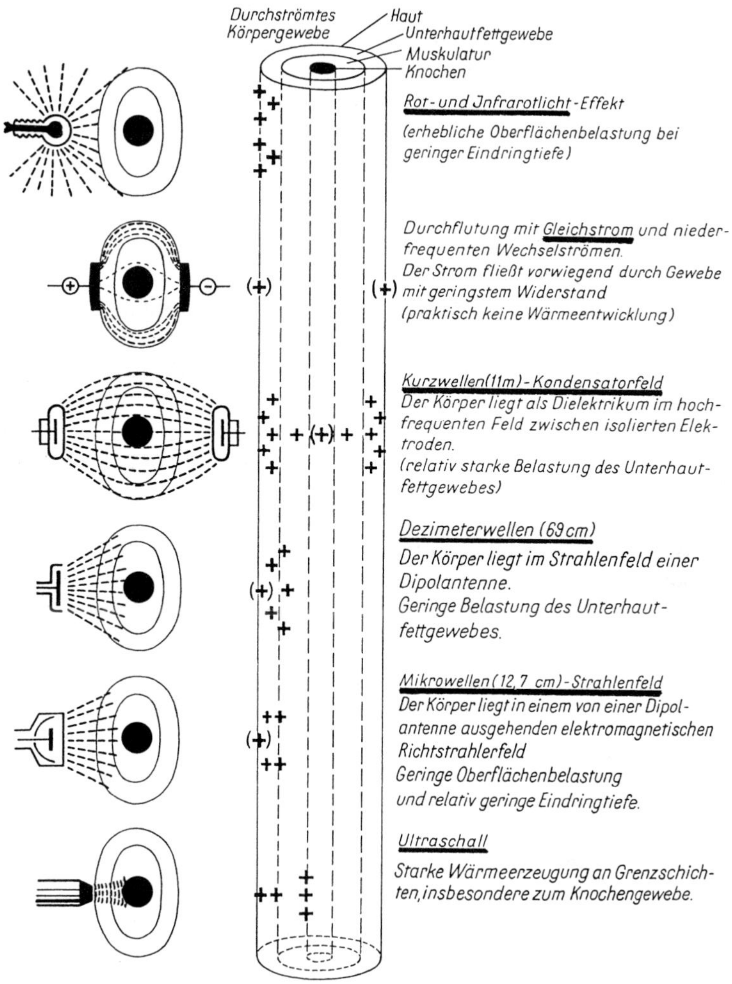

Abb. 7-19. Primärer Absorptionsort diathermischer Therapieverfahren (Gillmann 1972). Die unmittelbar nach Absorption einsetzende Wärmeweiterleitung zu angrenzenden Gewebeelementen gleicht die Hot spots relativ schnell wieder aus

MHz mit nur noch 12 cm (Luft-)-Wellenlänge (Mikrowelle) muß die Durchflutungsvorstellung (Diathermie) nunmehr einem Bestrahlungsmodell weichen (Fernfeld), bei dem ein nicht mehr auftrennbares elektromagnetisches Feld berührungsfrei auf den Körper eingestrahlt wird und dabei – mit steigender Frequenz zunehmend oberflächlicher – unter Wärmeentwicklung absorbiert wird. Am Ende steht diesbezüglich die Wärmetherapie mit Infrarotstrahlung, deren primärer Absorptionsort und damit Wirkungsschwerpunkt in der Haut liegt (Abb. 7-19). Wie schon mehrfach betont, wirken sich aber ziemlich schnell die Mechanismen zum Wärmeweitertransport **innerhalb** des Körpers aus, so daß nach kurzer Zeit in einer tief gelegenen Muskelschicht ein Temperaturanstieg gemessen werden kann, der seinen Ursprung ebenso in der Haut (Infrarotstrahlung, Packungen, Bäder) wie auch in noch größerer Tiefe (Ultraschall, Kondensatorfeld der Kurzwelle) haben könnte.

Die kontaktlosen Thermotherapieverfahren sind indiziert, wenn Hautläsionen oder Zeitprobleme (An- und Auskleiden bei Bädern und Packungen) den Einsatz natürlicher Thermotherapiemittel erschweren. Die nötigen Bestrahlungsgeräte sind allerdings ganz und gar keine Naturheilmittel. Darum soll auf die Darstellung weiterer thermophysikalisch interessanter Details verzichtet werden.

7.8 Zusammenfassung

Thermotherapie ist der zusammenfassende Begriff für Behandlungsverfahren, die dem Körper

- lokal oder systemisch
- innerhalb kürzerer oder längerer Applikationsdauer

Wärme zuführen oder entziehen und dabei

- mit mehr oder weniger großem Aufwand
- schwerpunktmäßig substitutiv oder regulativ

Wärmeenergie verwenden, die

- berührungslos oder im Hautkontakt
- mit oder ohne zusätzliche hydrotherapeutische Wirkfaktoren
- primär thermoregulatorische Reaktionen
- sekundär konsensuelle Mitreaktionen bzw. Beeinflussungen verknüpfter Regelkreise

bewirkt.

Man kann im Resultat mit 20-minütigen Anwendungen auch noch in 3 cm Gewebetiefe die Temperatur um ca. 1° C steigern bzw. um deutlich mehr als 1°C absenken. Damit kann nicht nur gemäß der RGT-Regel die lokale Stoffwechselaktivität gefördert (Erwärmung) oder gehemmt (Kälteapplikation) werden, sondern das Durchgreifen in sekundäre Regelkreise beschleunigt die Blutvolumenverteilung (Gefäßdilatation) oder lokalisiert sie (Gefäßtonisierung). Speziell die Kälteapplikation wird als Erste Hilfe vor allem in der Sporttraumatologie, aber auch bei akut-entzündlichen Prozessen ausgenutzt.

Daraus ergibt sich ein ungeheuer weit gefaßtes Indikationsspektrum. Der Gefahr, deshalb undifferenziert Wärme- und Kälteanwendungen als Allheilmittel zu betrachten, wird begegnet, indem die Besonderheiten der verschiedenen Verfahren und deren Gemeinsamkeiten berücksichtigt werden.

7.9 Weiterführende Literatur

1. Bloching HH (1982) Vergleiche von physikalisch-therapeutischen Maßnahmen (Heißpackungen) bezüglich der thermophysikalischen Eigenschaften am Modell und an Probanden. Humanmedizinische Dissertation an der Ludwig-Maximilians-Universität München
2. v. Brasch E, Kleinschmidt J, Gall H, Senn E (1989) Verlauf von Kreislaufparametern und Temperaturmessungen an verschiedenen Körperregionen bei Infra-Rot-Hyperthermie (IRHT) nach dem Verfahren von Heckel. Z Phys Med Baln Med Klim 18: 77–84
3. Diwersy C (1990) Die thermophysikalische Reizstärke verschiedener Kneipp'scher Anwendungen und ihre physiologischen Auswirkungen. Humanmedizinische Dissertation an der Ludwig-Maximilians-Universität München
4. Gall H (1992) Modellrechnungen zum Wärmestrom aus Peloidpackungen in den Körper mit Berücksichtigung des konvektiven Wärmetransports durch das Blut. Humanbiologische Dissertation an der Ludwig-Maximilians-Universität München
5. Gillmann H (1972) Physikalische Therapie. Thieme, Stuttgart
6. Heil W (1981) Wirkungen kühler, indifferenter und warmer Bäder mit und ohne Luft-

sprudelzusatz auf Körpertemperatur, Kreislauf-, Herz- und Atemfunktion, Plasmacortisol und weitere physiologische Parameter. Humanmedizinische Dissertation an der Ludwig-Maximilians-Universität München
7. Jordan H, Kleinschmidt J, Drexel H (1977) Zum heutigen Stand der Kryotherapie. MMW 119:355–358
8. Kleinschmidt J, Stappert W, Diwersy C (1989) Untersuchungen zur Bestimmung der thermophysikalischen Reizstärke bei Kneippschen Armgüssen. Arbeit zum Kneipp-Preis Bad Wörishofen
9. Kleinschmidt J (1992a) Quantifizierung der Quentin'schen Schriftprobe zur Qualitätsstandardisierung von Moorbreibädern. Arbeit zum Preis der Stadt Bad Kissingen
10. Kleinschmidt JG, Kleinschmidt JTh (1992b) Phototherapie. In: Jäger M, Wirth CJ (Hrsg) Praxis der Orthopädie. Thieme, Stuttgart
11. Kleinschmidt J, Gall H (1995a) Die Wärmehaltung im Rahmen zeitgemäßer Peloidanalytik. Arbeit zum Boxberger-Preis Bad Kissingen
12. Kleinschmidt J, Gall H (1995 b) Das wärmetherapeutische Potential von Wärmepackungen. Physikalische Therapie 16:671–678
13. Laiacker H (1983) Temperaturmessungen im Gewebe während wärmetherapeutischer Anwendungen bei Schweinen. Humanmedizinische Dissertation an der Ludwig-Maximilians-Universität München
14. Roider J (1989) Modellrechnungen zum Wärmestrom in das Körpergewebe bei Applikationen verschiedener Peloidpackungen. Humanmedizinische Dissertation an der Ludwig-Maximilians-Universität München
15. Ruffing B (1982) Temperaturmessungen im Gewebe während kryotherapeutischer Anwendungen bei Schweinen. Humanmedizinische Dissertation an der Ludwig-Maximilians-Universität München
16. Schwab U (1995) Entwicklung von Gewebemodellen zur numerischen Simulation von thermotherapeutischen Maßnahmen. Humanbiologische Dissertation an der Ludwig-Maximilians-Universität München
17. Sedlmeier F (1977) Thermometrische und kalorimetrische Untersuchungen zur Kryotherapie. Humanmedizinische Dissertation an der Ludwig-Maximilians-Universität München

8 Reizstromtherapie, hochfrequente Ströme und Ultraschall

K. Boegelein

8.1. Galvanischer Strom

Den galvanischen oder Gleichstrom rechnet man zur Niederfrequenz. Er fließt während der gesamten Behandlung konstant durch das Gewebe und löst in therapeutischer Dosierung keine Nervenreize im Sinne fortgeleiteter Aktionspotentiale aus.

Das elektrische Feld übt, abhängig von der jeweiligen Ladung der Pole, anziehende oder abstoßende Kräfte auf die Ionen in den Körperflüssigkeiten aus, so daß es zu Ionenbewegungen kommt mit der Folge polarisierender Einflüsse auf die Zellen im Stromfeld. Dabei überwiegt direkt unter den Elektroden der Einfluß der Anode oder der Kathode, so daß dort entsprechende therapeutische Wirkungen erzielt werden können.

8.1.1 Hyperämisierende Wirkung

Nach einer Gleichstrombehandlung stellt sich unter beiden Elektroden eine deutliche Rötung der Haut ein, die augenfällig auf die verstärkte Durchblutung hinweist. Dieses Erythem überdauert die Therapiezeit um mehrere Stunden und kann bis zum darauffolgenden Tag mit physikalischen Reizen, beispielsweise mit feuchter Wärme, erneut hervorgerufen werden (sog. Erinnerungsphänomen). Auch in den tiefer gelegenen Gewebebezirken kann eine verstärkte Durchblutung festgestellt werden, wenn auch in geringerem Maße.

8.1.2 Analgetische Wirkung

Der galvanische Strom bewirkt eine langdauernde Schmerzdämpfung. Sie tritt bevorzugt in Elektrodennähe ein, am ausgeprägtesten unter der Anode. Der galvanische Strom vermag eine zufriedenstellende Schmerzabnahme insbesondere dann zu erzielen, wenn er Kontakt zu großen Hautflächen bekommt. Daher wird zur Anwendung möglichst großer Elektroden geraten.

8.1.3 Förderung von Heilungsprozessen

Der galvanische Strom beschleunigt die Heilung von Hautulzera und sekundär heilenden Wunden. Neben einer unmittelbaren Wirkung kommen dafür eine Beschleunigung des Zellstoffwechsels oder eine verbesserte Versorgung mit Nährstoffen als Folge der Hyperämie in Frage.

In niedriger Dosis kommt dem galvanischen Strom ein gesicherter Platz in der Behandlung sympathischer Reflexdystrophien zu, z. B. beim Sudeck-Syndrom im Stadium II und III.

8.1.4 Muskelrelaxierende Wirkung

Fließt der galvanische Strom in absteigender Richtung (Anode proximal, Kathode distal) durch eine Extremität, nehmen schmerzhafte Muskelverspannungen oft deutlich ab.

8.1.5 Nebenwirkungen

Einige Reaktionsprodukte sind sehr aggressiv. Durch die elektrolytischen Prozesse wird unter der Kathode Natronlauge (NaOH) gebildet, unter der Anode entsteht Salzsäure (HCl). Bei unsachgemäßer Elektrodentechnik schädigen diese Stoffe die Haut: Es entstehen chemische Verätzungen besonders unter der Kathode.

8.1.6 Vorbereitende Maßnahmen

Vor der Behandlung ist die Haut zu inspizieren und ggf. zu reinigen, z. B., wenn der Patient verschwitzt ist oder Salben aufgetragen sind.

Entzündete Hautstellen, kleine Wunden oder Risse werden mit Vaseline oder Zinkpaste abgedeckt. Auch frische Narben sind sehr empfindlich, so daß besondere Vorsicht geboten ist.

8.1.7 Elektroden

Zur Galvanisation sind großflächige Elektroden geeignet mit einer Fläche von 100–200 cm^2. Werden Einmalelektroden benutzt, müssen sie mit einer ca. 2 cm dicken Schicht aus gut angefeuchteten Kompressen, Gaze oder dergleichen unterpolstert werden. Die Elektroden müssen der Haut gut und ebenmäßig anliegen.

8.1.8 Dosierung

Die Dosierung des galvanischen Stroms richtet sich nach dem Krankheitsverlauf und der individuellen Verträglichkeit. Als Dosierungskriterien gelten die Stromstärke, die Behandlungsdauer, die Länge der Behandlungsserie und die Intervalle zwischen den einzelnen Behandlungen. Allgemein gilt bei

- **akuten Krankheitsstadien:**
  - niedrige Stromstärke
  - kurze Behandlungsdauer
  - kurze Behandlungsserie
  - kurze Behandlungsintervalle
- **chronischen Krankheitsstadien:**
  - höhere Stromstärke
  - längere Behandlungsdauer
  - längere Behandlungsserie
  - längere Behandlungsintervalle

Subakute und **subchronische Krankheitsstadien** liegen dazwischen.

8.1.8.1 Stromstärkeempfindung

- Schwache Dosierung: sensibel unterschwellig
- Mittlere Dosierung: sensibel „schwellig"
- Starke Dosierung: kräftiges Stromgefühl
- Überdosierung: Stechen, Brennen, Hitzegefühl

Die effektive Stromstärke soll 0,2 mA/cm^2 der Fläche der aktiven Elektrode nicht überschreiten.

8.1.8.2 Behandlungsdauer

kurz: 5 min
mittel: 10 min
lang: 15 min
sehr lang: länger als 20 min

8.1.8.3 Behandlungsserie

kurz: 3–5mal
mittel: 6–10mal
lang: 12–18mal

8.1.8.4 Behandlungsintervall

kurz: tägliche Behandlung, evtl. mehrmals täglich
mittel: 3mal wöchentlich
lang: 2mal wöchentlich

Bei akuten und subakuten Erkrankungen sollte täglich behandeltwerden, bei chronischen Krankheitsstadien 2–3mal wöchentlich.

Erweist sich der Erfolg der Behandlung chronischer Erkrankungen als ungenügend, soll vor einer weiteren Serie eine Reizpause von 8–10 Wochen eingelegt werden.

8.1.9 Indikationen

Durchblutungsförderung: funktionelle Durchblutungsstörungen, Angioneuropathien (M. Raynaud), Akrozyanose, arterielle Verschlußkrankeit (Stadium I/IIa), Sudeck Dystrophie (Stadium II), Ödeme (nicht entzündlich), Fazialisparese (als Vorbehandlung).

Analgesie: großflächige Myalgien, Neuralgien, Neuritis, Polyneuropathie, radikuläre Syndrome, Nervenkompressionssyndrome, Polyarthralgien, chronische Polyarthritis (rheumatoid arthritis) Behandlung im entzündungsarmen Intervall, diffuse Schmerzen bei: Periarthropathien, Arthrosen, M. Bechterew, Tendinitis, Tendovaginitis.

Verbesserung der Trophik, Heilungsbeschleunigung: venöse Ulzera, neurotrophische Ulzera, Dekubitalgeschwüre, verzögerte Wundheilung,

Muskelrelaxierung: Überlastungen der Muskulatur, schmerzhafte Muskelverspannungen.

Sonstige Indikationen: posttraumatische Zustandsbilder (Hämatome, Ödeme), übermäßiges Schwitzen an Händen und Füßen (Hyperhidrosis palmarum et plantarum).

8.1.10 Kontraindikationen

- Akute Entzündungen (lokal, systemisch)
- Arterielle Verschlußkrankheit ab Stadium IIb nach Fontaine
- Eitrige Prozesse, Fieber, Allgemeininfektionen
- Tumoren (maligne, benigne)
- Thrombosen, Gefahr von Embolien, Thrombophlebitis
- Herzschrittmacher, Metallimplantate im Stromgebiet

8.1.11 Iontophorese

Der Transport von in Ionenform vorliegenden Medikamenten in die Haut wird im Gleichstromfeld ermöglicht oder quantitativ gesteigert. Die Iontophorese ist besonders für größere Moleküle geeignet, weil diese ohne den Strom sehr schlecht in die Haut penetrieren.

Der Wert der Iontophorese liegt im wesentlichen in einem quantitativen Mehrtransport der Medikamentenmoleküle in die Haut. Aus diesem Hautdepot gelangt das Medikament vor allem über Diffusion in tiefere Gewebeschichten, wie in hautnahe Muskelschichten, Sehnen, Bändern etc.

8.1.11.1 Praktische Durchführung

Negativ geladene Substanzen werden unter der Kathode, positiv geladene Medikamente unter der Anode aufgebracht. Die Stromdosis sollte „sensibel schwellig“ sein, wobei ca. 0,2 mA/cm^2 der Fläche einer bzw. der kleineren Elektrode als Grenzwert gilt.

Der iontophoretische Stofftransport hängt auch von der Behandlungsdauer ab. In der Praxis haben sich Zeiten von etwa 30 min als brauchbar erwiesen.

8.1.11.2 Elektrodentechnik

Die Iontophorese wird lokal mit einer oder zwei Elektroden und entsprechend mit einer oder zwei Gegenelektroden durchgeführt. Die Elektrode, unter der sich das Medikament befindet, wird als „aktive“ oder „Iontophorese“-elektrode bezeichnet. Wird sie als „differente“ Elektrode verwendet, weist sie zudem eine kleinere Fläche auf, als die „passive“ oder Gegenelektrode.

Querdurchströmung: Die Gegenelektrode liegt der Iontophoreseelektrode gegenüber. Segmentale Längsdurchströmung: Die Gegenelektrode liegt paravertebral im Segment oder proximal im Nervenverlauf.

8.1.11.3 Indikationen

Die Indikationen der Iontophorese entsprechen in erster Linie denen der Medikamente. Daneben sind auch die Wirkungen des galvanischen Stroms zu beachten.

Folgende Stoffklassen werden häufig zur Iontophorese eingesetzt:

- Antiphlogistika – Antirheumatika – Analgetika
- gefäßerweiternde Mitte
- Lokalanästhetika
- gerinnungshemmende Mittel
- gewebeerweichende Mittel (Proteolytika)
- Kortikosteroide

8.1.11.4 Kontraindikationen der Iontophorese

Die Kontraindikationen der Iontophorese entsprechen denen der Galvanisation. Zusätzlich sind die Gegenanzeigen der einzelnen Medikamente zu beachten.

8.2 Impulsströme

8.2.1 Physiologische Grundlagen

Stromimpulse lösen an erregbaren Membranen Reize aus, die an Nervenfasern entlang weitergeleitet werden.

Muskelbewegungen werden von motorischen Nervenfasern vermittelt, sensible Nervenfasern sind z. B. für die Wahrnehmung von Hautreizen, wie das Stromempfinden, verantwortlich und setzen die körpereigenen Mechanismen zur Schmerzhemmung in Gang.

In den Körpergeweben fließt der elektrische Strom infolge von Ionenverschiebungen. Das größte Hindernis für den Stromfluß ist der elektrische Widerstand der Haut, der eine ohmsche und eine kapazitive Komponente besitzt.

Gleichstrom und Impulsströme mit flachen Anstiegsflanken fließen hauptsächlich über den ohmschen Widerstand der Haut. Dabei reizen sie die sensiblen Nervenendigungen und die Rezeptoren der Haut.

Je kürzer die Stromimpulse und je steiler deren Anstiegsflanken werden, um so eher verschieben sich die Ionen in den gut leitenden Geweben unterhalb der schlecht leitenden Hautschicht. Kurze Stromimpulse können somit den ohmsche Widerstand der Haut überbrücken. Der Strom reizt die Haut und die darin eingebetteten erregbaren Strukturen nur noch in geringem Maße.

Je stärker der Hautreiz ist, desto größer wird auch die sensible Belästigung. Schließlich begrenzt das Schmerzempfinden des Patienten die applizierbare Dosis und damit auch die Reizwirksamkeit des Stroms in tieferen Gewebeschichten. Die Dosis kann aber erhöht werden, wenn der Hautreiz gering gehalten wird. Infolgedessen können dann auch in tieferen Gewebeschichten reizwirksame Ströme fließen.

Reizströme werden hauptsächlich lokal wirksam; so hängt der Therapieerfolg entscheidend von der Elektrodenapplikation ab.

8.2.2 Motorische Reizung

Ein einzelner Reizstromimpuls löst eine einzelne Muskelzuckung aus. Mehrere Einzelimpulse erzeugen in sehr niedriger Frequenz wiederholte Einzelzuckungen der

Muskulatur. Ab einer Reizfrequenz von etwa 10 Hz verschmelzen die Einzelzuckungen zu einem tetanischen Kontraktionsmuster. Der Muskel entfaltet mit diesen Kontraktionen seine Kraft. Impulsserien mit Frequenzen von etwa 20–80 Hz tonisieren die Muskulatur. Daher begünstigt diese Form der Stimulation in geeigneter Dosierung auch einen Kraftzuwachs der Muskulatur. Reizfrequenzen von 100 Hz und darüber erzeugen anfänglich auch Kontraktionen. Dabei tritt jedoch rasch infolge der Ermüdung des neuromuskulären Systems ein Muskelwogen ohne kraftausübende Kontraktionen ein. Diese Reizfrequenzen lassen sich daher zur Detonisierung der Muskulatur anwenden. Damit geht auch eine Verbesserung der

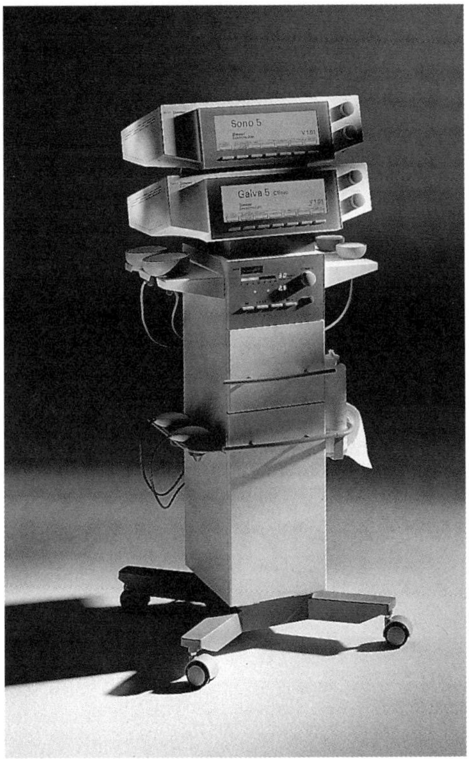

Abb. 8-1. Moderne Geräte für die Elektrotherapie: universelles Reizstromgerät und Ultraschalltherapiegerät

behinderten Blutzirkulation in der Muskulatur einher.

Eine äußerst wirksame Möglichkeit, die Muskulatur besonders bei myofaszialen Schmerzsyndromen zu detonisieren, ist das **Simultanverfahren mit Reizstrom und Ultraschall**.

8.2.3 Hyperämie

Die Impulsströme haben gegenüber der hyperämisierenden Wirkung des galvanischen Stroms noch zusätzliche Eigenschaften, die eine Zunahme der Durchblutung bewirken können. In erster Linie ist hier die Hyperämie bei der Muskelarbeit zu nennen. Insbesondere die schmalen Impulse und mittelfrequente Wechselströme entfalten eine gute motorische Wirkung.

Die von der Galvanisation bekannte Stoffwechselbeschleunigung tritt darüber hinaus nur bei den diadynamischen Strömen, denen ein galvanischer Basisstrom hinzugefügt wurde, in Erscheinung.

Ein weiterer Faktor ist der lokale chemische Reiz durch die Freisetzung neurovasoaktiver Substanzen im Stromfeld, wodurch die Arteriolen weit gestellt werden. Ein Einfluß auf die Durchblutung über die Hemmung der sympathischen Innervation ist ebenfalls denkbar. Die Entladungsfrequenz der sympathischen Nervenfasern kann mit Impulsen höherer Frequenz (ca. 100 Hz) in der Tat herabgesetzt werden, was eine arterielle Dilatation zur Folge hat. Die in der Literatur häufig erwähnte „Blockade" sympathischer Ganglien ist jedoch aufgrund der Schmerzhaftigkeit des Verfahrens und der nicht nachgewiesenen direkten Wirkung auf die Motorik der Arteriolen dem erfahrenen Anwender vorbehalten.

Auch die Verlängerung der Gehstrecke bei der Behandlung der arteriellen Verschlußkrankheit mit Reizströmen beruht vermutlich auf einer Erhöhung der Schmerzschwelle und der Stimulation örtlicher Stoffwechselvorgänge. Die bcssere Durchblutung ist vielmehr als Folge der Bewegungstherapie anzusehen, die mithin durch die elektrische Stimulation unterstützt werden kann.

8.2.4 Analgesie

Die Elektrotherapie bewirkt eine Schmerzlinderung über die Aktivierung der körpereigenen schmerzhemmenden Systeme, weil sie neurale Regelkreise günstig beeinflussen kann. Darüber hinaus erzielt die Elektrostimulation durch Detonisierung verspannter Muskulatur eine deutliche Abnahme der dadurch bedingten Schmerzen. Die Erfolge sind immer dann am größten, wenn die Elektrostimulation in ein allgemeines Therapieschema eingebunden wird. Sie kann beispielsweise günstige Voraussetzungen für die funktionelle Wiederherstellung durch Krankengymnastik und Bewegungstherapie schaffen und diese begleitend unterstützen.

8.2.5 Elektroden

Die Stimulation mit Impulsströmen hat im Vergleich zum Gleichstrom spezifische Reizwirkungen. Die genaue Kenntnis der Elektrodenapplikation ist somit eine Voraussetzung für den Erfolg der Therapie.

Eine exakte Elektrodentechnik ist besonders zur Reizung kleinflächiger Areale notwendig, z. B. für

- Schmerzpunkte,
- Nervenwurzeln, Nervenaustrittspunkte und Reizorte im Nervenverlauf;
- Myogelosen,
- myofasziale Triggerpunkte und Akupunkturpunkte.

Alle diese Punkte werden bevorzugt different mit kleinflächigen Kathoden gereizt. Die indifferente Anode wird proximal im Nervenverlauf oder paravertebral im entsprechenden Segment angebracht.

Die Elektroden können auch lokal, z. B. über Schmerzarealen, appliziert werden, wenn eine segmentale Behandlung nicht angebracht ist. Dabei wird das Schmerzareal mit mittleren bis großflächigen Elektroden überdeckt oder eingekreist. Zu diesem Zweck können ein (bipolare Reizung) oder zwei Elektrodenpaare (tetrapolare Reizung) angelegt werden.

Bei der lokalen Reizung wird die Kathode über dem schmerzhaften Areal angelegt, die Anode an der gegenüberliegenden Seite oder proximal davon.

Der Elektrodenabstand sollte etwa 5 cm betragen, um im gesamten Behandlungsfeld eine genügend hohe Stromflußdichte zu erzielen. Größere Gebiete werden tetrapolar ebenfalls mit den Kathoden im Schmerzbereich behandelt.

Bei der Reizung von Muskeln wird die Kathode auf den motorischen Reizpunkt des Muskels, besser noch am versorgenden motorischen Nerv angebracht, die Anode über dem Muskelansatz oder proximal über dem entsprechenden motorischen Nervenstamm. Bei der Längsdurchflutung von Muskeln bedient man sich einer indifferenten Elektrodentechnik. Die Elektroden werden in der Nähe des Ursprungs und des Ansatzes des Muskels befestigt. Diese Technik eignet sich beispielsweise zur Detonisierung und zur Verbesserung der Durchblutung der Muskulatur.

Mittelfrequente Ströme eignen sich im Gegensatz zu niederfrequenten Impulsfolgen auch zur Querdurchströmung großer Muskeln, wenn kräftige Kontraktionen erzielt werden sollen.

Auf- oder absteigende Reizung: Die auf- bzw. absteigende Technik hat für die Therapie mit Impulsströmen nicht den Stellenwert wie bei der Lähmungstherapie oder der Galvanisation. Trotzdem sollte zur bestmöglichen Nutzung des Therapieerfolgs die Kathode bei Paresen proximal, bei Schmerzen distal angelegt werden, insbesondere, wenn im Verlauf von Nerven behandelt wird.

8.2.6 Dosierungsregeln

Für die Dosierung der Impulsströme gelten grundsätzlich die bereits für die Gleichstromtherapie gegebenen Regeln. Dosiert wird entweder nach sensiblen oder nach motorischen Kriterien.

8.2.6.1 Dosierung nach sensiblen Kriterien

- Sensibel unterschwellig: kein Stromgefühl (der Strom wird zunächst bis zum Auftreten eines leichten Stromgefühls hoch geregelt, dann aber reduziert, bis er nicht mehr wahrgenommen wird)
- Sensibel schwellig: leichtes Stromgefühl „Ameisenlaufen“
- Sensibel überschwellig: starke Stromempfindung (kräftige Vibrationen).

8.2.6.2 Dosierung nach motorischen Kriterien

- Motorisch unterschwellig: kein sichtbares Muskelzucken
- Motorisch schwellig: eben sichtbare Zuckungen der Muskulatur
- Motorisch überschwellig: wellenförmige Bewegungen und Kontraktionen der Muskulatur.

Die motorischen und sensiblen Schwellendosen sind bei den einzelnen Stromformen unterschiedlich hoch. Ströme mit einem hohen galvanischen Anteil werden bei niedrigen Dosen bereits deutlich wahrgenommen. Sie werden häufig schon als schmerzhaft empfunden, bevor Muskelkontraktionen auftreten. Sehr schmale Stromimpulse erzeugen Muskelzuckungen bereits bei sensibel angenehmen Dosen. Eine zu hohe Dosierung äußert sich bei Impulsströmen ähnlich wie bei der Gleichstromtherapie in Form von Stechen, Brennen und dergleichen, bei sehr kurzen Impulsen und bei mittelfrequenten Strömen aber auch mit schmerzhaften Muskelkontraktionen.

8.2.7 Impulsfrequenzen

8.2.7.1 Motorische Nervenfasern (Skelettmuskulatur)

- bis 10 Hz: – Einzelzuckungen
- 10–20 Hz: – Fibrillationen
- 20–80 Hz: – tetanische Kontraktion
- $>$ 100 Hz: – Muskelwogen

Diese Kontraktionsmuster können mit geschwellten Strömen auch rhythmisch ausgelöst werden.

8.2.7.2 Autonome Nervenfasern (glatte Muskulatur)

Eine Reizung ist am ehesten mit Exponentialimpulsen (s. 8.2.12) zu erwarten.

- $<$10 Hz: Reizung der Gefäßmuskulatur $\rightarrow$ Erregung postganglionärer sympathischer Fasern.
- 10–20 Hz: Reizung der intestinalen Muskulatur $\rightarrow$ Erregung postganglionärer parasympathischer Fasern
- $\geq$100 Hz: Hemmung postganglionärer sympathischer Nervenfasern (auch indirekte Wirkung durch die erzielte Analgesie).

8.2.7.3 Schmerzfasern

Frequenzen von 100 Hz und mehr besitzen Eigenschaften zur Schmerzlinderung und Durchblutungsförderung.

Stochastische Impulsfolgen verhindern eine Gewöhnung an den elektrischen Reiz. Frequenzen unter 10 Hz lösen bei kräftiger Dosierung zentrale Schmerzhemm-Mechanismen aus (Opioidausschüttung im Hirnstamm/Zwischenhirn).

8.2.8 Reizformen

Lange Impulse ($\gg$1 ms) reizen bei entsprechender Dosierung die Rezeptoren und Schmerzfasern der Haut; Beispiele für Impulse mit einem kräftigen Hautreiz sind diadynamische Ströme und der Träbert-Strom.

Kurze Impulse ($\ll$1 ms) und mittelfrequente Wechselströme reizen die Rezeptoren und Schmerzfasern der Haut nur geringfügig oder gar nicht. Beispiele für Impulse mit geringem Hautreiz sind Hochvoltströme, TENS-Ströme, und Mittelfrequenzströme.

8.2.9 Strom- und spannungskonstante Ausgangsleistung

Im spannungskonstanten Betrieb wird die Spannung während der Therapiezeit auf dem voreingestellten Niveau gehalten. Ändert sich der elektrische Widerstand der Haut (besonders über Triggerpunkten, motorischen Reizpunkten und als „Maximalpunkte“ bekannten Hautarealen) so ändert sich die abgegebene Stromdosis. Die Suche nach solchen Punkten mit bewegten Elektroden und deren gezielte Reizung ist daher im spannungskonstanten Betrieb leicht möglich.

In der stromkonstanten Betriebsart bleibt die eingestellte Stromdosis konstant. Es werden üblicherweise stationär angelegte Elektroden benutzt.

8.2.10 Stromformen

8.2.10.1 Diadynamische Ströme

Die Impulse mit der Form einer Sinushalbwelle haben als Grundfrequenzen 50 Hz und 100 Hz. Die Wirkungsdauer dieser gleichförmigen Impulsfolgen ist durch den rasch eintretenden Gewöhnungseffekt jedoch begrenzt. Aus diesem Grunde wurden die beiden Grundfrequenzen in einigen Stromformen kombiniert. Üblicherweise werden folgende diadynamische Ströme zu therapeutischen Zwecken verwendet:

- MF (monophase fixe) 50 Hz
- DF (diphase fixe) 100 Hz
- CP (modulé en courtes périodes) 1 s 50 Hz/ 1 s. 100 Hz
- LP (modulé en longues périodes) 50 Hz Grundfrequenz, 100 Hz im 15-s-Rhythmus eingeschwellt.

Auch die Kombination von DF mit CP oder LP wird in der Praxis häufig angewandt. Den diadynamischen Strömen sollte immer ein galvanischer Strom unterlegt werden, da dieser sog. Basisstrom die Durchblutung und Gewebetrophik zusätzlich zu fördern vermag.

Die therapeutischen Wirkungen der diadynamischen Ströme beruhen auf analgetischen (DF, CP, LP) und durchblutungsfördernden Eigenschaften (CP, MF). Damit gehen auch eine ausgeprägte Resorptionsförderung (CP, LP), beispielsweise bei posttraumatischen Zuständen, und eine Verbesserung von Stoffwechselvorgängen (CP, LP) zur Beschleunigung von Heilungsprozessen, verbunden mit trophikverbessernden Eigenschaften, zumal bei degenerativen Erkrankungen einher.

Die diadynamischen Ströme werden im allgemeinen sensibel überschwellig dosiert. Der Patient soll ein deutliches Kribbeln oder Vibrieren unter den Elektroden empfinden. Bei chronischen Prozessen ist es oft erforderlich, die Stromintensität bis zur Toleranzgrenze zu steigern. Um Hautschäden vorzubeugen, ist bei dem hohen galvanischen Anteil der diadynamischen Ströme eine sorgfältige Elektrodentechnik notwendig. Hauptindikationen sind chronische Erkrankungen und Folgen von Verletzungen des Bewegungsapparats mit einer etwas diffusen Schmerzverteilung. Im Schmerzgebiet sollen großflächige

Elektroden angebracht werden, vorzugsweise die Kathode, die Anode paravertebral im zugehörigen Segment. Zur Resorptionverbesserung bei der Therapie traumatischer Schäden, z. B. von Hämatomen, haben sich lokale Elektrodenanlagen z. B. in Form einer Querdurchflutung bewährt.

8.2.10.2 Träbert Strom

Der Träbert-Strom, auch Ultrareizstrom genannt, ist ein unipolarer Rechteckstrom von 2 ms Impuls-, und 5 ms Pausendauer, woraus sich eine Frequenz von 143 Hz ergibt. Die gute analgetische Wirksamkeit verschaffte dieser Stromform eine breite Anwendung bei posttraumatischen Schmerzzuständen und Neuralgien sowie bei schmerzhaften degenerativen Gelenkerkrankungen.

Nach einem anfangs intensiven, manchmal etwas unangenehm empfundenen Reiz soll während der gesamten Behandlungszeit ein deutliches Stromgefühl erhalten bleiben. Das auftretende Muskelwogen ist zur Detonisierung erwünscht.

Der **modifizierte Ultrareizstrom** ist eine Variante des Träbert-Stromes mit unipolaren Rechteck-Impulsen von 0,5 ms bei 5 ms Pausendauer und einer Frequenz von 182 Hz. Diese Stromform reizt die Schmerzfasern der Haut nur noch geringfügig, was eine relativ hohe Dosierung ohne ein unangenehmes Stromempfinden erlaubt. Ein intensives Muskelwogen zur Detonisierung verspannter Muskeln kann damit bewirkt werden, z. B. zur Entstauung bei Muskelverletzungen.

8.2.10.3 Stochastische Reizströme

Es handelt sich um analgetisch wirksame unipolare Rechteckströme mit einer Impulsbreite von 2 ms, 1 ms oder 0,5 ms. Diese Ströme zeichnen sich durch variable Frequenzen aus, die nach einem Zufallsprinzip aneinandergereiht abgegeben werden. Auf diese Weise wird der nicht seltene Gewöhnungseffekt vieler Ströme vermieden. Somit werden stochastische Ströme bevorzugt in der Langzeittherapie chronischer Schmerzen (TENS-Prinzip) eingesetzt. Die beschriebene analgetische Wirkung ist insbesondere mit stochastischen Impulsfolgen von 5–30 Hz zu erzielen.

8.2.10.4 Transkutane elektrische Nervenstimulation (TENS)

Die sensiblen Nervenfasern werden mit Elektroden an der Hautoberfläche gereizt. Diese einfache und bei korrekter Anwendung nebenwirkungsfreie Methode kann von Behandlern und Patienten selbst gleichermaßen erfolgreich angewandt werden. In der TENS-Therapie werden 2 Methoden unterschieden, deren analgetische Wirksamkeit auf jeweils eigenen physiologischen Mechanismen beruht.

1. Konventionelle TENS-Verfahren

Sie werden mit relativ niedrigen Intensitäten (sensibel schwellige Dosierung) und höheren Frequenzen (etwa 50–150 Hz) zur Schmerzbehandlung eingesetzt. Im angelsächsischen Schrifttum trifft man häufig auf die Bezeichnung „high frequency – low intensity“-TENS. Zu den konventionellen Verfahren zählen auch die stochastischen Reizströme (z. B. 5–30 Hz). Der Patient soll bei der Behandlung angenehme Kribbelparästhesien im Schmerzgebiet empfinden. Meist tritt dann rasch eine Linderung der Schmerzen ein.

Die Elektroden werden meist lokal über dem Schmerzareal angebracht. Dabei ist es wichtig, im gesamten Schmerzgebiet Kribbelparästhesien zu erzeugen. Die Elektroden sollen möglichst das gesamte Schmerzgebiet abdecken oder einkreisen. Falls dies nicht möglich ist, empfiehlt sich die Reizung des versorgenden Nervenstamms proximal vom Schmerzgebiet.

2. Akupunktur-ähnliche TENS
(acupuncture like TENS, apl-TENS)

Im Gegensatz zur konventionellen TENS wird die apl-TENS auch als „low frequency-high intensity"-TENS bezeichnet, weil zur Stimulation hohe Intensitäten nahe der individuellen Toleranzgrenze benutzt werden. Die Frequenzen liegen bei 0,5–8 Hz. Um mögliche stimulationsbedingte Schmerzen zu vermeiden, werden sog. Bursts verwendet. Bursts sind Impulsgruppen mit niedrigen Wiederholungsfrequenzen. Innerhalb der Gruppe ist die Frequenz jedoch höher, z. B. 80 Hz.

Die bevorzugten Reizorte liegen in den Myotomen des betroffenen Segments. Die Dosis ist derart hoch zu wählen, daß Muskelkontraktionen auftreten. Besonders bei myofaszialen und vertebragenen Schmerzsyndromen ist die apl-TENS erfolgversprechend. Zur Stimulation eignen sich kleinflächige Elektroden über den jeweiligen Reizpunkten; meist sind dies klassische Akupunkturpunkte.

Der Wirkungsmechanismus dieser Methode scheint in einer Endorphinausschüttung im Hirnstamm und Zwischenhirn zu liegen. Eine anhaltende Schmerzlinderung tritt etwa nach 20–30 min ein, wobei die apl-TENS häufig dann noch erfolgreich ist, wenn die konventionelle TENS kein befriedigendes Ergebnis gebracht hat.

Die apl-TENS wurde aus der (mit Nadeln durchgeführten) **Elektroakupunktur (EAP)** abgeleitet, bei der die Nadeln gleichzeitig als Elektroden dienen. Mit dem Durchstechen der Haut wird der elektrische Hautwiderstand ausgeschaltet. Es dürfen daher auf keinen Fall die üblichen Dosierungen im mA-Bereich gewählt werden. Die Reizung erfolgt mit sog. Mikroreizströmen von etwa 2–8 Hz und nur wenigen Mikroampére.

Hauptindikationen der TENS-Behandlung (nach Edel, 1991)

- Kopfschmerzen, temporo-mandibuläre Schmerzsyndrome
- Zervikalgie, Zervikobrachialgien
- Thorakalsyndrom, Rippenfrakturschmerz, Interkostal-, Zosterneuralgie
- Schmerzen bei degenerativen Wirbelsäulenerkrankungen, Radikulopathien, Kreuzschmerzen, Lumboischialgien
- Schmerzen bei Erkrankungen am Bewegungs- und Stützapparat, z. B. Arthralgien, Periathropathien, Epikondylopathien, Tendopathien, Bursopathien, Tendomyopathien, Myopathien, myofasziale Schmerzsyndrome, muskuläre Schmerzsyndrome
- Neuralgien, Neuritiden, Polyneuropathien, Amputations-, Stumpf-, Phantomschmerzen, Kausalgien, Tumorschmerzsyndrome, chron. postoperative Schmerzen, Verbrennungsschmerz, Frakturschmerzen, posttraumatische Schmerzen

Kontraindikationen der TENS-Behandlung

- Herzschrittmacherträger
- kausal zu behebende Schmerzen
- überwiegend psychogene Schmerzen (TENS-Therapie unwirksam)
- Reizung über anästhetischen Hautgebieten
- Zentrale Schmerzsyndrome, z. B. Thalamusschmerzsyndrom

8.2.10.5 Hochvolt-Stimulation

Hochvoltströme sind sehr kurze, etwa 10–50 µs dauernde Impulse, die der neuromuskulären Reizung dienen. Wegen der Kürze der Impulse muß die Stromdosis relativ hoch sein, um reizwirksam werden zu können. Dafür ist eine hohe Spannung notwendig, woraus sich der Name „Hochvolt" ableitet. Die Stimulation mit Hochvoltimpulsen wird als angenehm empfunden, was ihre Popularität erklärt.

Die geringe sensible Belästigung ermöglicht eine vorteilhafte Reizung motorischer Nerven, insbesondere bei muskulären Verspannungszuständen. Somit stehen bei der Therapie mit Hochvoltströmen die Muskeldetonisierung und die damit erzielbare Analgesie im Vordergrund. Niedrige Frequenzen (bis etwa 10 Hz) wirken in Form einer „Schüttelung" lockernd auf verspannte Muskulatur; mittleren Frequenzen (etwa 20–80 Hz) wird dagegen eine muskeltonisierende Wirkung zugeschrieben. Hohe Frequenzen (ab etwa 100 Hz) gelten als schmerzhemmend.

Hochvoltströme sollten nur im stromkonstanten Betrieb eingesetzt werden. Entgegen bis in die jüngste Zeit gegebenen Empfehlungen eignen sich Hochvoltströme auch nur begrenzt für den Einsatz mit dem Simultanverfahren mit Ultraschall, da durch die punktuelle Verringerung des Hautwiderstandes über Triggerpunkten und dergleichen plötzlich hohe Stromdosen fließen können, was den Patienten einen schmerzhaften „Stromschlag" empfinden lassen kann.

8.2.10.6 Mikroreizströme

Die Dosierung dieser Ströme liegt weit unterhalb der sensiblen und motorischen Schwelle im µA-Bereich. Meist werden niedrige Frequenzen von wenigen Hertz zur Behandlung posttraumatischer und entzündlich-rheumatischer Schmerzzustände benutzt. Die diesen Strömen zugeschriebene analgetische Wirkung entfaltet sich (nach Edel) in einem bestimmten Dosisbereich von etwa 300–700 µA. Die Anwendungsgebiete dieser Ströme liegen in akuten Schmerzzuständen bei Arthritiden oder entzündlich-rheumatischen Erkrankungen. Auch die Elektroakupunktur kann damit durchgeführt werden, wenn wenige Mikroampère nicht überschritten werden.

8.2.10.7 Mittelfrequente Ströme

Der Bereich mittelfrequenter Ströme zur Elektrotherapie umfaßt nach Gildemeister die Frequenzen zwischen 1000 und 100 000 Hz. Mittelfrequente Ströme im eigentlichen Sinn sind amplitudenmodulierte Wechselstromimpulse.

Die angegebenen Frequenzen der Wechselströme sind zunächst unmoduliert, d.h., sie besitzen keine zur Reizung geeigneten Impulse. Aus diesem Grunde müssen diese Basis- oder Trägerfrequenzen moduliert werden. Für therapeutische Zwecke hat sich die Amplitudenmodulation bewährt, wovon mehrere Arten bekannt sind.

Anwendung zur Muskelaktivierung in langen, geschwellten Impulsen

Bei dieser Methode wird der Strom in mehrere Sekunden dauernden „Schwellungen" (Modulationsfrequenzen von 0,1–1 Hz) appliziert. Der kontraktile Apparat der Muskelfasern reagiert auf diese Aktivierung mit kräftigen lokalen Kontraktionen. Nach Senn handelt es sich hier um eine den physiologischen Verhältnissen ähnliche Aktivierung der Muskelfasern im Gegensatz zu den impulssynchronen tetanischen Kontraktionen, die mit niederfrequenten Schwellströmen oder auch kurzdauernden mittelfrequenten Impulsen (<100 ms) erzielt werden können.

Die physiologische Muskelaktivierung mit langen an- und abschwellenden mittelfrequenten Impulsen werden für folgende Indikationen als adjuvantes Verfahren der krankengymnastischen Übungsbehandlung empfohlen:

- Willkürinnervationsschwäche
- fehlendes Muskelgefühl
- Muskelschwäche
- reflektorische Muskelverspannungen

Erzeugung reizwirksamer Impulse mittels Amplitudenmodulation

Am vorteilhaftesten ist die Form der Amplitudenmodulation, bei der die Impulse bereits im Gerät erzeugt werden.

Die Trägerfrequenz von beispielsweise 8 kHz wird in einem aus der Niederfrequenz abgeleiteten Frequenzspektrum moduliert. Mit den kurzen Wechselstromimpulsen wird eine Stimulation von Nerven ohne nennenswerte sensible Belästigung erreicht. Dieses Verfahren eignet sich daher zur neuromuskulären Stimulation. Die Impulse können auch, mit einem Gleichstromanteil ausgestattet, zu Zwecken der Analgesie und Hyperämie genutzt werden. Je nach Größe des Behandlungsgebiets können die Ströme mit einem Elektrodenpaar oder auch mit zwei Elektrodenpaaren verabfolgt werden.

Im gesamten Behandlungsgebiet fließen gleichförmige Mittelfrequenzimpulse, die über die Elektroden gezielt auf die gewünschten Reizpunkte geleitet werden. Auf diese Weise lassen sich z. B. größere Muskeln oder Muskelgruppen, aber auch kleinflächige Reizorte wirksam stimulieren.

Eine gewisse Bedeutung hat auch noch das sog. **Interferenzstromverfahren nach Nemec**, bei dem 2 Stromkreise im Patienten überlagert werden; werden 3 Stromkreise benutzt spricht man von der **Stereointerferenz**.

Die Bedeutung der Interferenzverfahren für die Therapie ist stark zurückgegangen, da die Reizwirksamkeit nur ungenügend ausgeprägt und zudem der exakte Reizort nicht definierbar ist, wie Arbeiten von Güttler, Edel (1991) und anderen gezeigt haben.

Apolarität

Bei der Anwendung mittelfrequenter Ströme handelt es sich um Wechselströme ohne die aus der Niederfrequenztherapie bekannten polspezifischen Einflüsse von Anode und Kathode. Beide Elektroden erzeugen gleichermaßen Erregungen an den Nerven- oder Muskelzellmembranen, die im Stromflußgebiet liegen.

Analgetische und hyperämisierende Eigenschaften, die den „reinen" Mittelfrequenzströmen zugeschrieben werden, sind lediglich indirekt über die Detonisierung der Muskulatur zu erwarten. Direkte analgesierende und hyperämisierende Eigenschaften ähnlich denen der diadynamischen Ströme erhalten Mittelfrequenzströme jedoch dann, wenn ihnen eine galvanische Komponente beigegeben wird.

Sie sind zur Behandlung von Beschwerden bei chronisch-degenerativen Erkrankungen am Bewegungsapparat sowie zur Behandlung schmerzhafter Muskelverspannungen geeignet.

8.2.11 Indikationen der Impulsstromtherapie

Die Impulsstromtherapie wird mit den Zielen der Linderung von Schmerzen (s. TENS-Therapie 8.2.10.4), der Detonisierung verspannter Muskulatur und der Unterstützung der Übungstherapie zur Muskelkräftigung eingesetzt.

Schmerzhafte Funktionsstörungen des muskuloskelettalen Apparats sind somit als Hauptindikationen der Reizstromtherapie anzusehen, wobei die Schwerpunkte der therapeutisch erwünschten Wirkungen der einzelnen Stromformen beachtet werden sollen:

a) Analgetisch wirksame Stromformen zur Kurzzeitstimulation:

- (Galvanischer Strom s. 8.1.9)
- Diadynamische Ströme
- Träbert-Strom und modifizierter Ultrareizstrom
- Mittelfrequente Ströme mit einer galvanischen Komponente

b) Analgetisch wirksame Stromformen, die auch zur Langzeitanwendung (TENS-Therapie) geeignet sind:

- Stochastische Ströme (5–30 Hz)
- Mono- oder bipolare Rechteckströme niedriger (0,5–8 Hz zur apl-TENS) oder hoher Frequenz (50–200 Hz zur konventionellen TENS)
- Mikroreizströme

c) Durchblutungsfördernde Stromformen:
- (Galvanischer Strom s. 8.1.9)
- Diadynamische Ströme
- Träbert-Strom
- Mittelfrequenzströme mit hoher galvanischer Komponente

d) Stromformen zur neuromuskulären Stimulation:
Bei der Anwendung dieser Ströme ist zu beachten, daß die zu behandelnden Syndrome immer mit Funktionsstörungen verbunden sind, meist mit Einschränkungen des Bewegungsablaufs. Die Elektrostimulation unterstützt und ermöglicht oft erst die zur Wiederherstellung der möglichst ungestörten Beweglichkeit unabdingbare Übungstherapie. Die Darstellung der krankengymnastischen Methoden, insbesondere der auf neurophysiologischen Grundlagen basierenden Verfahren, muß aus der reichlich vorhandenen Speziallliteratur entnommen werden.

e) Muskelrelaxierende Stromformen:
- Mittelfrequenzströme, Interferenzstrom
- Hochvoltströme
  Die günstigsten Eigenschaften zur Muskeldetonisierung weisen diese Stromformen mit Frequenzen deutlich über 100 Hz auf.
- Modifizierter Ultrareizstrom
- Träbert-Strom

f) Muskelkräftigende Stromformen:
- Lange, geschwellte Mittelfrequenzimpulse (keine Interferenz) zur Muskeltonisierung
- Geschwellte amplitudenmodulierte Mittelfrequenzströme sowie niederfrequente Schwellströme mit Impulsfrequenzen um 50 Hz und variablen Schwellparametern zur neuromuskulären Tetanisierung

8.2.12 Elektrostimulation schlaff gelähmter Muskulatur

Die innervierte Skelettmuskulatur besitzt die Fähigkeit zur Adaptation an lange, langsam ansteigende Impulse. Diese Eigenschaft ist der denervierten Muskulatur nicht zu eigen.

Aus diesem Grund kann ein denervierter Muskel mit solchen dreieck- oder exponentialförmigen Impulsen selektiv gereizt werden, d.h. die umgebende, innervierte Muskulatur wird nicht mitgereizt.

Die dazu geeigneten Impulsparameter bestimmt der Therapeut mittels der **Reizstärke-Reizzeit-Kurve (It-Kurve)**.

Die selektive Reizung der gelähmten Muskulatur ist entgegen der früheren Auffassung nicht geeignet, die Zeit der Denervierung abzukürzen. Sie dient lediglich der Verhinderung einer Degeneration der betroffenen Muskulatur während der oft langen Reinnervationszeit, wenn ein Wiedereinsprossen von Nervenfasern in die Muskulatur zu erwarten ist.

8.2.13 Kontraindikationen der Reizstromtherapie

Allgemeine Gegenanzeigen (s. auch 8.1.10)
- Herzschrittmacher und sonstige implantierte elektronische Vorrichtungen
- Transcardialer Stromfluß
- entzündete, geschädigte, dystrophe Hautstellen
- Thrombophlebitis, Phlebothrombose
- Infektionskrankheiten
- Tumoren
- Psychosen

Als **spezielle Gegenanzeigen** gelten

a) Bei Muskelbehandlung mit geschwellten Gruppenimpulsen:
- Bewußtlosigkeit, Bewußtseinstrübungen
- reflektorische Hemmung (z. B. bei Frakturen)
- Muskelentzündungen
- Mimische Gesichtsmuskulatur

b) Bei Behandlung teilweise oder gänzlich denervierter Muskulatur (nur bei krankengymnastischer Basistherapie):
- Wenn die Reizstromtherapie anhaltende Schmerzen auslöst
- Fazialisparese

- Säuglinge, Kleinkinder

c) Bei Behandlung spastischer Muskulatur (nur bei krankengymnastischer Basistherapie):
- wenn die Spastik zunimmt

Vorsichtsmaßnahmen für bestimmte Stromformen:
- Diadynamische Ströme, Träbert-Strom: Vorsichtige Dosierung bei Sensibilitätsstörungen
- Mittelfrequenzströme: Bei zementierten Endoprothesen nur in motorisch schwelliger Dosierung
- Elektroakupunktur: Keine Nadelakupunktur bei Blutgerinnungsstörungen

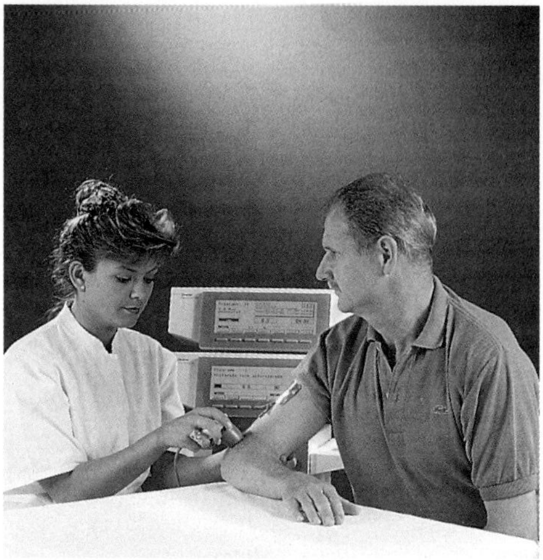

Abb. 8-2. Das Simultanverfahren wird möglich durch die elektrische Koppelung eines Reizstromgeräts an ein Ultraschalltherapiegerät

8.3 Simultanverfahren mit Ultraschall

Dieses Verfahren wurde bereits 1949 von Gierlich und Jung in Deutschland konzipiert. In den sechziger Jahren in den USA wieder entdeckt, hat es dort und später auch in Europa eine rasche Verbreitung gefunden. Für die Kombination des Reizstroms mit dem Ultraschall im Simultanverfahren stehen mehrere geeignete Stromformen zur Verfügung. Von großem therapeutischen Vorteil ist dabei die Funktion des Schallkopfes als bewegliche Elektrode. Mittelfrequenzströme oder TENS-Ströme mit Frequenzen über 100 Hz werden in motorisch eben schwelliger Dosierung zur gezielten Behandlung von Trigger- und Schmerzpunkten eingesetzt, die mit dem dynamisch geführten Schallkopf gut lokalisiert werden können (Abb. 8-2). Liegen chronische, häufig therapierefraktäre Erkrankungen des Bewegungsapparats vor, kann die Simultantherapie mit Rechteckströmen wie dem Ultrareizstrom, ferner mit den diadynamischen Strömen durchgeführt werden. Der Schallkopf ist stets kathodisch gepolt.

Als Ankoppelungsmedium für den Schallkopf haben sich die üblichen Ultraschallgele durchaus bewährt. Der Ultraschallkopf kann auch mittels medikamentenhaltiger Gele angekoppelt werden. Insbesondere in Verbindung mit diadynamischen Strömen entsteht eine zusätzliche iontophoretische Wirkung, die z. B. bei degenerativen Gelenkerkrankungen durchaus erwünscht ist.

Neben einer synergistischen Wirkung der beiden als analgetisch, durchblutungsfördernd und muskeldetonisierend bekannten Energieformen hat das Simultanverfahren Vorteile gegenüber einer alleinigen Ultraschall- oder Reizstrombehandlung. Durch simultane Applikation des bewegten Schallkopfs als Elektrode gelingt es relativ einfach, die Triggerpunkte bei den häufigen myofaszialen Schmerzsyndromen genau zu lokalisieren, um sie anschließend gezielt ausschalten zu können; sie entsprechen häufig klassischen Akupunkturpunkten. Bei Führung des Schallkopfes über die Triggerpunkte werden sie durch eine gegenüber der Umgebung deutlich gesteigerte Empfindlichkeit, das Auftreten lokaler Muskelkontraktionen sowie häufig durch eine Hautrötung direkt über den Punkten erkennbar. Bei vertebragenen Syndromen sind sie im Myotom des

Tabelle 8-1. Frequenzen und Wellenlängen der hochfrequenten Therapieströme

	Frequenz	Wellenlänge
Kurzwellentherapie	27,12 MHz	11,0 m
Dezimeterwellentherapie	433,92 MHz	0,69 m
Mikrowellentherapie	2450 MHz	0,125 m

betroffenen Segments oft mehrfach vorhanden.

Die zugehörige Anode als großflächige indiffente Gegenelektrode wird vom Behandlungsort entfernt paravertebral im Segment der betroffenen Körperregion angebracht. Die Simultantherapie insbesondere myofaszialer Schmerzsyndrome soll mit Dehnübungen kombiniert werden, um den Funktionszustand der meist verkürzten Muskulatur nachhaltig zu verbessern.

8.4 Hochfrequente Ströme

Die Therapie mit hochfrequenten Strömen umfaßt den Einsatz von Wechselströmen in einem Frequenzbereich von etwa 100 000 Hz bis 3000 MHz.

Aufgrund internationaler Funk- und Fernmeldevereinbarungen sind für den medizinischen Bereich nur einige, genau definierte Frequenzen freigegeben (Tabelle 8-1).

Allen in der Hochfrequenztherapie genutzten Frequenzen liegt als therapeutischer Zweck die Erzeugung von Wärme im Gewebe zugrunde. Die Wärme entsteht hierbei in den behandelten Geweben; sie wird nicht von außen zugeführt, wie dies bei Peloidpackungen, Bädern oder Lichtstrahlern (Infrarot, Lichtkasten) der Fall ist.

Die Wärme entsteht unter dem Einfluß hochfrequenter Felder in tieferen Gewebeschichten. Aus diesem Grund hat sich für die Hochfrequenztherapie auch der Ausdruck „Diathermie“ eingebürgert.

Folgende Felder kommen bei der Therapie mit hochfrequenten Strömen zur Anwendung:

- Kurzwellentherapie: elektrisches Kondensatorfeld
elektrisches Feld
magnetisches Feld
- Dezimeterwellen- und
- Mikrowellentherapie: elektromagnetisches Feld

Den einzelnen Feldern entsprechend kommen unterschiedliche Applikationsarten zur Übertragung der Energie auf das Körpergewebe zur Anwendung:

- Die kapazitive Energieübertragung bei der Kondensatorfeldmethode der Kurzwellentherapie,
- die induktive Energieübertragung bei der Spulenfeldmethode der Kurzwellentherapie sowie
- die Energieübertragung durch Radiation bei der Strahlenfeldmethode der Dezimeter- und Mikrowellentherapie.

8.4.1 Therapeutische Wirkungen

Die therapeutischen Wirkungen aller Diathermieverfahren beruhen auf der Erwärmung der behandelten Gewebe. Die erwünschten lokalen und systemischen Reaktionen des Organismus auf die Erwärmung können zu therapeutischen Zwecken gezielt eingesetzt werden.

Die Wahl des Verfahrens zur Therapie mit hochfrequenten Strömen wird in erster Linie von der Lokalisation des Behandlungsgebietes bestimmt. Die hochfrequenten Therapieverfahren pflegen, bedingt durch ihre unterschiedlichen Eindringtiefen, jeweils spezifische Gewebeschichten zu erwärmen (s. Tabelle 8-2).

Tabelle 8-2. Eindringtiefe der verschiedenen Verfahren der Hochfrequenztherapie. (Nach Guy et al.)

	Frequenz/Wellenlänge	Fettgewebe	Muskelgewebe
Kurzwellen	27,12 MHz/1106 cm	159 cm	14,3 cm
Dezimeterwelle	433 MHz/69,3 cm	26,2 cm	3,57 cm
Mikrowelle	2450 MHz/12,2 cm	11,2 cm	1,70 cm

Tabelle 8-3. Wärmeverteilung der verschiedenen Verfahren der Hochfrequenztherapie. (Nach Edel)

	Haut/Unterhaut-fettgewebe	Muskulatur	Eignung für tiefer liegende Gewebe
Kurzwelle Kondensatorfeld	+++	+	+ nur bei großem Elektroden-Hautabstand
Kurzwelle Spulenfeld	(+)	++	++
Dezimeterwelle	+	++	+ mit Muldenapplikator
Mikrowelle	++	+	++ (nur mit Körperhöhlen-strahlern)

Neben der Eindringtiefe gilt es auch, die gewebeeigene Absorption der hochfrequenten Energieformen zu beachten, da diese entscheidend für den Grad der Erwärmung der einzelnen Gewebearten ist (Tabelle 8-3).

Lokale Wirkungen:

- Hyperämisierung und Resorptionsförderung
- Antientzündliche Wirkung bei chronisch-proliferativen Entzündungen
- Analgetische Wirkung
- Muskeldetonisierung
- Verbesserung der Elastizität und Dehnbarkeit von kollagenem Gewebe (Sehnen, Bänder)
- Herabsetzung der Viskosität der synovialen Flüssigkeit.

Systemische Wärmereaktionen lassen sich mit einer Ganzkörperhyperthermie erreichen. In manchen Fällen wird diese Methode verbunden mit einer zytostatischen Therapie eingesetzt. Die größte Erfahrung mit der Methode der **Thermo-Chemotherapie** liegt zur Zeit bei der Behandlung des Prostatakarzinoms vor.

Der therapeutische Effekt der Wärme beruht auf der physiologischen Reaktion auf die Erwärmung. Um diese Reaktion zu erreichen, muß im Gewebe eine Temperatur von ca. 39 °C erzeugt werden. Daraus ist auch ersichtlich, daß die meisten Fehlbehandlungen und die damit verursachten Schäden aus einer Überhitzung des Gewebes resultieren. Vor allem die bradytrophen Gewebe können durch Überwärmung geschädigt werden. Hierbei ist die Augenlinse besonders zu erwähnen, was bei Behandlungen im Kopfbereich beachtet werden muß.

8.4.2 Therapeutisch unerwünschte Wirkungen, die nicht auf einer Überwärmung beruhen (Kontraindikationen)

- Exazerbation ruhender oder florider Entzündungsprozesse (exsudative, akute Entzündungen)
- Arthritiden (Aktivierung knorpeldestruierender Enzyme)

- Blutungsneigung
- Implantierte elektronische Systeme (Schrittmacher, Cochleaimplantate etc.)

8.4.3 Kurzwellentherapie

8.4.3.1 Kurzwellentherapie im Kondensatorfeld

Zwischen 2 Kondensatorplatten, den Elektroden, wird ein hochfrequentes Wechselstromfeld wirksam. In diesem Feld befindet sich der zu behandelnde Körperteil als ein Bestandteil des Stromkreises. Die Luft und die Haut stellen dabei das Dielektrikum dar.

An den Kondensatorplatten tritt bei anliegendem Wechselfeld ein sog. Verschiebestrom auf, der die vom Elektroden-Haut-Abstand bestimmte Luftschicht überbrücken kann und somit zu einem Stromfluß in leitenden Strukturen des Dielektrikums führt mit Verschiebung geladener Moleküle, insbesondere in der Haut und im schlecht leitenden Fettgewebe. Demzufolge tritt auch die Umwandlung der elektrischen Energie in Wärme bevorzugt in der Haut und im Unterhautfettgewebe, aber auch in tiefer gelegenen, schlechter leitenden Gewebeanteilen auf (Tabelle 8-3).

Demgegenüber werden die gut leitende Muskulatur oder parenchymatöse Organe wesentlich geringer erwärmt.

Der Elektroden-Haut-Abstand kann variieren. In der Praxis hat es sich bewährt, die Behandlung tieferliegender Gewebe, beispielsweise von Muskulatur und Gelenken mit einem Elektroden-Haut-Abstand von 3–4 cm durchzuführen, die Behandlung oberflächlich liegender Gebiete dagegen mit einem Elektroden-Haut-Abstand von 1–2 cm. Die Größe der Elektroden richtet sich dabei nach dem Behandlungsgebiet.

Bei aufgelegten Elektroden besteht die Gefahr der ungleichmäßigen Erwärmung des Gewebes mit unerwünschten Wärmeeffekten in der Haut und dem Unterhautfettgewebe durch hohe Stromdichten und inhomogene Verteilung der Feldlinien direkt unter den Elektroden. Aus diesem Grund müssen auch die gelegentlich benutzten Weichgummielektroden mit einer 1–2 cm dicken Schicht aus Filz unterlegt werden.

Der Therapeut muß darauf achten, daß die Elektroden stets parallel zur Körperoberfläche ausgerichtet sind, um Spitzeneffekte an den der Haut zugewandten Kanten zu vermeiden. Auch an Vorsprüngen des Körpers, wie der Nase oder Knochenvorsprüngen, können sich Verdichtungen der Feldlinien mit nachfolgender Überwärmung einstellen.

Abhängig von der Indikation, kann eine vermehrte Erwärmung spezifischer Körperteile durchaus gewünscht sein. Hierzu bedient man sich verschieden großer Elektroden und/oder eines ungleichen Elektroden-Haut-Abstandes. Unter der kleineren Elektrode oder der Elektrode, die sich näher an der Körperoberfläche befindet, wird sodann eine grössere Erwärmung eintreten.

8.4.3.2 Kurzwellentherapie im Spulenfeld

Im Gegensatz zum Kondensatorfeld handelt es sich hier um einen geschlossenen Stromkreis, bei dem die hochfrequente elektromagnetische Energie durch eine Spule geleitet wird. Um die Spule baut sich ein frequenzsynchron wechselndes Magnetfeld auf, in dessen Nahfeld sich der zu behandelnde Körperteil befindet (Abb. 8-3). Die Frequenz beträgt ebenfalls 27,12 MHz.

Dem Prinzip eines Transformators folgend, wird im Körper an leitenden Strukturen wie Blutgefäßen, Muskelfasern usw. ein hochfrequenter Stromfluß in Form von Wirbelströmen erzeugt.

Ursprünglich wurden isolierte Induktionskabel um den zu behandelnden Körperteil herum geführt und mit Abstandshaltern befestigt. Diese etwas umständliche und nicht ganz ungefährliche

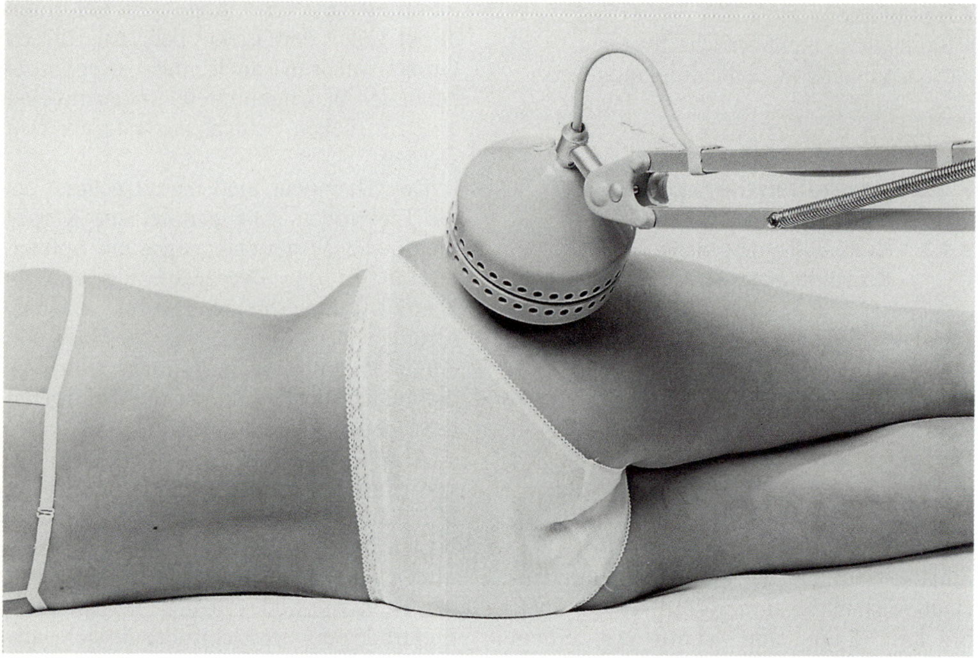

Abb. 8-3. Durchflutung mit der Kurzwelle im Spulenfeld

Applikationsweise wurde in den letzten Jahrzehnten von spulenförmigen Elektroden, die in topfartigen Gehäusen untergebracht sind, abgelöst.

Daneben sind auch aufklappbare Spulenfeldelektroden in Gebrauch. Das Elektrodengehäuse wird zur Behandlung auf die Körperoberfläche aufgesetzt, wobei der notwendige Abstand der Spule von der Haut durch die Konstruktion des Gehäuses garantiert wird.

Die induktiv erzeugten Wirbelströme entstehen in gut leitenden Strukturen der Körpergewebe. Deshalb dient die Therapie mit dem Kurzwellenspulenfeld bevorzugt der Erwärmung der Muskulatur und tiefer liegender Gelenkbinnenräume, wie dem Hüftgelenk (Tabelle 8-3). Die vom Kondensatorfeld bekannte thermische Belastung der Haut und des Unterhautfettgewebes tritt nicht auf. Da die Wärme aus der gut durchbluteten Muskulatur durch die „Blutkühlung“ abgeleitet werden kann, sind thermische Schäden in den empfohlenen Dosierungen nicht zu erwarten.

Obwohl bei den modernen Geräten abgeschirmte Elektrodenzuführungskabel und spezielle Haltearme verwendet werden, empfiehlt es sich, dafür Sorge zu tragen, daß das zuführende Elektrodenkabel weder mit dem Patienten noch mit Metallteilen in Berührung kommt, um der Gefahr örtlicher Überhitzung mit folgenden Verbrennungsschäden vorzubeugen.

Die Patienten sind auch darauf hinzuweisen, daß sie kein Metall am Körper tragen dürfen. Schmuckstücke sind abzulegen, ebenso Schlüssel, Uhren, Geldbörsen oder Kleidungsstücke mit Metallteilen (z. B. Büstenhalter).

Auch Patienten mit implantierten Metallen sollen nur mit vorsichtiger Dosierung behandelt werden.

Da an das Spulenfeld nicht nur der zu behandelnde Körperteil, sondern der gesamte Patient angekoppelt und somit zur

„Kurzwellenantenne“ wird, sollen sich Personen mit implanierten elektronischen Geräten (z. B. Herzschrittmacher) auch nicht in einem Raum aufhalten, in dem eine Spulenfeldkurzwelle in Betrieb ist.

Elektronische Geräte wie Computeranlagen etc. können ebenfalls gestört werden, so daß auch solche Geräte nicht mit einer Spulenfeldkurzwelle in demselben Raum aufgestellt werden sollen.

Dies gilt auch für Reizstromgeräte. Ein Sicherheitsabstand von ca. 7 m zwischen Reizstrom- und Kurzwellengeräten wird allgemein als ausreichend erachtet, um infolge der Streufelder auftretende unerwünschte Reaktionen beim Patienten zu vermeiden. Voraussetzung ist jedoch, daß das Reizstrom- und das Kurzwellentherapiegerät nicht an dem selben Stromkreis betrieben wird.

Infolge der Dichte elektromagnetischer Streufelder bei der Anwendung hochfrequenter Therapieverfahren, insbesondere bei der Kurzwellentherapie im Spulenfeld, ist die Bedienung der Geräte durch Schwangere nicht ratsam, obwohl direkte Schäden bisher nicht nachgewiesen werden konnten.

8.4.3.3 Impulskurzwelle

Bei den meisten Kurzwellengeräten besteht wahlweise die Möglichkeit einer gepulsten Energieabgabe. Hierbei sind die Einzelimpulse durch eine Pause voneinander getrennt, so daß letztlich nur eine geringe Durchschnittsenergie wirksam werden kann.

Aus diesem Grund sind auch keine Wärmewirkungen zu erwarten. Gelegentlich spricht man deshalb von einer „athermischen“ Wirkungsweise mit einem förderndem Einfluß auf die Gewebetrophik und den Zellstoffwechsel.

Als Indikationen werden demzufolge Sportverletzungen oder Wundheilungsstörungen genannt.

Eine spezifische Wirksamkeit der impulsförmig applizierten Hochfrequenztherapie bedarf allerdings noch des wissenschaftlichen Nachweises.

8.4.4 Strahlenfeldtherapie Mikrowellen- und Dezimeterwellentherapie

Der für die Hochfrequenztherapie häufig gebrauchte Ausdruck „Bestrahlung“ trifft lediglich auf die Verfahren der Mikrowellen- und der Dezimeterwellentherapie zu.

Über eine Antenne (Strahler) wird elektromagnetische Energie in das Gewebe eingestrahlt, dabei absorbiert und in Wärme umgewandelt.

Die Bestrahlung kann dabei ohne Kontakt des Strahlers zum Körper (Distanzstrahler) (Abb. 8-4) oder mit Kontakt zum Körper (Kontaktstrahler, Körperhöhlenstrahler) erfolgen.

Die Form der Strahler war auch für deren Namensgebung prägend. Es werden unterschieden:

- Rundfeldstrahler
- Langfeldstrahler

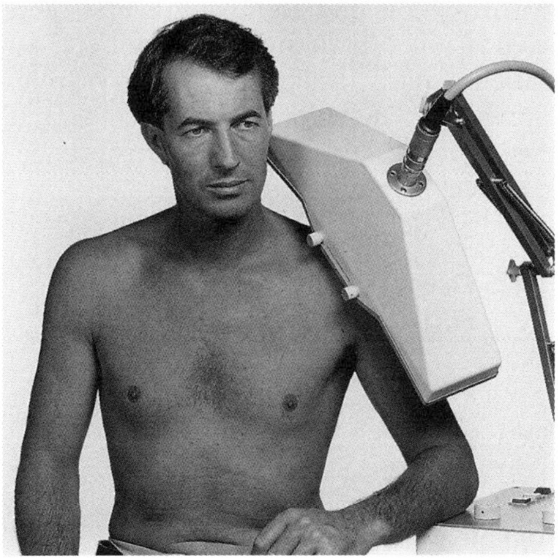

Abb. 8-4. Bestrahlung mit einem Mikrowellentherapiegerät

- Variostrahler mit verstellbarer Geometrie
- Muldenstrahler
- Kontaktstrahler zur fokalen Therapie
- Körperhöhlenstrahler vor allem für gynäkologische und urologische Indikationen

Da die Frequenz der Dezimeterwellentherapie (433 MHz) in absehbarer Zeit nicht mehr für den medizinischen Gebrauch zugelassen sein wird, kann auf eine ausführliche Darstellung an dieser Stelle verzichtet werden.

In der ärztlichen Praxis hat sich die Mikrowellentherapie dagegen etabliert. Aus diesem Grund werden die Prinzipien der Strahlenfeldtherapie anhand der Mikrowelle erläutert.

Die abgestrahlte elektromagnetische Energie wird im Gewebe absorbiert, jedoch wird auch ein bedeutender Anteil reflektiert. Die Reflexion tritt an Grenzschichten im Gewebe auf, wobei die Grenzschicht zwischen Unterhautfettgewebe und Muskulatur von einiger Wichtigkeit ist, da der reflektierte Anteil sog. stehende Wellen im Fettgewebe bilden kann. Stehende Wellen können kleinflächige starke Erwärmungen im Fettgewebe, sog. Hot spots bedingen. Deshalb sind die empfohlenen Dosierungen während der Therapie einzuhalten.

Absorption und Reflexion führen aber auch zu einer Erwärmung der Haut, die der Patient spürt. Daher soll das Wärmeempfinden wie bei der Kurzwellentherapie im Kondensatorfeld als Dosierungskriterium beachtet werden.

8.4.5 Dosierung der Hochfrequenztherapie

Die Dosierung der Hochfrequenztherapie muß sich nach der individuellen Reaktionsweise des Patienten, aber auch nach der Art und dem Stadium der vorliegenden Erkrankung richten.

Akut-entzündliche, insbesondere neuritische Krankheitsbilder, aber auch Neuralgien sind sehr wärmeempfindliche Erkrankungen und sollten deshalb nicht mit hochfrequenten Energieformen behandelt werden. Die häufig erlaubte Therapie mit gepulster Hochfrequenz ist meines Erachtens in ihrer Wirksamkeit noch nicht genügend erkundet, um empfohlen werden zu können.

Eine Ausnahme bilden dabei lokalisierte, oberflächliche eitrige Prozesse, bei denen der Einschmelzvorgang gefördert werden soll.

Subakute Krankheitsbilder können mit hochfrequenten Methoden behandelt werden. Es ist jedoch darauf zu achten, daß zunächst mit einer schwachen Dosierung begonnen und diese nur bei guter Verträglichkeit gesteigert wird.

Chronische Krankheitsstadien pflegen bereits zu Beginn der Behandlung auf mittlere Dosierungen gut anzusprechen. Im Verlauf der Therapieserie können auch höhere Dosen zur Anwendung kommen.

Die immer noch empfohlenen **Dosisstufen I–IV** wurden von Schliephake nach der individuellen, subjektiven Reaktion der Patienten definiert. Sie gelten insbesondere für die Therapie mit der Kurzwelle im Kondensatorfeld und mit der Mikrowelle.

Dosisstufe I: thermosensibel unterschwellig; subjektiv kein Wärmeempfinden. Die Dosis wird zunächst bis zu einer schwachen Wärmeempfindung hochgeregelt und anschließend reduziert, bis keine Wärme mehr wahrgenommen wird.
Dosisstufe II: thermosensibel schwellig; subjektiv eben spürbare Wärme.
Dosisstufe III: thermosensibel mittlere Dosierung; subjektiv wird die Wärme deutlich, aber angenehm gespürt.
Dosisstufe IV: thermosensibel starke Dosierung; subjektiv wird die Wärme stark, aber nicht unangenehm empfunden.

Die Kurzwelle im Spulenfeld führt nicht zur Erwärmung der Haut. Daher fehlt die Wärmeempfindung. Es empfiehlt sich, diese Form der Hochfrequenztherapie nach der objektiven Leistungsabgabe des Gerätes zu dosieren (Tabelle 8-4).

Tabelle 8-4. Dosierungsstufen der Therapie mit der Kurzwelle im Spulenfeld

	Mittelgroßes Behandlungsfeld	Größeres Behandlungsfeld
Dosisstufe I	20 W	30 W
Dosisstufe II	40 W	50 W
Dosisstufe III	60 W	120 W
Dosisstufe IV	120 W	220 W

Natürlich gibt es auch Variationen, die sich an der Größe des Behandlungfeldes und am individuellen Befund orientieren.

Behandlungsdauer:
kurz: 3–5 min
mittel: 5–10 min
lang: 10–20 min

8.4.6 Indikationen der Hochfrequenztherapie

- Schmerzhafte Muskelverspannungen bei chronisch-rheumatischen und degenerativen Gelenk- und Wirbelsäulenerkrankungen
- Analgesie und Muskeldetonisierung bei weichteilrheumatischen Schmerzzuständen und bei Periarthropathien
- Tendinopathien, Myotendinosen, Insertionstendinopathien
- Unterstützende Therapie bei posttraumatischen Gelenkkontrakturen
- Unterstützung der resorptiven Therapie bei Adnexitis, Parametritis und bei Pelvipathien
- Chronische Sinusitis, Pharyngitis, Laryngitis

8.4.7 Kontraindikationen (außer den bereits genannten)

- Alle Zustände mit Blutungsgefahr (Hämorrhagien, Hämophilie, blutende Ulzera, Menstruation)
- Thrombosen und Thrombophlebitiden
- Schwere arterielle Durchblutungsstörungen
- Maligne Tumoren
- Gestörtes oder verlorengegangenes Wärmeempfinden (für höhere und hohe Dosen)
- Z.n. Radiotherapie
- Größere Flüssigkeitsansammlungen im Gewebe: ausgedehnte Ödeme, Aszites etc.

8.5 Ultraschall

Als Ultraschall wird der Schallfrequenzbereich oberhalb des Hörbereichs (16 Hz–20 kHz) bezeichnet. Therapeutische Ultraschallgeräte benutzen Frequenzen von 800 kHz bis 3 MHz. Schall und somit auch Ultraschall besteht aus mechanischen Schwingungen, die von einer Schallquelle ausgesandt werden. Die Ausbreitung des Schalls ist stets an ein Medium gebunden; im Gegensatz zu elektromagnetischen Wellen erfolgt im Vakuum keinerlei Propagation von Schallwellen.

Die Ultraschalltherapie bedient sich also mechanischer Schwingungen im Frequenzbereich des Ultraschalles zu therapeutischen und rehabilitativen Zwecken. Die dabei benutzten Intensitäten liegen erheblich über denen des diagnostischen Ultraschalls. Weitere Unterscheidungsmerkmale ergeben sich aus der Konstruktion der Schallgeber und der Art der Abschallung.

Die technische Grundlage der Ultraschalltherapiegeräte beruht auf der Anwendung des umgekehrten piezoelektrischen Effekts. Piezoelektrische Eigenschaften von Quarzkristallen wurden erstmals von den Geschwistern Curie 1880 beschrieben. Die Entdeckung des reziproken (umgekehrten) piezoelektrischen Effekts gelang Langevin 1914.

Bei Anlegen eines Wechselstroms an ein piezoelektrisches Material, z. B. Bleizirkonat, wird dieses im Rhythmus des Wechselstroms zusammengedrückt und auseinandergezogen. Damit wird es zum mechanischen Schwinger. Es erzeugt Longitudinalwellen, d.h. Schwingungen in Längsrichtung. Diese breiten sich z. B. im Körpergewebe als Verdichtungs- und Verdünnungswellen aus. Aus diesem Grund kann man die Ultraschalltherapie nicht als primäre Elektrotherapie, sondern muß sie vielmehr als Mechanotherapie bezeichnen.

Die im Schallkopf (Schwinger) erzeugten Wellen lenken die Moleküle des Gewebes aus ihrer Ruhelage aus und regen sie zu pendelnden Bewegungen an. Die Teilchenauslenkung ist dabei sehr klein, sie liegt im Bereich von Nanometern. Die auftretende Beschleunigung der Teilchen ist jedoch sehr hoch; sie beträgt etwa das 100 000fache der Erdbeschleunigung.

Durch die intermolekularen Kräfte wird die Schallenergie fortgeleitet. Dabei hängt die Ausbreitungsgeschwindigkeit von der Dichte des durchlaufenen Mediums ab. Bei einer Frequenz von 1 MHz beträgt sie:

- 331,45 m/s in Luft (0 °C, Bodennähe)
- 1497,00 m/s in Wasser (25 °C)
- 1450,00 m/s in Fettgewebe
- 1540,00 m/s in Weichteilgewebe
- 4080,00 m/s in Knochengewebe

Je dichter das Medium, desto größer die Ausbreitungsgeschwindigkeit.

Mit fortschreitendem Eindringen in das Medium wird die Ultraschallenergie absorbiert. Die Absorptionsrate wird durch den Absorptionskoeffizienten beschrieben.

Er beträgt (nach Edel) für:

- Wasser 0,022 dB cm^{-1} MHz^{-1}
- Fettgewebe 0,63 dB cm^{-1} MHz^{-1}
- Muskel 1,3 (längs) – 3,3 (quer) dB cm^{-1} MHz^{-1}
- Knochen 12,0 dB cm^{-1} MHz^{-1}

Durch die Absorption nimmt die Intensität mit zunehmender Eindringtiefe ab. Bei einer Frequenz von 800 kHz beträgt die Halbwertstiefe in Fettgewebe etwa 3,3 cm, in Muskelgewebe etwa 2,1 cm, in Knochengewebe nur etwa 3 mm.

Reflexionsvorgänge treten bevorzugt an Grenzschichten von Geweben mit unterschiedlichen Absorptionskoeffizienten auf, also an der Grenze von Fett- zu Muskelgewebe und von Weichteil- zu Knochengewebe. An der Knochenoberfläche stellen sich besonders ausgeprägte Reflexionsvorgänge ein.

Eine nahezu vollständige Reflektion des Ultraschalls erfolgt an Luftschichten, auch an der Luftschicht zwischen Ultraschallkopf und Haut. Dies erfordert die Anwendung von Koppelsubstanzen, um den Übertritt des Ultraschalls in das Gewebe zu ermöglichen. Meist werden zum „Ankoppeln“ des Ultraschalles Gele gebraucht, aber auch Paraffinöl hat sich durchaus bewährt. Die indirekte Ankoppelung erfolgt im Wasserbad, bevorzugt an unebenen Stellen der Körperoberfläche (z. B. Hand).

Mit medikamentenhaltigen Ankoppelungsmedien kann die sog. **Phonophorese** durchgeführt werden, d.h. man versucht, die Medikamentenmoleküle in einer gesteigerten Menge in die Haut einzuschleusen. Der Mehrtransport beträgt gegenüber der externen Anwendung jedoch nur bis etwa 50%.

In der Therapie kommt das Nahfeld des Ultraschallbündels zur Anwendung. Bedingt durch Interferenzerscheinungen und Reflexionsvorgänge, ist das Nahfeld nicht homogen gestaltet, es weist vielmehr ein Nebeneinander von Orten geringer Intensität und hoher Intensität auf. Deshalb muß der Therapeut den Ultraschallkopf während der Therapie ständig in Bewegung halten (dynamische Schallkopfführung), um thermische und/oder mechanische Überlastungen des Gewebes zu vermeiden. Der

Schallkopf kann auch ohne Veränderung des Ortes mit stationären kreisförmigen Bewegungen geführt werden; man spricht hierbei von der semidynamischen Schallkopfführung. Diese Methode hat sich in geringerer Dosierung beispielsweise zur Beschallung von Triggerpunkten oder von Nervenwurzeln bewährt.

Die statische Schallkopfführung, bei der der Schallkopf nicht bewegt wird, soll nicht angewendet werden, da sich ortsfeste sog. stehende Reflexionswellen im Gewebe bilden können. Dadurch (und bei Überdosierung) können mechanische Schäden durch die Ausbildung kleiner Hohlräume entstehen, wenn die Scherkräfte die mechanische Toleranzgrenze des Gewebes überschreiten. Diese kleinen Rißbildungen werden als Kavitationen bezeichnet.

Schließlich werden sich bei ortsfesten Reflexions – und Interferenzvorgängen auch die geformten Bestandteile des Blutes an den Stellen des niedrigeren Druckes ansammeln und zu kapillären Mikrothromben führen. Man bezeichnet dieses unter dem Lichtmikroskop sichtbare Phänomen als „banding".

8.5.1 Physiologische Wirkungsmechanismen der Ultraschalltherapie

Die Wirkungen des Ultraschalls sind von komplexer Natur. Aus systematischen Gründen werden dabei die thermische und die mechanische Wirkung unterschieden.

8.5.1.1 Thermische Wirkung

Die Anregung der Moleküle im Gewebe durch die Ultraschallenergie bedingt die Entstehung von Wärme, die an der Knochenoberfläche besonders ausgeprägt in Erscheinung tritt. An der Grenzschicht zum Knochen, in geringerem Maße auch an Sehnenoberflächen und in der Muskulatur, kommt es zu einer therapeutisch wirksamen, gezielten Tiefenerwärmung mit den physiologischen Wirkungen der Thermotherapie (siehe 8.4.1):

- Hyperämie
- Stoffwechselsteigerung
- Verbesserte Dehnbarkeit kollagener Fasern
- Tonusminderung der Muskulatur
- Analgesie

Die Ultraschalltherapie soll daher nur dort angewendet werden, wo eine Erwärmung auch erwünscht ist.

Hauptsächlich vor Knochen liegende Gewebestrukturen, die pathologische Veränderungen aufweisen, wie Gelenkkapseln, Sehnen- und Synovialgewebe können wirksam erwärmt werden. Im Falle des Hüftgelenks ist dies trotz der tiefen Lage möglich.

Im Gegensatz zur wenig selektiven Erwärmung größerer Gewebeanteile mit den Methoden der Diathermie ist die Ultraschallanwendung zur gezielten Behandlung umschriebener Areale geeignet, z. B. im Falle der häufigen, schmerzhaften Muskelverhärtungen. Sie kann dabei besonders effektiv in Form des Simultanverfahrens mit muskeldetonisierenden Reizströmen benutzt werden, um die Dehnbarkeit zu verbessern. Idealerweise werden während der Therapie gleichzeitig Dehnübungen durchgeführt.

Auch die bevorzugte Ultraschallerwärmung von Narben, Sehnenscheiden, Bändern und Nervenstämmen ist bekannt.

Der Grad der auftretenden Temperaturerhöhung ist dabei von der Ultraschalldosis und der angewandten Frequenz abhängig (Tabelle 8-5). Messungen in vivo [Draper 1995] haben folgende Temperaturerhöhungen pro Minute gezeigt (s. Tabelle 8-5 auf S. 168):

Diese Messungen zeigen, daß den bereits in der Hochfrequenztherapie erwähnten Regeln zufolge höhere Frequenzen einer intensiveren Absorption unterliegen.

Die Therapie mit Schallfrequenzen um 1 MHz soll daher in höherer Dosierung bei tiefer liegenden Prozessen, die Therapie mit etwa 3 MHz eher bei oberflächlicheren

Tabelle 8-5. Temperaturanstieg pro Minute während der Ultraschalltherapie (in vivo; triceps surae des Menschen)

	1 MHz in 5 cm Tiefe	3 MHz in 1,6 cm Tiefe
0,5 W/cm^2	0,04 °C	0,30 °C
1,0 W/cm^2	0,16 °C	0,58 °C
1,5 W/cm^2	0,33 °C	0,89 °C
2,0 W/cm^2	0,38 °C	1,40 °C

Behandlungsorten mit einer niedrigeren Dosis durchgeführt werden.

8.5.1.2 Mechanische Wirkung

Die Druckschwankungen im Ultraschallfeld wirken im Sinne von Druck und Zug auf das Gewebe ein. Die Scher- und Beschleunigungskräfte bewirken Verformungen der Zellmembranen und über Veränderungen der Membranpermeabilität möglicherweise eine Beeinflussung des Zellstoffwechsels. Auch der intra- und interzelluläre Stofftransport kann durch mittelbar durch die Ultraschallenergie induzierte Flüssigkeitsströmchen (microstreaming) beschleunigt werden.

Ob die mechanischen Einwirkungen des Ultraschalls spezifischen therapeutischen Nutzeffekten zuzuordnen sind, ist letztlich noch nicht geklärt. Man kennt beispielsweise reparative und regenerationsfördernde Wirkungen auf Weichteil- und Knochengewebe. In therapeutischer Dosierung wird jedoch der Einfluß der mechanischen Komponente der Ultraschalltherapie auf den Stoffwechsel im Zusammenwirken mit den thermischen Effekten auf das Gewebe zu sehen sein.

8.5.2 Nebenwirkung der Ultraschallbehandlung bei falscher Behandlungstechnik und bei Überdosierung

- Überhitzung
- Kavitationen im Gewebe
- Bildung von freien Radikalen, sowie von H_2O_2, durch die Umsetzung der Ultraschallenergie in chemische Reaktionsenergie.

Dadurch wird verständlich, daß die Ultraschalltherapie nicht nur wegen der thermischen Wirkung bei akut-entzündlichen Prozessen kontraindiziert ist.

8.5.3 Beschallungsmethoden

In der Regel wird der Ultraschall als Dauerschall eingesetzt. Dabei gibt das Gerät die Ultraschallenergie während der Behandlung kontinuierlich ab.

Im Falle des Impulsschalls erfolgt die Energieabgabe impulsartig, diskontinuierlich. Die thermische Wirksamkeit ist dabei deutlich reduziert, nicht jedoch die mechanische. Die oft gegebene Empfehlung, den Impulsschall bei thermosensiblen Krankheitsprozessen, wie etwa bei neuritischen Schmerzen, einzusetzen, beruht auf der empirisch beobachteten Wirksamkeit.

8.5.4 Beschallungsorte

Am meisten wird die **lokale, direkte Beschallung** der betroffenen Gewebeareale benutzt. Das Behandlungsfeld sollte auch auf Gebiete, die zum Krankheitsort in Beziehung stehen, ausgedehnt werden, z. B. auf reflektorisch verspannte Muskeln, Myogelosen, Schmerzpunkte, schmerzhafte Sehnenansätze usw.

Manchmal ist der Erkrankungsort einer direkten Beschallung nicht zugänglich; sei es, weil Verletzungen oder feste Verbände den Zugang behindern oder weil der Krankheitsprozeß noch ziemlich akut ist, z. B. bei M. Sudeck I, II. Die **indirekte Beschallung** nutzt bestehende nervale Verbindungen zum Krankheitsort und kann somit Fernwirkungen erzielen. Auch Erkrankungen innerer Organe sind der Ultraschalltherapie nur über die Erzielung kutiviszeraler Reflexe zugänglich. Folgende Behandlungstechniken sind möglich:

- Die radikuläre, paravertebrale Beschallung an den Nervenwurzeln,
- die segmentale Beschallung hyperalgetischer Head-Zonen,
- die Beschallung vegetativer Fasern mit dem neuraltherapeutischen Aufbau,
- die Beschallung von Triggerpunkten bei myofaszialen Syndromen und von Akupunkturpunkten.

8.5.5 Dosierung des Ultraschalls

Die Dosierung muß sich an der Erkrankung, der Lokalisation und am Reaktionsvermögen des Patienten orientieren.

Ultraschallsensible Erkrankungen, wie Neuralgien, akute Stadien, oberflächliche Prozesse, sind mit niedrigen Dosisstufen zu behandeln (Tabelle 8-6). Chronische und tiefgelegene Krankheitsprozesse können mit mittleren und hohen Dosen behandelt werden.

Die wesentlichen Dosierungsparameter sind:
- Intensität
- Behandlungsdauer
- Anzahl der Behandlungen pro Serie
- Intervall zwischen den einzelnen Therapiesitzungen.

8.5.5.1 Intensität

Tabelle 8-6. Dosisstufen der Ultraschalltherapie

	800 kHz/1 Mhz	3 Mhz
niedrig	0,05–0,3 W/cm²	0,05–0,1 W/cm²
mittel	0,5– 1,0 W/cm²	0,3–0,7 W/cm²
hoch	2,0–3,0 W/cm²	1,0–1,5 W/cm²

8.5.5.2 Behandlungsdauer

kurz: 3 min
mittel: 6 min
lang: 9 min

Akute bis subakute Erkrankungszustände erfordern kürzere Behandlungsserien von etwa 6 Einzelbehandlungen, die täglich oder jeden zweiten Tag durchgeführt werden.

Chronische und nur wenig reagierende Zustände werden mit längeren Serien von etwa 12 Einzelbehandlungen therapiert; ebenfalls täglich oder jeden zweiten Tag verabreicht.

Überdosierungen sind auf jeden Fall zu vermeiden. Anzeichen einer Überdosierung sind auftretende Schmerzen; auch eine Verschlechterung des objektiven Krankheitsbefunds gilt als ein Zeichen für Überdosierung.

8.5.6 Indikationen

Chirurgische/orthopädische Erkrankungen:

- Erkrankungen und Verletzungsfolgen am Bewegungs- und Stützapparat, insbesondere Beschwerden bei degenerativen Wirbelsäulen- und Gelenkserkrankungen.
- Weichteilrheumatische Erkrankungen, wie Tendomyosen, Myalgien, myofasziale Schmerzsyndrome

Dermatologische Erkrankungen: unterstützende Therapie bei zirkumskripter Sklerodermie, Narben, Ulcus cruris varicosum.

Interne Erkrankungen: unterstützende Therapie besonders über reflektorische Fernwirkungen bei Bronchialasthma und funktionellen Störungen des Magen-Darmtraktes.

8.5.7 Kontraindikationen

- Erkrankungen, bei denen Wärme nicht angewendet werden darf, z. B. akut-entzündliche Erkrankungen
- Erkrankungen, bei denen mechanische Einflüsse kontraindiziert sind, z. B. Phlebothrombose, hämorrhagische Diathese
- Schwere arterielle Durchblutungsstörungen
- Außerdem keine Beschallung
  - parenchymatöser oder wärmeempfindlicher Organe (Testes, Auge, gravider Uterus)
  - anästhesierter Hautgebiete oder bei Störungen der Temperaturempfindung
  - eines Cervikalsegments oberhalb von C3
  - nach Behandlung mit ionisierenden Strahlen
  - von Tumoren
  - über elektronischen Schrittmachersystemen

NB: Metallimplantate oder Endoprothesen sind keine Kontraindikationen bei dynamischer Beschallung in therapeutischer Dosierung.

8.6 Weiterführende Literatur

1. Drexel H, Hildebrandt G, Schlegel, K. F, Weinmann G, (1988) Physikalische Medizin Band IV: Elektro- und Lichttherapie. Hippokrates, Stuttgart
2. Draper DO, Castel JC, Castel D, (1995) Rate of temperature increase in human muscle during 1 MHz and 3 MHz. Continous Ultrasound. J Orthop Sports Phys Ther 22: 142–150
3. Edel H, (1991) Fibel der Elektrodiagnostik und Elektrotherapie, 6. Aufl. Verlag Gesundheit, Berlin
4. Edel H, Freund R, (1991) Micro Electrical Neuromuscular Stimulation (MENS), einneues Elektrotherapieverfahren aus den USA. Z Physiother 43:1–7
5. Eriksson MBE, Sjoelund BH (1986) Transkutane Nervenstimulierung zur Schmerzlinderung, 2. Aufl. Ewald Fischer, Heidelberg
6. Gildemeister M, (1944) Untersuchungen über die Wirkungen von Mittelfrequenzströmen auf den Menschen. Pflügers Arch. 247: 366–404
7. Gillert O, Rulffs W, Boegelein K, (1995) Elektrotherapie, Pflaum, München
8. Güttler JP, (1991) Physikalische Grundlagen. In: Edel, H (Hrsg.) Fibel der Elektrodiagnostik und Elektrotherapie, 6. Aufl., Verlag Gesundheit, Berlin
9. Knoch HG, Knauth K (1991) Therapie mit Ultraschall, 4. Aufl., Gustav Fischer, Jena
10. Mannheimer JS, Lampe GN (1987) Clinical transcutaneous electrical nerve stimulation. Davis, Philadelphia
11. Portenoy RK (1989) Neurologic clinics, pain: Mechanisms and syndromes. Saunders, Philadelphia
12. Senn E, (1990) Elektrotherapie. Georg Thieme, Stuttgart New York
13. Travell JG, Simons DG (1983) Myofascial pain and dysfunction: The trigger point manual. Williams and Wilkins , Baltimore. Myofascial pain and dysfunction: The trigger point manual, vol. 2 (1992)

9 Heliotherapie

M. Bühring

9.1 Historische Entwicklung und aktuelle Problematik

Ursprünglich ist Heliotherapie die medizinische Behandlung mit natürlicher Strahlung der Sonne, als solche findet sie bereits in der Antike große Beachtung. Etwa 100 n. Chr. faßt in Rom der bedeutende Arzt Antyllus die Einschätzung seiner Zeit zusammen: Heliotherapie vermag „den Körper zu stärken und zu straffen, die Leistungsfähigkeit zu erhöhen und die Abwehrkräfte zu unterstützen". Diese Beurteilung ist immer noch aktuell.

In der europäischen Medizin findet Heliotherapie erst ab Mitte des vergangenen Jahrhunderts wieder eine gewisse Beachtung; erste Protagonisten mit einer eindeutig naturistischen Motivation waren medizinische Laien wie der Schweizer „Lichtarzt" Arnold Rikli (1823–1906) und der Leipziger Arzt und Pädagoge Daniel Gottlob Moritz Schreber (1808–1861). Zu den ersten bedeutenden Ärzten mit einem betont naturwissenschaftlichen Interesse und entsprechenden Arbeiten gehören Oskar Bernhard (1861–1939) und Auguste Rollier (1874–1954), beide wiederum in der Schweiz. Hier waren sie Leiter renommierter Kliniken in Höhenlagen der Alpen. Die wichtigsten Indikationen waren für beide Autoren chronische Verlaufsformen der Tuberkulose.

Als wirksame Anteile der solaren Emission hatte der Jenenser Physiker Johann Wilhelm Ritter 1801 die von ihm so bezeichnete chemische Strahlung entdeckt. Ihm war aufgefallen, daß das Sonnenlicht bei einer spektralen Zerlegung auch außerhalb des sichtbaren Bereiches (jenseits des ultravioletten Lichts) chemische Reaktionen zu induzieren vermag.

Damit waren dann auch Grundlagen für eine apparative Heliotherapie gelegt. Die ersten technischen Entwicklungen beschäftigten sich mit Kohlebogen- und später mit Quecksilberdampflampen; 1903 erhielt der Däne Niels Ryberg Finsen den medizinischen Nobelpreis für seine Arbeiten auf diesem Gebiet. Behandlungen mit ultravioletter Strahlung sind seitdem auch in der dunklen Jahreszeit, in extrem nördlichen und südlichen Regionen der Erde und unabhängig von jedem Wetter möglich.

Große Fortschritte bedeuten neuere technische Entwicklungen mit den modernen „Leuchtstoffröhren" (Abb. 9-1). Während mit den älteren Geräten immer nur Emissionen einiger sehr enger spektraler Banden angeregt werden konnten, liefern die Gasentladungsstrahler seit etwa 20 Jahren fast jedes gewünschte Wellenspektrum.

Die wichtigsten heliotherapeutischen Indikationen waren bis in die 40er und 50er Jahre dieses Jahrhunderts Störungen des Vitamin-D-Haushalts im Sinne der seinerzeit sehr verbreiteten Englischen Krankheit (Rachitis), chronische Infektionserkrankungen (insbesondere die leichter und torpide verlaufenden Formen der Tuberkulose), verschiedene Störungen der vegetativen Regulation und verschiedene dermatologische Erkrankungen (Tabelle 9-1). Letztere werden an dieser Stelle nicht berücksichtigt, sie werden in der dermatologischen Literatur ausführlich dargestellt.

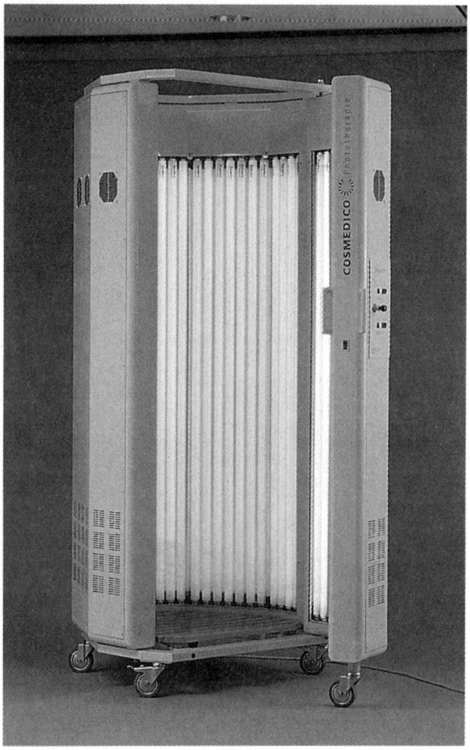

Abb. 9-1. Beispiel einer modernen Bestrahlungseinheit mit Leuchtstoffröhren

Mit der Entdeckung und Synthese des Vitamin D und der Entwicklung einer tuberkulostatischen Chemotherapie in den 20er und 30er Jahren verlor Heliotherapie außerhalb der inzwischen etablierten dermatologischen Indikationen weitgehend an Interesse. Im Gegenteil beschäftigt sich seit einiger Zeit eine lebhafte Diskussion mit dem eventuellen dermatologisch-onkologischen Risiko einer UV-Exposition. Wesentliche Anlässe hierzu sind das jetzt weit verbreitete Angebot kosmetischer Bestrahlungen in den sog. Sonnenstudios und das moderne Urlaubsverhalten mit teilweise extremer solarer Exposition breiter Bevölkerungsschichten.

Engagierten Vertretern von Heliotherapie erscheinen die Möglichkeiten dieser Behandlung nicht mehr ausreichend genutzt. Die jetzt häufig ausgesprochene Warnung vor jeder Besonnung erscheint ihnen als gefährliche Fehlentwicklung. Eine relevante Bedeutung findet Heliotherapie nur noch an wenigen Stellen im Rahmen einer Klimatherapie. In letzter Zeit werden auch Möglichkeiten für die Prävention und Therapie von Osteoporose vermehrt in die Diskussion gebracht.

Tabelle 9-1. Wichtige klinische Indikationen der traditionellen Heliotherapie

Mineralstoffwechsel:	Osteomalazie, Osteoporose
Chronische Infektionskrankheiten, allgemeine Abwehrschwäche, allgemeine Roborierung:	Atemwegserkrankungen HNO-Erkrankungen Tuberkulose Osteomyelitis Gynäkologie/Urologie
Vegetative Regulationsstörungen:	Herz/Kreislauf Asthma bronchiale Magen-Darm-Trakt Dysmenorrhö
Bewegungsapparat:	Fibrositis Arthrose Rheumatoide Arthritis
Diverse Hauterkrankungen:	Neurodermitis Psoriasis

9.2 Physik und Chemie der ultravioletten Strahlen

Es wurde bereits ausgeführt, daß sich der spektrale Bereich ultravioletter Strahlung jenseits (ultra) der Wellenlängen des sichtbaren violetten Lichtes befindet. Auf der anderen Seite grenzt er an den Wellenlängenbereich der ionisierenden Strahlung (Tabelle 9-2). Innerhalb dieses ultravioletten Spektrums werden unter Berücksichtigung unerschiedlicher biologischer Wirkungen das UVA, UVB und UVC differenziert. UVC wird in der Atmosphäre weitestgehend durch das hier vorhandene Ozon absorbiert, Strahlen mit einer Wellenlänge unter 290 nm erreichen die Erdoberfläche so gut wie nicht. Innerhalb des Wellenbereichs von UVA wird seit einiger Zeit noch einmal zwischen UVA_1 und UVA_2 unterschieden.

Ultraviolette Strahlung erreicht die Erdoberfläche als unmittelbare solare Emission und als sog. Streu- oder Himmelsstrahlung. Letztere entsteht dadurch, daß ursprünglich nicht auf die Erde gerichtete Strahlen in der Atmosphäre zur Erde gebeugt oder reflektiert werden. Bei klarem Himmel entspricht die Intensität dieser indirekten Strahlung in etwa der direkten solaren Emission, sie enthält einen geringgradig höheren Anteil des kürzerwelligen UVB. Mit zunehmender Höhe verstärkt sich die ultraviolette Strahlenintensität pro 1000 m um etwa 20%.

Für Strahlungen aus dem Wellenlängenbereich des UV gelten noch die optischen Gesetze des sichtbaren Lichts, sie betreffen z. B. die Reflexion, Beugung, Brechung und Interferenz. Als Maßeinheit für die Strahlenintensität dient das Joule, üblicherweise werden Dosierungen in Joule pro Flächeneinheit (J/m^2 oder mJ/cm^2) angegeben.

Tabbelle 9-2. Spektrale Gliederung des ultravioletten „Lichts". Manche Autoren legen die Grenze zwischen UVA und UVB auch bei 315 nm

Infrarot	bis 760 nm
Sichtbares Licht	bis 400 nm
UVA1	400–340 nm
UVA2	340–320 nm
UVB	320–280 nm
UVC	280–100 nm
Ionisierende Strahlung	

Die wichtigsten Grundlagen für die biologische Wirkung ergeben sich aus der bekannten photochemischen Reaktion. Typische Beispiele betreffen Einwirkungen auf Pigmentstoffe der Haut, die Bildung biogener Amine aus verschiedenen Aminosäuren, Schädigungen im Kernmaterial der Zellen und Anregungen im Metabolismus des Vitamin D. Aus molekularem Sauerstoff kann es zur Bildung reaktiver Sauerstofformen kommen, diese können in oxidativen Kettenreaktionen zu den bekannten Schädigungen an Lipiden und lipidhaltigen Strukturen sowie an der DNA führen. Insofern bedeutet ultraviolettes Licht auch die Möglichkeit eines oxidativen Stresses.

Dabei sind einzelne photochemische Wirkungen auf jeweils sehr enge spektrale Bereiche eingeschränkt, so daß mit unterschiedlichen künstlichen Lichtquellen sehr verschiedene Wirkungen erreicht werden können. Grundsätzlich haben Strahlungen aus dem Bereich des kurzwelligen UVB eine höhere Energie als das längerwellige UVA. In einer ersten Wertung sind Strahlungen aus dem Bereich des UVA damit weniger biologisch wirksam, gleichzeitig aber auch weniger „gefährlich". UVA wiederum dringt tiefer in die bestrahlte Haut ein; damit kann es auch in tieferen Gewebeschichten eventuell zu Schäden kommen.

Der Anteil des UVB wird in der Haut überwiegend bereits in der Hornschicht (Stratum corneum) und in der anschließenden Oberhaut (Epidermis) absorbiert, die relevanten photobiologischen Reaktionen finden also überwiegend in diesen oberflächlichen Schichten statt.

Bei der bereits angedeuteten, sehr unterschiedlichen biologischen Wirkung einzelner spektraler Wellenbereiche können technische Strahler nur bedingt miteinander verglichen werden. Bei einer oberflächlichen Wertung wird häufig zwischen einer erythem- (UVB) und einer pigmentwirksamen Bestrahlungsstärke (UVA) unterschieden. Die „minimale erythemale Dosis" (MED) bezeichnet diejenige Strahlenmenge, welche gerade noch zu einer minimalen erythemalen Reaktion der Haut führt. Für den Durchschnitt der europäischen Bevölkerung liegt sie bei etwa 36–50 mJ/cm^2.

9.3 Physiologische Wirkungen

9.3.1 Pigmentierung, erythemale Reaktion, Lichtschwiele und Alterung der Haut

Die auffälligsten Effekte ultravioletter Bestrahlungen sind die Pigmentierung der Haut und die Entwicklung eines Sonnenbrands bei starker Überdosierung. Bestrahlungen mit UVA führen über eine unmittelbare Oxidation farbloser Vorstufen zur Bildung des Hautfarbstoffs Melanin, es kommt also zu einer unmittelbaren bzw. direkten Pigmentierung der Haut. Dagegen führen Bestrahlungen mit UVB erst indirekt zu einer Pigmentierung, nachdem das melanozytäre Wachstum in der Haut und eine Neu- bzw. intensivierte Bildung von Melanin in den Pigmentzellen angeregt worden sind.

Bei starker Überdosierung mit einer UVB-haltigen (erythemwirksamen, s.o.) Strahlung kommt es zu der bekannten lichtentzündlichen Reaktion eines Sonnenbrands. In der praktischen Heliotherapie werden unterschiedliche Ausprägungen dieser Entzündung differenziert (s. 9.7).

Wellenlängen über 320 nm (UVA) beinhalten dieses Risiko nicht. Für ausschließlich kosmetische Zwecke werden deswegen häufig Bestrahlungseinheiten mit nur langwelligem Licht benutzt.

Gleichzeitig regt UVB die Teilungsrate von Keratinozyten in der Haut an, diese Reaktion führt letztendlich zu einer dickeren Hornschicht, der sog. Lichtschwiele. Überwiegend diese Schwiele ist die Grundlage eines verbesserten Lichtschutzes nach UV-Expositionen: Das erythemwirksame UVB wird dann in der Hornschicht zu einem großen Anteil absorbiert.

Es wurde bereits angedeutet: Unter Berücksichtigung dieser unterschiedlichen Wirkungen werden Strahlungen aus dem Bereich des UVA und des UVB auch als pigment- und als erythemwirksam bezeichnet. Die individuelle Verträglichkeit des UV ergibt sich vor allem aus der stark unterschiedlichen Bereitschaft zu der besprochenen lichtentzündlichen Reaktion. Für die praktische Heliotherapie werden unter Berücksichtigung dieser Empfindlichkeit 6 Hauttypen differenziert (Tabelle 9-3).

Tabelle 9-3. Unterschiedliche Hauttypen unter Berücksichtigung der erythemalen Empfindlichkeit und Pigmentierung bei einer UV-Exposition

Typ I: (keltisch)	bekommt sehr leicht einen Sonnenbrand, keine Pigmentierung
Typ II: („kaukasisch")	hellhäutiger Europäer, bildet verhältnismäßig rasch ein Erythem mit geringer Pigmentierung
Typ III:	dunkelhäutiger Europäer, Sonnenbrand selten, deutliche Pigmentierung
Typ IV: (mediterran)	fast kein Sonnenbrand, überdurchschnittliche Pigmentierung
Typ V:	Südeuropäer und z. B. Inder
Typ VI:	schwarze Hautfarbe mit geringer Empfindlichkeit und Reaktion

Bei unverhältnismäßig intensiver UV-Exposition über lange Zeiträume führt vor allem das tiefer eindringende UVA zu degenerativen Veränderungen elastischer und kollagener Fasern innerhalb der Haut, und es kommt zu einer verstärkten degenerativen Altersatrophie, der sog. Elastose. Bei der Land- oder Seemannshaut ist diese häufiger mit einer aktinischen Keratose, Lentigo, seborrhoischen Warzen, aber auch mit bösartigen Entwicklungen von spinozellulären Karzinomen, Basaliomen und Lentigo-maligna-Melanomen kombiniert.

9.3.2 Wirkungen auf das Vitamin-D-Hormon-System und Pharmakodynamik des Vitamin D

Unter einer ultravioletten Bestrahlung entsteht in der Haut aus Provitamin D_3 (7-Dehydrocholesterin) das thermolabile Intermediärprodukt Prävitamin D_3; dieses wird im Verlauf einiger Tage in Vitamin D_3 umisomerisiert. Diese photochemische Bildung des Prävitamin D_3 ist Voraussetzung für die Synthese weiterer Metabolite des Vitamin-D-Hormon-Systems, die bekanntesten Reaktionen sind die Hydroxylierung zu 25-(OH)-Vitamin-D_3 in der Leber (25-Hydroxycholecalciferol) und die weitere Hydroxylierung zu 1,25-$(OH)_2$-Vitamin-D_3 (Dihydroxycholecalciferol oder Calcitriol) in der Niere. Letztere ist die überwiegend biologisch wirksame Substanz. Im folgenden Text werden die einzelnen chemischen Verbindungen nicht weiter detailliert bezeichnet.

Bei schwer nierenkranken Patienten ist dieser letzte Schritt aufgrund eines 1-alpha-Hydroxylase-Mangels gestört. Seit einiger Zeit sind aber auch extrarenale Möglichkeiten dieses letzten Syntheseschritts bekannt (z. B. in der Haut, in aktivierten Makrophagen und in T-Lymphozyten).

Bei einer zu intensiven ultravioletten Bestrahlung wird die Umwandlung von Provitamin D_3 zu Prävitamin D_3 unterbrochen, und es erscheint überwiegend das biologisch nicht wirksame Lumisterol (Abb. 9-2).

Die meisten biologischen Wirkungen des Vitamin D geschehen über Einflüsse auf die DNA, entsprechende Rezeptoren sind fast ubiquitär nachgewiesen worden (z. B. im hämopoetischen und Immunsystem, in der glatten und quergestreiften Muskulatur sowie im Myokard, in Keratinozyten und Melanozyten der Haut, in sehr vielen Drüsen mit innerer Sekretion und in sehr vielen bösartigen Tumorgeweben). Weitere Wechselwirkungen mit anderen Signalmolekülen und -transduktionswegen sind noch das Thema intensiver Forschung.

Neben den bekannten Wirkungen auf den Mineralhaushalt beeinflußt Vitamin D auch das Knochenwachstum selbst. Das geschieht über unmittelbare Wirkungen auf Osteoblasten, während osteoklastische

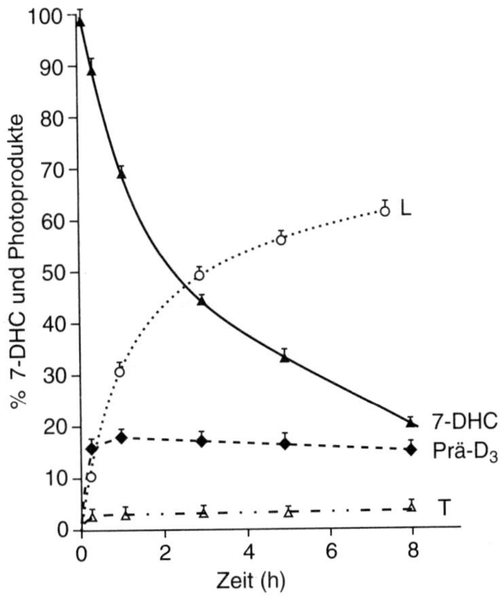

Abb. 9-2. Beispiel eines Schutzmechanismus vor einer Vitamin-D-Intoxikation bei einer Heliotherapie: Bildung von Prävitamin D_3 (Prä-D_3) aus 7-Dehydrocholesterin (7-DHC). Ab einer bestimmten Konzentration des Prä-D_3 wird nur noch das biologisch inerte Lumisterol (L) gebildet. (Nach Holick et al., 1981)

Aktivitäten erst über Zytokine vermittelt werden. Mit diesen neuen Erkenntnissen erscheint Heliotherapie, über die bisherigen osteomalazischen Indikationen hinausgehend, auch bei Osteoporose sinnvoll.

Die sehr vielfältigen Wirkungen auf die immunologische Aktivität einzelner Zellsysteme und die Bildung verschiedener Zytokine können noch nicht endgültig gewertet werden. Klinische Studien belegen eine erhöhte Infektanfälligkeit bei Vitamin-D-Mangel; solche Zustände sind z. B. mit einer verminderten Motilität und phagozytären Aktivität neutrophiler Granulozyten und einer verminderten lymphozytären Reaktion auf proliferative Reize assoziiert. Mit einer angemessenen UV-Exposition können sie verbessert werden.

Bösartiges Wachstum wird durch Vitamin D gehemmt, verschiedene Tierversuche haben entsprechende Wirkungen eindeutig belegt. In vitro führt Vitamin D an verschiedenen Zellsystemen zu einer Transformation bösartigen Wachstums in die Richtung gesunder Gewebe. Über Einflüsse auf die Stammzelle wird auch die Hämopoese angeregt. Bei den endokrinen Organsystemen interessiert vor allem eine Wirkung auf die Insulinsekretion. Ältere Beobachtungen weisen auf günstige Wirkungen bei Patienten mit Diabetes mellitus hin.

Es sind aber auch nichtgenomische Wirkungen des Vitamin D beschrieben worden. Am meisten interessieren z. Z. Einflüsse auf Kalziumkanäle der Zellmembran, unter dem Einfluß von Vitamin D kommt es zu einem Anstieg der intrazellulären freien Kalziumkonzentration.

9.3.3 Weitere immunologische Wirkungen der ultravioletten Strahlung

Prophlogistische Wirkungen des UV können an der typischen erythemalen Reaktion in der Haut abgelesen werden. Gut untersucht ist vor allem die Bildung verschiedener Zytokine in den Keratinozyten; die wichtigsten Substanzen sind die Interleukine 1, 3 und 6. Nach einer Stimulation mit Interleukin 1 synthetisieren Keratinozyten u.a. granulozyten-, makrophagen- und koloniestimulierende Faktoren. Die vielfältigen metabolischen, hämatologischen und immunologischen Wirkungen solcher Stoffe können hier nicht besprochen werden.

Eine chronische Bestrahlung mit UVB in unphysiologisch hoher Dosierung führt an der Haut eher zu immunsuppressiven Veränderungen mit einer funktionellen Inaktivierung der Hautmakrophagen, einer verminderten Reaktion auf kontaktsensibilisierende Agenzien, einer erhöhten, T-Suppressorvermittelten Tumorempfindlichkeit und einer Reduktion der antigenpräsentierenden Eigenschaft von Keratinozyten. Als Erklärung wird u.a. eine gleichzeitig stattfindende Synthese von Interleukin-1-Hemmern unter UV-Exposition diskutiert.

Damit erhalten dann auch Hinweise auf das onkologische Risiko einer UV-Exposition eine gewisse Plausibilität. Kritiker weisen allerdings darauf hin, daß diese Untersuchungen fast regelhaft mit extrem hohen Dosen an UV durchgeführt wurden und daß teilweise Wellenspektren mit einem Anteil des UVC benutzt worden sind, die der natürlichen Sonnenstrahlung nicht mehr entsprechen. Außerdem wird bezweifelt, ob von den üblichen Labortieren wie Ratten und Mäusen (z. B. auch Nacktmäusen) uneingeschränkt auf die Spezies Mensch geschlossen werden kann. Solche Labortiere sind weder in ihrer Phylo- noch in ihrer Ontogenese an ultraviolette Strahlung adaptiert wie der Mensch.

Klinische Erfahrungen der Heliotherapie weisen eindeutig auf die Abwehr verbessernde Wirkungen einer physiologisch dosierten Bestrahlung (Einzelheiten unter 9.4.2) hin. Grundlagenforschung zu dieser Problematik liegt nicht sehr umfangreich vor; u.a. wurden eine erhöhte Chemotaxis und Phagozytoserate neutrophiler Granulozyten und ein Anstieg plasmatischer Interferonspiegel nachgewiesen.

9.3.4 Wirkungen auf die Kreislaufregulation

Verschiedene Studien weisen auf eine günstige Beeinflussung der kardialen und peripheren Kreislaufregulation nach seriellen Bestrahlungen mit ultraviolettem Licht hin. Es kommt zu Verbesserungen hämorheologischer Eigenschaften des Blutes und zu einer verbesserten O_2-Utilisation. Eine große Zahl epidemiologischer Daten läßt sogar günstige Wirkungen hinsichtlich der kardialen Mortalität (plötzliche Todesfälle) wahrscheinlich erscheinen. Neuere Untersuchungen belegen günstige Wirkungen auf die sympathische Aktivierung und auf den Arbeitsstoffwechsel (plasmatische Laktatspiegel) nach einer Bestrahlung mit UVB-haltigem Licht (Abb. 9-3).

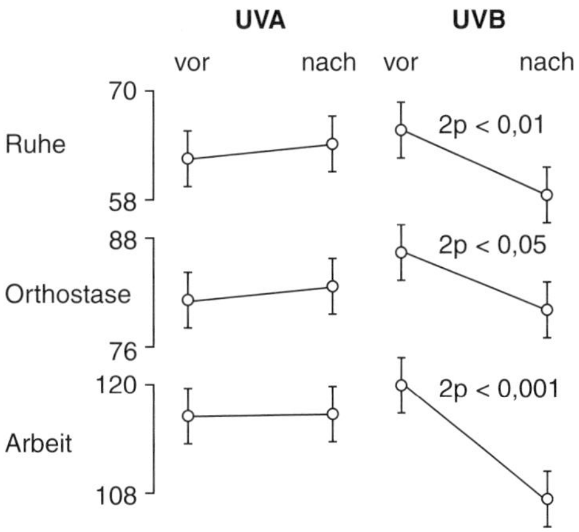

Abb. 9-3. Relative Bradykardie in Ruhe, bei orthostatischer Belastung und bei einer leichten körperlichen Arbeit an der Kletterstufe (68,7 J/s b. 1,73 m^2 Körperoberfläche) bei 12 gesunden Versuchspersonen nach einer vierwöchigen Bestrahlungsserie mit suberythemal dosiertem UVB. In der Kontrollgruppe kommt es nach identisch angeordneten Bestrahlungen mit ausschließlich UVA nicht zu solchen Veränderungen. (Nach Bühring et al., 1982)

Diese Effekte werden neuerdings ebenfalls mit Wirkungen über das Vitamin-D-Hormon-System zu erklären versucht: Einflüsse auf die Zellmembran und den transmembranalen Kalziumtransport wurden bereits erwähnt. In klinischen Versuchen wurden Wirkungen auf die myokardiale Kontraktilität und den Gefäßtonus nachgewiesen.

9.4 Indikationen der Heliotherapie

Neben den gut definierten Indikationen der Tabelle 9-1 dient eine physiologische Bestrahlung mit ultraviolettem Licht vor allem einer allgemeinen Roborierung und Pflege körperlicher Gesundheit. Heliotherapie ist dann ein wichtiger Anteil einer allgemeinen Hygiene.

Die typischen dermatologischen Indikationen wie das seborrhoische Ekzem, verschiedene Formen der Neurodermitis und Psoriasis werden in der entsprechenden Fachliteratur behandelt. Hier werden auch Kombinationsbehandlungen im Sinne einer Photochemotherapie und der Photosoletherapie bei Psoriasis vulgaris dargestellt.

9.4.1 Osteomalazie/Osteoporose

Die günstigen Wirkungen einer UV-Exposition bei Rachitis und Osteomalazie sind hinreichend bekannt. Erst in neuerer Zeit wurden Vitamin-D-Mangelzustände auch in Zusammenhang mit der Osteoporose Erwachsener diskutiert, mehrmals wurden bei entsprechenden Erkrankungen und bei Patienten mit Knochenbrüchen im höheren Alter erniedrigte Vitamin-D-Konzentrationen im peripheren Blut nachgewiesen. Die bereits referierten Einflüsse von Vitamin D auf das knöcherne Wachstum machen diese Ergebnisse verständlich. Die Vorteile einer natürlichen Anregung des Vitamin-D-Metabolismus gegenüber einer Substitutionstherapie werden in 9.6 besprochen.

9.4.2 Allgemeine Abwehrschwäche und chronische Infektionserkrankungen

Eine Verbesserung der allgemeinen Abwehr bei chronischen und rezidivierenden Infekterkrankungen durch Heliotherapie entspricht zunächst einer breiten, allgemeinen Erfahrung; sie wurde aber auch in klinischen Studien belegt. Ein theoretisches Verständnis ergibt sich aus den jetzt gut untersuchten immunologischen Wirkungen des Vitamin D (s. 9.3.2), rachitische Kinder fallen in der Regel auch durch eine erhöhte Infektbereitschaft auf. Spezielle immunologische Grundlagenforschung zur Heliotherapie liegt erst in Ansätzen vor (s. 9.3.3).

Die umfangreichsten Erfahrungen wurden in der vorantibiotischen Zeit bei der Behandlung von Tuberkulose gewonnen. Wurden bei der Therapie lupöser Erkrankungen zunächst unmittelbar bakterizide Wirkungen des UV vermutet, so nahm man später auch in diesem Fall Wirkungsmechanismen im Sinne einer unspezifischen Anregung der allgemeinen Abwehr als Erklärungsmodell an. Die meisten Autoren sehen vor allem für Infekte im Bereich der oberen Atemwege heute immer noch eine gute klinische Indikation.

9.4.3 Störungen der vegetativen Regulation

Die verschiedenen Indikationen bei Störungen der vegetativen Regulation (s. Tabelle 9-1) sind bei einer nur im Ansatz vorliegenden Grundlagenforschung besonders schwer zu begründen. Auf der anderen Seite gewinnen sie durch die erwähnten epidemiologischen Daten zur Inzidenz plötzlicher kardialer Todesfälle eine besondere Aktualität. In einer umfangreichen Querschnittsstudie waren plasmatische Vitamin-D-Spiegel bei Patienten mit Herzinfarkt signifikant erniedrigt. Ein eventuelles Erklärungsmodell durch Wirkungen des Vitamin-D-Hormon-Systems auf den transmembranalen Kalziumtransport wurde bereits diskutiert.

9.4.4 UV-Exposition als hautreizende Therapie

Die neurobiologischen Grundlagen zum Verständnis solcher Behandlungen werden in Kap. 4 dargestellt. Es werden reflektorische Wirkungen auf tiefere Gewebe und Organsysteme angestrebt, die dem bestrahlten Hautsegment reflektorisch zugeordnet sind. Heliotherapeutische Indikationen ergeben sich für die in Tabelle 9-1 wiedergegebenen Erkrankungen aus dem vegetativ-funktionellen Formenkreis und für die dort genannten rheumatologischen Erkrankungen. In diesem Fall werden nur umschriebene Regionen der Haut behandelt, es werden Dosierungen gewählt, die zu einer deutlichen erythemalen Reaktion führen.

9.5 Karzinomprotektion durch Heliotherapie?

Die gehäufte Inzidenz von aktinischen Keratosen, spinozellulären Karzinomen, Basaliomen und Lentigo-maligna-Melanomen wurde bereits besprochen. Die Bedeutung einer UV-Exposition für die Genese von Melanomen ist weiterhin umstritten. Allgemein anerkannt ist ein Zusammenhang zwischen häufigen Sonnenbränden in der Kindheit und Jugend und dem Auftreten von Melanomerkrankungen im späteren Alter. Eine eindeutige Photokarzinogenese ist nur für das Lentigo-maligna-Melanom nachgewiesen.

Argumente für die Plausibilität eines onkologischen Risikos beschäftigen sich mit den bereits besprochenen immunsuppressiven Wirkungen des UV, es wurde aber bereits darauf aufmerksam gemacht, daß die gewählten experimentellen Bedingungen von den normalen Lebensverhältnissen der Bevölkerung und von praktischer Heliotherapie extrem weit entfernt sind (s. 9.3.3).

Abgesehen von den gerade erwähnten onkologischen Risiken für die Haut weisen umfangreiche epidemiologische Daten auf protektive Wirkungen einer physiologisch dosierten Bestrahlung mit ultraviolettem Licht hin. Dieser Schutz gilt sowohl für das maligne Melanom wie für eine Vielzahl bösartiger Erkrankungen anderer Organsysteme. Überwiegend wurden in solchen Studien Erkrankungshäufigkeiten in Abhängigkeit von der geographischen Lage und von klimatologischen Bedingungen untersucht, ein typisches Beispiel zeigt Abb. 9-4.

Von großem Interesse in bezug auf das viel diskutierte Melanom sind Beobachtungen an einem großen Kollektiv von Angehörigen der Marine: Danach kam es zu gehäuften Erkrankungen sowohl bei einer unphysiologisch hohen wie einer unphysiologisch geringen UV-Exposition (Arbeiten ausschließlich an Deck bzw. ausschließlich unter Deck der Schiffe), während physiologisch exponierte Angehörige signifikant seltener erkrankten.

Als ein potentieller Vermittler karzinoprotektiver Wirkungen erscheint wieder das Vitamin-D-Hormon-System (s. 9.3.2). Entsprechende Rezeptoren finden sich in den meisten bisher untersuchten bösartigen Geweben.

Vergleichende Untersuchungen legen nahe, daß durch eine physiologisch dosierte Besonnung sehr viel mehr Karzinomerkrankungen verhindert werden können, als sie gleichzeitig an der Haut provoziert werden. Es liegen Befunde vor, die zeigen, daß sich die heute oft ausgesprochene Warnung vor ultraviolettem Licht eindeutig ungünstig auf die Epidemiologie bösartiger Erkrankungen ausgewirkt hat.

In diesem Zusammenhang wird seit einiger Zeit auch vor dem Gebrauch von Sonnenschutzmitteln gewarnt. Epidemiologische Daten weisen auf eine erhöhte

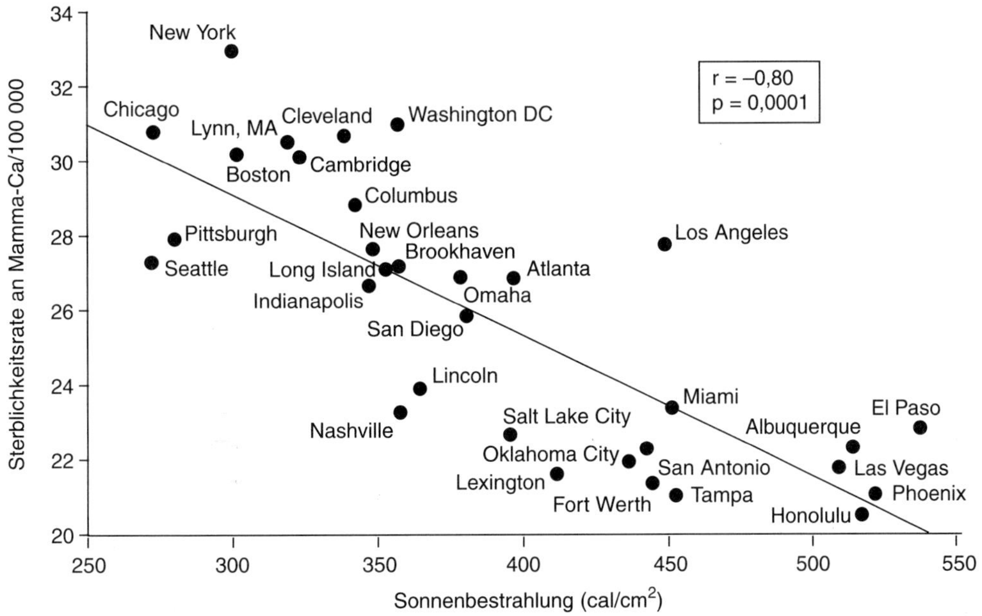

Abb. 9-4. Alterskorrigierte Todesrate durch Mammakarzinom in Abhängigkeit von der mittleren Sonnenbestrahlung. Daten aus den USA von 1950–1969. (Nach Garland et al., 1990)

Erkrankungsrate an malignen Melanomen bei der Verwendung von UV-Filtern hin. Als eventuelle Ursachen gelten die dann stattfindende einseitige Bestrahlung mit ausschließlich UVA und vielleicht auch kanzerogene Wirkungen der Schutzmittel selbst.

9.6 Praxis der Heliotherapie

Zu Beginn sollen einige grundsätzliche Erfahrungen und Überlegungen noch einmal zusammengefaßt werden:

1. Es ist deutlich geworden, daß medizinisch positive Wirkungen überwiegend von Bestrahlungen mit UVB zu erwarten sind. Nur UVB führt zu einer Anregung des Vitamin-D-Metabolismus mit den besprochenen Wirkungen auf den Knochenstoffwechsel, das Immunsystem und die Regulierung von Kreislauffunktionen. Ausschließlich UVB induziert die besprochenen entzündlichen und immunologischen Reaktionen in der Haut selbst, und nur das UVB bedeutet einen adäquaten Reiz zur Ausbildung der in 9.3.1 besprochenen Lichtschwiele als wichtigster Grundlage für den weiteren Sonnenschutz.

   Eine klinisch relevante Heliotherapie gelingt also nur mit natürlichem Sonnenlicht oder mit UVB-haltigen Spektren künstlicher Strahler. Eine kosmetische Bestrahlung mit ausschließlich UVA hat die besprochenen, biopositiven Wirkungen nicht.
2. Epidemiologische Studien haben in letzter Zeit überraschend häufig Vitamin-D-Mängel auch in der erwachsenen Bevölkerung nachgewiesen. Sie sind abhängig von der geographischen Lage und klimatologischen Bedingungen, aber auch von Arbeits- und Lebensbedingungen einzelner Menschen.
3. Im Alter ist der Vorrat an Provitamin D_3 in der Haut reduziert und nimmt die Konversion zu Prävitamin D_3 ab, ältere Menschen sind also stärker zu relevanten Vitamin-D-Mängeln disponiert.
4. Für die Bereitstellung ausreichender Mengen des Prävitamin D_3 scheinen verhältnismäßig kurze Bestrahlungen (z. B. 15 min bei einer mittleren Strahlenintensität) zu genügen.
5. Es wird vermutet, daß unter einer UV-Exposition die Bildung von mindestens 20 unterschiedlichen Metaboliten mit jeweils verschiedenen Affinitäten zu Transportprotein und Rezeptorstrukturen sowie unterschiedlichen biologischen Wirkungen angeregt wird. Damit erscheint eine physiologische Anregung via Heliotherapie günstiger als die Substitution nur einer – wenn auch besonders wirksamen – Monosubstanz.
6. Bei unverhältnismäßig hohen Konzentrationen von Vitamin D_3 in der Haut entstehen aus dem Prävitamin nur noch die biologisch inaktiven Substanzen Lumisterol und Tachysterol (s. Abb. 9-2). Gleichzeitig baut UVA das Vitamin D_3 auch wieder ab. Damit bestehen gute Schutzmechanismen gegenüber einer Vitamin-D-Intoxikation. Weitere Regulationssysteme mit Möglichkeiten einer Rückkoppelung (z. B. durch Parathormon) werden hier nicht besprochen.

Die jeweilige Dosis einer Heliotherapie orientiert sich an der interindividuell sehr unterschiedlichen Empfindlichkeit in bezug auf eine erythemale Reaktion, diese ist abhängig vom Hauttyp eines Individuums (s. Tabelle 9-3) und vom jeweiligen Grad der Adaptation an ultraviolettes Licht (s.o. Lichtschwiele und Pigmentierung). Stark vereinfacht wird davon ausgegangen, daß jeweils grenzwertig erythemwirksame Dosierungen im Sinne der in 9.2 beschriebenen MED ausreichen, um biopositive Reaktionen anzuregen.

In der üblichen Praxis wird diese MED aufgrund allgemeiner Erfahrungen geschätzt. Für klimatherapeutische Behandlungen wurden verschiedene Diagramme erstellt, diese geben Behandlungszeiten unter Berücksichtigung des Bewölkungsgrads, der Jahres- und der Tageszeit sowie des individuellen Hauttyps an (Abb. 9-5). Bei einem exakteren Vorgehen und der Verwendung apparativer Bestrahlungseinheiten werden sog. Lichttreppen angefertigt: Hierbei werden gleichzeitig mehrere Stellen der Haut unterschiedlich lange bestrahlt. Es wird dann diejenige Bestrahlungsintensität (bzw. -dauer) festgestellt, bei der nach 24 h eine sich von der unbestrahlten Nachbarschaft gerade noch abhebende Rötung erkannt werden kann.

Im Verlauf einer Bestrahlungsserie richten sich die folgenden Dosierungen nach der vorhergehenden erythemalen Reaktion, in der Regel kann die Bestrahlungsdauer jeweils um etwa 10% gesteigert werden. In längeren Zeiträumen nimmt die Empfindlichkeit der Haut um das 5–10-fache ab. Üblicherweise sollen einzelne Bestrahlungsintensitäten das 10-fache der ursprünglichen MED nicht unterschreiten.

Feiner differenzierende Dosierungen streben unterschiedliche erythemale Reaktionen an. Der Erythemgrad I ist charakterisiert durch eine kaum sichtbare Rötung, die nach 1-2 Tagen wieder abklingt. Beim Erythemgrad II kommt es zu einer geringen Rötung für etwa 3 Tage mit anschließender leichter Schuppung, beim Erythemgrad III ist die anschließende Rötung etwa eine Woche lang intensiv ausgeprägt, anschließend kommt es zu einer Abschilferung der Haut. Die jeweils notwendigen Bestrahlungsintensitäten entsprechen etwa der ein-, fünf- und siebenfachen MED.

In der Regel werden Bestrahlungsserien über längere Zeiträume durchgeführt, wobei mit unterschiedlichen zeitlichen Abständen weitere Möglichkeiten einer

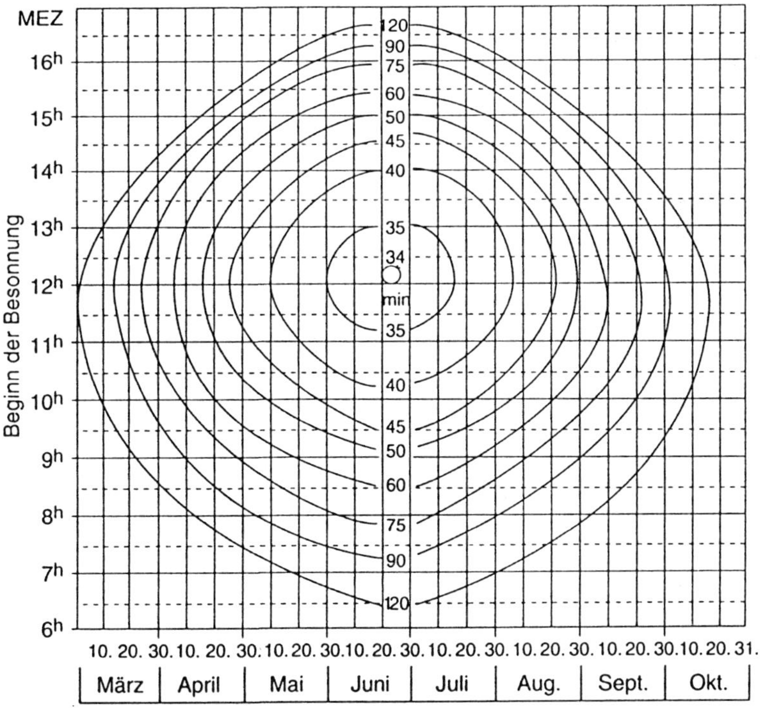

Abb. 9-5. Mittlere Erythemschwellenzeiten in Abhängigkeit von der Tageszeit zu Beginn der Besonnung und vom Kalendertag für Norddeutschland. (Nach Tronnier und Schneider, 1966)

individuellen Dosierung bestehen. Für die Anregung des Vitamin-D-Metabolismus im Sinne einer Prävention (z. B. in der dunklen Jahreszeit) genügen wahrscheinlich suberythemale Dosen in einem mehrtägigen bis einwöchigen Abstand. Es wurde bereits dargestellt, daß hierbei in der Haut ausreichend Provitamin D_3 gebildet wird, das im Laufe mehrerer Tage langsam in Vitamin D_3 umgewandelt wird.

Etwas schwieriger ist die richtige Dosierung zur Behandlung chronischer Infektionskrankheiten und einer verminderten immunologischen Abwehr gegen Infekterkrankungen. Zunächst sind wiederum günstige Wirkungen durch die Bildung von Vitamin D zu erwarten; gleichzeitig bedeutet die UV-Exposition aber auch einen systemischen entzündlichen Reiz, der vom erkrankten Organismus richtig beantwortet werden muß.

Am eindrucksvollsten konnte diese Problematik in der vorantibiotischen Zeit bei der Therapie von Patienten mit Tuberkulose untersucht werden. Damals wurde beobachtet, daß verhältnismäßig akute phlogistische Krankheitsstadien (z. B. bei Erkrankungen der Lunge) durch ultraviolettes Licht eher verstärkt wurden. Gelegentlich kam es zu sehr ungünstigen Exazerbationen des Krankheitsbildes; hieraus wurden gut definierte Kontraindikationen für Heliotherapie entwickelt.

Im Gegensatz hierzu wurden torpid verlaufende lupöse Erkrankungen der Haut oder tuberkulöse Erkrankungen im Bereich des knöchernen Bewegungsapparates mit geringer phlogistischer Aktivität günstig beeinflußt, sie konnten verhältnismäßig intensiv bestrahlt werden.

In der Praxis werden anfänglich geringe Bestrahlungsintensitäten gewählt, mit einer langsamen Steigerung der jeweiligen Dosis und einer Verkürzung der Intervalle unter einer gleichzeitig sorgfältigen klinischen und laborchemischen Beobachtung der phlogistischen Reaktion.

Auch für das vegetative Nervensystem und die vegetative Regulation verschiedener Organsysteme bedeutet eine UV-Exposition zunächst einen Reiz. Eine solche Behandlung soll also nicht in zeitlichem Zusammenhang mit anderen körperlichen oder seelischen Belastungen durchgeführt werden. Besonders günstig sind Bedingungen mit einer allgemeinen Schonung und Möglichkeiten zur Regeneration, wie sie z. B. für Klimatherapie während einer Kurbehandlung gegeben sind.

Die in 9.6 besprochene Reizstufe III mit einer ausgeprägten erythemalen Reaktion wird nur an umschriebenen Körperregionen mit dem Ziel einer reflektorischen Einflußnahme durchgeführt.

9.7 Unerwünschte Wirkungen und Kontraindikationen

Die häufigste unerwünschte Wirkung besteht in dem sog. Sonnenbrand, der Dermatitis solaris, bei Überdosierungen des UVB. In schweren Fällen kommt es zu Blasenbildung und oberflächlichen Nekrosen mit heftigen Allgemeinreaktionen; die pharmakologische Therapie stützt sich dann auf die lokale Anwendung von Antihistaminika und Kortikosteroiden. Eventuell werden auch nichtsteroidale Antiphlogistika und Kortikosteroide systemisch gegeben.

Weitere Möglichkeiten unerwünschter Wirkungen bestehen in phototoxischen Reaktionen bei der Anwendung von Lichtsensibilatoren sowie in photoallergischen Reaktionen, wenn in der Haut verschiedene Substanzen (überwiegend Medikamente) nach einer photochemischen Umwandlung für das bestrahlte Individuum allergenen Charakter gewinnen. In sehr seltenen Fällen sind Krankheitsbilder mit letalem Ausgang möglich.

Über die Entwicklung einer sog. Elastose und über die Ausbildung einer Landmanns- oder Seemannshaut wurde bereits berichtet.

Als Kontraindikationen ergeben sich neben den bekannten dermatologischen und rheumatologischen Erkrankungen (z.B: Xeroderma pigmentosum und Lupus erythematodes) die gerade angesprochenen phototoxischen und -allergischen Reaktionsbereitschaften (z. B. auch bei Porphyria cutanea tarda) und schwere konsumierende Erkrankungen aus dem infektiologischen und onkologischen Formenkreis. Für diese gilt Heliotherapie als eine zu starke zusätzliche Belastung.

9.8 Weiterführende Literatur

1. Ainsleigh H G (1993) Benefical effects of sun exposure on cancer mortality. Prev Med 22: 132–140
2. Barth J (1992) Positive Effekte der UV-Strahlung auf den menschlichen Organismus. In: Bühring M, Jung E G (Hrsg.) UV-Biologie und Heliotherapie. Hippokrates, Stuttgart, S. 19–32
3. Bäumler H, Scherf H-P, Meffert H, Lerche D, Thummler M (1985) Einfluß der Ultraviolett-Ganzkörperbestrahlung auf Fließeigenschaften des Blutes. Dermatol Monatsschr 171: 366–371
4. Bikle D D (1992) Clinical counterpoint: Vitamin D: new actions, new analogs, new therapeutic potential. Endocr Rev 13: 765–780
5. Bühring M, Bocionek P, Schulze-Amling W, Kemmerer K, Wolff F (1982) Kreislauffunktionswerte nach akuter und serieller Bestrahlung mit unterschiedlichen Spektren aus dem Bereich des UV. Strahlentherapie 158: 490–497
6. Falkenbach A (1995) Sonne und Mensch. Nutzen und Risiko ultravioletter Strahlen. Kovac, Hamburg
7. Garland F C, Garland C F, Gorham E D, Young J F (1990a) Geographic variation in breast cancer mortality in the United States: A hypothesis involving exposure to solar radiation. Prev Med 19: 614–622
8. Garland F C, White M R, Garland C R, Gorham E D, Shaw E K (1990b) Melanoma in US Navy personnel. In: Schmidt-Keiner N, Merke J, Wolff F, Jung G (eds.) Biopositive effects of the optical radiation on man. G. Braun, S. 46–47
9. Garland C F, Garland F C, Gorham E D (1992) Could sunscreens increase melanoma risk? Am J Public Health 82: 614–615
10. Hewison M (1992) Vitamin D and the immune system. J Endocrinol 132: 173–175
11. Holick M F, Mc Laughlin J A, Doppelt S H (1981) Regulation of cutaneous previtamin D_3 photosynthesis in man: skin pigment is not an essential regulator. Science 211: 590–593
12. Koh H K (1991) Cutaneous melanoma. New Engl J Med 325: 171–182
13. Kripke M L, Morison W L (1985) Modulation of immune function by UV radiation. J Invest Dermatol 85: 62s–66s
14. Meffert H, Scherf H P, Bäumler H, Ziegler-Böhme H, Gulke J, Struy H, Strangfeld D, Siebert H, Sönnichsen N (1989) Systemische Effekte der Ultraviolett-, sichtbaren bzw. Infrarotstrahlung bei seriellen Ganzkörperbestrahlungen. Dermatol Monatsschr 171: 609–622
15. Ramadori G (1992) UV-Licht und Biologie der Zytokine. In: Bühring M, Jung E G (Hrsg.) UV-Biologie und Heliotherapie. Hippokrates, Stuttgart, S. 49–58
16. Saller R (1992) Vitamin D. In: Bühring M, Jung E G (Hrsg.) UV-Biologie und Heliotherapie. Hippokrates, Stuttgart, S. 33–48
17. Schuh A, Kneist W, Schmitt H J (1993) Steigerung der Ausdauerleistungsfähigkeit von durchschnittlich trainierten Personen durch natürliche Sonnenstrahlung (Heliotherapie). Phys Rehab Kur Med 3: 95–99
18. Scragg R (1981) Seasonality of cardiovascular disease mortality and the possible protective effect of ultra-violet radiation. Int J Epidemiol 10: 337–341
19. Scragg R, Jackson R, Holdaway I M, Lim T, Beaglchole R (1990) Myocardial infarction is inversely associated with plasma 25-hydroxyvitamin D3 levels: A community-based study. Int J Epidemiol 19: 559–563
20. Tronnier H, Schneider W (1966) Licht-Therapie. In: Grober I, Stieve F E (Hrsg.) Handbuch der Physikalischen Therapie. Gustav Fischer, Stuttgart, S. 315–454
21. Urbach F (1989) The biological effects of increased ultraviolet radiation: An update. Photochem Photobiol 50: 439–441
22. Weishaar E R, Simpson R U (1987) Involvement of vitamin D3 with cardiovascular function. Am J Physiol 253: E675–E683

10 Ernährungsmedizin

H. Kasper

10.1 Grundlagen

Grundvoraussetzungen für normale Organfunktionen, eine optimale immunologische Abwehr, Schutz vor einer Vielzahl heute häufiger Erkrankungen, wie beispielsweise Arteriosklerose, Stoffwechselerkrankungen und maligne Tumoren, für die körperliche und geistige Entwicklung im Säuglings- und Kindesalter etc. sind eine optimale Deckung des Energie- und Nährstoffbedarfs und die ausreichende Zufuhr weiterer nicht zu den Nährstoffen zählender Bestandteile der Nahrung wie z. B. sekundäre Pflanzenstoffe („phytochemicals"), Ballaststoffe etc. Der für die verschiedenen Altersphasen ermittelte Bedarf wird von wissenschaftlichen Gesellschaften, so z. B. als „Empfehlungen für die Nährstoffzufuhr" der Deutschen Gesellschaft für Ernährung (1991) [1] oder als „Recommended Dietary Allowences" vom National Research Council der USA (1989) [2], veröffentlicht. Welch schwerwiegende Folgen Abweichungen von diesen Empfehlungen haben können, zeigt sich beispielsweise in vielen Ländern der dritten Welt in Form von Gedeihstörungen bei Kindern als Folge eines Proteinmangels, in erhöhter Infektanfälligkeit infolge eines Vitaminmangels (beispielsweise schwere Verläufe von Masern bei unzureichender Vitamin-A-Versorgung) und Erblindung als Folge einer Xerophthalmie. In den hochindustrialisierten Ländern mit ihrem unbegrenzten Nahrungsangebot bestehen die Abweichungen von den Empfehlungen überwiegend im Überschreiten der empfohlenen Energie- und Fettzufuhr mit Adipositas, Hyperlipidämie und Diabetes mellitus Typ II als wesentliche Folgekrankheiten. Es gibt jedoch auch hier Unterschreitungen der Empfehlungen trotz ausreichenden Nahrungsangebots. Die folgenschwerste ist die geringe Ballaststoffzufuhr, wodurch Funktionsstörungen des Kolons, die Kolondivertikulose und das Kolonkarzinom begünstigt werden. Ein weiteres Beispiel ist die bei vielen Menschen unzureichende Kalziumzufuhr. Hierdurch wird die Voraussetzung für die Entwicklung einer Osteoporose in höherem Lebensalter geschaffen (vgl. 10.3.5). Nach derzeitigem Kenntnisstand sollten zur Vermeidung ernährungsabhängiger Erkrankungen und zur Gewährleistung von Leistungsfähigkeit und Wohlbefinden folgende 10 Regeln der Deutschen Gesellschaft für Ernährung eingehalten werden:

1. **Vielseitig** – aber nicht zu viel! Täglich sollen reichlich Getreideprodukte, Kartoffeln, Gemüse, Obst, Hülsenfrüchte, Milch und Milchprodukte verzehrt werden. Mäßig soll der Verzehr an Fleisch, Eiern und Fetten sein.
2. **Weniger Fett** und fettreiche Lebensmittel! Fett liefert doppelt soviel Energie wie die gleiche Menge an Kohlenhydraten oder Eiweiß. Übergewicht und viele weitere Erkrankungen können die Folge zu fettreicher Ernährung sein. Achten Sie nicht nur auf sichtbares, sondern auch auf „unsichtbares" Fett in Fleisch, Wurst, Käse, Gebäck etc.
3. **Würzig, aber nicht zu salzig!** Kräuter und Gewürze unterstreichen den

Eigengeschmack der Speisen. Zuviel Kochsalz begünstigt die Entstehung von Bluthochdruck. Wo Sie auf Salz nicht verzichten können, verwenden Sie Jodsalz, um dem weitverbreiteten Jodmangel vorzubeugen. Die maximale Kochsalzzufuhr sollte 6–7 g pro Tag betragen.

4. **Wenig Süßes!** Bei zu hohem Zuckerkonsum werden nährstoff- und ballaststoffreiche Lebensmittel vom Speiseplan verdrängt. Genießen Sie Süßes, aber nur in kleinen Mengen.
5. **Mehr Vollkornprodukte!** Sie liefern wichtige Nährstoffe und Ballaststoffe.
6. **Reichlich Gemüse, Kartoffeln und Obst!** Diese Lebensmittel gehören in den Mittelpunkt der Ernährung. Wählen Sie auch öfter Hülsenfrüchte. Mit diesen Lebensmitteln werden Vitamine, Mineralstoffe, Spurenelemente und Ballaststoffe aufgenommen.
7. **Weniger tierisches Eiweiß!** Es empfiehlt sich, den Verzehr von Fleisch, Wurst, Eiern, die relativ viel Fett, Cholesterin und Purine enthalten, zugunsten von eiweißreichen pflanzlichen Lebensmitteln zu reduzieren.
8. **Trinken Sie mit Verstand!** Löschen Sie Ihren Durst mit Wasser, Mineralwasser, Gemüsesäften, ungesüßtem Früchtetee und Obstsäften. In größeren Mengen schadet Alkohol und macht abhängig. Trinken Sie alkoholische Getränke zum Genuß und nicht als Durstlöscher.
9. **Öfters kleinere Mahlzeiten!** Essen Sie anstatt 3 Hauptmahlzeiten möglichst 5 kleine Mahlzeiten.
10. **Schmackhaft und nährstoffschonend zubereiten!** Garen Sie kurz mit wenig Wasser und Fett. Durch langes Garen, langes Kochen und Wiederaufwärmen werden wichtige Nährstoffe zerstört. Kurzes Garen erhält Nährstoffe und Eigengeschmack.

Energiebedarf: Der Energiebedarf des Organismus wird bestimmt durch den Grundumsatz und den Leistungszuwachs. Unter **Grundumsatz** versteht man den Energieverbrauch eines entspannt liegenden Menschen. Die Höhe des Grundumsatzes ist u. a. abhängig vom Geschlecht und Lebensalter. Er beträgt im Mittel bei 18jährigen Männern **1800 kcal** (7500 kJ). Der Leistungszuwachs ist sehr variabel und beträgt im Mittel bei einem 70 kg schweren Mann etwa 100 kcal/h im Sitzen, 200 kcal/h beim Spazierengehen und 1100 kcal/h beim Treppensteigen.

Kohlenhydrate und Ballaststoffe: Während langer Phasen der Evolution hat der Mensch seine Energie zu 50–75% in Form komplexer Kohlenhydrate aufgenommen. Kohlenhydrate in Form von Zucker fehlten weitgehend. Erst in den modernen Industriegesellschaften haben sich, bedingt durch ein reichhaltiges Angebot, die Ernährungsgewohnheiten erheblich geändert. Derzeit werden nur noch 45–50% der Energie als Kohlenhydrate aufgenommen, wovon etwa 20% auf Zucker entfallen. Bei einem verbleibenden Anteil von 20–30% der Energie aus Stärke (Getreideprodukte, Kartoffeln etc.) verringert sich zwangsläufig die Aufnahme an Ballaststoffen, den unverdaulichen organischen Bestandteilen pflanzlicher Nahrung. Während der Mensch in früheren Entwicklungsphasen täglich im Mittel 60–120 g Ballaststoffe aufnahm, liegt die Zufuhr derzeit bei 18–20 g. Man unterscheidet die überwiegend in Obst und Gemüse vorkommenden wasserlöslichen Ballaststoffe (hierzu zählt insbesondere das Pektin) und die bevorzugt in der Getreidekleie enthaltenen wasserunlöslichen Ballaststoffe, die überwiegend aus Zellulose und Hemizellulose zusammengesetzt sind. Die Wirkungen auf Organ- und Stoffwechselfunktionen sind unterschiedlich. Die nicht wasserlöslichen Ballaststoffe werden im Kolon nur zu einem geringen Teil bakteriell abgebaut. Weiterhin vermehren sie ihr Volumen durch Wasseraufnahme. Die Folge ist eine Zunahme des Stuhlvolumens. Der hierdurch bedingte Fülleffekt ist verantwortlich für eine Beschleunigung der Kolonpassage und die Aufrechterhaltung eines normalen intraluminalen Drucks (nach dem Laplace-Gesetz sinkt der intraluminale Druck mit zunehmender Dehnung der Wand). Beide Effekte sind von praktischer klinischer Bedeutung. Die Beschleunigung der Kolonpassage bildet die Grundlage für den Einsatz von Vollgetreideprodukten mit einem hohen Ballaststoffanteil bei der Prophylaxe und Therapie der Ostipation (vgl. 10.3.2.1). Unter einer ballaststoffarmen Ernährung kommt es zu einer Drucksteigerung im Kolonlumen, die wiederum Voraussetzung für die Entstehung der Kolondivertikulose ist (vgl. 10.3.2.1).

Die wasserlöslichen Ballaststoffe, wie etwa das Pektin aus Obst und Gemüse oder das Betaglucan in der Haferkleie, werden von der Darmflora zu 100% abgebaut. Bei diesem als Fermentation bezeichneten Vorgang entstehen neben Gasen (Wasserstoff, Kohlendioxid und Methan) die kurzkettigen Fettsäuresalze Acetat, n-Butyrat und Propionat. Die Wirkung dieser Fettsäuren ist vielfältig. Sie senken den pH-Wert im Kolonlumen. Hierdurch wird zusätzlich die Motilität des Kolons stimuliert und so die Passage beschleunigt. Weiterhin kommt es unter den zum Sauren hin verschobenen pH-Bedingungen zu einer Änderung der Darmflora und einer Beeinflussung des bakteriellen Gallensäureabbaus, zwei Effekten, die im Zusammenhang mit der Entstehung des Kolonkarzinoms von Bedeutung sind [Lit. bei 3]. Neben diesen wichtigen Auswirkungen auf den Stoffwechsel im Kolonlumen haben wasserlösliche Ballaststoffe aufgrund ihrer viskositätssteigernden Eigenschaften auch Auswirkungen auf die Resorption im Dünndarm. Als Folge der Viskositätssteigerung vergrößert sich die sog. „unstirred water layer“, d.h. die Trennschicht zwischen Darmschleimhaut und Ingesta. Die hierdurch verzögerte Resorption ist beim Diabetiker erwünscht, da die langsamer ablaufende Glukoseresorption einen glättenden Effekt auf die postprandiale Blutglukosekonzentration zur Folge hat (vgl. Diabetes mellitus unter 10.3.3).

Zu den Ballaststoffen zählt auch die sog. resistente Stärke, d.h. die im Dünndarm nicht abgebaute Stärke, die ins Kolon übertritt und dort in gleicher Weise wie die wasserlöslichen Ballaststoffe bakteriell abgebaut wird. Der Anteil an resistenter Stärke in den verschiedenen Lebensmitteln ist unterschiedlich. Hitze- und Kältebehandlung sind wesentlich an dem zwischen 2 und etwa 15% schwankenden Anteil an dieser Stärkevariante verantwortlich [Lit. bei 3].

Fette: Ein Anteil des Fettes an der Gesamtenergiezufuhr von max. 30% sollte wegen der Begünstigung der Hyperlipidämie und damit der Arteriosklerose (vgl. 10.3.3), verschiedener Karzinome (vgl. 10.4) und der Adipositas mit ihren Folgekrankheiten (vgl. 10.3.3) nicht überschritten werden. Der Anteil der zur Gruppe der Omega-6-Fettsäuren gehörenden essentiellen Linolsäure sollte etwa 3% der Gesamtenergiezufuhr, das entspricht etwa 10 g/Tag, betragen. Wesentliche Quellen für Linolsäure sind Pflanzenöle wie beispielsweise Sonnenblumen- oder Maiskeimöl. Essentiell ist aufgrund neuer Erkenntnisse auch die zur Gruppe der Omega-3-Fettsäuren gehörende Eikosapentaensäure, die sich besonders reichlich in Fett von Fischen findet, die in kalten Gewässern leben (Lachs, Makrele, Hering etc.). Die in Pflanzenölen vorkommende Alphalinolensäure (Sojaöl, Leinsamenöl, Rapsöl), die ebenfalls zur Gruppe der Omega-3-Fettsäuren zählt, kann in geringem Maße im Organismus in Eikosapentaensäure umgewandelt werden. Der Tagesbedarf an Omega-3-Fettsäure ist nicht eindeutig bekannt. Er liegt wahrscheinlich zwischen 100 und 400 mg/Tag. Sowohl die mehrfach ungesättigten Omega-3- als auch Omega-6-Fettsäuren sind Ausgangssubstanzen der Eikosanoide (Prostaglandine, Prostazykline, Thromboxane, Leukotriene), hormonähnlicher Substanzen, die in vielen Geweben gebildet werden und eine Vielzahl von Funktionen besitzen. Da die aus Omega-3- bzw. Omega-6-Fettsäuren synthetisierten Eikosanoide oft antagonistisch wirken und beide Fettsäuren über die gleichen Enzymsysteme (Zyklooxygenase und Lipoxygenase) in Eikosanoide umgewandelt werden, können durch ein unterschiedliches Angebot der Fettsäuren mit der Nahrung physiologische und pathologische Prozesse gezielt beeinflußt werden. So wirken beispielsweise Omega-3-Fettsäuren (Fischöl) bzw. die aus ihnen synthetisierten Eikosanoide entzündungshemmend, eine Eigenschaft, die bei der Therapie rheumatischer Gelenkerkrankungen, chronisch-entzündlicher Darmerkrankungen und der Psoriasis genützt werden können. Omega-3-Fettsäuren wirken weiterhin hemmend auf die Thrombozytenaggregation und weitere die Arteriosklerose begünstigende Vorgänge. Dies ist die Erklärung für das extrem seltene Vorkommen des Herzinfarkts bei Populationen mit einem sehr hohen Fischkonsum wie den Eskimos.

Proteine: Von den etwa 20 Aminosäuren, aus denen körpereigene Proteine und Nahrungsproteine zusammengesetzt sind, können 9 nicht im menschlichen Organismus synthetisiert werden. Diese essentiellen Aminosäuren sind: Histidin, Isoleucin, Leucin, Lysin, Methionin, Phenylalanin, Threonin, Tryptophan und Valin. Histidin wurde lange Zeit nur als essentiell für Kinder angesehen. Einige Aminosüren, die vom Organismus aus Vorstufen synthetisiert werden, sind nur unter speziellen Bedingungen, wie Infektionen, Fieber, postoperative Phase etc., essentiell. Unter Berücksichtigung von Sicherheitszuschlägen wird die optimale Proteinzufuhr derzeit mit 0,8 g/kg Körpergewicht angegeben.

Mineralstoffe, Spurenelemente und Vitamine: Wegen der vielfältigen Wirkungen dieser 3 Substanzgruppen und ihrer Bedeutung für physiologische und pathophysiologische Prozesse, z. B. die Aufrechterhaltung von Immunfunktionen, Infektabwehr, Zahngesundheit, Mineralstoffgehalt und damit Stabilität des Skeletts, die Funktion endokriner Drüsen wie etwa der Schilddrüse etc., sei auf Lehrbücher der Ernährungswissenschaft bzw. Ernährungsmedizin [3, 4, 5] verwiesen. Der Bedarf wird beim Gesunden ausreichend gedeckt, wenn eine abwechslungsreiche Kost den bereits genannten 10 Regeln der Deutschen Gesellschaft für Ernährung entsprechend mit einem hohen Anteil an Obst, Gemüse, Vollgetreideprodukten, Milch und häufigem Verzehr von Seefisch eingehalten wird.

Wegen der großen praktisch-klinischen Bedeutung sollen kurz die antioxidativ wirkenden Nährstoffe, insbesondere die Vitamine C, E und die Karotinoide, besprochen werden. Die Festlegung auf Empfehlungen für die Höhe der Nährstoffzufuhr bereitet eine Reihe von Schwierigkeiten. Wie Abb. 10-1 demonstriert, liegt die Menge, mit der klinische Mangelerschein-

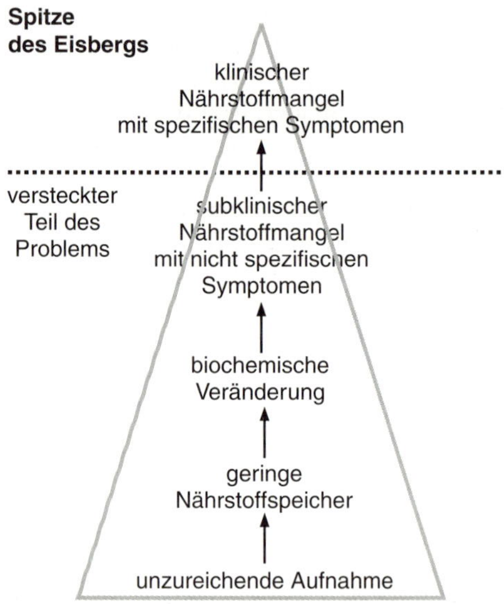

Abb. 10-1. Der „Eisberg" des Nahrstoffmangels (Kemm u. Ancill zit. nach 3)

ungen mit Sicherheit vermieden werden können, sehr niedrig im Vergleich zu der Menge, die erforderlich ist, um bereits biochemisch nachweisbare Auswirkungen einer unzureichenden Zufuhr zu verhinden. Solche sehr früh auftretenden Störungen können von großer klinischer Relevanz sein, wie sich im Laufe der letzten Jahre besonders für einige Vitamine und Karotinoide, die im Stoffwechsel als „Radikalfänger" fungieren, hat nachweisen lassen. Unter dem Begriff „freie Radikale" werden hochgradig reaktionsfähige Substanzen zusammengefaßt, die in der Lage sind, Kettenreaktionen auszulösen, wobei die Reaktion eines freien Radikals mit einer Substanz zur Bildung neuer freier Radikale führen kann. Sie können mit zahlreichen Stoffklassen reagieren, biologische Membranen schädigen, die Struktur von Nukleinsäuren, die für eine geordnete Zellteilung und weitergabe von Erbinformation verantwortlich sind, verändern etc. Freie Radikale entstehen sowohl bei Stoffwechselvorgängen im gesunden Organismus als auch unter dem Einfluß exogener Faktoren wie bestimmter Nahrungsbestandteile, Zigarettenrauch, UV-Bestrahlung etc. Sie können pathophysiologische Abläufe in Gang setzen, die letztlich zu schwerwiegenden Organschäden wie malignen Tumoren, Arteriosklerose, grauem Star etc. führen. Der Organismus verfügt über eine Reihe von Mechanismen zum Schutz vor freien Radikalen. Hierzu zählen körpereigene Enzymsysteme, aber auch die mit der Nahrung aufgenommenen Vitamine C und E, verschiedene Karotinoide und weitere Inhaltsstoffe pflanzlicher Nahrung, zu denen die sekundären Pflanzenstoffe [Lit. bei 6] gehören. Bei nicht ausreichend funktionierendem Abwehrsystem, insbesondere bei einer zu geringen Zufuhr der genannten Vitamine und Karotinoide, besteht erhöhte Gefahr, daß die genannten Erkrankungen entstehen. Nach derzeitigem Wissensstand werden bei Gesunden, die keinem besonderen oxidativen Streß ausgesetzt sind, Plasmaspiegel mit ausreichender präventiver Wirkung erreicht, wenn die tägliche Zufuhr etwa 75–150 mg Vitamin C, 15–30 mg Vitamin E und etwa 2–4 mg Betakarotin beträgt [7]. Neben dem Betakarotin müssen auch weitere in Pflanzen enthaltene Karotinoide mit der Nahrung aufgenommen werde. Während langer Zeit konzentrierte sich das Interesse ausschließlich auf das auch als Vorstufe (Provitamin) des Vitamin A wirkende Betakarotin. Heute weiß man, daß im Plasma des Menschen etwa 40 verschiedene Karotinoide vorkommen, denen z. T. eine noch größere Bedeutung im Rahmen der Prophylaxe zukommt als dem Betakarotin. Dies gilt beispielsweise für das in der Tomate reichlich enthaltene Lykopen und das in vielen Gemüsesorten enthaltene Lutein. Beide Karotinoide wirken nach derzeitigem Kenntnisstand der Karzinomentstehung entgegen.

Sekundäre Pflanzenstoffe (phytochemicals): Unter diesem Begriff werden eine Vielzahl von Substanzen zusammengefaßt, die in Obst, Gemüse, Hülsenfrüchten, Kartoffeln, Vollgetreideprodukten und fermentierten Lebensmitteln vorkommen. Nach ihrer chemischen Struktur kann man sie in verschiedene Gruppen einteilen. Wichtig sind die bereits genannten Karotinoide, weiterhin Saponine, Polyphenole, Terpene, Phytosterine, Phytoöstrogene etc. Auch die sekundären Pflanzenstoffe haben z. T. eine antioxidative Wirkung [Lit. bei 6]. Die Empfehlung, reichlich Obst und Gemüse zu essen, basiert nicht nur auf dem Wissen über die in ihnen enthaltenen Vitamine, Karotinoide und Ballaststoffe, sondern auch auf deren hohem Gehalt an bisher nur unzureichend beachteten sekundären Pflanzenstoffen.

10.2 Störungen der Nährstoffversorgung

Die unzureichende Versorgung mit Nährstoffen geht mit einer Vielzahl von

Folgezuständen einher. Das klinische Bild ist abhängig vom Grad und der Dauer der Mangelversorgung und ganz wesentlich davon, ob nur ein oder mehrere Nährstoffe nicht ausreichend zugeführt werden. Die häufigsten Gründe für eine unzureichende Zufuhr sind Nahrungsmangel in Notzeiten, psychogene Eßstörungen und Anorexie bei verschiedenen Grundkrankheiten wie Malignomen, AIDS, chronischen Infektionserkrankungen etc. Zu einer Mangelversorgung kommt es auch, wenn die Ausnutzung im Gastrointestinaltrakt als Folge einer Maldigestion oder Malabsorption gestört ist oder wenn (in seltenen Fällen) der Bedarf eines Nährstoffs wesentlich gesteigert ist. Von klinischer Bedeutung sind:

10.2.1 Anorexia nervosa

Diese psychogene Eßstörung betrifft überwiegend das weibliche Geschlecht. Sie beginnt meist während der Pubertät (Pubertätsmagersucht). Es besteht eine hochgradige Abneigung gegen Nahrung. Nach dem Essen wird häufig ein Erbrechen provoziert. Die körperliche und geistige Leistungsfähigkeit bleibt trotz des oft extremen Gewichtsverlusts lange erhalten. Die Therapie erfolgt durch den Psychosomatiker. Eine künstliche Ernährung per Sonde oder parenteral kann bei extremer Abmagerung mit der Gefahr irreparabler Schäden erforderlich werden.

10.2.2 Maldigestion

Gestört ist die Verdauung, d.h. der enzymatische Abbau großmolekularer Nährstoffe zu resorptionsfähigen Spaltprodukten, so z. B. von Stärke zu Maltose bzw. Glukose, von Triglyzerin zu Glyzerin und Fettsäuren und von Proteinen zu Oligopeptiden bzw. Aminosäuren. Die Ursache ist in der überwiegenden Zahl der Fälle eine exkretorische Pankreasinsuffizienz auf dem Boden einer fortgeschrittenen chronischen Pankreatitis, seltener nach Pankreasresektion oder bei Mukoviszidose. Von den für die Hydrolyse von Protein, Stärke und Fett erforderlichen Enzymen wird als erstes die Lipase unzureichend sezerniert, so daß eine gestörte Fettausnutzung mit Steatorrhö (Fettausscheidung von mehr als 6 g/24 h mit dem Stuhl) resultiert. Die im Kolon unter bakteriellem Einfluß aus Triglyzeriden entstehenden freien Fettsäuren und Hydroxyfettsäuren beschleunigen die Kolonpassage, so daß eine Steatorrhö meist mit Diarrhö einhergeht. Nicht ausgenutzt werden weiterhin die in Fett gelösten fettlöslichen Vitamine, so daß eine ausgeprägte Steatorrhö auch mit unzureichender Versorgung mit den Vitaminen A, D, E und K einhergeht.

Eine weitere Voraussetzung für die Resorption von Fett und fettlöslichen Nährstoffen ist die Mizellenbildung. Die sich aus Gallensäuren, freien Fettsäuren, Cholesterin, fettlöslichen Vitaminen, Mono- und Diglyzeriden bildenden Mizellen sind die Voraussetzung für eine Einschleusung des Fettes in die Enterozyten und den nachfolgenden Abtransport mit der Lymphe. Ist die Gallensalzkonzentration im oberen Dünndarm unzureichend (Unterschreiten der kritischen mizellären Konzentration), so bleibt die Mizellenbildung und folglich die Fettresorption aus. Gründe für eine verminderte Gallensalzsekretion sind Gallengangsverschlüsse, Gallensäureverlust bei unterbrochenem enterohepatischen Kreislauf der Gallensalze (z. B. nach Resektion des terminalen Ileums), die primäre biliäre Zirrhose etc. Zur Maldigestion kommt es weiterhin nach partieller und totaler Resektion des Magens. Der Wegfall der Reservatfunktion hat einen unphysiologisch schnellen Übertritt von Speisebrei in den Darm zur Folge. Hierdurch wird eine Stimulation der Pankreassekretion über Freisetzung von Sekretin und Pankreozymin aus der Darmwand verringert, die Durchmischung des Speisebreis mit Gallenflüssigkeit und Pankreassaft ist unzureichend, und die Passagezeit im Dünndarm reicht nicht aus für eine optimale Aufspaltung der Nährstoffe in resorptionsfähige Bruchstücke. Deshalb sind Ernährungsstörungen wie Gewichtsabnahme, Mangel an Kalzium und Vitamin D mit nachfolgender agastrischer Osteopathie etc. nach solchen Operationen häufig.

10.2.3 Malabsorption

Zu einer gestörten Resorption kommt es beispielsweise bei Erkrankungen der Dünndarmschleimhaut, die mit einer Zottenatrophie einhergehen. Dies ist in erster Linie bei der gluteninduzierten Enteropathie (einheimische Sprue, Zöliakie) der Fall. Weitere häufige Ursachen für eine Malabsorption sind Defizite an mukosaständigen Enzymen, vor allen Dingen den Disaccharidasen, und ausgedehnte Dünndarmresektionen (Kurzdarmsyndrom).

10.3 Ernährungsbedingte Erkrankungen

10.3.1 Zahnerkrankungen

Die häufigste Zahnerkrankung ist die Karies, eine durch mehrere Ernährungsfaktoren mitbestimmte mikrobielle Erkrankung. Es lassen sich karieshemmende und kariesfördernde Ernährungseinflüsse unterscheiden. Der wesentliche karieshemmende Faktor ist das Fluorid, von dem je nach Alter 0,1–1,0 mg/Tag aufgenommen werden sollten. Es ist der wesentliche die Stabilität des Schmelzes gewährleistende Faktor. Die wichtigsten die Kariesentstehung begünstigenden Nahrungsfaktoren sind von den Plaquebakterien abbaubare Kohlenhydrate. Die hierbei entstehenden organischen Säuren schädigen die Zahnoberfläche durch Herauslösen von Mineralsalzen und setzen so den Prozeß der Zahnkaries in Gang. Derzeit wird in den westlichen Industrieländern seit Jahren ein Rückgang der Karieshäufigkeit beobachtet, obwohl der Zuckerkonsum konstant bleibt bzw. steigende Tendenz zeigt. Zurückgeführt wird dieser positive Trend auf die gute Zahnhygiene und insbesondere die derzeit gute Versorgung der Bevölkerung mit Fluor.

10.3.2 Erkrankungen der Gastrointestinalorgane

10.3.2.1 Magen-Darm-Trakt

Sieht man von der durch mangelhafte Trinkwasser- und Lebensmittelhygiene begünstigten Besiedlung des Magens mit Helicobacter pylori und den hierdurch ausgelösten Folgeerkrankungen ab, so finden sich ernährungsabhängige Erkrankungen überwiegend am **Kolon** (Ernährung und Entstehung des Kolonkazinoms s. Absch. 10.4) und, ausgelöst durch die Noxe Alkohol, an Leber und Pankreas.

Die Funktion des Dickdarms ist, wie bereits bei der Beschreibung der Ballaststoffe erwähnt, in hohem Maße von der Zusammensetzung der Nahrung abhängig. Hierbei kommt den Ballaststoffen und der resistenten Stärke die entscheidende Bedeutung zu. Die geringe, meist unter 20 g/Tag liegende Ballaststoffzufuhr in westlichen Industrieländern ist die Ursache für die heute häufige Obstipation. Je nach Erhebung kann davon ausgegangen werden, daß bis zu 60% der erwachsenen Bevölkerung an Obstipation leiden, d.h. seltener als 2–3mal pro Woche spontan Stuhl entleeren. Wie sehr die intestinale Passagezeit von dem Ballaststoffanteil der Nahrung, der positiv mit dem Stuhlgewicht korreliert, abhängig ist, zeigt Abb. 10-2.

Der unter ballaststoffarmer Ernährung gesteigerte intraluminale Druck führt zur Entwicklung von Pseudodivertikeln. Im Bereich von Schwachstellen der Darmwand

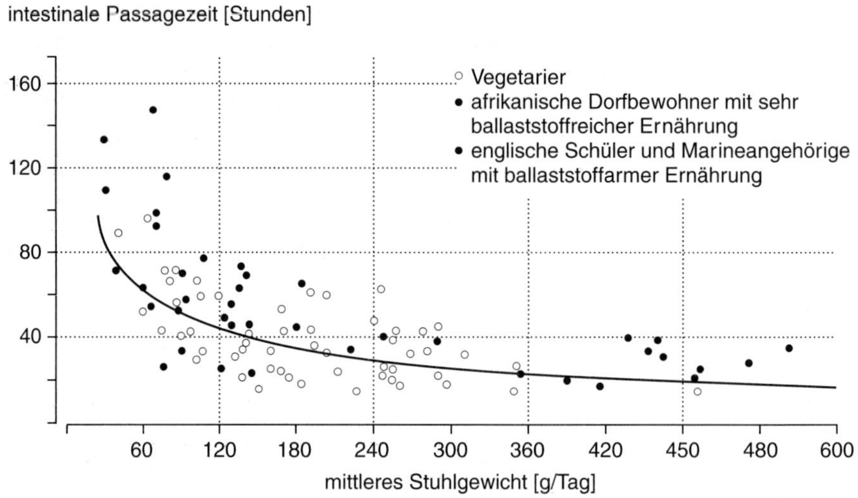

Abb. 10-2. Die Beziehung zwischen mittlerem täglichen Stuhlgewicht und der Passagezeit im Intestinaltrakt bei Gruppen mit unterschiedlichen hohem Ballaststoffverzehr (Burkitt et al. zit. nach 3)

– das sind die Stellen, an denen Blutgefäße von der Serosa durch die Muskelschicht in den Bereich der Submukosa und Mukosa ziehen – wird im Laufe von Jahren die Schleimhaut vorgewölbt, so daß letztlich Divertikel entstehen. Diese ab dem 60. Lebensjahr in westlichen Industrieländern bei der Durchschnittsbevölkerung in über 50% nachweisbaren Wandveränderungen finden sich wesentlich seltener bei Populationen mit einer ballaststoffreichen Ernährung, etwa in Afrika und manchen asiatischen Ländern; das gleiche gilt für Vegetarier.

10.3.2.2 Erkrankungen der Leber

Eine Beziehung zu Mangel- bzw. Fehlernährung haben lediglich die Fettleber und die Leberzirrhose. Eine Fettleber kann insbesondere im Kindesalter als Folge eines Mangels an biologisch hochwertigem Eiweiß entstehen. So gehört zu dem in vielen tropischen Entwicklungsländern häufigen Kwashiorkor, einer durch Proteinmangel bedingten Erkrankung von Kleinkindern, neben erhöhter Infektanfälligkeit und verzögerter geistiger und körperlicher Entwicklung auch die Fettleber. Unter ausreichender Versorgung mit biologisch hochwertigem Eiweiß bildet sie sich ohne organische Restschäden zurück. Während diese als **Mangelfettleber** bezeichnete Form bei uns praktisch nicht vorkommt, findet sich bei allgemeiner kalorischer Überernährung relativ häufig die sog. **Mastfettleber**. Auch die sog. diabetische Fettleber ist hier einzuordnen. Die gesteigerte Fetteinlagerung ist auch bei dieser Form unter Normalisierung des Körpergewichts voll reversibel. Die in westlichen Industrieländern häufigste Fettleber ist die sich bei chronischem Alkoholabusus entwickelnde Form. Werden täglich 160 g reiner Alkohol, das entspricht etwa 2 l Wein, getrunken, so findet sich bereits nach 3 Wochen eine Fettleber. Auch die **alkoholische Fettleber** ist reversibel, wenn der Alkoholmißbrauch unterbleibt. Fließend ist der Übergang von der noch reversiblen Fettleber zum zirrhotischen Umbau bei Alkoholabusus. In einer Reihe epidemiologischer Studien wurde versucht, die Alkoholmenge zu ermitteln, die unbedenklich während längerer Zeit getrunken werden kann. Während nach älteren Untersuchungen ein regelmäßiger Alkoholkonsum von weniger als 80 g/Tag bei Männern und 60 g/Tag bei Frauen als weitgehend unbedenklich galt, haben neuere Erhebungen gezeigt, daß bei regelmäßigem Konsum die Unbedenklichkeitsgrenze niedriger liegt, und zwar für Männer bei 60 g und für Frauen bei etwa 20–30 g reinem Alkohol täglich. Die Leberschäden stellen sich ein, wenn die genannten Alkoholmengen während mehrerer Jahre – die Zeitspanne unterliegt erheblichen Schwankungen – aufgenommen werden. Weiterhin ist die individuelle Empfindlichkeit gegenüber der Noxe Alkohol sehr variabel. Dem Proteinmangel kommt bei der Einwirkung von Noxen auf die Leber eine konditionierende Rolle zu. Unter Proteinmangelernährung ist sowohl die Gefahr der Alkoholschädigung des Organs als auch die Gefahr einer Schädigung durch andere Noxen, wie Hepatitisviren oder das Mykotoxin Aflatoxin, gesteigert. Aflatoxin wird von dem Pilz Aspergillus flavus gebildet. Er kann bei ungünstigen Lagerbedingungen auf Erdnüssen, Paranüssen, Getreide etc. wachsen. Eine häufige Aufnahme dieses Toxins kann sowohl eine Leberzirrhose als auch ein primäres Leberkarzinom zur Folge haben [Lit. bei 3, 4].

10.3.2.3 Erkrankungen der extrahepatischen Gallenwege

Die häufigste Erkrankung der extrahepatischen Gallenwege ist das Gallensteinleiden. Die Häufigkeit von Cholesteringallensteinen ist in den verschiedenen Populationen extrem unterschiedlich. Eine hohe Gallensteinprävalenz findet sich in den westlichen Industrieländern, während in Regionen der Welt mit einer überwiegend vegetarisch betonten, niedrigkalorischen Ernährung die Gallensteinhäufigkeit sehr gering ist. Aus alten Sektionsstatistiken läßt sich entnehmen, daß um die Jahrhundertwende und Anfang des Jahrhunderts auch in den westeuropäischen Industrieländern die Gallensteinhäufigkeit vergleichsweise niedrig war. Eine fett- und cholesterinreiche Ernährung begünstigt die Auskristallisation von Cholesterin in der Gallenblase. Weiterhin kommt dem Ballaststoffgehalt der Nahrung eine entscheidende Bedeutung bei der Steinbildung zu. So konnte beispielsweise bei Gallensteinträgern mit erhöhter Cholesterinkonzentration in der Gallenflüssigkeit bei täglichem Verzehr vo 20–40 g Weizenkleie bereits nach 6 Wochen eine signifikante Abnahme der Cholesterinkonzentration nachgewiesen werden. Die in den Dickdarm übertretenden Ballaststoffe nehmen Einfluß auf die bakterielle Umwandlung von primären in sekundäre Gallensäuren und auf die Rückresorption von Gallensäuren aus dem Kolon. Diese im Detail bekannten Mechanismen [Lit. bei 3] erklären die Bedeutung einer ballaststoffreichen Ernährung zur Cholesteringallenstein-Prophylaxe. Die vergleichsweise ballaststoffreiche und relativ fettarme vegetarische Ernährung (vgl. 10.5.2) schützt vor der Steinbildung.

10.3.2.4 Erkrankungen des Pankreas

Die Entstehung der akuten Pankreatitis wird durch Nahrungsexzesse mit hohem Fett- und Alkoholkonsum begünstigt. Von entscheidender Bedeutung ist der chronische Alkoholmißbrauch für die Genese der chronischen Pankreatitis, die im fortgeschrittenen Stadium mit der bereits besprochenen (vgl. 10.2.2) exkretorischen Insuffizienz einhergeht. Ähnlich wie bei der alkoholinduzierten Leberzirrhose kann es schon beim regelmäßigen Konsum von etwa 50 g Alkohol/Tag zu irreversiblen Schäden kommen. In aller Regel liegt die einer chronischen Pankreatitis vorausgehende Alkoholaufnahme jedoch bei etwa 150 g/Tag. Auch hier gibt es wie bei der alkoholischen Leberzirrhose große individuelle Unterschiede. Das Pankreas hat eine hohe Reservekapazität, d. h. der kontinuierliche Untergang von sezernierendem Pankreasgewebe führt erst relativ spät zur exkretorischen Insuffizienz mit einer unzureichenden Verdauung der Nahrung (Maldigestion) und letztlich Gewichtsverlust und evtl. Mangelerscheinungen.

10.3.3 Stoffwechselerkrankungen

Die androide Fettsucht (Fettspeicherung überwiegend intraabdominell) als Folge einer Überernährung begünstigt die Entstehung des Diabetes mellitus Typ II, der Hyperlipoproteinämie und der essentiellen Hypertonie (in seltenen Fällen auch der Gicht). Das gemeinsame Vorkommen von Adipositas und den genannten Erkrankungen wird wegen einer gemeinsamen ursächlichen Stoffwechselstörung auch als metabolisches Syndrom bezeichnet. Die dem Syndrom zugrundeliegende Störung ist eine Verringerung der insulinstimulierten Glukoseaufnahme in die Muskulatur. Es folgt kompensatorisch eine vermehrte Insulinsekretion. Die sich entwickelnde Hyperinsulinämie ist aufgrund noch nicht vollständig geklärter pathophysiologischer Mechanismen die Ursache der sich entwickelnden Folgekrankheiten. In mindestens 90% der Fälle geht einem Typ-II-Diabetes eine langjährige Adipositas voraus. Daß neben der Überernährung auch genetischen Faktoren beim Zustandekommen des metabolischen Syndroms eine Bedeutung zukommt, demonstriert Abb. 10-3. Eine energetisch knappe Ernährung geht, wie Beobachtungen in Kriegs- und Notzeiten zeigen, regelmäßig mit einer sehr geringen Prävalenz von Typ-II-Diabetes, arteriosklerotischen Gefäßerkrankungen, essentieller Hypertonie und Gicht einher. Diese und eine Vielzahl weiterer epidemiologischer Untersuchungen bestätigen, daß die kalorische Überernährung als Ursache der heute so häufigen Adipositas als auslösend für eine Vielzahl folgenschwerer Erkrankungen, wie arteriosklerotische Veränderungen einschließlich Herzinfarkt, Hypertoniefolgekrankheiten, Typ-II-Diabetes mit seinen Spätschäden etc., anzusehen ist.

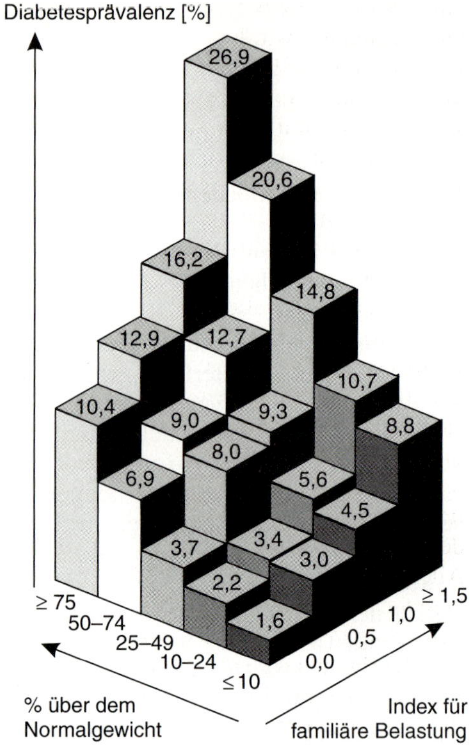

Abb. 10-3. Diabetesprävalenz bei über 30000 weißen Frauen in den USA in Abhängigkeit vom Körpergewicht und von der familiären Belastung (Morris zit. nach 3)

10.3.4 Nahrungsmittelallergie

Die in allen westlichen Industrieländern zu beobachtende Zunahme der Nahrungsmittelallergien wird auf die im Vergleich zu früheren Jahrzehnten heute größere Zahl an Nahrungsmittelallergenen zurückgeführt, mit denen insbesondere bereits Kleinkinder konfrontiert werden. Beispiele sind die große Zahl an exotischen Früchten und an Gewürzen, die derzeit verzehrt werden, aber noch vor einer oder zwei Generationen weitgehend unbekannt waren. Nach einer

Auswertung großer Fallzahen kann davon ausgegangen werden, daß sich die Nahrungsmittelallergie zu 40–50% in Form einer Urtikaria, eines Quincke-Ödems oder von Juckreiz an der Haut, in etwa 20–25 % in Form von Asthma, Rhinitis etc. im Bereich der oberen Atemwege und zu etwa 20 % in Form von Diarrhöen, abdominellen Beschwerden etc. im Bereich der Gastrointestinalorgane manifestiert. Die Diagnose einer Lebensmittelallergie exakt zu sichern ist schwierig. Hauttests und Antikörpernachweis (RAST) sind nicht beweisend. Die besten Möglichkeiten der Diagnosesicherung sind die klinische Beobachtung und der oft zeitaufwendige Allergensuchtest [3, 4]. Während allergische Sofortreaktionen relativ leicht zu erkennen und mit dem unmittelbar vorher verzehrten Allergen in Verbindung zu bringen sind, bereiten allergische Spätreaktionen besondere diagnostische Schwierigkeiten. Bei der letztgenannten Variante treten die Beschwerden oft Stunden nach Verzehr des die Symptomatik auslösenden Lebensmittels auf, so daß es sowohl für den Patienten als auch für den behandelnden Arzt schwierig ist, den Kausalzusammenhang zu erkennen. Nicht selten finden sich bei einem Patienten Allergien gegen verschiedene Lebensmittel. Die Lebensmittelfarbstoffe, Emulgatoren, Gewürze etc. müssen mit in die diagnostischen Überlegungen einbezogen werden. Hitzebehandlung zerstört häufig die für die allergische Reaktion verantwortlichen Proteinkomponenten, so daß der Verzehr von Rohkost mit einem höheren Risiko einhergeht. Von großer praktischer Bedeutung ist die atopische Dermatitis bei Kindern, die in etwa 60% der Fälle mit einer Nahrungsmittelüberempfindlichkeit in Verbindung steht. Gelingt es, das auslösende Lebensmittel zu erkennen und konsequent aus der Kost zu eleminieren, so läßt sich bei den Kindern eine weitgehende Symptomfreiheit erreichen.

Als **Pseudoallergien** werden Reaktionen mit dem gleichen klinischen Bild wie bei allergischen Erkrankungen bezeichnet. Sie werden nicht durch spezifische Antikörper, sondern dosisabhängig durch Substanzen ausgelöst, die der Allergie ähnliche Gewebsreaktionen zur Folge haben. Pseudoallergien wurden beobachtet nach Verzehr von Konservierungsmitteln wie Benzoesäure und Sulfit, nach Gabe von Acetylsalizylsäure (Salizylsäure findet sich in verschiedenen Beerenfrüchten, Orangen, Aprikosen, Ananas, Oliven, Wein etc.) und nach Aufnahme von Histamin, das durch bakterielle Dekarboxylasen etwa im Fleisch bestimmter Fischsorten und weiterhin während des Reifungsprozesses in Rohwurst, Käse, Wein, Sauerkraut etc. entstehen kann [3, 4].

10.3.5 Osteoporose

Charakterisiert ist die Osteoporose durch eine geringe Knochenmasse und eine Verschlechterung der Mikroarchitektur. Die Folge ist eine Verringerung der mechanischen Stabilität mit gesteigerter Frakturgefahr. Die komplex regulierte Knochenmasse ist von einer Vielzahl von Faktoren wie körperlicher Aktivität, genetischen Faktoren, der Konzentration bestimmter Hormone, insbesondere Sexualhormone, dem Lebensalter und einer Reihe von Ernährungsfaktoren abhängig. Die beiden wichtigsten Nährstoffe, die Einfluß auf die Knochenmasse und damit die mechanische Stabilität haben, sind das Vitamin D und Kalzium. Der Mineralstoffgehalt des Knochens steigt nach der Geburt kontinuierlich an und erreicht zwischen dem 30. und 35. Lebensjahr das Maximum (peak bone mass). Ab diesem Zeitpunkt verringert sich altersbedingt die Knochenmasse. Es entwickelt sich die sog. senile Osteoporose. Kommt es unter einer in der ersten Lebensphase unzureichenden Kalzium- und Vitamin-D-Versorgung nicht zu einer optimalen Mineralstoffeinlagerung in den Knochen, so wird bei dem altersbedingten Knochenabbau sehr schnell ein Stabilitätsbereich des Knochens erreicht, der mit einer erhöhten Frakturgefahr einhergeht. Die optimale Kalziumzufuhr mit der Nahrung beträgt bei Kindern und Jugendlichen 1,2 g, im mittleren Lebensalter etwa 1 g und ab dem 40.–50. Lebensjahr 0,8 g täglich. Diese relativ hohe Kalziumzufuhr ist nur zu gewährleisten, wenn Milch und Milchprodukte mit ihrem hohen Gehalt an Kalzium regelmäßig verzehrt werden [3, 4].

10.3.6 Bluthochdruck

Etwa 80 % aller Hypertonien sind essentiell, d.h. sie beruhen auf einer genetischen Prädisposition, die in Verbindung mit Manifestationsfaktoren hypertone Blutdruckwerte zur Folge hat. Die wichtigsten Manifestationsfaktoren sind die Adipositas (s. metabolisches Syndrom unter 10.3.3), Streß und eine hohe Natrium- bei meist geringer Kaliumzufuhr mit der Nahrung. Der bekannte Anstieg des Blutdrucks mit zunehmendem Lebensalter findet sich beispielsweise nur bei Bevölkerungsgruppen mit einem hohen Kochsalzkonsum. Bei Populationen, deren Kochsalzzufuhr 2–3 g/Tag (hiermit ist der Natriumbedarf ausreichend gedeckt) nicht überschreitet, findet sich dieses Phänomen nicht. Kalium wirkt antagonistisch, d.h. blutdrucksenkend. Bei den derzeit in westlichen Industrieländern üblichen Ernährungsgewohnheiten werden je nach Region 10–15 g Kochsalz/Tag mit der Nahrung aufgenommen. Zusätzlich ist unsere moderne Ernährung relativ kaliumarm, da die kaliumreichen pflanzlichen Lebensmittel zunehmend weniger verzehrt werden bzw. durch die Zubereitung – wie etwa Kochen in Wasser und Weggießen des Kochwasser – sehr viel Kalium verlieren. Die ungünstige Natrium-Kalium-Relation in unserer Nahrung muß somit als wesentlicher auslösender Faktor für die bei uns so verbreitete essentielle Hypertonie angesehen werden [8].

10.4 Ernährung und Tumorentstehung

Maligne Tumoren entwickeln sich in Abhängigkeit von der genetischen Prädisposition mit zunehmendem Lebensalter häufiger. Das Risiko der Tumorentstehung kann in hohem Maße durch Umweltfaktoren sowohl positiv als auch negativ beeinflußt werden. Nach Tabakrauch gilt die „falsche Ernährung" als größter Risikofaktor. Da der Prozeß der Tumorentstehung über viele Zwischenstufen während langer Zeitspannen abläuft, unsere Nahrung sehr komplex und variabel zusammengesetzt ist und sowohl die Tumorentstehung hemmende als auch fördernde Substanzen enthält, ist es äußerst schwierig, die Bedeutung einzelner Nahrungskomponenten exakt zu beweisen. Wertvolle Hinweise auf Kausalzusammenhänge zwischen Ernährung und Tumorentstehung geben epidemiologische Studien. Es nimmt beispielsweise das Magenkarzinom in allen westeuropäischen Ländern, den USA und Kanada seit Jahrzehnten ab, während im gleichen Maße das kolorektale Karzinom häufiger wird. In diesen Ländern nimmt weiterhin das Pankreaskarzinom kontinuierlich an Häufigkeit zu. Religionsgruppen wie 7-Tage-Adventisten, Mormonen etc. in den USA, die sich überwiegend **vegetarisch** ernähren (aber auch wenig Alkohol und Tabak konsumieren), erkranken seltener an Malignomen. Migrationsstudien zeigen, daß nicht genetische Faktoren, sondern die Umweltbedingungen und hier insbesondere Ernährungsfaktoren für die regional unterschiedliche Tumorhäufigkeit verantwortlich sind. So erkranken beispielsweise Japaner in ihrem Heimatland sehr häufig an einem Magenkarzinom, während die nach Hawaii bzw. in die USA ausgewanderten Japaner, die sehr schnell die dortigen Ernährungsgewohnheiten annehmen, eine deutlich niedrigere Magenkarzinomrate haben. Das kolorektale Karzinom findet sich bei der westafrikanischen Bevölkerung extrem selten. Die genetisch identischen Afroamerikaner in den USA haben hingegen die gleiche Kolonkarzinomprävalenz wie US-Amerikaner europäischer Herkunft etc. Ausgehend von Hinweisen aus epidemiologischen Studien, konnte mittlerweile durch klinisch-experimentelle und biochemische Studien mit großer Sicherheit belegt werden, daß der **hohe Fettkonsum** und die vergleichsweise **geringe Zufuhr von Ballaststoffen** und antioxidativ wirkenden Nährstoffen wie **Vitamin C, Vitamin E, Karotinoiden, Selen** und bestimmten sekundären Pflanzenstoffen wesentlich für die Entstehung der bei uns häufigsten Tumoren verantwortlich sind.

Eine wesentliche Bedeutung kommt auch dem **Alkoholmißbrauch** zu. Obwohl Äthanol nicht genotoxisch wirkt, erkranken Alkoholiker überdurchschnittlich häufig an Karzinomen. Die Gründe hierfür sind vielfältig. Personen, die chronischen Alkoholmißbrauch betreiben, sind meist in schlechtem Ernährungszustand. Dies trifft besonders auf protektive Nährstoffe wie etwa die antioxidativen Vitamine und Karotinoide zu. Weiterhin steigert Alkohol die Aktivität des Enzyms Zytochrom P 450 und begünstigt so die Umwandlung inaktiver Prokarzinogene in Karzinogene. Alkohol steigert auch lokal an der Schleimhaut die Wirkung von Karzinogenen, eine Wirkung, die sich besonders beim Karzinom der Mundhöhle, des Rachens und der Speiseröhre zeigt (vgl. Abb. 10-4). Gesteigert ist weiterhin das Risiko, an einem Rektumkarzinom zu erkranken. So fanden sich beispielsweise in einer prospektiven Studie bei Abstinenzlern 41 Erkrankungen pro 10^5 Personen jährlich, während die Rate bei Personen, die regelmäßig 1 l Bier pro Tag tranken, 121 betrug [Lit. bei 3].

Die **Adipositas** geht statistisch mit einem erhöhten Karzinomrisiko einher. Dies trifft insbesondere für das in westlichen Industrieländern sehr häufige Mammakarzinom, aber auch für das Kolonkarzinom zu. – Kochsalz steigert das

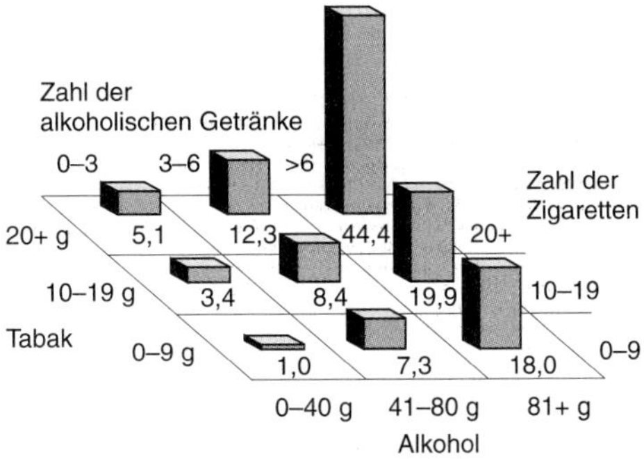

Abb. 10-4. Relatives Ösophaguskarzinomrisiko in Korrelation zum täglichen Alkohol- und Tabakkonsum. Das Risiko, ein Ösophaguskarzinom zu entwickeln, ist 44,4mal größer, wenn mehr als 80 g reiner Alkohol und mehr als 20 Zigaretten täglich konsumiert werden, verglichen mit Abstinenzlern (nach Tyns u. Masse, zit. nach 3)

Magenkarzinomrisiko, da es die Stabilität der die Mukosa schützenden Schleimschicht reduziert und so die Permeabilität für Karzinogene erhöht. – Bei unsachgemäßiger Lagerung und Zubereitung von Lebensmitteln können sich durch Schimmelpilzbefall kazinogene Mykotoxine bilden, und beim Räuchern, scharfen Braten und Grillen von Fleisch können durch Zerfall von Proteinen krebserzeugende Zerfallsprodukte (Pyrolyseprodukte) entstehen bzw. sich krebsauslösende Teerbestandteile auf der Oberfläche anreichern [Lit. bei 3].

Ausgehend von den mittlerweile bekannten Kausalzusammenhängen, wurden folgende Empfehlungen für die Tumorprophylaxe formuliert:

1. **Übergewicht** durch Anpassen der Energiezufuhr an den Energiebedarf **vermeiden**.
2. **Fettverzehr reduzieren:** Weniger als 30% der Gesamtenergie sollen in Form von Fett verzehrt werden.
3. **Obst, Gemüse, stärke- und ballaststoffreiche Lebensmittel** (Vollgetreideprodukte) **bevorzugen**. Hierdurch wird

das Realisieren einer fettreduzierten Ernährung erleichtert. Obst, Gemüse und Vollgetreideprodukte sind darüber hinaus reich an Ballaststoffen und antioxidativen Nährstoffen.

4. **Kochsalzzufuhr** auf 4–6 g/Tag **reduzieren**.
5. Gepökelte, gesalzene und nach herkömmlicher Art **geräucherte Lebensmittel meiden** oder in geringer Menge verzehren.
6. Schimmlige Lebensmittel meiden (dies gilt nicht für spezielle Käsesorten).
7. **Alkoholische Getränke mäßig trinken** oder meiden.

10.5 Naturheilkundlich orientierte Ernährungsprophylaxe und Ernährungstherapie

Naturheilverfahren zielen darauf ab, die dem Organismus eigenen Abwehr- und Regulationsmechanismen so zu aktivieren und zu unterstützen, daß die einer Erkrankung zugrundeliegenden pathophysiologischen Abläufe entweder verhindert oder korrigiert werden [9]. Dieses Ziel läßt sich mit Hilfe der überwiegend in den letzten beiden Jahrzehnten gewonnenen Erkenntnisse der Ernährungsmedizin in vielen Bereichen verwirklichen. Einige wesentliche Ansätze für die Ernährungsprophylaxe und Ernährungstherapie wurden in den vorangehenden Kapiteln kurz beschrieben.

Bereits zu einer Zeit, als ernährungsmedizinische Aussagen überwiegend auf Erfahrungen beruhten und exakte wissenschaftliche Grundlagen ebenso wie gezielte Therapiestudien noch weitgehend fehlten, wurden von Vertretern der Naturheilkunde die heute gültigen Grundprinzipien einer gesunden Ernährung erkannt und bei einer Reihe von Erkrankungen aufgrund kritischer Beobachtung Ernährungsempfehlungen gegeben, die sich mit den heutigen decken. Ein Beispiel liefert Sebastian Kneipp. Seine Empfehlungen für die Ernährung des Gesunden entsprechen weitgehend den „10 Regeln für eine vollwertige Ernährung" der Deutschen Gesellschaft für Ernährung (vgl. 10.1). Kneipp empfahl eine abwechslungsreiche Lebensmittelauswahl, um eine optimale Nährstoffversorgung sicherzustellen. Gleichzeitig forderte er Mäßigkeit beim Essen. Er warnte vor übermäßigem Verzehr von Butter, Fleisch und Wurstwaren und wies auf schädigende Auswirkungen eines zu hohen Kochsalzkonsums hin. Sowohl Zucker als auch feine Backwaren bezeichnete er als „gekünstelte Lebensmittel", lehnte die Verwendung von Auszugsmehl ab und sprach sich für eine Verwendung des Mehls aus dem ganzen Korn aus. Kartoffeln, Gemüse, Salat und Obst sollten Bestandteil jeder gesunden Tageskost sein. Er wies darauf hin, daß bei der Zubereitung von Speisen erhebliche Fehler begangen werden können, und gab Anleitungen zu einem schonenden Garen etc. Lediglich die Bedeutung des tierischen Proteins wurde von ihm überbewertet. Kneipp empfahl bereits bei Gicht eine Gewichtsreduktion und die Einschränkung des Fleisch- und Alkoholkonsums bei vermehrtem Verzehr pflanzlicher Lebensmittel. Bei Diabetes mellitus sprach er sich gegen die zu seiner Zeit übliche starke Reduktion der Kohlenhydrate aus und empfahl eine gemischte Kost mit hohem Anteil an Vollkornbrot und Gemüse. Bei Obstipation empfahl er den Verzehr von Vollgetreideprodukten etc. [Lit. bei 10].

Von einer großen Zahl weiterer Autoren wurden aufgrund der Erfahrung bereits vor Jahrzehnten überwiegend vegetarisch orientierte Kostformen, z. T. mit einem hohen Rohkostanteil, als Alternative zur üblichen Mischkost empfohlen. Hierbei kommen die auf dem Gebiet der Naturheilkunde tätigen Vertreter der Ernährungmedizin zu der Erkenntnis, daß eine richtig konzipierte und praktizierte Ernährung „Teil einer unspezifischen Allgemeintherapie ist, die den Status des Gesamtorganismus zu verbessern und seine Selbstheilungskraft anzuregen versucht". Es wird davon ausgegangen, „daß manche Heilung bereits durch Beschränkung oder Ausrichtung der Nahrung zustande kommen kann" [11]. Anhänger von Kostformen und Ernährungskonzepten, die ihre Vorstellungen der Naturheilkunde zuordnen, müssen ihre bisher überwiegend auf Erfahrung beruhenden Prinzipien, mehr als dies derzeit der Fall ist, kritisch und mit moderner Methodik überprüfen, d.h. Ergebnisse exakter vergleichender Therapiestudien vorlegen oder, wo dies nicht möglich ist, ihre Vorstellungen und Konzepte an den mit naturwissenschaftlicher Methodik gewonnenen Erkenntnissen der Ernährungsmedizin messen. Nur so wird es möglich sein, sich vor falschen Vorstellungen zu schützen. Denn gerade „das Gebiet der Ernährung ist besonders anfällig für Ideologien, Kulte und Scharlatanerie. Irrationale Diätangebote gedeihen in dem herrschenden Klima von Unbehagen an den heutigen Lebensumständen mit religiöser Lehre, geistiger Unsicherheit, Nüchternheit und Naturferne. Hinzu kommen die Schwächen der modernen Medizin mit ihrem Mangel an Zuwendung und psychologischer Betreuung" [12]. Psychologen weisen darauf hin, daß viele der derzeit propagierten Diätkonzepte primär emotional begründet sind, wodurch sie gegenüber wissenschaftlich fundierten Argumenten unzugänglich werden. Ihre Aussagen wirken angstreduzierend und befriedigen das Kausalitätsbedürfnis der Menschen. Manches Diätkonzept gibt auch den Personen, die aufgrund ihrer Vorkenntnisse nicht zu einer kritischen Beurteilung in der Lage sind, eine Antwort auf die Fragen nach Ursache und Sinn einer Erkrankung, wozu die moderne Medizin meist nicht in der Lage ist [13].

Bei der Bewertung alternativer Kostformen muß gefordert werden, daß der Nährstoffbedarf den Empfehlungen der Deutschen Gesellschaft für Ernährung [1] entsprechend gedeckt wird und es zu keinen Gesundheitsschäden kommt. Eine Gefahr kann weiterhin in völlig unbegründeten, falschen und gelegentlich gefährlichen Überbewertungen auf dem Gebiet sowohl der Prophylaxe als auch der Therapie liegen. Ein besonders krasses Bild ist folgende Aussage von Dr. Bruker in dem Buch, Biologischer Ratgeber für Mutter und Kind über die Impfprophylaxe: „Bei Vermeidung von raffinierten Kohlenhydraten, d.h. Fabrikzucker und Auszugsmehlen, ist eine Ansteckung mit Kinderlähmung nicht möglich [...]. Alle diese Impfungen (Keuchhusten, Masern, Röteln, Wundstarrkrampf) sind bei einem Kind, das die beschriebene vitalstoffreiche Vollkost zu sich nimmt, absolut unnötig". Bruker und seine Anhänger fordern eine Ernährung frei von „Industriezucker" und Weißmehl, reich an Vollgetreideprodukten, Rohkost etc., von der sie glauben, daß hierdurch die Abwehrsituation des Organismus dermaßen gesteigert wird, daß Erkrankungen in hohem Maße vorgebeugt wird.

Ein weiteres Beispiel für unkritisches Anwenden spezieller Kostformen, die eines jeden Beweises ihrer Wirksamkeit entbehren und deren Anhänger ihre Vorstellungen der Naturheilkunde zuordnen, sind die sog. „Krebsdiäten". Seit Jahrzehnten werden solche Diäten in den verschiedenen Varianten propagiert, ohne daß jemals auch nur andeutungsweise Belege für einen Effekt erbracht wurden. Auf dem deutschen Büchermarkt werden etwa 40 Laienbücher mit Anleitungen zur Ernährung Tumorkranker angeboten. Die Ernährungsempfehlungen basieren auf den unterschiedlichsten Vorstellungen und reichen von längst widerlegten Theorien über den Stoffwechsel von Tumorzellen über rein vegetarische Ernährung, z. T. mit einem hohen Anteil an Rohkost, bis hin zu Empfehlungen, die auf der von R. Steiner begründeten Anthroposophie (zu meiden sind Nachtschattengewächse wie Kartoffeln und Tomaten, weiterhin Fleisch etc.)

oder ostasiatischen Vorstellungen über die Beziehung zwischen Ernährung und Krankheit beruhen [Lit. bei 19, 20]. Die Naturheilkunde muß stets bemüht sein, sich von solchen falschen Vorstellungen zu distanzieren.

Bei aller Dringlichkeit einer kritischen Beurteilung ist jedoch zu bedenken, daß immer wieder Vorstellungen und Erfahrungen, die lange Zeit reine Spekulation waren, letztlich doch bewiesen werden können. Beispiele sind die neuen Erkenntnisse über die Bedeutung von Karotinoiden und sekundären Pflanzenstoffen für die Prophylaxe vieler Erkrankungen wie maligner Tumoren, Glaukom, Alterungsprozesse etc. Ausreichende Mengen dieser Substanzen können nur mit einer an Gemüse und Obst reichen Kost zugeführt werden [Lit. bei 3, 6]. Eine gewisse Bestätigung erfahren auch bisher wissenschaftlich nicht begründete Aussagen über den positiven Einfluß des Fastens auf den Alterungsprozeß. Buchinger [14] weist darauf hin, daß die letzte Lebensphase für die meisten Menschen mehr „Dasein" als „Leben" bedeutet und daß jährliche Fastenphasen für diese Zeit einen Wertzuwachs garantieren, d.h. ein längeres Jungbleiben und eine längere Schaffenskraft gewährleisten. Eine solche Aussage ist schwer zu beweisen. Neuere Erkenntnisse über molekulare, dem Altern zugrundeliegende Mechanismen, insbesondere über die Bedeutung des Hormons Melatonin, machen es jedoch zunehmend wahrscheinlich, daß eine kalorisch knappe Ernährung oder gar gelegentliche Fastenphasen dem Alterungsprozeß entgegenwirken [15]. Im folgenden werden aus der großen Zahl der Kostformen, die meist mit einem hohen Anspruch auf eine vorbeugende und insbesondere therapeutische Wirkung empfohlen werden, einige vorgestellt.

10.5.1 Fasten

Grundsätzlich ist der Stoffwechsel in der Lage, sich sehr schnell auf Fasten, d.h. totalen oder weitgehenden Entzug von Nährstoffen bei ausreichender Wasserzufuhr, einzustellen. Während der Evolution waren Phasen des Nahrungsmangels häufig, so daß der Stoffwechsel über entsprechende Adaptationsmechanismen verfügt. Nur wenig adaptiert ist unser Stoffwechsel hingegen an eine permanente Überernährung, wie sie derzeit von vielen Menschen betrieben wird. In vielen Kulturen und Religionen wird bzw. wurde regelmäßig aufgrund religiöser bzw. kultischer Motive gefastet. In der modernen Medizin wurde das vorbeugende Fasten (einmal pro Jahr) und das Heilfasten bei verschiedensten Erkrankungen von Otto Buchinger eingeführt. Unter ausreichender Flüssigkeitszufuhr in Form von Gemüsebrühe, Säften, einer geringen Menge Honig etc.) empfahl er eine etwa dreiwöchige Fastenkur sowohl zur Vorbeugung als auch zur Behandlung einer Vielzahl von Funktionsstörungen und Erkrankungen. Die Indikationen reichten von der Adipositas über Magersucht, Rheumatismus, Ostipation, Asthma, verschiedene Hauterkrankungen etc. bis hin zu psychiatrischen Erkrankungen.

Ähnlich wie bei vielen anderen diätetisch-therapeutischen Verfahren basiert auch das Heilfasten überwiegend auf Erfahrung. Exakte klinische Studien existieren nur für wenige Indikationen. Die positiven Effekte werden u. a. durch Mobilisation und Ausscheidung von krankmachenden Ablagerungen und Schlackestoffen erklärt. Auch das zu Beginn der Fastenkur empfohlene Abführen mit Glaubersalz dient diesem Ziel. Um welche „Schlacken" es sich handelt, über chemische Zusammensetzung, Lokalisation der Ablagerung etc. finden sich keinerlei Angaben.

Daß positive Wirkungen, da wo sie exakt bewiesen sind, nicht auf der Mobilisation undefinierter Substanzen, sondern auf biochemisch faßbaren Veränderungen beruhen, zeigen neuere Untersuchungen über den Eikosanoidsstoffwechsel bei **rheumatischen Gelenkerkrankungen** [Lit. bei 3]. Fasten und anschließende vegetarische Ernährung wirken, wie in klinischen Studien belegt werden konnte, sowohl positiv auf klinische als auch auf laborchemische Parameter. Der positive Effekt beruht im wesentlichen auf einer verminderten Synthese des Entzündungsmediators Leukotrien B_4, der aus Arachidonsäure (ausschließlich in tierischen Fetten enthalten) synthetisiert wird. Auch die entzündungshemmende Wirkung der im Fischöl reichlich enthaltenen Eikosapentaensäure wirkt über eine verminderte Leukotrien-B_4-Synthese positiv bei chronisch-entzündlichen Erkrankungen, insbesondere bei der chronischen Polyarthritis.

10.5.2 Vegetarische Kostformen

Die Mehrzahl der Kostformen, die der Naturheilkunde zugeordnet werden, sind vegetarisch bzw. vegetarisch orientiert. Vegetarier verzehren aus weltanschaulichen, religiösen oder gesundheitlichen Gründen keine Lebensmittel von toten Tieren, d.h. Fleisch und hieraus hergestellte Produkte, Fisch und tierische Fette. Die Mehrzahl der Vegetarier verzehren jedoch Eier, Milch und Honig und sind somit als Ovolaktovegetarier bzw. dann, wenn lediglich Milch und Milchprodukte verzehrt werden, als Laktovegetarier eizustufen. Veganer, auch Vegans genannt, lehnen jeglichen Verzehr von Lebensmitteln tierischen Ursprungs ab und ernähren sich ausschließlich von Lebensmitteln pflanzlichen Ursprungs. Die derzeit am weitesten verbreitete Form einer vegetarisch orientierten Ernährung ist die sog. Vollwerternährung [16]. Im Mittelpunkt dieser Kostform stehen Lebensmittel pflanzlicher Herkunft. Produkte tierischen Ursprungs, auch Fleisch, werden nicht vollständig abgelehnt, sind jedoch mehr als Beilage und nicht als wesentliche Komponente der Ernährung eingestuft. Grundlage der Vollwerternährung ist die Lehre von Werner Kollath [17], dessen Ernährungskonzept auf der Grundregel „Laßt die Nahrung so natürlich wie möglich“ basiert. Kollath teilt die Lebensmittel nach einer natürlichen „Rangordnung“ in folgende 6 Wertstufen ein:

a) Natürliche Lebensmittel wie beispielsweise Nüsse, Getreide, Früchte, Eier, Milch etc.
b) Mechanisch veränderte Lebensmittel wie beispielsweise Vollkornmehl, Buttermilch, Butter, Molke etc.
c) Fermentativ veränderte Lebensmittel wie beispielsweise vergorene Fruchtsäfte, Sauerkraut, Sauermilch, Wein, Bier etc.
d) Erhitzte Lebensmittel wie Vollkornbrot, gekochtes Gemüse und Obst etc.
e) Konservierte Lebensmittel, hierzu gehören chemisch sterilisierte, gefrorene, aber auch geräucherte und gesalzene Lebensmittel.
f) Präparate, wozu Zucker, Stärkepulver, Vitaminmischungen, Fleischextrakte, Brandwein etc. gezählt werden.

Diese 6 Wertstufen werden in Lebensmittel, hierzu gehören die Gruppen **a, b** und **c**, und in Nahrungsmittel mit den Gruppen **d, e, f** aufgeteilt. Mit den ersten 4 Wertstufen kann nach Ansicht von Kollath mit Ausnahme einer einseitigen Kost aus tierischen Produkten bei sinnvoller Mischung eine vollwertige Ernährung zusammengestellt werden. Die Wertstufen **e** und **f** sollen gemieden werden. Getreide und Getreideprodukte aus Vollkorn sollen bei der Kostzusammenstellung bevorzugt werden. Zucker und hieraus hergestellte Produkte sind zu meiden. Pflanzliche Lebensmittel sind zu bevorzugen, wobei ein Teil als unerhitzte Frischkost verzehrt werden sollte. Fleisch, Fisch und Eier sollen nur gelegentlich Verwendung finden.

Die Vertreter der Vollwerternährung geben Empfehlungen für die Lebensmittelauswahl. Sie verzichten bewußt auf Empehlungen zur Nährstoffzufuhr. Hierdurch werden die Anleitungen einfacher und für den Laien verständlicher. Im Mittelpunkt der Vollwerternährung stehen Lebensmittel pflanzlicher Herkunft. Produkte tierischer Herkunft, auch Fleisch, werden, wie bereits erwähnt, nicht vollständig abgelehnt, jedoch eher als Beilage betrachtet.

Die Vollwerternährung wird wie folgt definiert: Es ist eine überwiegend laktovegetabile Ernährungsweise, bei der gering verarbeitete Lebensmittel bevorzugt werden. Die hauptsächlich verwendeten Lebensmittel sind Vollkornprodukte, Gemüse und Obst, Kartoffeln, Hülsenfrüchte sowie Milch und Milchprodukte. Daneben können auch geringe Mengen an Fleisch, Fisch und Eiern enthalten sein. Etwa die Hälfte der Nahrungsmenge besteht aus unerhitzter Frischkost. Die Zubereitung erfolgt schonend und mit wenig Fett aus frischen Lebensmitteln. Nahrungsmittel mit Zusatzstoffen werden vermieden.

Auch die Umweltverträglichkeit und die Sozialverträglichkeit werden berücksichtigt. Dies bedeutet, möglichst ausschließlich Erzeugnisse aus anerkannt ökologischer Landwirtschaft zu verwenden sowie Produkte regionaler Herkunft und entsprechend der Jahreszeit zu bevorzugen.

Mit Vollwerternährung sollen hohe Lebensqualität – besonders Gesundheit – Schonung der Umwelt und soziale Gerechtigkeit weltweit gefördert werden.

Wie diese gekürzte Definition zeigt, ist es auch das Ziel dieses Ernährungskonzepts, die Umweltbelastung durch Pestizide, Wachstumsregulatoren, Nitrat aus Kunstdünger etc., aber auch unnötige Verpackung und Lebensmitteltransporte zu reduzieren. Hiermit werden auch die Interessen der dritten Welt mit ihren erheblichen wirtschaftlichen Problemen mehr beachtet, als dies bei der in westlichen Industrieländern praktizierten Ernährung der Fall ist.

Im einzelnen wird empfohlen:

- Getreide und Getreideprodukte aus Vollkorn zu bevorzugen und Nichtvollkornprodukte, d.h. Produkte aus Auszugsmehlen oder nur teilweise ausgemahlenen Mehlen, nur selten zu verwenden,
- Gemüse und Obst reichlich zu verzehren, einen großen Teil davon als unerhitzte Frischkost,
- Kartoffeln und Hülsenfrüchte in den Speiseplan einzubeziehen,
- die Gesamtfettaufnahme einzuschränken und qualitativ hochwertige Fette und Öle zu verwenden, z. B. kaltgepreßte, nichtraffinierte Speiseöle, Butter oder ungehärtete Pflanzenmargarinen mit hohem Anteil an Kaltpreßöl,
- Vorzugsmilch, pasteurisierte Milch oder Milchprodukte ohne Zutaten zu bevorzugen,
- Fleisch, Fisch und Eier, wenn überhaupt gewünscht, nur gelegentlich zu verwenden,
- ungechlortes Trinkwasser, kontrolliertes Quellwasser, natürliches Mineralwasser oder ungesüßte Kräuter- und Früchtetees zum Durstlöschen zu bevorzugen,
- Gewürze und Kräuter reichlich zur Geschmacksverfeinerung zu verwenden, Salz dagegen sparsam einzusetzen (als jodiertes Speisesalz),
- zum Süßen frisches, süßes Obst, nichtwärmegeschädigten Honig oder ungeschwefeltes, eingeweichtes Trockenobst zu bevorzugen, dagegen isolierte Zucker, Süßstoffe und damit hergestellte Produkte zu meiden,
- möglichst ausschließlich Erzeugnisse aus anerkannt ökologischer Landwirtschaft zu verwenden; es sollten Lebensmittel regionaler Herkunft und entsprechend der Jahreszeit bevorzugt werden [16].

Wie die letzte Empfehlung zeigt, werden bei der Vollwerternährung auch ökologische Gesichtspunkte berücksichtigt. Neben dem Ziel, die Umweltbelastung zu reduzieren, soll auch versucht werden, die Interessen der Länder in der dritten Welt mit ihren erheblichen ökonomischen Problemen bei der Produktion und beim Import von Lebens- und Futtermitteln mehr zu beachten. Nach Angaben des Ernährungsberichts der Deutschen Gesellschaft für Ernährung 1992 sind 5–7% der Bevölkerung der alten Bundesländer Anhänger der Vollwerternährung. Diejenigen, die nach den Richtlinien der Vollwerternährung leben, kommen den Empfehlungen der Deutschen Gesellschaft für Ernährung zur Nährstoffzufuhr [1] näher als eine Kontrollgruppe, die in ihrem Ernährungsverhalten dem Durchschnitt der deutschen Bevölkerung entspricht [18].

Weitere vegetarische Kostformen mit hohem Bekanntheitsgrad sind die **Schnitzer-Kost** und die **Hay-Trennkost**. Der Zahnarzt Schnitzer empfiehlt aufgrund seiner Studien über die Gebißanatomie eine überwiegend aus Vollgetreide, Wurzel- und Blattgemüse bestehende Kost und stellt bei ihrer Anwendung sowohl Vitalität und Leistungsfähigkeit beim Gesunden als auch therapeutische Effekte bei den verschiedensten Erkrankungen in Aussicht. Die Hay-Trennkost erlaubt den Verzehr von geringen Mengen Fleisch bei einer nur mäßigen Fettzufuhr. Gemieden werden sollen sog. unnatürliche Lebensmittel. Als solche werden Zucker, Weißmehl, polierter Reis, konservierte Früchte etc. bezeichnet. Wesentlich ist das Trennprinzip, d.h. eiweiß- und kohlenhydratreiche Lebensmittel sollen nicht, wie es üblicherweise der Fall ist, bei einer Mahlzeit zusammen verzehrt werden. Diese Forderung entbehrt jeder Grundlage. Weder die Physiologie der Verdauungs- und Resorptionsorgane noch der Kohlenhydrat- oder Aminosäurestoffwechsel geben eine Begründung für ein solches Vorgehen. Auch die **Makrobiotik** empfiehlt eine überwiegend vegetarische Ernährung. Die Begründung basiert auf Vorstellungen des Zen-Buddhismus und nicht auf naturwissenschaftlich-medizinischen Überlegungen. Getreide und Gemüse sind die wichtigsten Bestandteile der Nahrung. Der makrobiotischen Ernährungs- und Lebensweise liegt die Vorstellung zugrunde, daß die beiden Elemente Yin und Yang immer in einem ausgewogenen Verhältnis vorhanden sein müssen. Yin und Yang stehen für die Gegensätze weiblich und männlich, Winter und Sommer, passiv und aktiv. Jedes Lebensmittel hat ein bestimmtes Verhältnis von Yin und Yang. Bei der Zubereitung von Speisen und Mahlzeiten muß darauf geachtet werden, daß ein bestimmtes Verhältnis von Yin und Yang resultiert. Je nachdem wie streng die Regeln der Makrobiotik bei der Auswahl der Lebensmittel realisiert werden, kann eine sehr einseitige, den Nährstoffbedarf nicht optimal deckende Ernährung resultieren. Insbesondere bei Kindern, die nach strengen Regeln der Makrobiotik ernährt wurden, kam es zu erheblichen Beeinträchtigungen der geistigen und der allgemeinen körperlichen Entwicklung. Klinische Zeichen einer Rachitis waren besonders in den Wintermonaten bei über 50 % der Kinder nachweisbar [Lit bei 3].

Vegetarische Kostformen – abgesehen von Extremen wie etwa der Makrobiotik oder der Ernährung der Veganer – sind in ihrer Zusammensetzung meist günstiger als die von großen Teilen der Bevölkerung verzehrte Mischkost. Die Gesamtenergiezufuhr ist in der Regel geringer, es werden weniger Fette mit gesättigten Fettsäuren und Cholesterin aufgenommen; die Zufuhr an Ballaststoffen, bestimmten Vitaminen und sekundären Pflanzenstoffen liegt höher. Vegetarier – dies gilt auch für die sehr gut untersuchten Religionsgruppen mit überwiegend vegetarischer Lebensweise wie etwa 7-Tage-Adventisten, Trappisten, manche Klostergemeinschaften etc. – haben niedrigere Gesamtcholesterin-Konzentrationen und niedrigere LDL-Cholesterinkonzentrationen im Serum als Vergleichskollektive unter Mischkost. Die Konzentration an HDL-Cholesterin liegt bei Vegetariern meist höher. In prospektiven Langzeitstudien an Vegetariern und Mischköstlern als Kontrolle fanden sich bei Vegetariern signifikant niedrigere Gesamtmortalitätsraten, insbesondere eine niedrigere Letalität an ischämischen Herzkrankheiten und Karzinomen. Der hohe

Ballaststoffanteil der vegetarischen Kost hat zur Folge, daß sich unter dieser Ernährungsweise Kolondivertikel eindeutig seltener entwickeln. Auch die in westlichen Industrieländern bei einem hohen Prozentsatz der Bevölkerung nachweisbaren Cholesteringallensteine finden sich bei Vegetariern seltener. Bei der Interpretation epidemiologischer Daten muß jedoch berücksichtigt werden, daß sich bei Vegetariern meist eine insgesamt gesundheitsbewußtere Lebensführung findet.

10.5.3 Probiotika und Prebiotika

Die diätischen Möglichkeiten zur Beeinflussung der Darmflora mit dem Ziel, prophylaktische oder therapeutische Effekte zu erzielen, werden von der Wissenschaft nicht einheitlich beurteilt. Eine Reihe neuerer Befunde sprechen jedoch dafür, daß die in der Naturheilkunde schon immer befürworteten fermentierten Milchprodukte eine solche positive Wirkung entfalten. Man bezeichnet Lebensmittel wie etwa die fermentierten Milchprodukte Yoghurt, Kefir, Dickmilch etc. oder auch andere Zubereitungen, die Lebendkeime enthalten, welche das Verhältnis intstinaler Mikroorganismen zueinander so beeinflussen, daß positive Effekte auf den Organismus resultieren, als Probiotika. Als Prebiotika werden Substanzen bezeichnet, die den Dünndarm unverändert passieren und im Dickdarm gezielt das Wachstum und/oder die Aktivität einer oder mehrerer Gruppen von Mikroorganismen in einem Ausmaß steigern, daß positive Effekte auf den Organismus resultieren. Solche Substanzen sind z. B. zur Gruppe der Ballaststoffe zählende Fruktooligosaccharide und Galaktooligosaccharide.

Die größte praktische Erfahrung gibt es derzeit mit Probiotika. Bereits um die Jahrhundertwende wurden fermentierte Milchprodukte zur Behandlung von infektiösen Durchfallerkrankungen, insbesondere im Kindesalter, eingesetzt. Neuere Untersuchungen haben bestätigt, daß die mit fermentierten Milchprodukten oral aufgenommenen Milchsäurebakterien den Magen und Dünndarm lebend passieren und sich zumindest kurzfristig im Kolon ansiedeln und vermehren. Bei regelmäßigem Verzehr von Milchprodukten, die etwa Bifidusbakterien enthalten, läßt sich im Stuhl eine deutliche Vermehrung der Bifiduskeime und gleichzeitig eine Reduktion etwa von Clostridien, Bacteroides und E. coli nachweisen. Die durch Laktobazillen im Kolon induzierte Milieuänderung verschlechtert offenbar die Lebensbedingungen für bestimmte Keime und führt so zu deutlichen Verschiebungen im mikrobiellen Spektrum. Sowohl experimentelle als auch klinische Studien sprechen dafür, daß die Veränderung der Intestinalflora unter Gabe von Milchsäurebakterien die Resistenz gegenüber pathogenen Bakterien und Viren steigert und möglicherweise sogar einen gewissen Schutz vor der Entwicklung eines Kolonkarzinoms darstellt. In kontrollierten Studien an Kindern ließ sich nachweisen, daß das Risiko, an einer durch Rotaviren ausgelösten Enteritis zu erkranken, unter regelmäßigem Verzehr von Yoghurt signifikant geringer ist als in einer Vergleichsgruppe. Rezidivierende, durch Clostridium difficile ausgelöste, auf Gabe von Vancomycin nicht ausreichend ansprechende Diarrhöen im Anschluß an eine Langzeitbehandlung mit Breitbandantibiotika sistierten unter Gabe von fermentierten Milchprodukten. Eine durch Candida-albicans-Besiedlung des Enddarms unterhaltene rezidivierende Candida-Vaginitis heilte bei einem Teil der Patientinnen unter regelmäßigem Verzehr fermentierter Milchprodukte ab, wobei sich eine Reduktion der Pilze in den Fäzes bzw. der Perianalregion nachweisen ließ. All diese Befunde sprechen dafür, daß die bereits vor Jahrzehnten gemachten Erfahrungen mit positiven Effekten von Laktobazillen auf die Funktion des Darms realistisch sind und sich mit moderner Methodik bestätigen lassen. Da in den Fäzes auch die Aktivität bakteriell synthetisierter Enzyme, von denen bekannt ist, daß sie Prokarzinome umwandeln, reduziert ist, finden Spekulationen um einen dem Kolonkarzinom vorbeugenden Effekt eine gewisse Basis [Lit. bei 21].

10.6 Weiterführende Literatur

1. Deutsche Gesellschaft für Ernährung (1991) Empfehlungen für die Nährstoffzufuhr, 5. Überarbeitung. Umschau, Frankfurt
2. National Research Councel (1989) Recommended dietary allowances, 10th ed. National Acadamy Press, Washington, D. C.
3. Kasper H (1996) Ernährungsmedizin und Diätik. 8. Aufl. Urban & Schwarzenberg, München
4. Biesalski HK, Fürst P, Kasper H, Kluthe R, Pölert W, Pruchstein C, Stähelin HB (1995) Ernährungsmedizin. Thieme, Stuttgart New York
5. Elmadfa I, Leitzmann C (1995) Ernährung des Menschen. Ulmer, Stuttgart
6. Watzl B, Leitzmann C (1995) Bioaktive Substanzen in Lebensmitteln. Hippokrates, Stuttgart
7. Biesalski HK, Fürst P, Böhles H, Esterbauer H, Gey KF, Kasper H, Sies H, Weisburger H, Hundsdörfer G (1995) Antioxidative Vitamine in der Prävention. Dtsch Aerztebl 92: 979–983
8. Deutsche Akademie für Ernährungsmedizin (1994) Consensuskonferenz zu: Stellenwert der Kochsalzrestriktion in der Prävention und Behandlung der Hypertonie. Akt Ernähr Med 19: 40–41
9. Hentschel HD (1995) Naturheilverfahren – Grundlagen, Möglichkeiten, Grenzen. Dtsch Aerztebl 92: 1744–1748
10. Steinel B (1995) Die Rolle der Ernährung bei Sebastian Kneipp. Akt Ernähr Med 20: 326–329
11. Anemueller H (1991) Ernährungstherapie. in: Hentschel HD (Hrsg) Naturheilverfahren in der ärztl. Praxis. Deutscher Ärzte-Verlag, Köln
12. Birkhan B (1993) Unkonventionelle Konzepte in der Diätik. In: Oepen I (Hrsg) Unkonventionelle medizinische Verfahren. G. Fischer, Stuttgart/Jena/New York
13. Pudel V (1983) Psychologische Hintergründe von Außenseiterdiäten. Ernährungs-Umschau 30: 491
14. Buchinger O (1992) Das Heilfasten, 22. Aufl. Hippokrates, Stuttgart
15. Huether G (1996) Melatonin as an antiaging drug: Between facts and fantasy. Gerontology 42: 87
16. von Koerber K, Männle T, Leitzmann C (1991) Vollwert-Ernährung, Konzeption einer zeitgemäßen Ernährungsweise, 7. Aufl. Haug, Heidelberg
17. Kollath W (1942) Die Ordnung unserer Nahrung. Hippokrates, Stuttgart
18. Leitzmann C, Kübler W (1992) Vollwert-Ernährung. In: Ernährungsbericht der Deutschen Gesellschaft für Ernährung. Druckerei Henrich, Frankfurt
19. Weiger M, Krumwiede KH, Kaiser G, Gallmeier WM (1995) Krebs und Ernährung, eine kritische Betrachtung gebräuchlicher Laienliteratur. Forsch Komplementärmed 2: 145
20. Kasper H (1991) Tumordiät – Fakt oder Phantasie? In: Schauder P (Hrsg) Ernährung und Tumorerkrankungen. Karger, Basel/ München
21. Kasper H (1996) Lebendkeime in fermentierten Milchprodukten – Ihre Bedeutung für die Prophylaxe und Therapie. Ernährungs-Umschau 43: 40

11 Phytotherapie

Ch. Hentschel

11.1 Einleitung

Pflanzen wurden von unseren Vorfahren schon immer als Nahrungsmittel genutzt. Dabei entdeckten die Menschen auch die Arzneipflanzen und machten sich diese zunutze. Bereits seit Tausenden von Jahren sind Systematologien in der Phytotherapie aus chinesischen, indischen und anderen Kulturkreisen bekannt. Bis zum Ende des 19. Jahrhunderts war die Phytotherapie die einzige Arzneiform. Große Teile der Weltbevölkerung werden auch heute noch traditionell mit Phytotherapeutika versorgt (Abb.11-1).

Die moderne Pharmakotherapie basiert auf der Pflanzenheilkunde. Viele pharmakologisch aktive Substanzen sind pflanzlicher Herkunft (Tabelle11-1).

Wegen der engen therapeutischen Breite mancher Substanzen in Heilpflanzen werden die zum Einsatz kommenden Medikamente synthetisch hergestellt. Dadurch ist eine Standardisierung möglich. Trotzdem bleiben für den ärztlichen Behandler eine Vielzahl von Indikationen, bei denen entweder zusätzlich oder ausschließlich mit klassischen Phytotherapeutika behandelt werden kann.

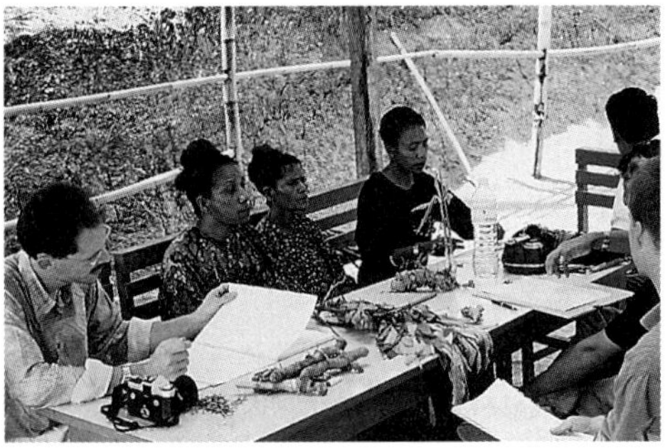

Abb. 11-1. Indonesische Heilerin der Provinz Nusan Tengara bei der Heilpflanzenbestimmung einer Forschungsexpedition des Autors

Tabelle 11-1. Pharmaka und ihre pflanzliche Herkunft

Theophyllin	Camellia sinensis, Teestrauch
Herzglykoside	Digitalis purpurea, roter Fingerhut
Chinidin	Cinchona pubescens, Chinarindenbaum
Ajmalin, Reserpin	Rauwolfia serpentina,Schlangenwurzel
Atropin	Atropa belladonna, Tollkirsche
Ergotamin	Claviceps purpurea, Mutterkornpilz
Scopolamin	Datura stramonium, Stechapfel
Ephedrin	Ephedra vulgaris, Meerträubel
Morphin, Codein, Narcotin	Papaver somniferum, Schlafmohn
Salicin	Salix alba, Weide
Colchicin	Colchicum autumnale, Herbstzeitlose
Vincristin, Vinblastin	Catharanthus roseus, tropisches Immergrün
Taxol	Taxus brevifolia, nordamerikanische Eibe
Curare	Chondrodendron-tomentosum, Grieswurzel
Yohimbin	Pausinystalia yohimba, Yohimbe
Cumarin	Melilotus officinalis, Steinklee

11.2 Was sind Phytotherapeutika?

Phytotherapeutika sind pharmakologisch wirksame Arzneizubereitungen ausschließlich aus Pflanzen oder Pflanzenteilen, die pharmazeutische Qualität, Wirksamkeit und Unbedenklichkeit besitzen.

Phytotherapeutika werden im Sinne einer naturwissenschaftlichen Medizin eingesetzt. Die Phytotherapie gehört zu den „besonderen Therapierichtungen". Der approbierte Arzt muß nach dem Gegenstandskatalog der ärztlichen Ausbildung Kenntnisse darüber besitzen. Zur Verordnung zugelassen werden Phytotherapeutika, wie alle anderen Medikamente auch, durch das Bundesinstitut für Arzneimittel und Medizinprodukte des Bundesgesundheitsministeriums (Kommission E).

Homöopathika und anthroposophische Medikamente gehören nicht zu den Phytotherapeutika und haben eigene Zulassungsverfahren.

11.3 Verordnung von Phytotherapeutika

Phytotherapeutika werden heutzutage in den gleichen modernen galenischen Formen wie chemisch-synthetische Präparate hergestellt. Dabei kommen Tabletten, Dragees, Kapseln oder Ampullen und Tropfen zur Anwendung. Neben den intern gebräuchlichen Phytotherapeutika können auch phytopharmazeutische Externa angewandt werden, sei es als Cremes, Emulsionen, Gele, Lotionen, ferner in Form von Spülungen und Badezusätzen für Teil- und Vollbäder.

Der Behandlung mit fertig standardisierten, modernen galenischen Formen von Phytotherapeutika sollte stets der Vorzug gegeben werden. Dennoch besteht, insbesondere für phytotherapeutisch erfahrene Ärzte, die Möglichkeit, individuelle Phytotherapeutika, zu verordnen.

Besonders Teezubereitungen bieten gute Möglichkeiten, je nach Notwendigkeit für den einzelnen Patienten Mischungen von verschiedenen Drogen herzustellen, die synergistische Effekte besitzen. Neben der individuellen indikationsbezogenen Rezeptur gibt diese Form der Therapie dem Patienten das Gefühl der besonderen Zuwendung, und dem Arzt die Möglichkeit, die Compliance des Patienten zu verbessern.

Zur Erstellung eines individuellen, phytotherapeutischen Rezepts können folgende Anweisungen und Abkürzungen angewandt werden:

Bacc.	Baccae	Beeren
Bulb.	Bulbus	Zwiebel
Cort.	Cortex	Rinde
Flor.	Flores	Blüten
Fol.	Folia	Blätter
Fruct.	Fructus	Früchte
Gland.	Glandulae	Drüsen
Herb.	Herba	Kraut
Lich.	Lichen	Flechte
Lign.	Lignum	Holz
Pericarp.	Pericarpium	Fruchtschale
Pulp.	Pulpa	Fruchtfleisch
Rad.	Radix	Wurzel
Rhiz.	Rhizoma	Wurzelstock
Sem.	Semen	Samen
Stig.	Stigmata	Griffel
Stip.	Stipites	Stempel

(Fortsetzung)

Stram.	Stramentum	Stroh
Strob.	Strobuli	Zapfen
Tub.	Tubera	Knollen
a.a.	ana partes	zu gleichen Teilen
ad us.	ad usum	zum Gebrauch
ad us. extern.	ad usum externum	zur äußeren Anwendung
ad us. propr.	ad usum proprium	zum eigenen Gebrauch
caps.	capsula	Kapseln
cito!	eilig!	eilig!
concis.	concisius	geschnitten
contus.	contusus	gequetscht, zerstoßen
D. tal. dos.	da tales doses	gebe solche Mengen
decoct.	decoctum	Abkochung
decort.	decorticatus	geschält
dep.	depuratus	gereinigt
gtt.	guttae	Tropfen
immat.	immaturus	unreif
Infus.	Infusum	Aufguß
Maceratio	Mazertion	Kaltauszug
M. D. S.	misce, da, signa	mische und verabreiche mit folgender Signatur
M.f. spec.	Misce, fiat species	mische und mache einen Tee
M.f. pulv.	Misce, fiat pulvis	mische und mache ein Pulver
p.c.	post cenam	nach dem Essen
p.d.	pro die	pro Tag
pilulae		Pillen
No. XXX/LX/CXX		sollen durch 30 teilbar sein, sonst wird die nächst höhere Herstellungseinheit berechnet!
plv. (pulv)	pulverisatus	pulverisiert
pulv.	pulvis	Pulver
q.s.	quantum satis	soviel wie erforderlich
rec.	recens	frisch
S.	signa	bezeichne die Mischung (z. B. „Herztee")
sicc.	siccum	trocken
siccatus	(siccatus)	getrocknet
subtil. concis.	subtiliter concisus	sehr fein geschnitten
supp.	suppositorium	Zäpfchen

Eine individuelle Rezeptur eines Tees bei Schlafstörungen könnte so aussehen:

Rp.	Melissae fol. concis.	40,0
	Passiflorae herb. concis.	30,0
	Lupuli strob. contus.	30,0

M. D. S. 2–3 Teelöffel mit 150 ml kochendem Wasser überbrühen,
10 min. zugedeckt ziehen lassen, abseihen.
Abends 1 – (2) Tassen warm trinken.

Neben Teezubereitungen gibt es weitere Drogenzubereitungen, die weniger gebräuchlich sind als fertige Produkte der pharmazeutischen Industrie, dem erfahrenen Phytotherapeuten jedoch eine individuelle Behandlungsmöglichkeit bieten (Tabelle 11-2).

Tabelle 11-2. Drogenzubereitungen. Aus Wagner, Wiesenhauer (1995) Phytotherapie. Gustav Fischer, Stuttgart

Infus	Heißer Aufguß von Blatt-, Kraut- und Blütendrogen, von Früchten und Samen
Dekokt	Abkochung (ca. 30 min lang) von Holz-, Rinden-, Wurzel und Früchtedrogen
Mazerat	Kaltwasserauszug von Drogen aus primär galenischen Gründen (z. B. Eibischwurzeln)
Tinkturen	Drogenauszüge mit reinem Alkohol (Spiritus) oder Alkohol-Wasser-Gemischen in unterschiedlichen Mengenverhältnissen (meist 1 : 5 bis 1 : 10)
Fluidextrakte	alkoholische Auszüge im Mengenverhältnis 1 : 2
Spissum- und Siccum-Extrakte	zähflüssige bzw. zum Trocknen eingeengte wäßrige oder alkoholische Auszüge
Salben	Spissum-Extrakte oder Tinkturen in Emulsionssalbengrundlagen
Olea	Ölige Drogenauszüge, hergestellt von zahlreichen Drogen durch Mazeration oder Digestion mit trocknenden Ölen, z. B. Mandelöl, Erdnußöl oder Olivenöl
Aetherolea	Durch Wasserdampfdestillation, Trockendestillation oder Lösungsmittelextraktion gewonnene ätherische Öle
Suppositorien	Spissum-Extrakte in leicht schmelzbaren Zäpfchengrundlagen (z. B. Oleum Cacao)
Preßsäfte	Durch Auspressen frischen Pflanzenmaterials gewonnene wäßrige Auszüge
Sirupe	Unter Zusatz von Zucker hergestellte zähflüssige Drogenzubereitungen

11.4 Wirkstoffqualität, Standardisierung und Reinheit

Je nach Pflanzenteil, Erntezeit, Standort und Witterung kann die Wirkstoffqualität in einer Pflanze sehr stark variieren. Standardisierung, Reinheitsprüfung und natürlich die eindeutige Identität der Droge sind deshalb eine Voraussetzung zur Verabreichung des pharmazeutischen Produkts. Im DAB 10, dem Deutschen Arzneibuch, sind entsprechende Vorschriften festgehalten.

11.5 Wirkeigenschaften von Phytotherapeutika

Charakteristisch für pflanzliche Arzneien ist, daß sie häufig **Vielstoffgemische** enthalten, was zum Teil zu synergistischen Effekten führen kann. Sieht man von den Reinstoffen pflanzlichen Ursprungs einmal ab, die meist synthetisch hergestellt sind und keine Phytopharmaka darstellen, sind den Phytopharmaka ihre **milde Wirkung** und geringe **Nebenwirkungsrate** eigen. Der Wirkungseintritt im eigentlichen Sinne erfolgt erst nach längerer Therapie.

11.6 Unerwünschte Wirkungen von Phytotherapeutika

Allergische Reaktionen vom Typ I und Typ IV und Magen-Darm Störungen stellen die häufigsten Nebenwirkungen dar. Mutagenes oder toxisches Risiko ist bei zugelassenen, vom Bundesinstitut für Arzneimittel und Medizinprodukte geprüften Phytopharmaka eher unwahrscheinlich.

11.7 Indikationen zur Phytotherapie

Phytotherapeutika können entweder als

- **alleiniges Arzneimittel** gegeben werden, z. B. bei unkomplizierten Atemwegsinfektionen sowie Obstipation, Herzinsuffizienz NYHA I–II, einfachen Harnwegsinfektionen, reaktiven Schlafstörungen, leichten Depressionen und anderen Erkrankungen.
- oder **adjuvant**, z. B. bei chronischen Erkrankungen, wie Asthma, Rheuma, Neurodermitis, sowie zur unterstützenden Behandlung von allgemeinen Symptomen bei Karzinomen- und anderen Erkrankungen.

11.8 Dosierung von Phytopharmaka

Anders als bei chemisch-synthetischen Arzneien folgt die Dosierung von Phytopharmaka nicht in der typischen Dosis-Wirkungs-Beziehung. Eine Ursache dafür liegt sicher darin begründet, daß Phytopharmaka häufig Vielstoffgemische enthalten. Bekannt sind auch dosisabhängige Wirkungsumkehreffekte (Tabelle 11-3).

Für den praktischen Gebrauch sollte man sich an die Dosierungsempfehlungen von standardisierten Phytopharmaka der Hersteller halten. Bei individuellen Rezepten ist besonders auf die Reaktionslage des Patienten zu achten. Ein 80jähriger Rheumatiker benötigt eher eine stärkere Dosierung als ein 20jähriger mit akuter Bronchitis.

11.9 Wirkstoffgruppen von Phytotherapeutika

Die wirksamen Stoffgruppen der Pflanzen stammen oft aus dem sog. Sekundärstoffwechsel und können je nach Spezies artenspezifisch sein. Sie machen nur einen kleinen Teil des Gesamtgewichts der Pflanze aus.

Tabelle 11-3. Dosisabhängige Wirkungsumkehreffekte bei Phytopharmaka (nach Kalbermatten). Aus Wagner, Wiesenhauer (1995)

Droge/Arzneistoff	Wirkung im tiefen Dosisbereich	Wirkung im hohen Dosisbereich
Valeriana officinalis	Beruhigend	Anregend
Coffea arabica	Beruhigend	Anregend
Juniperus communis	Diuretisch	Nierenreizend
Urtica dioica	Diuretisch	Ödemerzeugend
Ginkgo biloba	Kopfschmerz- und schwindelreduzierend	Kopfschmerz- und Schwindelerzeugend
Bitterstoffe	Stimulierend auf die Magensaftsekretion	Hemmend auf die Magensaftsekretion
Anthrachinone	Obstipierend	Laxierend

11.9.1 Alkaloide

Das charakteristische und zugleich wirkspezifische Merkmal der Alkaloide ist ihr Stickstoffgehalt. Da am Aufbau der Alkaloide auch Vorstufen beteiligt sind, gibt es keine einheitliche Grundstruktur.

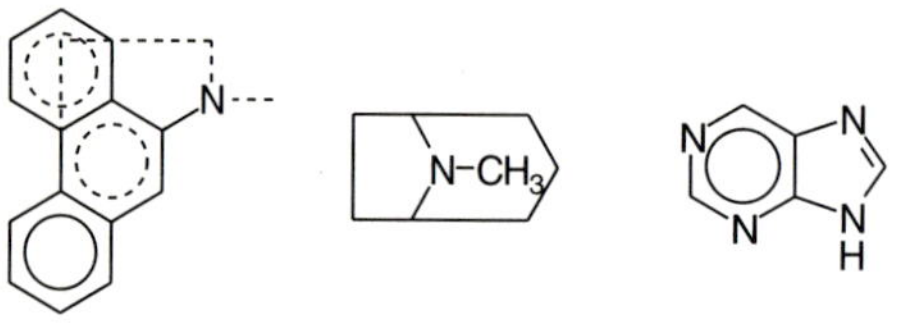

Phenanthren-A (Morphin) Tropan-A. (Atropin) Purin-A. (Coffein)

Alkaloidstrukturen

Pharmakodynamik: strukturabhängige Wirkungen auf das ZNS; in hohen Dosen toxisch.

11.9.2 Herzglykoside

Herzglykoside bestehen aus einem Steroidgerüst und an dieses gebundenen Zuckereinheiten. Der zusätzlich gebundene Laktonring bindet an einen spezifischen Rezeptor am Herzmuskel

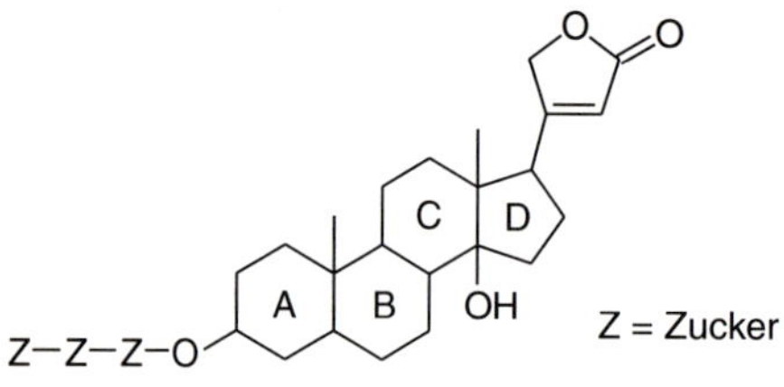

Digitalis-Glykoside

Grundstruktur von Herzglykosiden

Pharmakodynamik: positiv inotrop, negativ chronotrop.

11.9.3 Saponine

Saponine sind im Pflanzenreich sehr verbreitet. Etwa 75% aller Pflanzenarten enthalten diese Stoffgruppe. Sie sind Glykoside, haben aber einen lipophilen und polaren Anteil, die damit den amphoteren Charakter bestimmen.

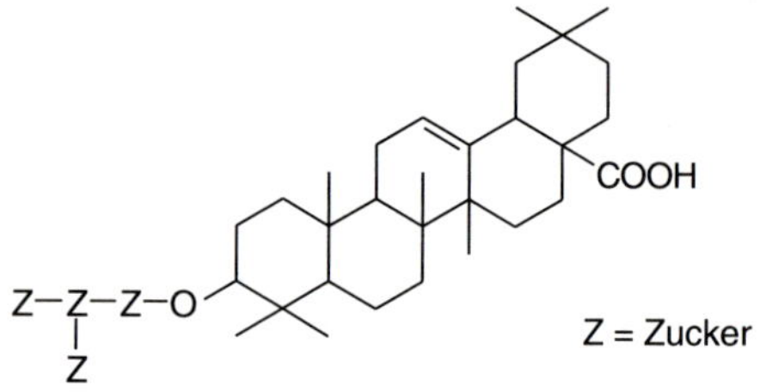

Grundstruktur von Saponinen

Pharmakodynamik: mukolytisch, antiphlogistisch, antiödematös, antifungal, immunstimulierend.

11.9.4 Flavonoide

Flavonoide sind Glykoside und besitzen oft phenolische OH-Gruppen. Im Pflanzenreich sind sie ubiquitär.

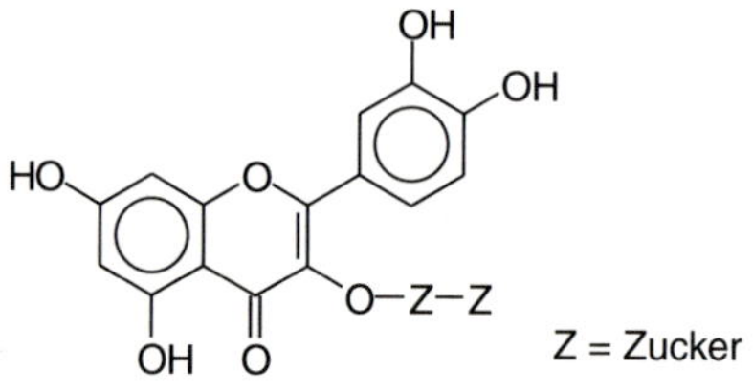

Flavonolglykoside (z. B. Rutin)

Grundstruktur von Flavonoidglykosiden

Pharmakodynamik: venentonisierend, antiphlogistisch, antioxidativ und spasmolytisch.

11.9.5 Anthrachinone

Sie werden aus Essigsäureketten aufgebaut. Anthrachinone besitzen eine strenge Struktur-Wirkungs-Abhängigkeit bezüglich ihrer OH-Gruppen in 1- und 8-Stellung.

Wenn diese vorhanden sind, haben sie laxierende Wirkung. Daraus kann man auf den gleichen Angriffspunkt schließen.

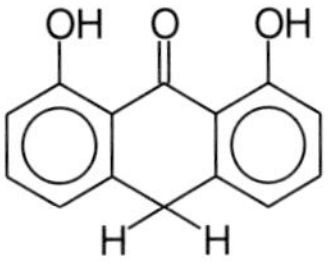

Anthron

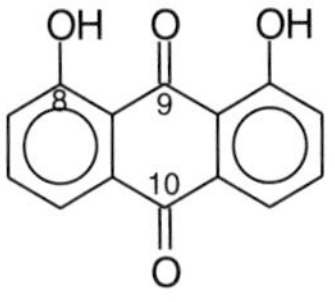

Anthrachinon

Grundstruktur von Anthranoidverbindungen

Pharmakodynamik: laxierend.

11.9.6 Kumarine

Kumarine besitzen als charakteristisches Strukturelement das Laktoseringsystem. Kumarinhaltige Pflanzen duften häufig nach frischem Heu (Heublumen).

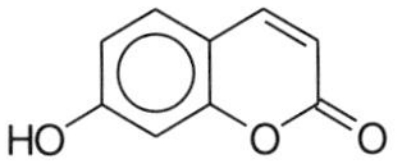

Umbelliferon

Struktur eines Kumarins

Pharmakodynamik: sedativ, antiphlogistisch, antiödematös und lymphokinetisch.

11.9.7 Ätherische Öle

Ätherische Öle sind terpenoide Verbindungen, die wie Isopropeneinheiten aufgebaut sind (vgl. Saponine), jedoch ein viel geringeres Molekulargewicht besitzen.

Da sie lipophil sind, ist ihre Applikation auch perkutan möglich. Die pharmakologischen Eigenschaften sind wegen der sowohl chemischen als auch physikalischen Besonderheiten vielfältig.

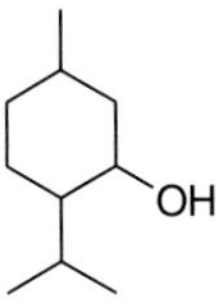

Menthol

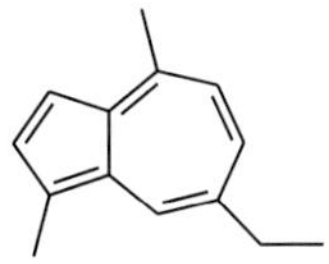

Chamazulen

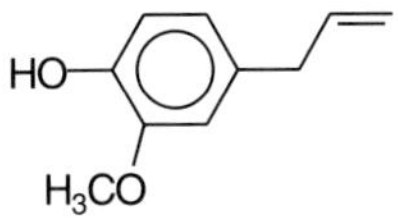

Eugenol

Hauptgrundstruktur von Ätherische-Öle-Verbindungen

Pharmakodynamik: sekretolytisch, spasmolytisch, antibiotisch und antiphlogistisch.

11.9.8 Gerbstoffe

Diese Stoffe entstehen aus phenolischen Verbindungen und haben Molekulargewichte von 500 bis 3000 Dalton. Sie sind braun oder rötlich gefärbt. Gerbstoffe binden sich an Eiweißstrukturen und bilden in der Pflanze eine natürliche Schutzbarriere gegen Mikroorganismen und andere schädliche Noxen.

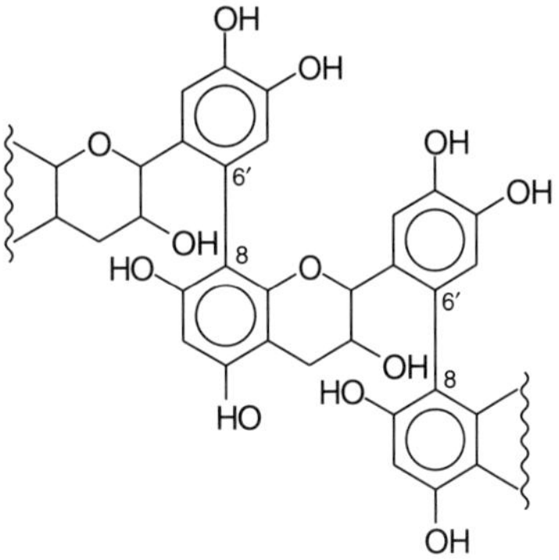

Catechinpolykondensat (6′, 8)

Grundstruktur von Gerbstoffen

Pharmakodynamik: adstringierend, antiphlogistisch, antibiotisch und antidiarrhöisch.

11.9.9 Polysaccharide

Polysaccharide sind Zuckerpolymere, die durch enzymatische Polymerisation entstanden sind. Bekannte Verbindungen sind Zellulose, Stärke und Schleime. Die Molekülgröße kann zwischen ca. 900 und einigen Millionen Dalton variieren. Die Heterogenität der Polysaccharide ist sehr groß.

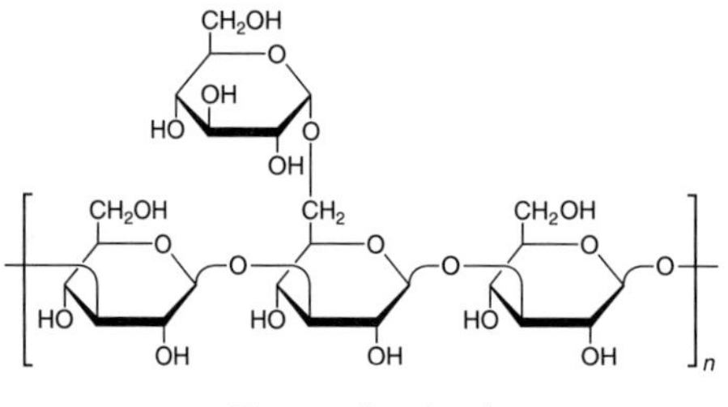

Polysaccharide

Pharmakodynamik: Antiphlogistisch, laxierend und immunstimulierend.

11.9.10 Fette, Mineralien und Proteine

Bis auf wenige Ausnahmen, wie z. B. Equiseti herba (Schachtelhalmkraut), das über 10 % mineralische Bestandteile besitzt und deshalb traditionell bei einigen Hautaffektionen äußerlich eingesetzt wurde, haben Mineralien, Fette und Proteine keine direkte pharmakologische Wirkung. Allerdings können sie die Wirksamkeit pharmakologischer Substanzen beeinflussen.

11.10 Phytotherapie bei gastroenterologischen Erkrankungen

11.10.1 Appetitlosigkeit

Bitterstoffdrogen wirken durch ihren Geschmack reflektorisch sekretionssteigernd auf Speicheldrüsen, Magen, Pankreas, Leber und Galle. Zusätzlich wird die Motorik des Gastrointestinaltrakts angeregt. Je nach der individuellen Situation des Patienten kann man einen entsprechenden Bitterwert wählen.

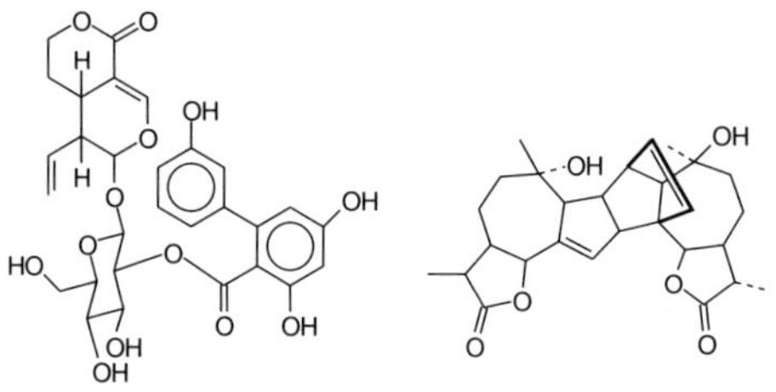

Hauptbitterstoffe von Enzianwurzel und Wermutkraut

Quassia amara, Bitterholz (Abb. 11-2)

Familie:	Simaroubaceae
Inhaltsstoffe:	Bitterstoffe Bitterwert 40 000 – 50 000
Pharmakodynamik:	sekretionsfördernd
Unerwünschte Wirkungen:	in größeren Mengen Magenschleimhautreizung
Kontraindikationen:	Schwangerschaft; Magen- und Darmgeschwüre

Radix Gentianae, Enzianwurzel (Abb. 11-3)

Familie:	Gentianaceae
Inhaltsstoffe:	Bitterstoffe Bitterwert 10 000–30 000
Pharmakodynamik:	sekretionsfördernd auf den Gastrointestinaltrakt, appetitanregend

Centaurii herba, Tausendgüldenkraut (Abb. 11-4)

Familie:	Gentianaceae
Inhaltsstoffe:	Bitterstoffe Bitterwert 2000–10 000
Pharmakodynamik:	sekretionsfördernd

Cnicus benedictus, Benediktenkraut (Abb. 11-5)

Familie:	Asteraceae
Inhaltsstoffe:	Bitterstoffe Bitterwert 800–1500
Pharmakodynamik:	sekretionsfördernd

Als Bitterstoffdrogen ist noch eine Vielzahl weiterer Pflanzen einsetzbar. Hier eine kurze Zusammenfassung der wichtigsten Phytotherapeutika:

- Andornkraut
- Benediktenkraut
- Bitterkleeblätter
- Bockshornsamen
- Condurangorinde
- Enzianwurzel
- Ingwerwurzelstock
- isländisches Moos
- Löwenzahnwurzel mit -kraut
- Orangenschalen
- Pommeranzenschale
- Tausendgüldenkraut
- Wegwarte
- Wermutkraut

11.10.2 Phytotherapie bei Gallenwegsdyskinesien

Die Gallenwegsdyskinesien gehören zu den häufigsten gastroenterologischen Erkrankungen überhaupt. Nicht nur durch entzündliche Veränderungen, sondern auch bei Steinleiden kann es zu Beschwerden kommen. Ein häufiges Problem, insbesondere in der Praxis des niedergelassenen Arztes, ist das sog. Postcholezystektomiesyndrom. Hier ist der Einsatz von konventionellen Therapeutika häufig unbefriedigend. Mit der gezielten Verabreichung von Phytotherapeutika ist gerade in diesem Bereich eine erfolgreiche Therapie möglich. Im folgenden sind choleretische und cholezystokinetische Phytotherapeutika genannt.

Curcuma xanthorrhiza, javanische Gelbwurz (Abb. 11-6)

Familie:	Zingiberaceae
Inhaltsstoffe:	Curcumin, Xanthorrhizol
Pharmakodynamik:	cholezystokinetisch, antiphlogistisch
Unerwünschte Wirkungen:	Magenschleimhautreizung, Übelkeit
Kontraindikationen:	akute Cholangitis, Ikterus

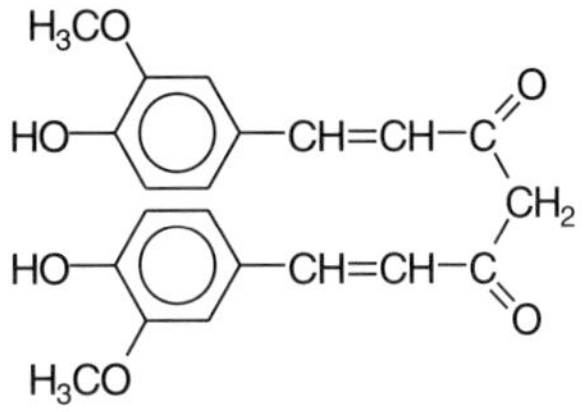

Curcumin
(Curcuma xanthorrhiza)

Curcumin (Curcuma xanthorrhiza)

Fumaria officinalis, Erdrauch (Abb. 11-7)

Familie:	Fumariaceae
Inhaltsstoffe:	Fumarin, Cholin, Fumarsäure
Pharmakodynamik:	spasmolytisch (auf den Gastrointestinaltrakt), amphicholeretisch

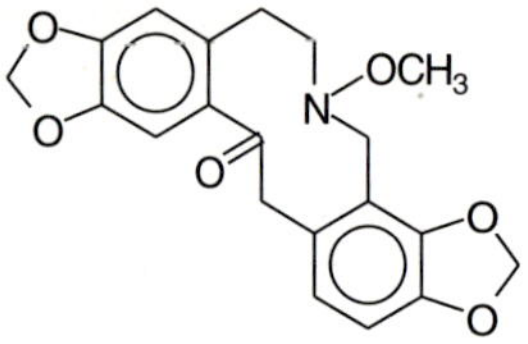

Fumarin (= Protopin)
(Fumaria officinalis)

Fumarin (Protopin) (Fumaria officinalis)

Chelidonii herba, Schöllkraut (Abb. 11-8)

Familie:	Papaveraceae
Inhaltsstoffe:	Chelidonin, Chelidonsäure, Flavonoide
Pharmakodynamik:	choleretisch, spasmolytisch (auf den Gastrointestinaltrakt), analgetisch

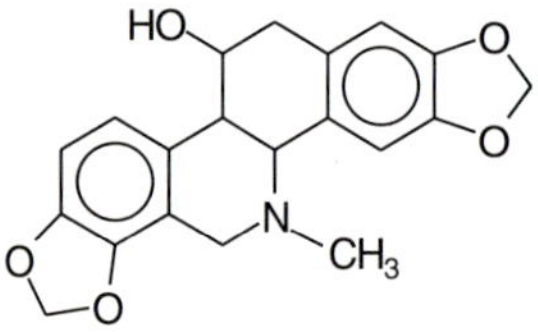

Chelidonin
(Chelidonium majus)

Chelidonin (Chelidonium majus)

Cynarae folium, Artischockenblätter (Abb. 11-9)

Familie:	Asteraceae
Inhaltsstoffe:	Cynaropicrin, Kaffeesäureester
Pharmakodynamik:	choleretisch, cholezystokinetisch, lipidsenkend

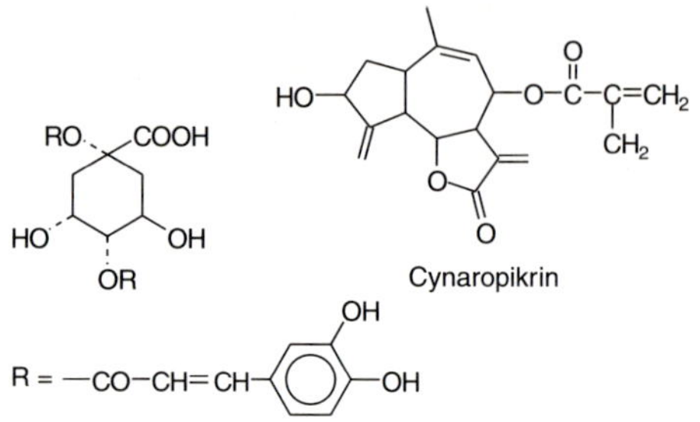

Cynaropikrin

Cynarin

Cynarin; Cynaropicrin

11.10.3 Phytotherapie bei exokriner Pankreasinsuffizienz

Leichte Formen von exokriner Pankreasinsuffizienz können adjuvant zu diätetischen Maßnahmen mit Phytotherapeutika behandelt werden, wobei sich die gleichzeitig auftretenden dyspeptischen Beschwerden reduzieren lassen. Auch an physikalisch-therapeutische Maßnahmen, wie warme Leibwickel, sowie an die ernährungstherapeutischen Richtlinien ist zu denken. Abweichend von den in den anderen Kapiteln genannten Phytotherapeutika, sind die folgenden Drogen nicht erstattungsfähig und müssen deshalb auf einem Privatrezept verordnet werden.

Ananas comosus, Ananas (Abb. 11-10)

Familie:	Bromeliaceae
Inhaltsstoffe:	Bromelaine (proteolytische Enzyme)
Pharmokodynamik:	antidyspeptisch
Unerwünschte Wirkungen:	Magenbeschwerden, Durchfall, allergische Reaktionen, Verlängerung der Prothrombin- und Blutungszeit, Hemmung der Thrombozytenaggregation

Kontraindikationen:	Nieren- und Leberschäden, Koagulopathien, Schwangerschaft

Harongae folia et cortex, Harongablätter und -rinde

Familie:	Hypericaceae
Inhaltsstoffe:	Anthranoide, Flavonoide
Pharmakodynamik:	stimulierende Effekte auf die exkretorische Pankreasfunktion, choleretisch und cholezystokinetisch
Unerwünschte Wirkungen:	evtl. Photosensibilisierung
Kontraindikationen:	akute und chronisch rezidivierende Pankreatitis, schwere Leberfunktionsstörungen, Cholelithiasis, Ikterus, Gallenblasenempyem sowie Ileus.

11.10.4 Phytotherapie bei funktionellen Darmbeschwerden

Die funktionellen Magen-Darm-Beschwerden gehören zu den häufigsten Erkrankungen überhaupt. In einer gastroenterologischen Fachpraxis machen sie mehr als 60% der gesamten Patientenzahl aus. Zu unterscheiden sind dyspeptische Beschwerden im oberen Gastrointestinaltrakt, meistens von seiten des Magens, und Beschwerden im unteren Gastrointestinaltrakt, meistens im Kolon. Bei dem Symptomenkomplex im oberen Gastrointestinaltrakt hat sich der Begriff Dyspepsie durchgesetzt. Je nach Symptomatik werden verschiedene Dyspepsieformen unterschieden:

- Motilitätstyp,
- Refluxtyp,
- Ulkustyp,
- Aerophagietyp und
- idiopathische Dyspepsie

Dementsprechend kann der Einsatz der Phytotherapeutika, je nach ihrem Wirkungsmechanismus, individuell gestaltet werden.

Neben den funktionellen Störungen im oberen Gastrointestinaltrakt spielen die Befindensstörungen im unteren Gastrointestinaltrakt ebenfalls eine erhebliche Rolle.

Hervorzuheben ist hier das Colon irritabile. Dieses Krankheitsbild ist durch die Symptome Schmerzen, Blähungen und Stuhlunregelmäßigkeiten gekennzeichnet. Die Stuhlunregelmäßigkeiten können in Form von Wechsel zwischen Obstipation und Diarrhö auftreten, aber auch ausschließlich aus Obstipation oder Diarrhöe bestehen. Mischformen aus den Krankheitsbildern von Dyspepsie und Colon irritabile werden in ca. 30% der Fälle beschrieben.

Beim Colon irritabile stehen bei der Beschwerdesymptomatik der Patienten größtenteils Schmerzen und Blähungen im Vordergrund. Daher sollten möglichst spasmolytische und karminative Drogen verordnet werden. Hier bietet der Einsatz der Phytotherapie gute Möglichkeiten, therapeutische Angriffspunkte zu finden, da viele Pflanzen sowohl spasmolytische wie auch karminative Wirkungen haben. Allen funktionellen Krankheitsbildern ist gemeinsam, daß sie mit konventionellen Therapeutika schlecht therapierbar sind.

Anisi fructus, Anisfrüchte (Abb. 11-11)
Foeniculi fructus, Fenchelfrüchte; Carvi fructus, Kümmelfrüchte (Abb. 11-12)

Familie:	Apiaceae
Inhaltsstoffe:	ätherische Öle: Anethol, Fenchon und Carvon

Pharmakodynamik: spasmolythisch, karminativ, antibiotisch, antimykotisch (Kümmel), sekretomotorisch

Melissae folia, Melissenblätter (Abb. 11-13)

Familie:	Lamiaceae
Inhaltsstoffe:	ätherische Öle: Citronellal, Citral A, Citral B, Gerbstoffe, Bitterstoffe und Flavonoide
Pharmakodynamik:	sedativ, karminativ, spasmolytisch, antibiotisch, antiviral

Mentae piperitae folia, Pfefferminzblätter (Abb. 11-14)

Familie:	Lamiaceae
Inhaltsstoffe:	ätherische Öle: Menthol, Gerbstoffe, Flavonoide
Pharmakodynamik:	cholagog, antibiotisch, sekretolytisch, spasmolytisch, karminativ

Matricariae flores, Kamillenblüten (Abb. 11-15)

Familie:	Asteraceae
Inhaltsstoffe:	ätherische Öle: Alphabisabolol, Chamazulen Flavonoide
Pharmokodynamik:	antiphlogistisch, spasmolytisch, antibiotisch
Unerwünschte Wirkungen:	Allergien vom Typ I,
Kontraindikationen:	Nicht am Auge anwenden!

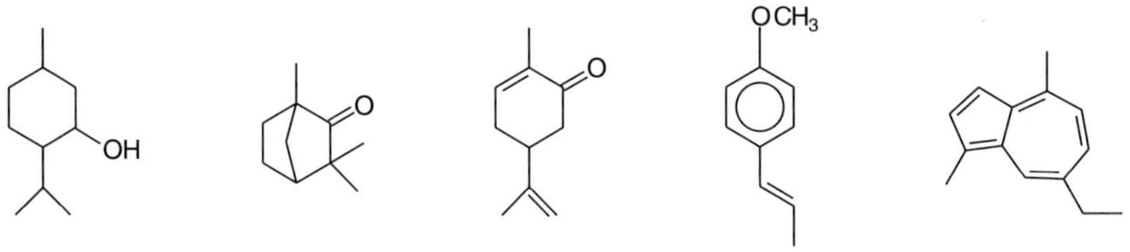

Menthol (Mentha piperita) Fenchon (Foeniculum vulgare) Carvon (Carum carvi) tr.-Anethol (Pimpinella anisum) Chamazulen (Matricaria recutita)

Karminativ wirkende ätherische Öle

11.10.5 Phytotherapie bei Diarrhö

Die phytotherapeutische Behandlung von Diarrhö muß sich auf unspezifische Durchfallerkrankungen beschränken und sollte eine Anwendungsdauer von einer Woche nicht überschreiten. Eine spezifisch bedingte Durchfallerkrankung muß in jedem Fall ausgeschlossen werden. Durchfälle sind häufiger Symptom einer Grunderkrankung wie Colitis ulcerosa und Morbus Crohn. Daher sollte bei länger andauernden Durchfallerkrankungen in jedem Fall eine weitergehende Diagnostik durchgeführt werden. Für eine ausreichende Zufuhr von Flüssigkeit und Elektrolyten ist in jedem Fall zu sorgen. Doch ist die Phytotherapie auch adjuvant bei den Grunderkrankungen anwendbar, die zu einer Diarrhö führen können.

An phytotherapeutischen Drogen kommen bei Diarrhöen hauptsächlich sog. Gerbstoffdrogen in Frage. Diese wirken adstringierend und haben zum Teil durch einen zusätzlichen Flavongehalt entzündungshemmende Wirkungen. Von den vielen Gerbstoffdrogen seien hier nur die meistgebrauchten erwähnt.

Tormentillae rhizoma, Tormentillenwurzelstock (Abb. 11-16)

Familie:	Rosaceae
Inhaltsstoffe:	Chlorogensäure
Pharmakodynamik:	adsorbierend, adstringierend, antidiarrhöisch
Unerwünschte Wirkungen:	Bei gleichzeitiger Anwendung anderer Arzneimittel kann deren Resorption beeinträchtigt werden

Quercus cortex, Eichenrinde (Abb. 11-17)

Familie:	Phagaceae
Inaltsstoffe:	Katechingerbstoffe
Pharmakodynamik:	antidiarrhöisch, adstringierend

Weitere Gerbstoffdrogen sind Brombeerblätter, Frauenmantelkraut, Gänsefingerkraut, Heidelbeeren u. a.

Neben Gerbstoffdrogen können auch durch Adsorption wirkende Phytotherapeutika verordnet werden:

Coffeae carbo, Kaffeekohle aus Coffea arabica (Abb. 11-18)

Familie:	Rubiaceae
Inhaltsstoffe:	Chlorogensäure
Pharmakodynamik:	adsorbierend, adstringierend
Unerwünschte Wirkungen:	Bei gleichzeitiger Anwendung anderer Arzneimittel kann deren Resorption beeinträchtigt werden

Myrrhe, Myrrha aus Commiphora molmol, Myrrhenstrauch (Abb. 11-19)

Familie:	Burseraceae
Inhaltstoffe:	ätherisches Öl, Kohlenhydrate,
Pharmakodynamik:	desinfizierend, granulationsfördernd, lokal adstringierend

Saccharomyces boulardii, Hefe (Abb. 11-20)

Familie:	Saccharomycetaceae
Inhaltsstoffe:	vermehrungsfähige, lyophilisierte Zellen mit erhaltener Enzymaktivität, Proteine, Enzyme, Vitamine
Pharmakodynamik:	antidiarrhöisch

11.10.6 Phytotherapie bei Obstipation

Neben der Ordnungstherapie sowie physikalischen und ernährungstherapeutischen Anwendungen bei Obstipation kann auch adjuvant phytotherapeutisch behandelt werden.

Bei den phytotherapeutischen Mitteln ist auf die strenge Anwendungsbegrenzung zu achten, um einen Abusus und deren weitere Folgen zu vermeiden. Unterschieden werden können zwei Gruppen von Phytotherapeutika, zum einen die Quellmittel, zum anderen die absorptiv und hydragog wirksamen Laxanzien.

11.10.6.1 Quellmittel

Psyllii semen, Flohsamen (Abb. 11-21)

Familie:	Plantagenaceae
Inhaltsstoffe:	Schleimstoffe
Pharmakodynamik:	Volumenzunahme, Dehnungsreiz, Peristaltikanregung
Kontraindikationen:	Stenosen der Speiseröhre und des Magen-Darm-Traktes

Lini semen, Leinsamen (Abb. 11-22)

Familie:	Linaceae
Inhaltsstoffe:	Schleim, Proteine, fettes Öl
Pharmakodynamik:	Anregung der Darmperistaltik durch Dehnungsreflex auf Volumenzunahme
Kontraindikationen:	Stenosen der Speiseröhre und des Magen-Darm-Traktes

11.10.6.2 Hydragog wirksame Laxanzien

Aloe capensis, Aloe (Abb. 11-23)

Familie:	Asphodelaceae
Inhaltsstoffe:	Anthranoide (Aloin A und B)
Pharmakodynamik:	hydragoger Effekt, laxierend
Unerwünschte Wirkungen:	bei chronischem Gebrauch Elektrolytverluste, insbesondere Kaliummangel, Melanosis coli, evtl. Rotfärbung des Harns
Kontraindikationen:	Schwangerschaft und Stillzeit, Ileus, Kinder bis zum 12. Lebensjahr

Sennae folia, Sennesblätter (Abb. 11-24)

Familie:	Caesalpiniaceae
Inhaltsstoffe:	Anthranoide (Sennoside, Flavonoide, Schleim)
Pharmakodynamik:	laxierend
Unerwünschte Wirkungen:	bei chronischem Mißbrauch Elektrolytverlust, insbesondere Kaliummangel, Melanosis coli Vorsicht bei gleichzeitiger Gabe von Herzglykosiden
Kontraindikationen:	Ileus, Schwangerschaft, Stillzeit, Kinder unter 12 Jahren

Weitere hydragog wirksame Laxanzien sind Faulbaumrinde und Rhabarber.

11.10.7 Phytotherapie bei Lebererkrankungen

Die Phytotherapie bei Lebererkrankungen kann nur als Adjuvans gesehen werden; sie ist bezüglich ihrer Wirkungen umstritten. Indikationen für eine Phytotherapie sind toxische Leberschäden bzw. die adjuvante Behandlung bei Leberzirrhose viraler oder toxischer Genese.

Einen überragenden Stellenwert hat die phytotherapeutische Behandlung bei der Intoxikation mit Knollenblätterpilzen. Hier wird die parenterale Antidottherapie mit einer standardisierten Zubereitung aus Mariendistelfrüchten, dem Silbinin, durchgeführt.

Cardui mariani fructus, Mariendistelfrüchte (Abb. 11-25)

Familie:	Asteraceae
Inhaltstoffe:	Flavonoide (Silibin, Silydianin, Silycristin)
Pharmakodynamik:	antioxidativ, Steigerung der ribosomalen Proteinsynthese, membranstabilisierende Wirkung (Reduktion der Toxinaufnahme), antihepatotoxischer Effekt bei Knollenblätterpilzintoxikation (als Antidot durch den isolierten Inhaltsstoff Silibinin)
Unerwünschte Wirkungen:	selten Diarrhöen

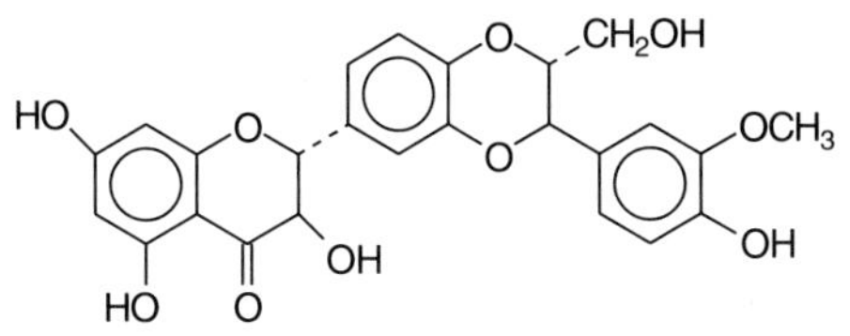

Silybin (= Silibinin)

Silybin (Silibinin)

Lecithinum ex soja, Sojalezithin

Familie:	Fabaceae
Inhaltsstoffe:	Sojalezithin, aliphatische Säuren und Zucker, phenolische Verbindungen
Pharmakodynamik:	hepatoprotektiv, membranstabilisierend, Effekt auf Hepatozyten

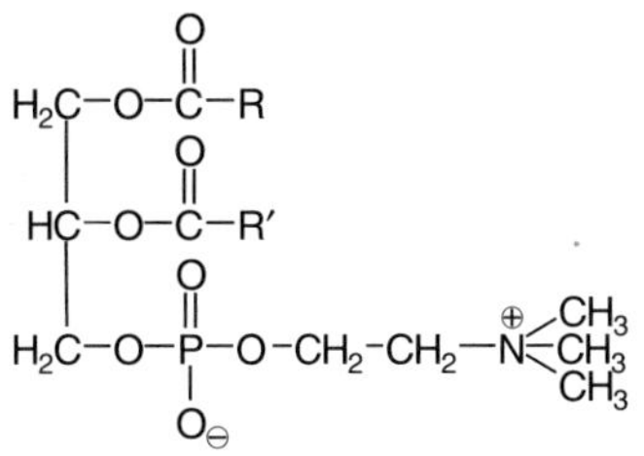

Lecithin (Phosphatidylcholin)
R, R′ = gesättigte und ungesättigte Fettsäuren

Strukturformel von Lezitin

11.11 Phytotherapie bei Herz-Kreislauf-Erkrankungen

Für die konventionelle Behandlung mit standardisierten, chemisch-synthetisch hergestellten Digitalispräparaten gibt es keinen Ersatz. Doch können gerade bei funktionellen Herzbeschwerden sowie bei Herzinsuffizienz im Anfangsstadium erfolgreich Phytotherapeutika eingesetzt werden.

Bei Hypertonie sollte man heute eine moderne chemisch-synthetische Pharmakotherapie anwenden. Doch kann gerade hier mit physikalisch-therapeutischen Maßnahmen gute Unterstützung geleistet werden (s. vor allem Kap. 2, 4 u. 6).

Hypotone Dysregulationen sollen vorzugsweise mit physikalisch-therapeutischen Maßnahmen, isometrischen Übungen, Bädern mit Zusatz von Kampfer, Lavendel und Rosmarin behandelt werden.

11.11.1 Phytotherapie bei Herzinsuffizienz

Crataegus laevigata, Weißdorn (Abb. 11-26)

Familie:	Rosaceae
Inhaltsstoffe:	oligomere Prozyanidine, Flavonoide

Pharmakodynamik: Steigerung des Koronardurchflusses infolge gefäßdilatierender Wirkungen, positiv inotrop und chronotrop (Erhöhung der Membranpermeabilität für Kalzium sowie der intrazellulären (AMP-Konzentration)

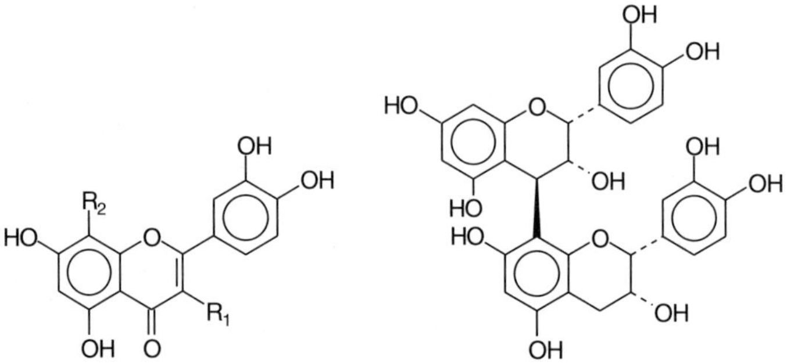

Quercetin: R_1 = OH; R_2 = H
Hyperosid: R_1 = -O-Gal; R_2 = H
Vitexin: R_1 = H; R_2 = Glycosyl

dimeres Procyanidin

(Crataegus-Arten)

Hauptinhaltsstoffe der Crataegus-Droge

11.11.2 Phytotherapie bei funktionellen Herzerkrankungen

Neben einer individuell angepaßten Ordnungstherapie bieten sich folgende Drogen an:

- Adonidis herba, Adoniskraut
- Oleandri folia, Oleanderblätter
- Leonuri cardiacae herba, Herzgespannkraut

11.12 Phytotherapie bei Gefäßerkrankungen

Die Phytotherapie kann sowohl bei arteriellen als auch bei venösen Erkrankungen nicht nur adjuvant, sondern auch als Mittel der ersten Wahl angesehen werden; dies gilt insbesondere für Durchblutungsstörungen mit zerebrovaskulärer Insuffizienz.

11.12.1 Phytotherapie bei arteriellen Durchblutungsstörungen

Ginkgo bilobae folia, Ginkgoblätter (Abb. 11-27)

Familie: Ginkgoaceae
Inhaltsstoffe: Flavonoide, Prozyanidine, Ginkgolide
Pharmakodynamik: Verbesserung der arteriellen Durchblutung; experimentell : Erhöhung der ATP- und Glukose-Utilisation und Erhöhung der Hypoxietoleranz; membran-

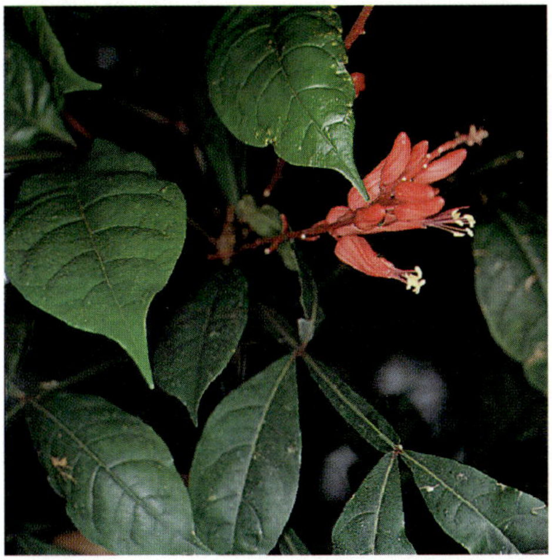

Abb. 11-2. Quassia amara, Bitterholz

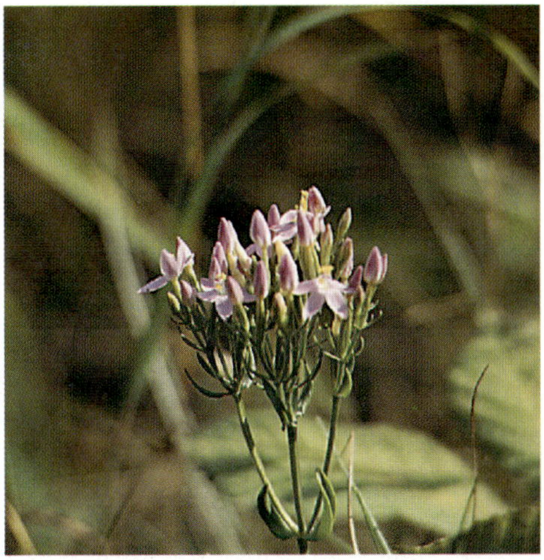

Abb. 11-4. Centaurium erythraea, Tausendgüldenkraut

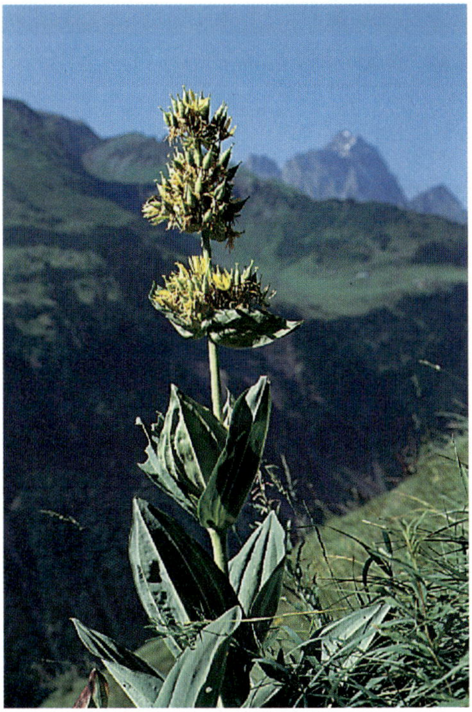

Abb. 11-3. Gentiana lutea, Enzian

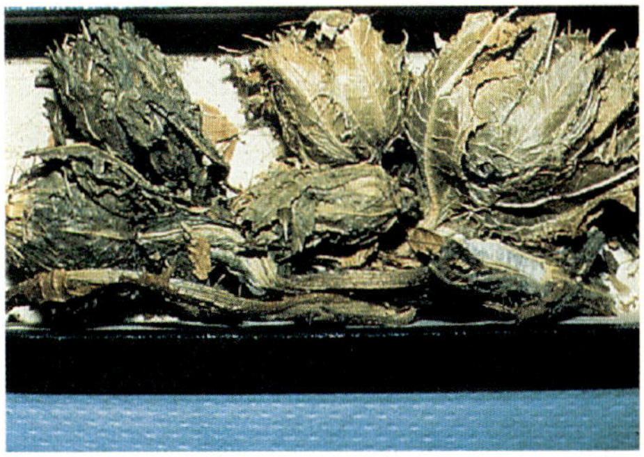

Abb. 11-5. Cnicus benedictus, Benediktenkraut

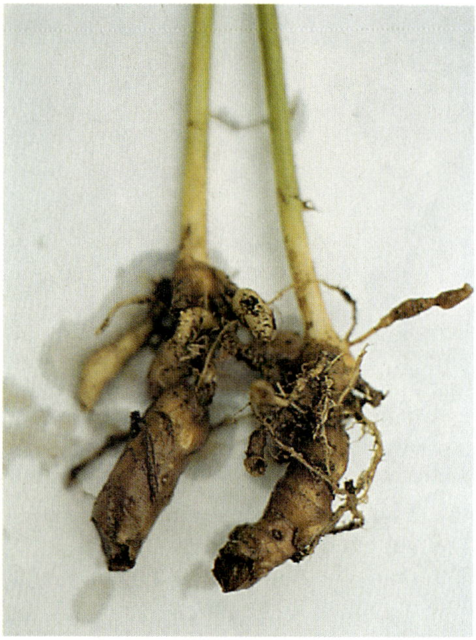

Abb. 11-6. Curcuma xanthorrhiza, javanische Gelbwurz

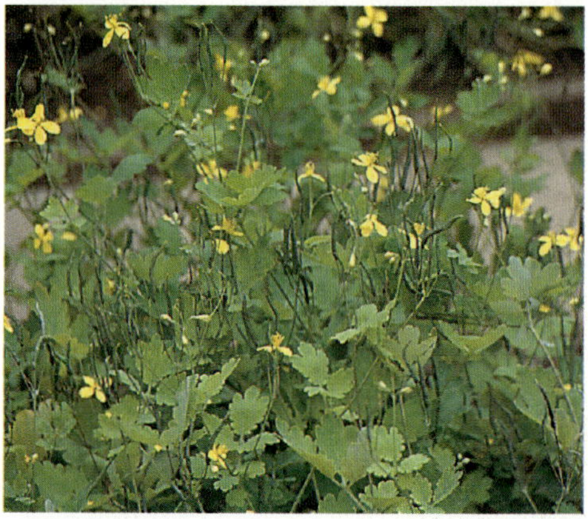

Abb. 11-8. Cheledonium majus, Schöllkraut

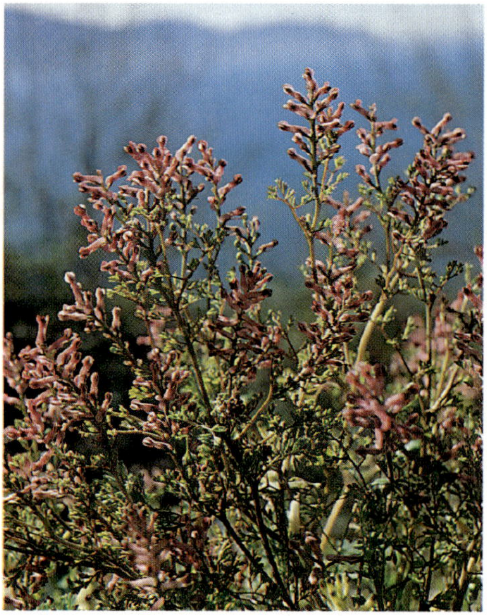

Abb. 11-7. Fumaria officinalis, Erdrauch

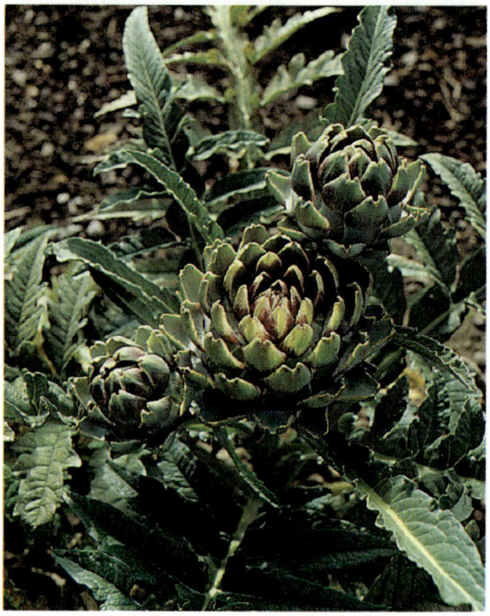

Abb. 11-9. Cynara scolymus, Artischocke

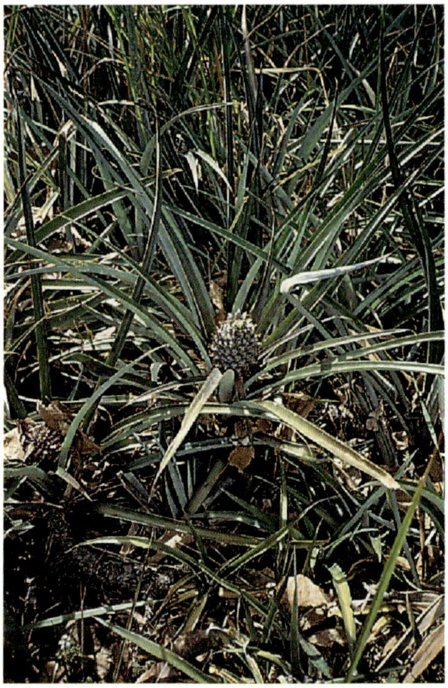

Abb. 11-10. Ananas comosus, Ananas

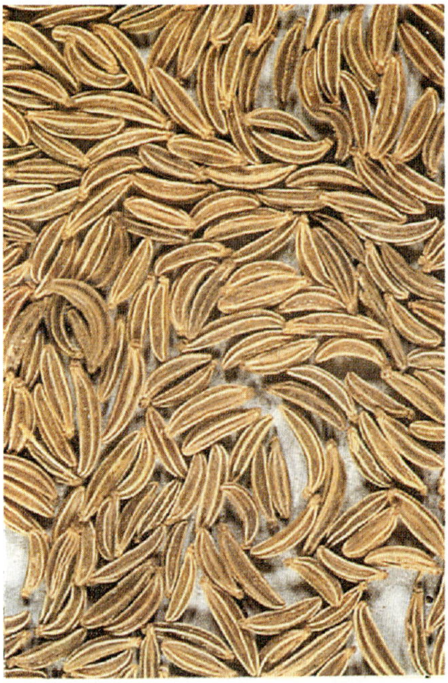

Abb. 11-12. Carvi fructus, Kümmelfrüchte

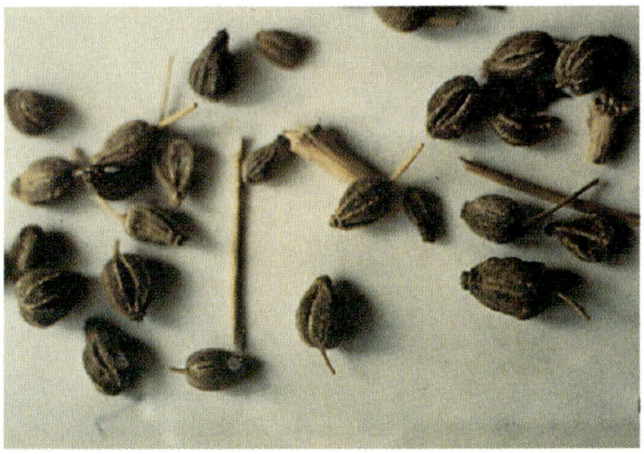

Abb. 11-11. Anisi fructus, Anisfrüchte

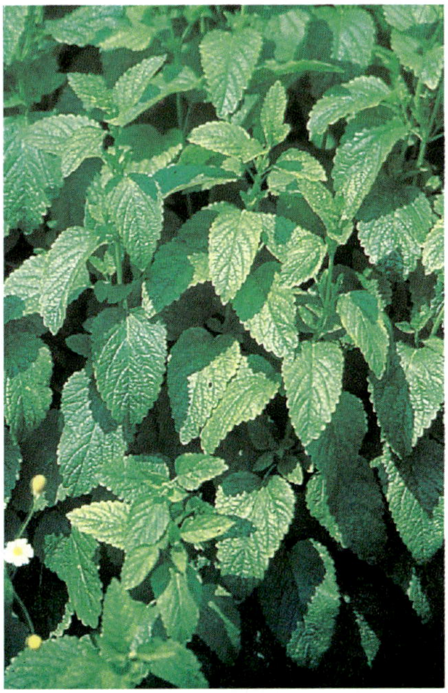

Abb. 11-13. Melissa officinalis, Melisse

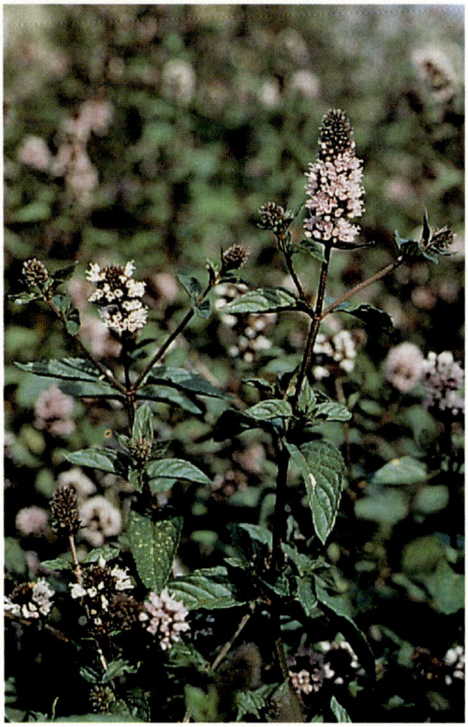

Abb. 11-14. Mentha piperita, Pfefferminz

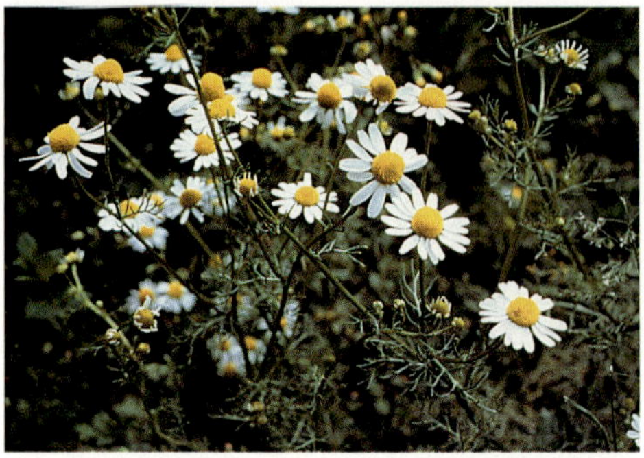

Abb. 11-15. Matricaria chamomilla, Kamille

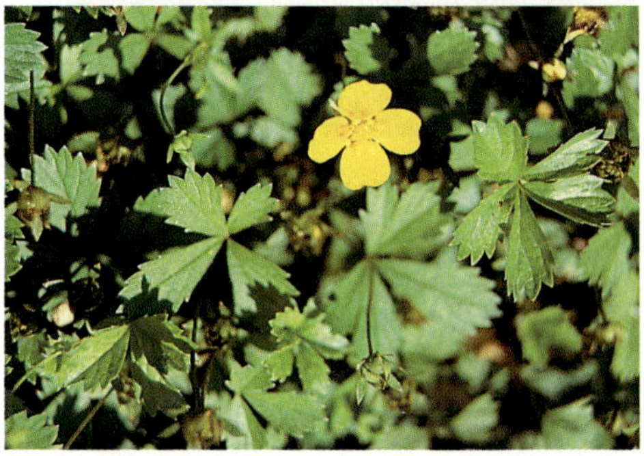

Abb. 11-16. Potentilla erecta, Tormentille

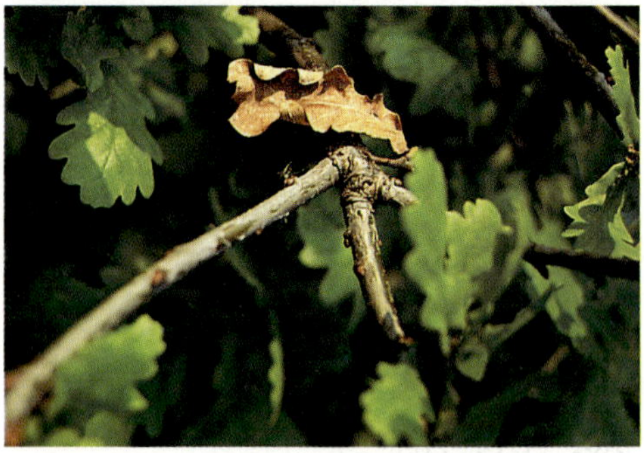

Abb. 11-17. Quercus robur, Eiche

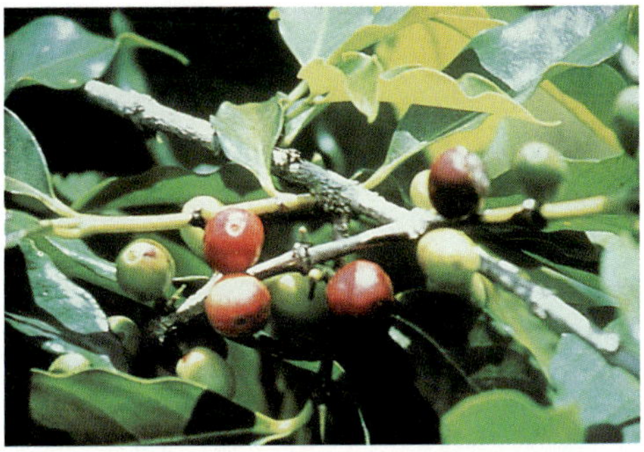

Abb. 11-18. Coffea arabica, Kaffeestrauch

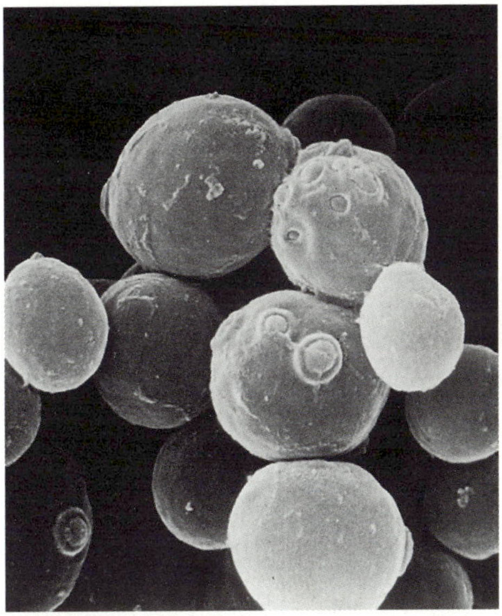

Abb. 11-20. Saccharomyces boulardii, Hefe

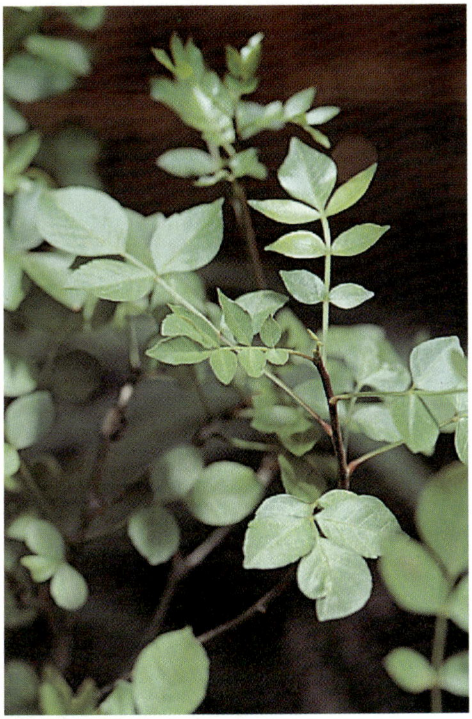

Abb. 11-19. Commiphora molmol, Myrrhenstrauch

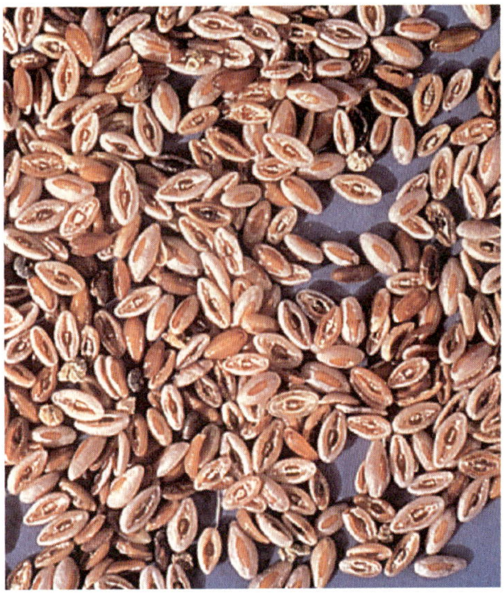

Abb. 11-21. Psyllii semen, Flohsamen

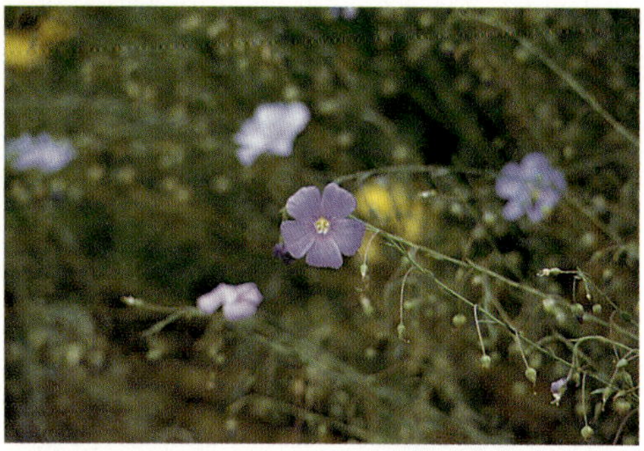

Abb. 11-22. Linum usitatissimum, Lein

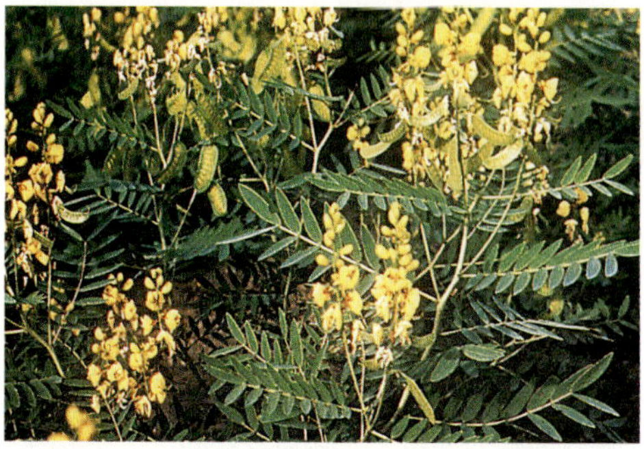

Abb. 11-24. Cassia angustifolia, Sennespflanze

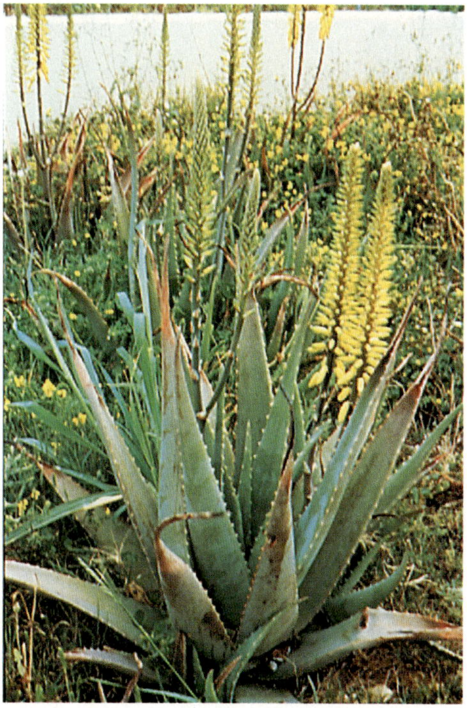

Abb. 11-23. Aloe ferox, Aloe

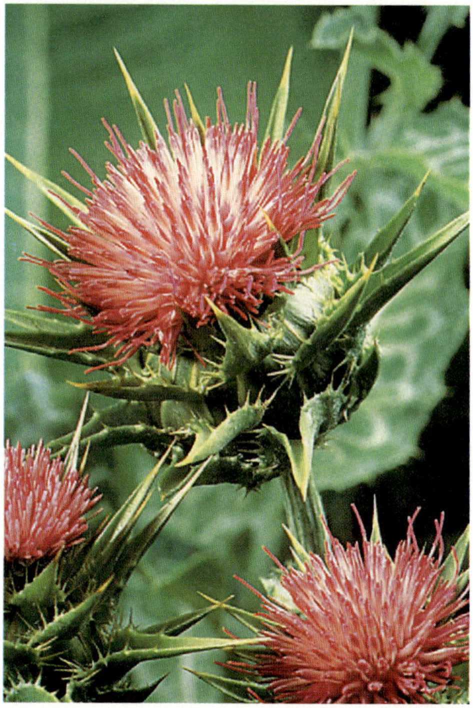

Abb. 11-25. Silyleum marianum, Mariendistel

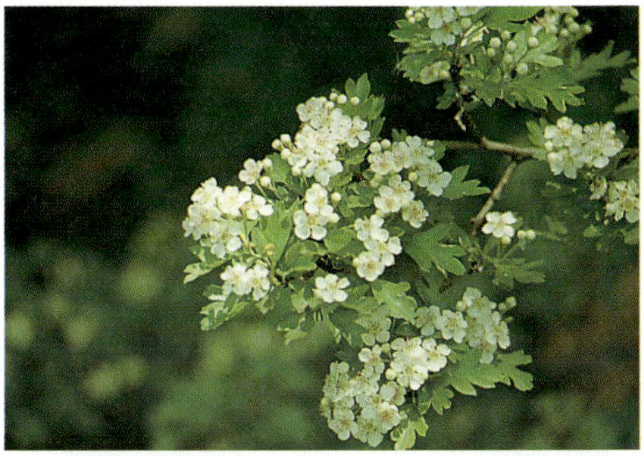

Abb. 11-26. Crataegus laevigata, Weißdorn

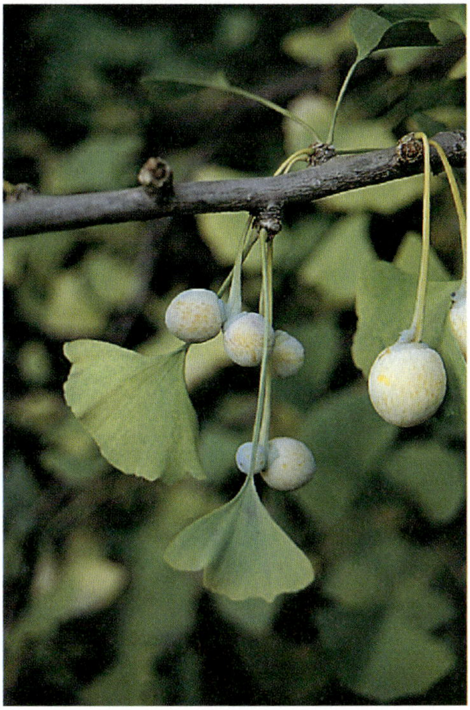

Abb. 11-27. Ginkgo biloba, Ginkgobaum

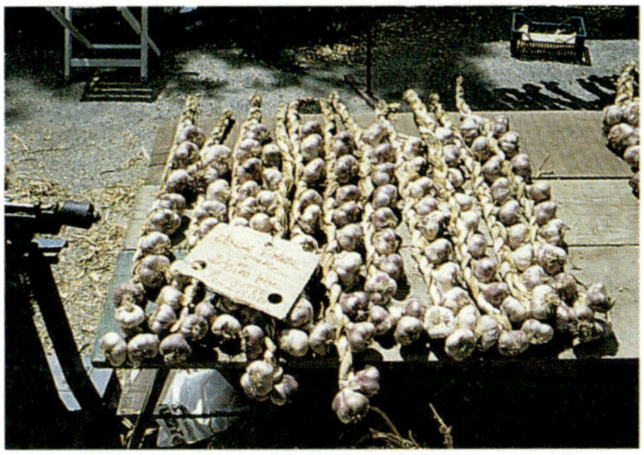

Abb. 11-28. Allium sativum, Knoblauch

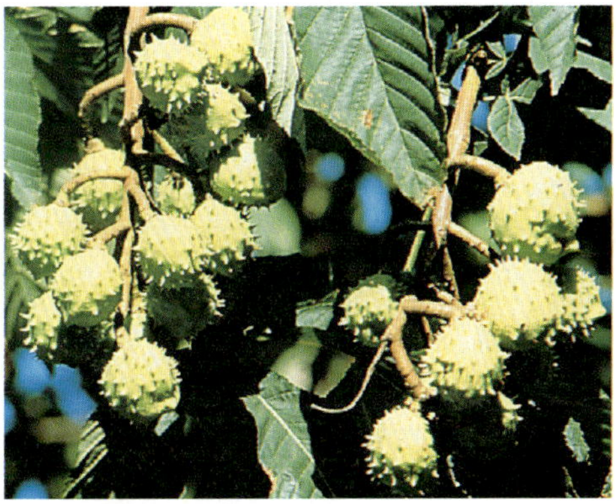

Abb. 11-29. Aesculus hippocastanum, Roßkastanie

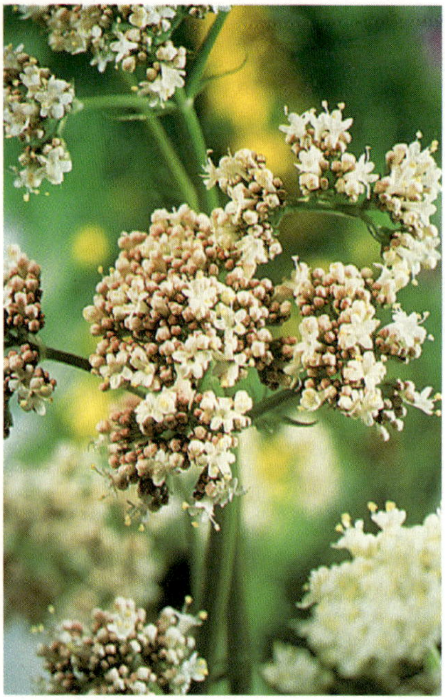

Abb. 11-30. Valeriana officinalis, Baldrian

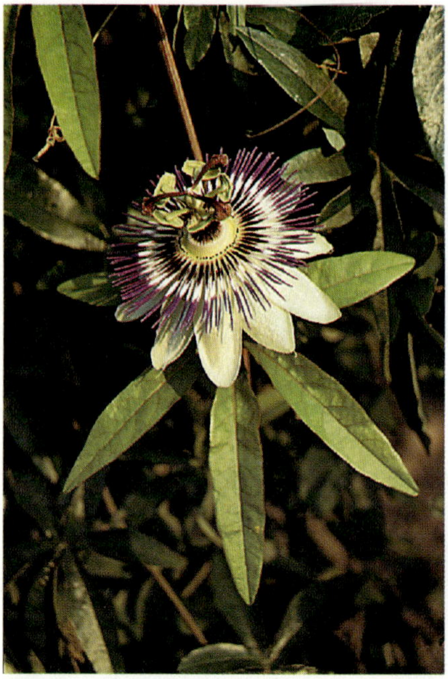

Abb. 11-32. Passiflora incarnata, Passionsblume

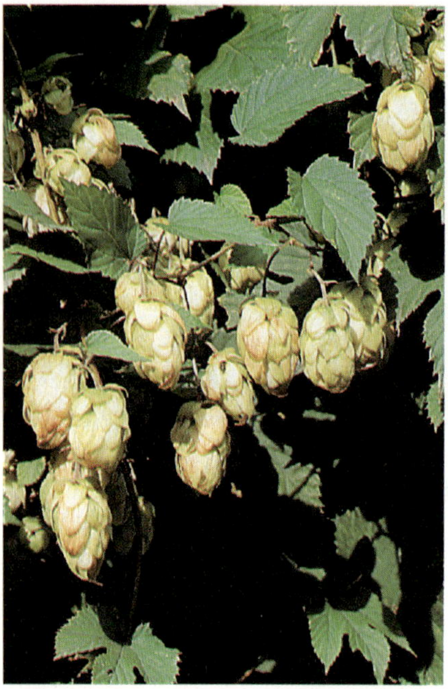

Abb. 11-31. Hummulus lupulus, Hopfen

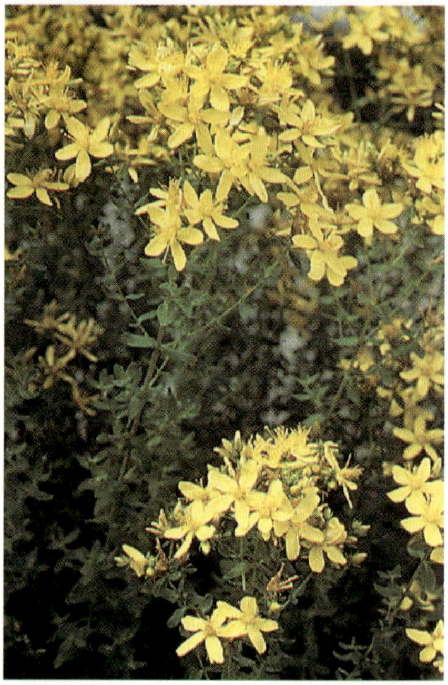

Abb. 11-33. Hypericum perforatum, Johanniskraut

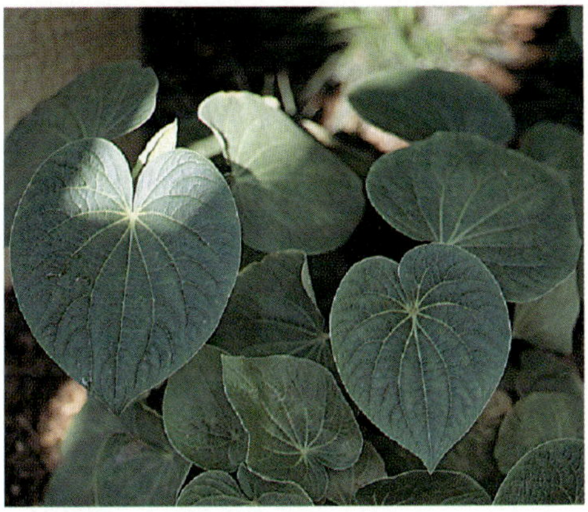

Abb. 11-34. Piper methysticum, Rauschpfeffer

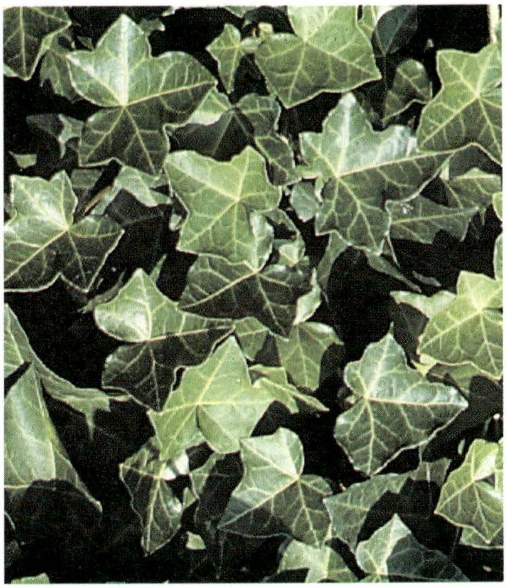

Abb. 11-35. Hedera helix, Efeu

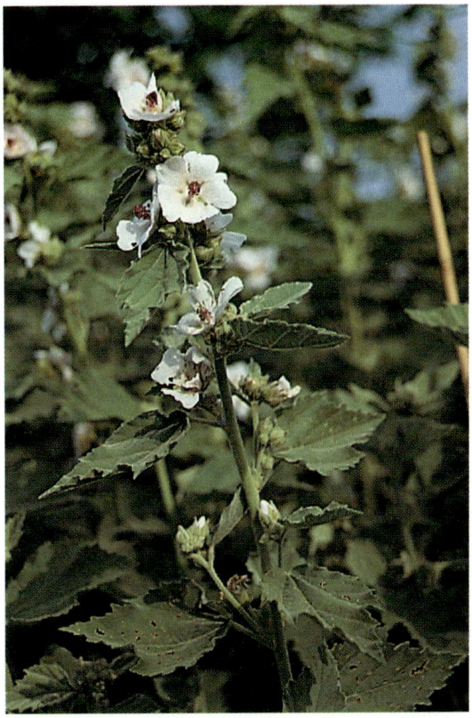

Abb. 11-36. Althaea officinalis, Eibisch

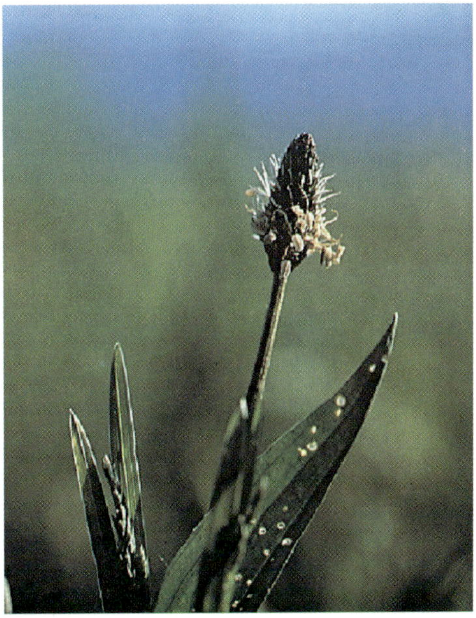

Abb. 11-37. Plantago lanceolata, Spitzwegerich

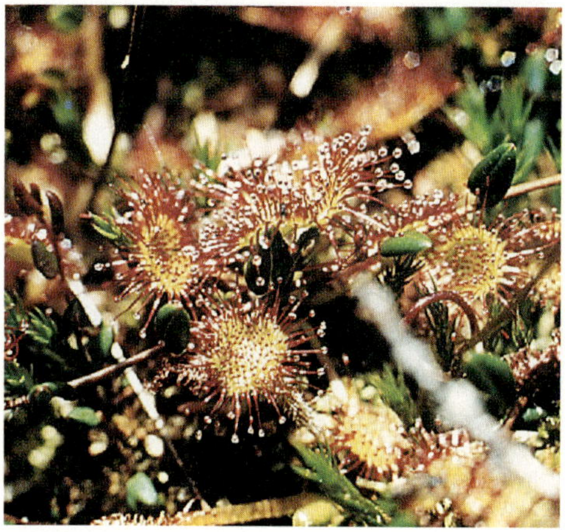

Abb. 11-38. Drosera rotundifolia, Sonnentau

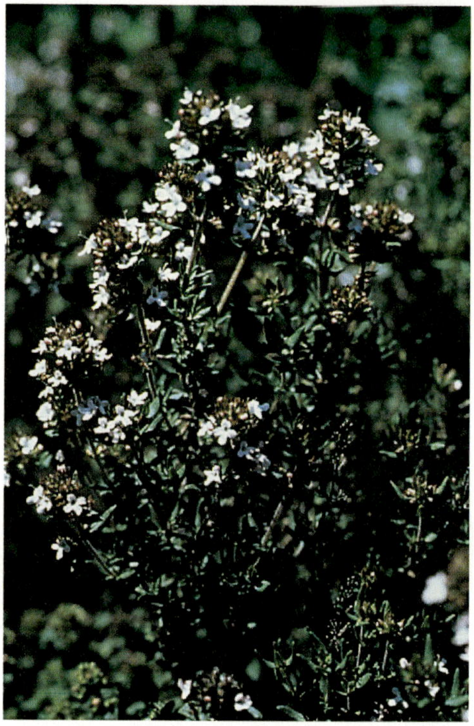

Abb. 11-40. Thymus vulgaris, Thymian

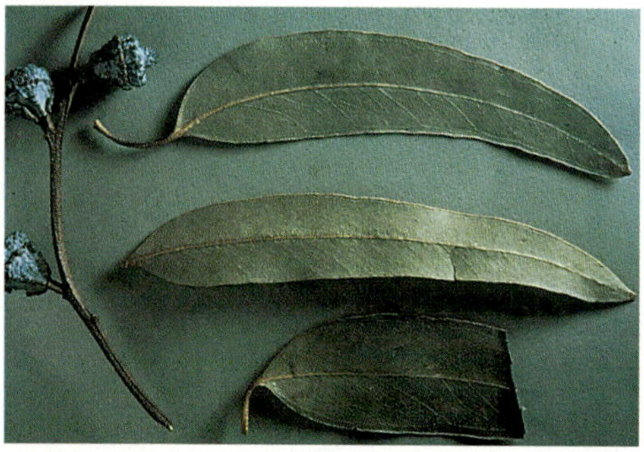

Abb. 11-39. Eucalyptus globulus, Eukalyptus

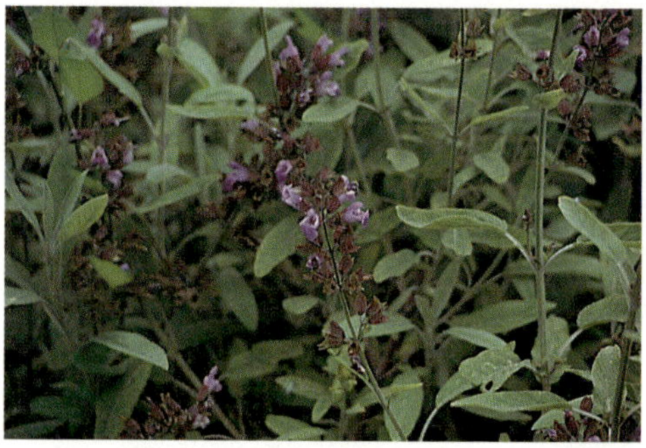

Abb. 11-41. Salvia officinalis, Salbei

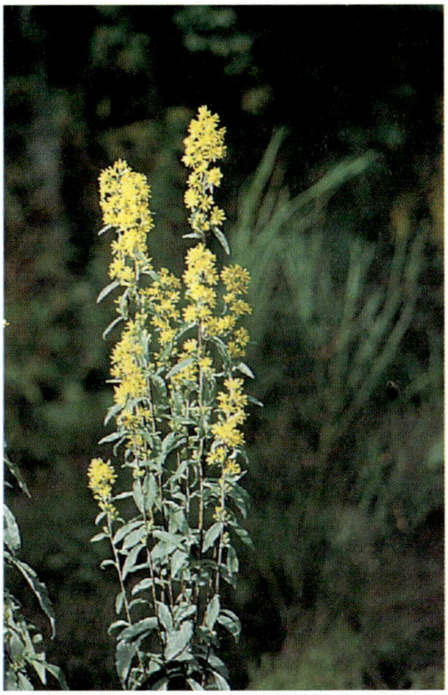

Abb. 11-42. Solidago virgaurea, Echte Goldrute

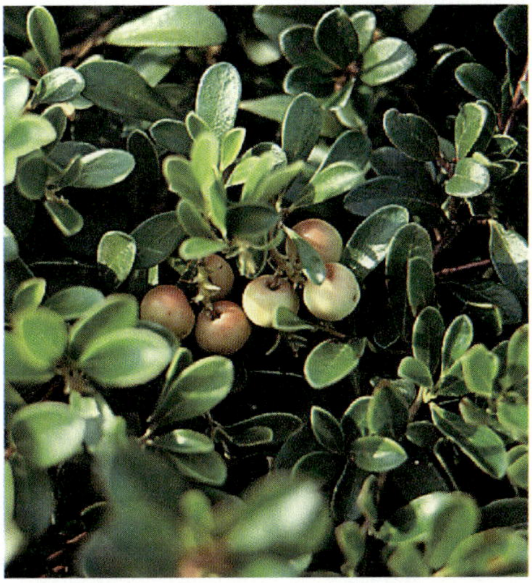

Abb. 11-44. Arctostaphylos uva-ursi, Bärentraube

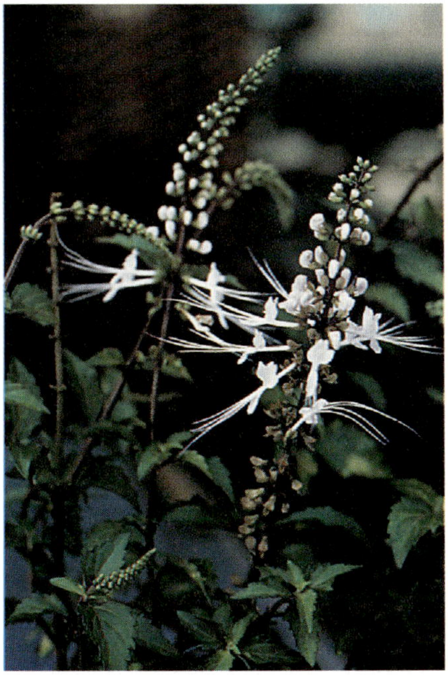

Abb. 11-43. Orthosiphon aristatus, Katzenbart

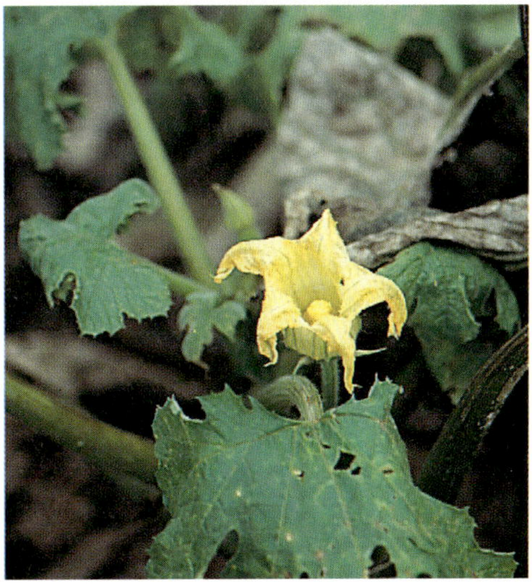

Abb. 11-45. Cucurbita pepo, Kürbis

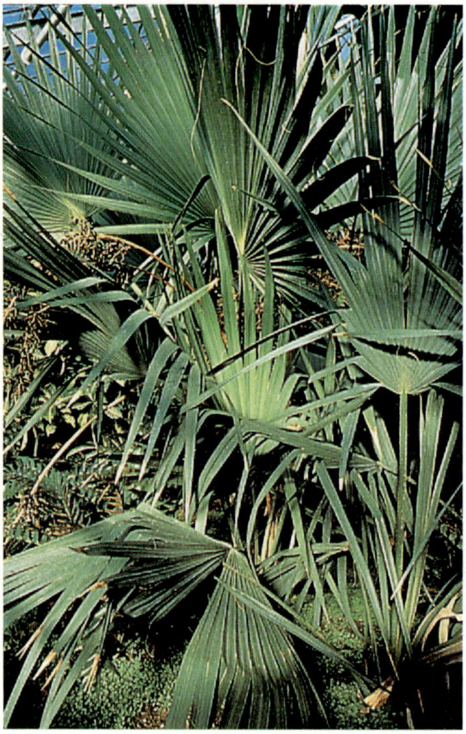

Abb. 11-46. Serenoa repens, Sägepalme

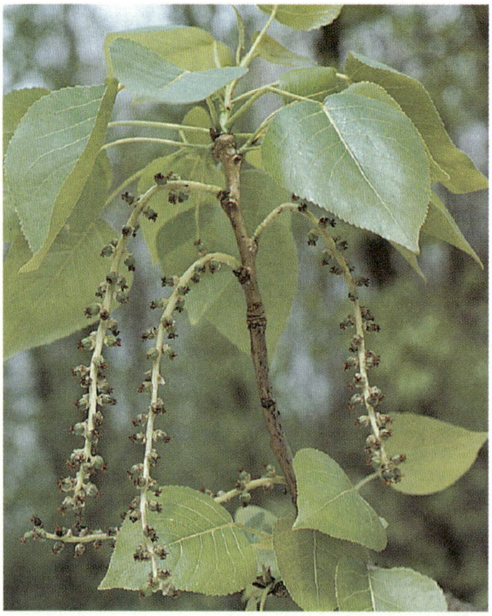

Abb. 11-47. Populus tremula, Zitterpappel

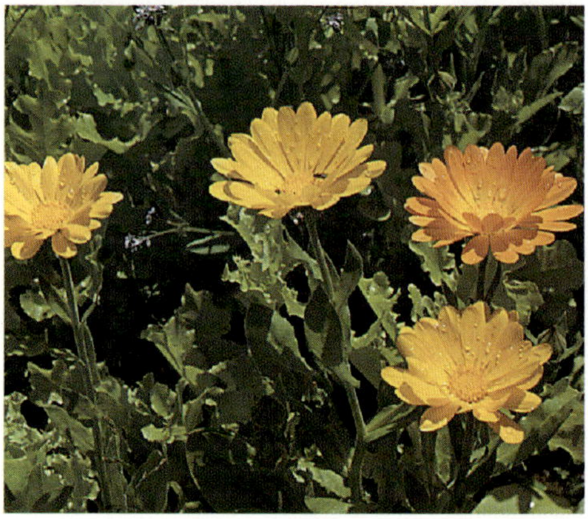

Abb. 11-48. Calendula officinalis, Ringelblume

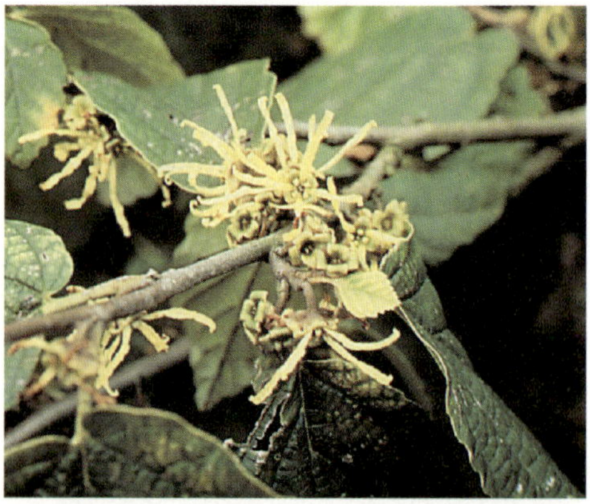

Abb. 11-49. Hamamelis virginiana, Virginischer Zauberstrauch

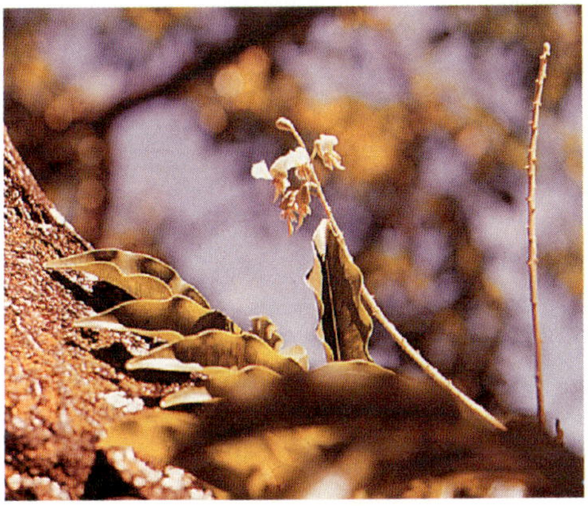

Abb. 11-50. Myroxylon balsamum, Perubalsambaum

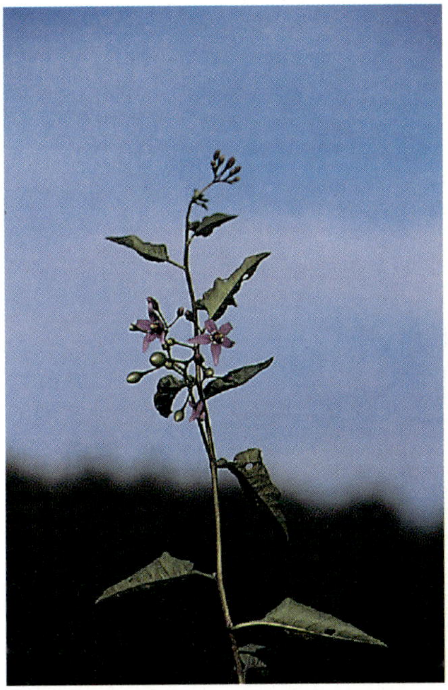

Abb. 11-52. Solanum dulcamara, Bittersüß

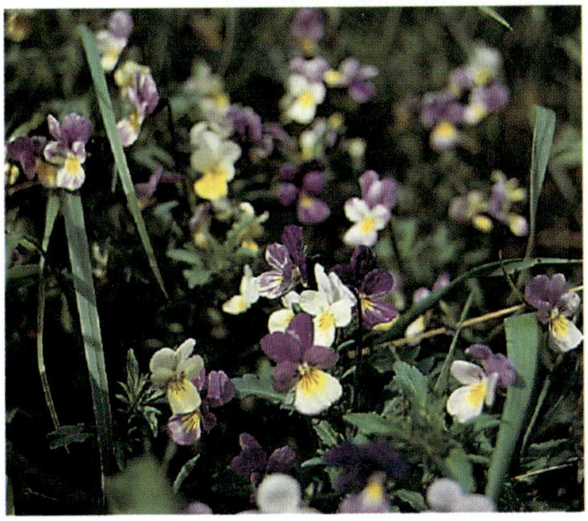

Abb. 11-51. Viola tricolor, Feldstiefmütterchen

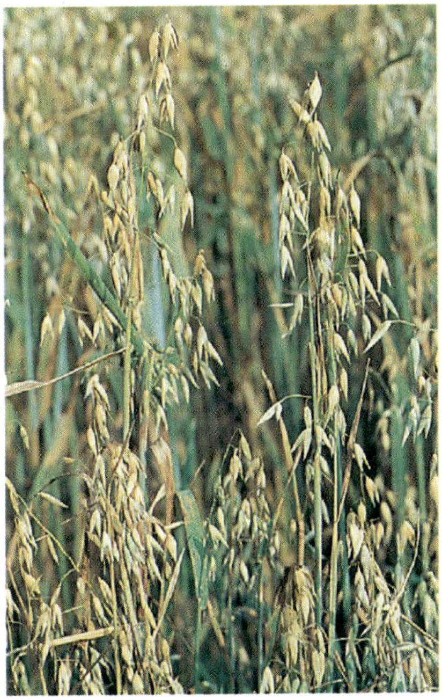

Abb. 11-53. Avena sativa, Hafer

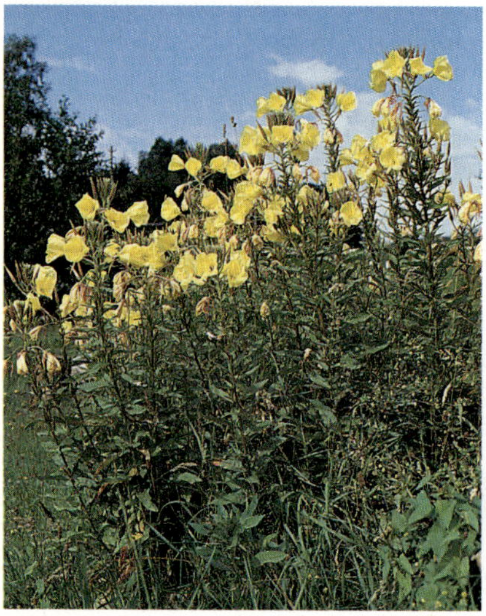

Abb. 11-54. Oenothera biennis, Nachtkerze

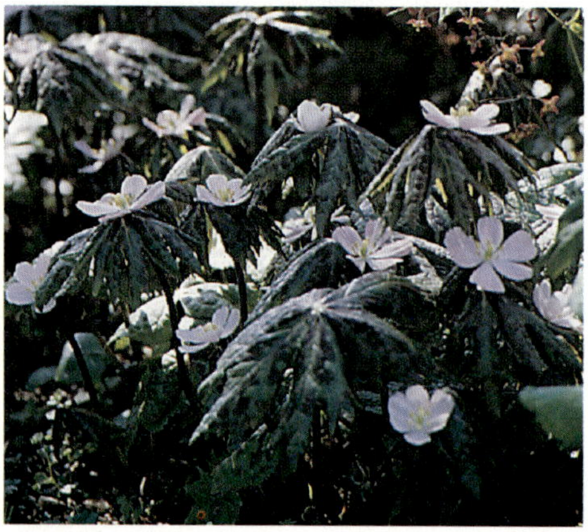

Abb. 11-55. Podophyllum peltatum, Maiapgel

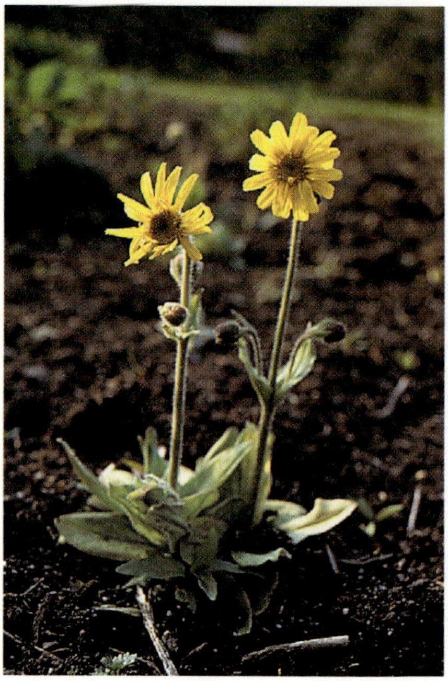

Abb. 11-56. Arnica montana, Bergwohlverleih

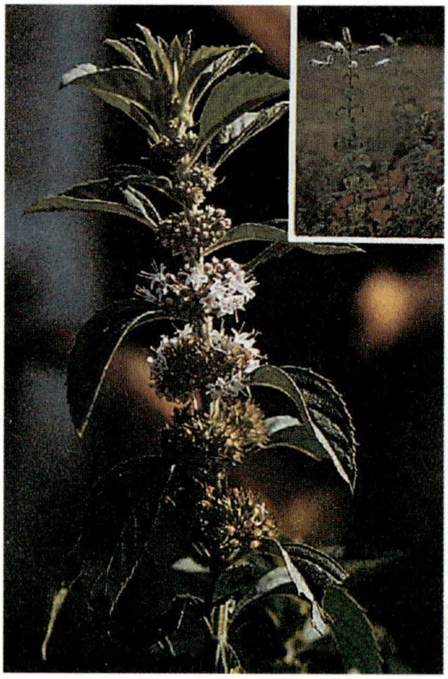

Abb. 11-57. Lycopus europaeus, Wolfsrapp

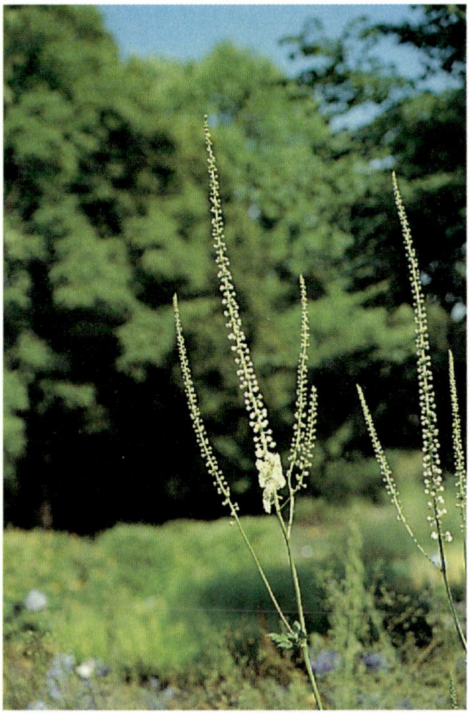

Abb. 11-58. Cimicifuga racemosa, Traubensilberkerze

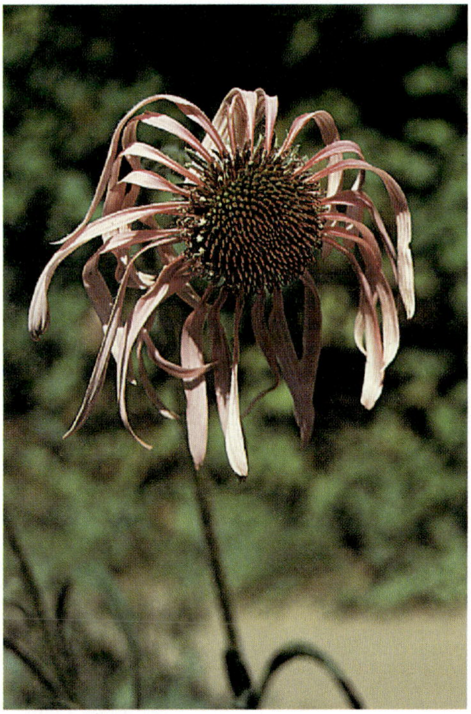

Abb. 11-60. Echinacea purpurea, Purpursonnenhut

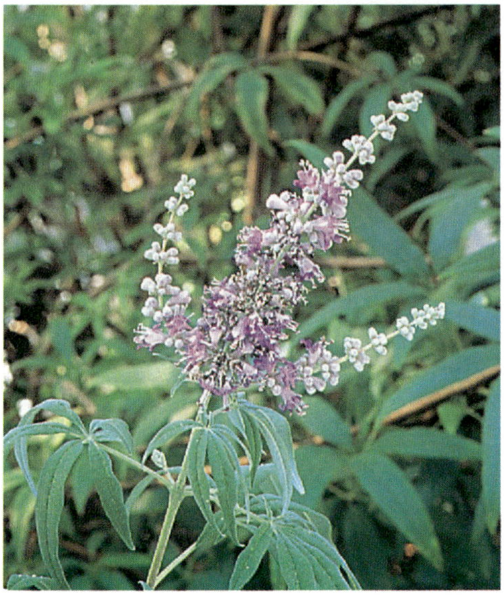

Abb. 11-59. Vitex agnus-castus, Mönchspfeffer

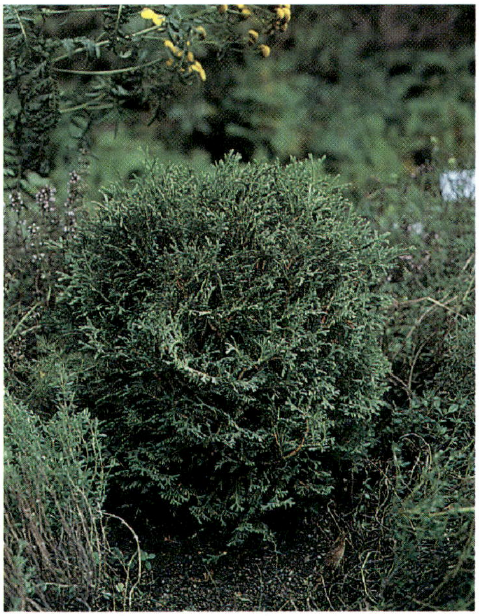

Abb. 11-61. Thuja occidentalis, Lebensbaum

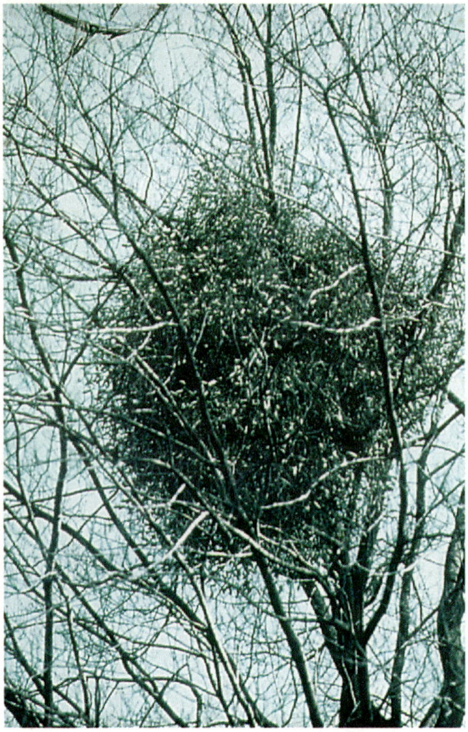

Abb. 11-62. Viscum album, Mistel

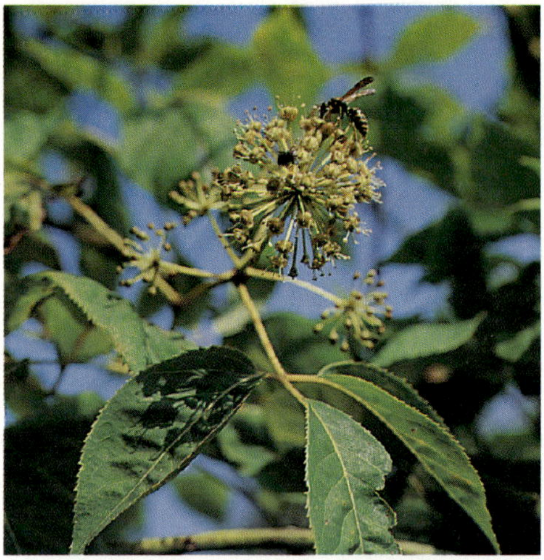

Abb. 11-64. Eleutherococcus senticosus, Teufelsbusch

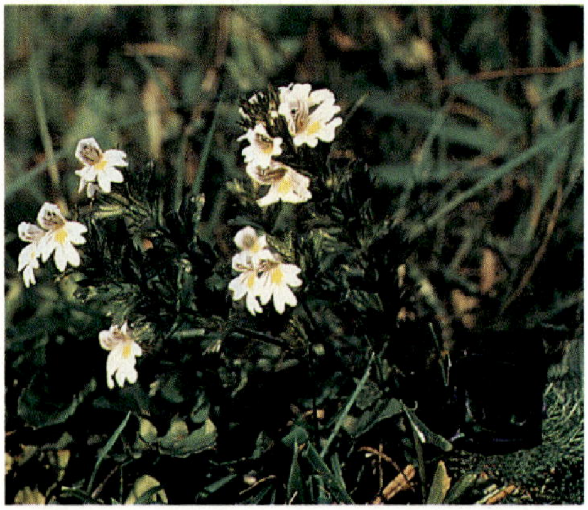

Abb. 11-63. Euphrasia officinalis, Augentrost

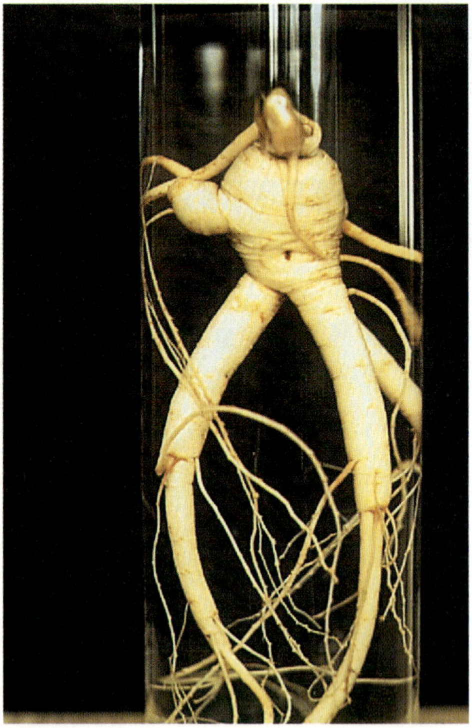

Abb. 11-65. Panax ginseng, Ginseng

	stabilisierende Wirkungen, Senkung der Blutviskosität
Unerwünschte Wirkungen:	evtl. allergische Reaktionen

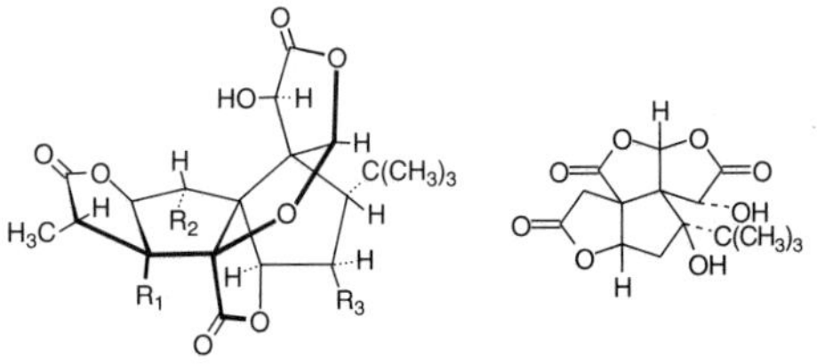

Ginkgolid	R_1	R_2	R_3
A	OH	H	H
B	OH	OH	H
C	OH	OH	OH

Bilobalid

(Ginkgo biloba)

Hauptterpenverbindungen von Ginkgo biloba

Allii sativi bulbus, Knoblauchzwiebel (Abb. 11-28)

Familie	Liliaceae
Inhaltsstoffe	Alliin u.a.
Pharmakodynamik:	lipidsenkend, thrombozytenaggregationshemmend, Steigerung der Fibrinolyse, antibakteriell, antimykotisch, Herabsetzung der Viskosität
Unerwünschte Wirkungen:	selten Magen-Darm-Beschwerden und allergische Reaktionen, typische Atemluftveränderungen

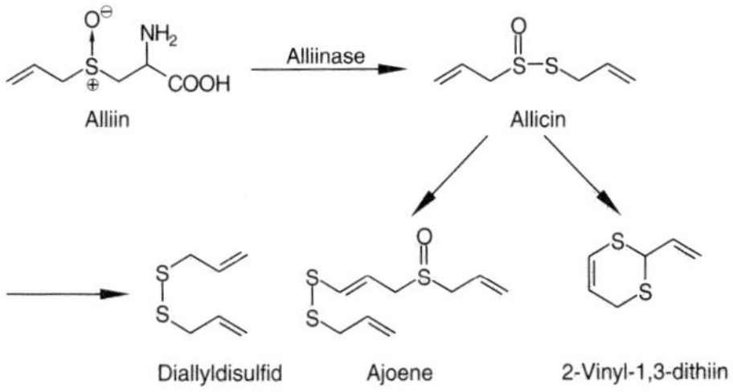

Hauptwirkstoffe des Knoblauchs

11.12.2 Phytotherapie des Venensystems

Neben physikalisch-therapeutischen Maßnahmen spielt die Phytotherapie bei venösen Erkrankungen eine entscheidende Rolle. Hier kann, insbesondere bei noch nicht bestehender chirurgischer Indikation, konservativ mit Phytotherapie in Kombination mit anderen Naturheilverfahren ein guter Erfolg erzielt werden.

Hippocastani semen, Roßkastaniensamen (Abb. 11-29)

Familie:	Hippocastanaceae
Inhaltsstoffe:	Triterpenglykoside (Aescin), Flavonoide, Katechine
Pharmakodynamik:	antioxidativ, antiödematös, Steigerung der Kapillarresistenz, leicht diuretisch,
Unerwünschte Wirkungen:	selten Reizungen des Magen-Darm-Traktes

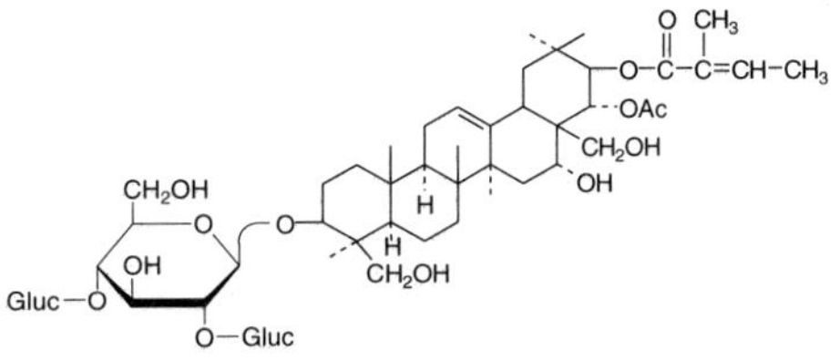

β-Aescin
(Aesculus hippocastanum)

β-Aescin Hauptwirkstoff von Roßkastaniensamen

11.13 Zentral wirksame Phytotherapeutika

Viele Schlafstörungen sowie Angst-, Anspannungs- und Unruhezustände sind bewährte Indikationen der Phytotherapie. Bei den Einschlafstörungen können Phytotherapeutika als Mittel der ersten Wahl eingesetzt werden. Hier besteht die Möglichkeit bei dem Patienten mit phytotherapeutischen Sedativa ohne Suchtpotential die Schlafbereitschaft zu fördern. Die Wirkung tritt erst nach 2–3wöchiger regelmäßiger Anwendung ein. Auch ein Schlafritual (Auslösung eines bedingten Reflexes) kann das Einschlafen verbessern.

Viel zu leicht wird mit Benzodiazepinen umgegangen. Häufig beginnt eine Abhängigkeit nach einem stationären Krankenhausaufenthalt, weil dem Patienten Benzodiazipine oder andere zentral wirksame Pharmaka gegeben wurden. Durch Phytotherapeutika ist die Gefahr der Abhängigkeit nicht gegeben. Allerdings ist darauf hinzuweisen, daß Phytotherapeutika – wie fast alle pflanzlichen Präparate – nur in einem gemeinsamen Therapiekonzept mit anderen naturheilkundlichen Verfahren angewandt werden sollten (s. Kap. 6 u. 12).

Es stehen heute standardisierte Phytotherapeutika, die auf das zentrale Nervensystem wirken, zur Verfügung.

11.13.1 Phytotherapie bei Schlafstörungen

Valerianae radix, Baldrianwurzel
(Abb. 11-30)

Familie:	Valerianaceae
Inhaltsstoffe:	ätherische Öle, Valeranon und Valeranal
Pharmakodynamik:	anxiolytisch, sedativ; experimentell: spasmolytisch und muskelrelaxierend

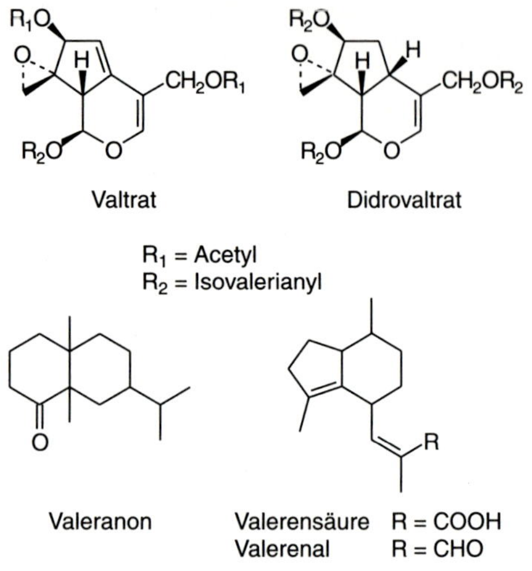

Hauptwirkstoffe der Baldrianwurzel

Lupuli strobulus, Hopfenzapfen
(Abb. 11-31)

Familie:	Cannabaceae
Inhaltsstoffe:	ätherische Öle, Gerbstoffe, Flavonoide
Pharmakodynamik:	sedativ

Passiflorae herba, Passionsblume
(Abb. 11-32)

Familie:	Passifloraceae
Inhaltsstoffe:	Flavonoide, Kumarinderivate, ätherische Öle, Alkaloide
Pharmakodynamik:	leicht sedativ, antikonvulsiv, spasmolytisch und analgetisch

Melisse und Lavendel haben ebenfalls leicht sedative Wirkungen

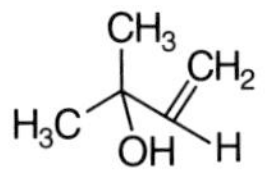

2-Methyl-3-buten-2-ol
(Humulus lupulus)

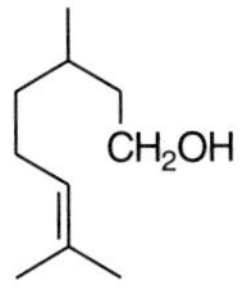

Citronellal
(Melissa offic.)

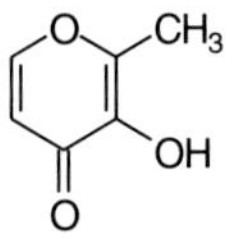

Maltol
(Passiflora incarnata)

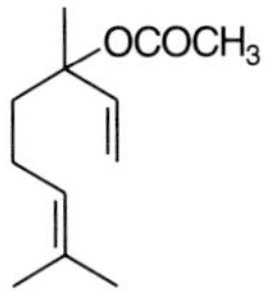

Linalylacetat
(Lavandula offic.)

Sedativ wirkende Inhaltsstoffe von Humulus lupulus, Melissa, Passiflora und Lavandula

11.13.2 Phytotherapie bei Depressionen und Spannungszuständen

Leider ist eine zunehmende Verordnung von chemisch-synthetischen Antidepressiva unter falscher Indikationsstellung zu beobachten. Gerade durch Phytotherapeutika hat hier der Arzt eine Möglichkeit, im Verbund mit anderen naturheilkundlichen Therapieverfahren, insbesondere reaktive Depressionen, gut zu behandeln. Dabei sei auch auf die geringere Rate der unerwünschten Nebenwirkungen hingewiesen.

Hyperici herba, Johanniskraut (Abb. 11-33)

Familie:	Hypericaceae
Inhaltsstoffe:	Hypericin, ätherische Öle, Flavonoide, Gerbstoffe
Pharmakodynamik:	leicht sedierend, antidepressiv und anxiolytisch

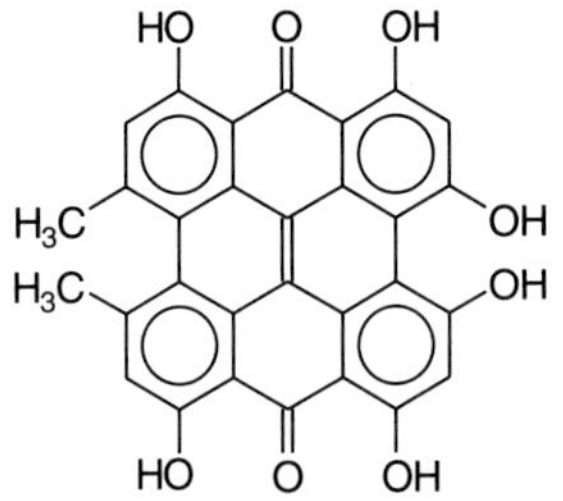

Hypericin
(Hypericum perforatum)

Hypericin, ein vermutetes antidepressives Wirkprinzip von Hypericum perforatum

Piperis methystici rhizoma, Kava-Kava-Wurzelstock (Abb. 11-34)

Familie:	Piperaceae
Inhaltsstoffe:	Kavapyrone und Kavalaktone
Pharmakodynamik:	sedierend, antikonvulsiv, spasmolytisch, zentral muskelrelaxierend
Unerwünschte Wirkungen:	in seltenen Fällen allergische Hautreaktionen, Akkomodationsstörungen, Pupillenerweiterung, Störungen des Gleichgewichts, Gelbfärbung der Haut
Kontraindikationen:	Schwangerschaft, Stillzeit; manifeste endogene Depressionen mit Suizidgefahr

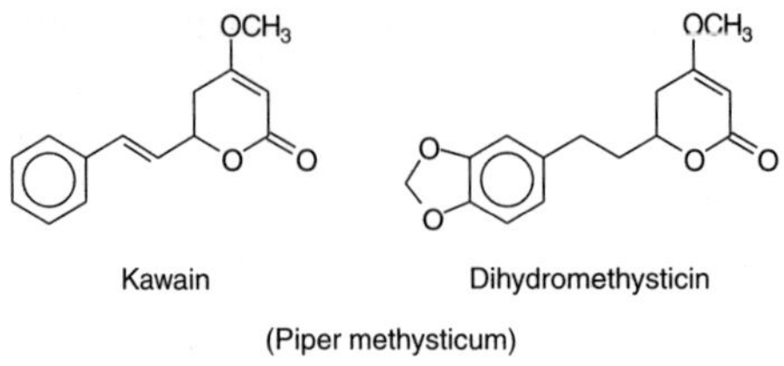

Hauptwirkstoffe der Kava-Kava-Wurzel

11.14 Phytotherapie bei Atemwegserkrankungen

Eine Domäne der Phytotherapie sind Erkrankungen des respiratorischen Systems.

Hier können Phytotherapeutika als Mittel der ersten Wahl angewandt werden. Neben sekretolytischen Effekten ist auch die antitussive Wirkung einiger Drogen nutzbar. Der Vorteil der Phytotherapeutika besteht darin, daß sie häufig gleichzeitig antitussive, antiobstruktive und expektorierende Wirkungen aufweisen.

Bei Atemwegserkrankungen besteht in manchen Fällen sogar die Möglichkeit, gänzlich auf konventionelle Therapeutika zu verzichten. Dies sei jedoch nur dem phytotherapeutisch erfahrenen Arzt empfohlen.

11.14.1 Antitussivwirkende Phytotherapeutika

Hederae helicis folia, Efeublätter (Abb. 11-35)

Familie:	Araliaceae
Inhaltsstoffe:	Hederakoside B und C
Pharmakodynamik:	sekretolytisch, expektorierend, spasmolytisch, antitussiv

Althaeae radix/folium, Eibischwurzel und -blätter (Abb. 11-36)

Familie:	Malvaceae
Inhaltsstoffe:	Schleimstoffe, Flavonoide, Kumarine
Pharmakodynamik:	antitussiv, muzilaginös

Plantaginis lanceolatae herba, Spitzwegerichkraut (Abb. 11-37)

Familie:	Plantaginaceae
Inhaltsstoffe:	Iridoidglykoside, Schleim- und Gerbstoffe, Flavonoide, Kieselsäure
Pharmakodynamik:	antitussiv, adstringierend, antibakteriell

Droserae herba, Sonnentaukraut (Abb. 11-38)

Familie:	Droseraceae
Inhaltsstoffe:	Naphthochinonderivate, Flavonoide
Pharmakodynamik:	antitussiv, bronchospasmolytisch, bakteriostatisch

11.14.2 Phytotherapeutische Expektoranzien

Die mukolytische und sekretolytische Phytotherapie ist ein wichtiger Bestandteil der modernen Phytotherapie. Die Wirkungsweise von chemisch-synthetischen Mukolytika und Sekretolytika ist noch umstritten. Durch Gabe von phytotherapeutischen Medikamenten mit gesicherter sekretolytisch-sekreto-motorischer Wirkung kann für den Patienten eine deutliche Verbesserung seiner Beschwerden erreicht werden. Sekretolytisch-sekretomotorische Phytotherapeutika gibt es in großer Zahl. Beispielhaft seien hier drei Drogen genannt.

Eucalypti aetherolum, Eukalyptusöl (Abb. 11-39)

Familie:	Myrtaceae
Inhaltsstoffe:	ätherische Öle, Gerbstoffe, Phenolkarbonsäure, Flavonoide
Pharmakodynamik:	sekretomotorisch, expektorierend, spasmolytisch, lokal hyperämisierend
Unerwünschte Wirkungen:	evtl. kann Eukalyptusöl die Wirkung anderer Arzneimittel abschwächen oder deren Halbwertszeit verkürzen
Kontraindikationen:	Entzündungen im Magen- und Darmbereich oder in den Gallenwegen sowie schwere Lebererkrankungen

Thymi herba, Thymiankraut (Abb. 11-40)

Familie:	Lamiaceae
Inhaltsstoffe:	ätherische Öle wie Thymol und Carvacrol, Gerbstoffe, Flavonoide
Pharmakodynamik:	expektorierend, bronchospasmolytisch, sekretomotorisch, antibakteriell

Myrtus communis, Myrte

Familie:	Myrtaceae
Inhaltsstoffe:	ätherische Öle, Bitterstoffe, Gerbholz und Harz
Pharmakodynamik:	sekretionsfördernd
Unerwünschte Wirkungen:	Magen- und Darmbeschwerden
Kontraindikationen:	Nieren- und Gallensteine

An sekretolytischen und sekretomotorischen Phytotherapeutika steht, wie bereits erwähnt, eine Vielzahl von Pflanzen zur Verfügung. Im einzelnen sind folgende Therapeutika genannt:

- Anisfrüchte
- Bibernellwurzel
- Eibischwurzel/-blätter
- Eukalyptusöl
- Fenchelfrüchte
- Fenchelöl
- Fichtennadelöl
- Fichtenspitzen, frische
- Hohlzahnkraut
- Holunderblüten
- Huflattichblätter
- Kampfer
- Kiefernnadelöl
- Kiefernsprossen
- Königskerzenblüten
- Lärchenterpentin
- Minzöl
- Pfefferminzöl
- Primelwurzel
- Quendelkraut
- Sanikelkraut
- Schlüsselblumenblüten
- Seifenwurzel, rote
- Seifenwurzel, weiße
- Senegawurzel
- Sternanisfrüchte
- Süßholzwurzel
- Taubnesselblüten, weiße
- Terpentinöl, gereinigtes Thymiankraut
- Tolubalsam
- Vogelknöterichkraut
- Wollblume

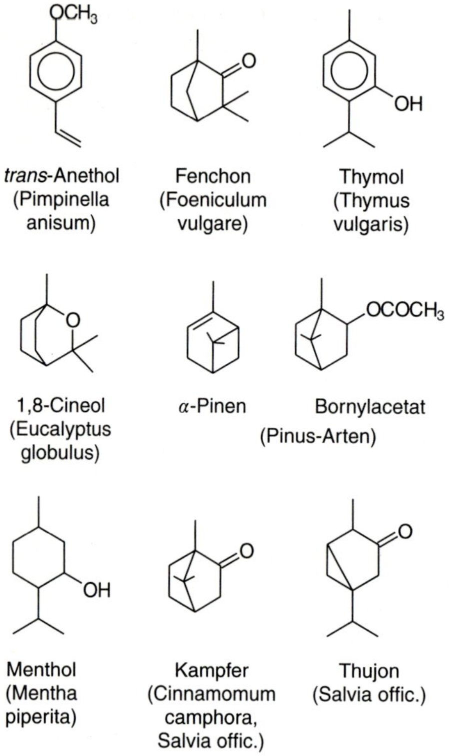

Die Hauptterpene der expektorierend wirkenden Drogen aus ätherischen Ölen

11.15 Phytotherapie bei Affektionen im Mund- und Rachenraum

Für die Mund- und Rachendesinfektion stehen vielerlei phytotherapeutische Behandlungsmöglichkeiten zur Verfügung. Beispielhaft seien hier vor allem zwei Pflanzen genannt. Beide Drogen haben aufgrund ihres Gerbstoffgehaltes eine adstringierende Wirkung. Einige Pflanzen haben gleichzeitig desinfizierende Wirkung und fördern ebenfalls die Wundheilung.

Myrrha, Myrrhe (Abb. 11-19)

Familie:	Myrtaceae
Inhaltsstoffe:	ätherische Öle, Proteine, Kohlenhydrate
Pharmakodynamik:	adstringierend, desinfizierend, granulationsfördernd

Salviae folia, Salbeiblätter (Abb. 11-41)

Familie:	Lamiaceae
Inhaltsstoffe:	ätherische Öle, insbesondere Thujon und Cineol, Gerbstoffe, Bitterstoffe, Steroide, Flavone
Pharmakodynamik:	adstringierend, sekretionsfördernd, bakterizid, fungistad, virostatisch, Hemmung der Schweißdrüsensekretion (schwach)
Unerwünschte Wirkungen:	bei längerer Einnahme sind epileptiforme Krämpfe gesehen worden
Kontraindikationen:	Schwangerschaft und Stillzeit

11.16 Phytotherapie bei urologischen Erkrankungen

Auch bei Harnwegserkrankungen bietet sich eine Vielzahl von phytotherapeutischen Einsatzmöglichkeiten an. Neben entzündlichen Erkrankungen sind bestimmte Erkrankungen der Prostata ein Indikationsgebiet.

Banale Harnwegsinfektionen wie Zystitiden können häufig ausschließlich mit Phytotherapeutika erfolgreich behandelt werden. Auf die strenge Indikationsstellung und ggf. den Einsatz von konventionellen Therapeutika ist zu achten.

Da bei Harnwegserkrankungen, insbesondere solcher entzündlicher Genese, eine vermehrte Ausscheidung erwünscht ist, sollten Teeapplikationen gebraucht werden.

11.16.1 Phytotherapeutische Durchspülungstherapie

Solidaginis herba, Goldrutenkraut
(Abb. 11-42)

Familie:	Asteraceae
Inhaltsstoffe:	Flavonoide, Saponine,
Pharmakodynamik:	antiphlogistisch, diuretisch, spasmolytisch

Orthosiphonis folia, Orthosiphonblätter
(Abb. 11-43)

Familie:	Lamiaceae
Inhaltsstoffe:	Flavonoide, ätherische Öle, Kaliumsalze
Pharmakodynamik:	diuretisch, spasmolytisch

11.16.2 Phytotherapie zur Harnwegsdesinfektion

Bei entzündlichen Erkrankungen der ableitenden Harnwege ist neben einer Durchspülungstherapie eine desinfizierende Therapie oder auch eine antibiotische Behandlung mit Phytotherapeutika möglich, insbesondere mit:

Uvae ursi folia, Bärentraubenblätter
(Abb. 11-44)

Familie:	Ericaceae
Inhaltsstoffe:	Hydrochinonderivate (Arbutin), Flavonoide, Gerbstoffe
Pharmakodynamik:	antibiotisch (bei alkalischem Urin)
Unerwünschte Wirkungen:	bei magenempfindlichen Patienten Übelkeit und Erbrechen Nicht über längere Zeit ohne ärztlichen Rat einnehmen!

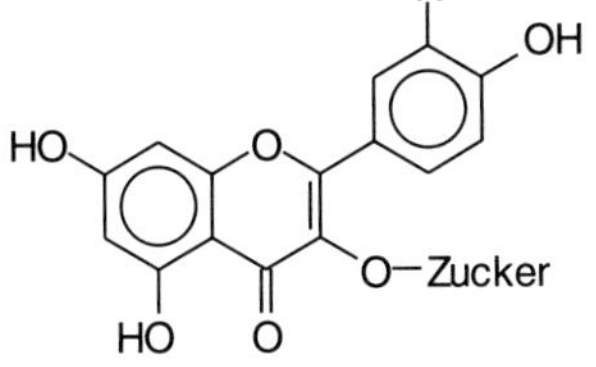

Quercetin-3-O-glykoside
Kämpferol-3-O-glykoside
(Solidago, Betula)

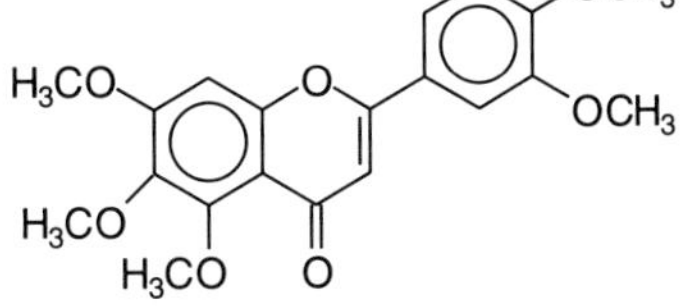

Sinensetin
(Orthosiphon aristatus)

Flavon- und Flavonolglykoside mit diuretischer Wirkung

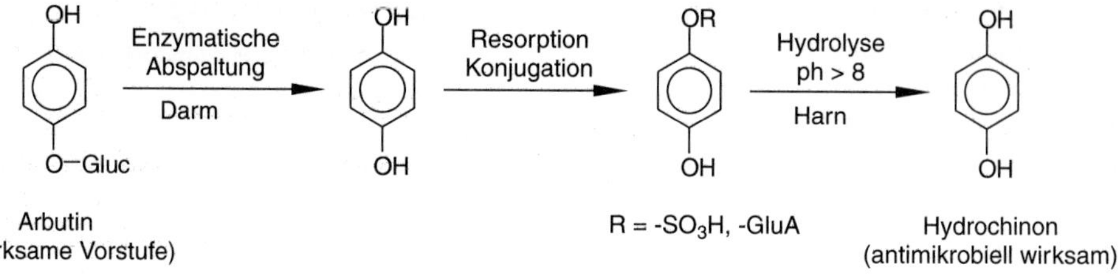

Arbutin und seine Metabolisierung

11.16.3 Phytotherapie bei Prostataadenomen

Cucurbitae peponis semen, Kürbissamen (Abb. 11-45)

Familie:	Cucurbitaceae
Inhaltsstoffe:	Cucurbitin, Phytosterine
Pharmakodynamik:	antikongestiv

Sabalis serrolatae fructus, Sägepalmenfrüchte (Abb. 11-46)

Familie:	Areacaceae
Inhaltsstoffe:	β-Situsterol, Gerbstoffe, Phytostearine
Pharmakodynamik:	antikongestiv, antiandrogen (schwach)

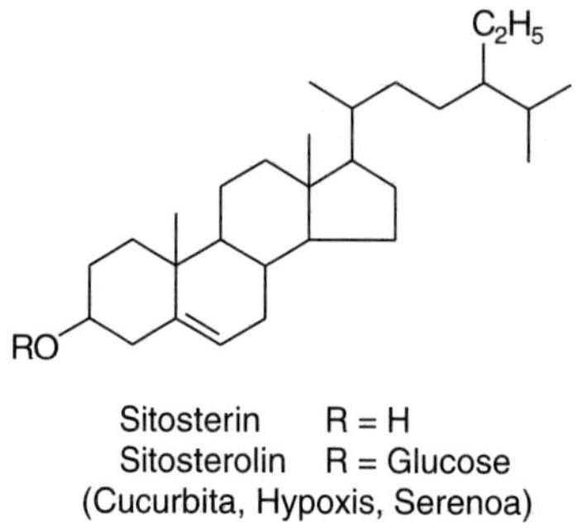

Sitosterin und sein Glycosid (Sitosterolin) als Hauptwirkstoffe von Cucurbita und Sabal

11.17 Phytotherapie bei rheumatologischen Erkrankungen

Auch das klassische Medikament zur Prostaglandin-Biosynthesehemmung, die Acetylsalizylsäure, wurde einst aus einer Pflanze, der Weidenrinde, isoliert. Heute sind standardisierte, chemisch-synthetisch hergestellte Präparate gut dosierbar und insbesondere bei stärker ausgeprägten rheumatischen Beschwerden sinnvoll einsetzbar; neben externen Anwendungen insbesondere ätherischen Ölen bei Weichteilrheumatismus vor allem Kampfer, Eukalyptus und Fichtennadel sowie die Auflagen von Heublumensack als Heusack.

Daneben sind jedoch auch intern adjuvante Phytotherapeutika, besonders bei schwach ausgeprägten entzündlichen Formen des Rheumatismus, einsetzbar.

11.17.1 Externe Phytotherapeutika in der Rheumatherapie

- Eukalyptus
- Fichtennadel
- Kiefernnadel
- Pfefferminzöl
- Heublumen

11.17.2 Interne rheumatologische Phytotherapie

Populi cortex et folium, Pappelrinde und -blätter (Abb. 11-47)

Familie:	Salicaceae
Inhaltstoffe:	Benzoylderivate des Salicins, Flavonoide, ätherische Öle (in den Knospen)
Pharmakodynamik:	antiphlogistisch, analgetisch, spasmolytisch, antibakteriell (Knospen)

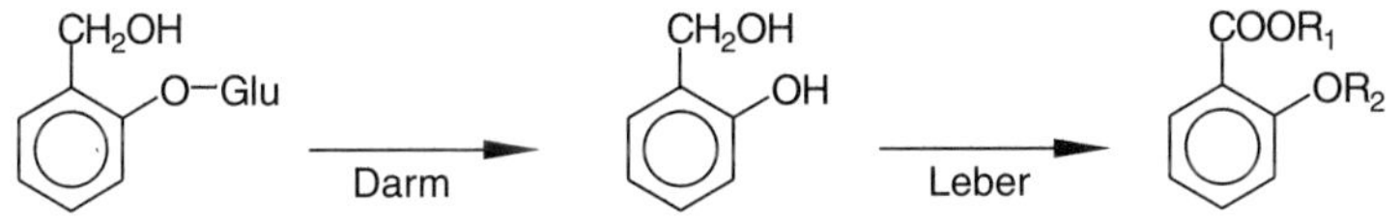

Salicin (Salix-Arten)

Salicylalkohol + Glucose

Salicylsäure:	$R_1 = R_2 = H$
Methylsalicylat:	$R_1 = CH_3$; $R_2 = H$
Hydroxyethylsalicylat:	$R_1 = HOH_2CCH_2$; $R_2 = H$
Methoxymethylsalicylat:	$R_1 = H_3COCH_2$; $R_2 = H$
z. Vergl. Aspirin:	$R = H$; R_2 = Acetyl

Natürliche und partialsynthetische Salizylverbindungen

11.18 Phytotherapie bei dermatologischen Erkrankungen

Bei Hauterkrankungen können phytotherapeutische Präparate als Interna und Externa angewandt werden. Größtenteils werden Phytotherapeutika adjuvant zu konventionellen Therapiemaßnahmen verordnet. Bei einigen Erkrankungen wie Wundheilungsstörungen und Ulcus cruris können Phytotherapeutika jedoch bisweilen als Mittel der ersten Wahl verordnet werden.

Gerade bei topischer Anwendung sind unerwünschte Wirkungen wie Photosensibilisierung oder Allergien vom Typ I zu beachten. Teilweise können auch allergische Reaktionen vom Typ IV oder phytotoxische Reaktionen auftreten.

11.18.1 Phytotherapie bei entzündlichen Hauterkrankungen

Calendulae flos, Ringelblumenblüte (Abb. 11-48)

Familie:	Asteraceae
Inhaltsstoffe:	Glykoside, ätherische Öle, Bitterstoffe, Triterpene
Pharmakodynamik:	antiphlogistisch, granulationsfördernd

Hamamelidis folium et cortex, Hamamelis Hamamelisblätter und -rinde (Abb. 11-49)

Familie:	Hamamelidaceae
Inhaltsstoffe:	Gerbstoffe, ätherische Öle, Flavonoide
Pharmakodynamik:	adstringierend, antiphlogistisch, hämostyptisch

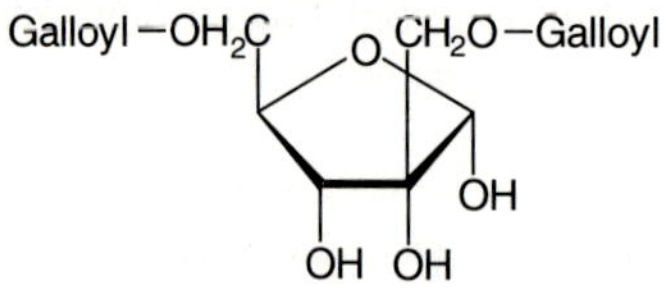

2-Hamamelitannin
(Hamamelis virginiana)

Hauptwirkstoff von Hamamelis

Matricariae flos, Kamillenblüte
(Abb. 11-15)

Familie:	Asteraceae
Inhaltsstoffe:	ätherische Öle, Flavonoide, Flavonoidderivate
Pharmakodynamik:	antiphlogistisch, spasmolytisch, antibakteriell
Kontraindikationen:	Nicht am Auge anwenden!

Balsamum peruvianum, Perubalsam
(Abb. 11-50)

Familie:	Fabaceae
Inhaltsstoffe:	Gemische aus Estern der Zimtsäure und Benzoesäure, Harze
Pharmakodynamik:	antibakteriell, granulationsfördernd und antiparasitär (Skabies)
Unerwünschte Wirkungen:	Perubalsam kann zu starken Allergien führen
Kontraindikationen:	Absolute Kontraindikationen sind daher bekannte Allergien gegen Perubalsam

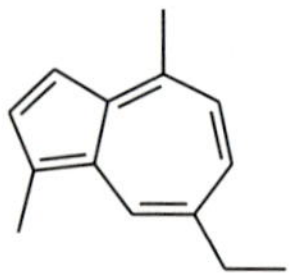

Chamazulen

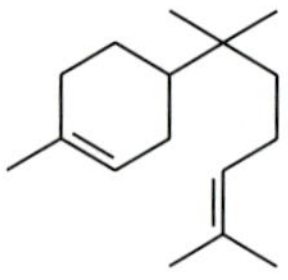

(–)-α-Bisabolol

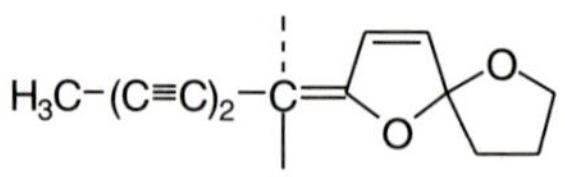

cis-(*trans*)-En-in-Dicyloäther

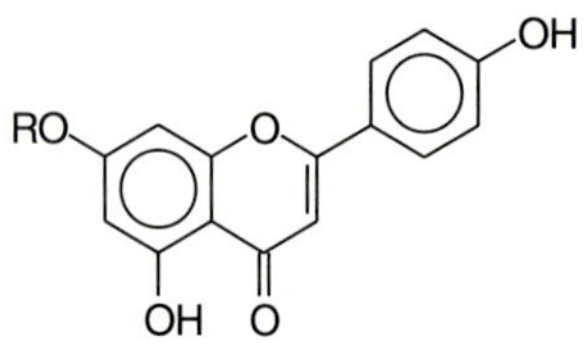

Apigenin: R = H
Apigenin-7-O-glucosid: R = Glucosyl

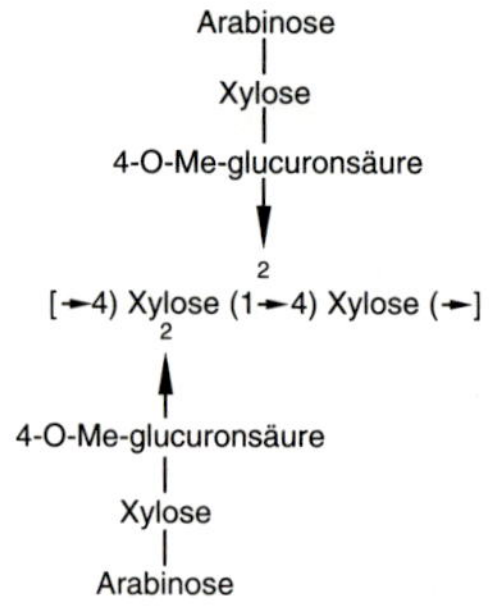

Strukturuntereinheit des
Kamilenhauptpolysaccharides

Hauptwirkstoff von Kamille

Violae tricoloris herba, Stiefmütterchenkraut (Abb. 11-51)

Familie:	Violaceae
Inhaltsstoffe:	Salizylsäurederivate, Flavonoide, Saponine
Pharmakodynamik:	antioxidativ, antiphlogistisch

Dulcamarae stipites, Bittersüßstengel (Abb. 11-52)

Familie:	Solanaceae
Inhaltsstoffe:	Steroidalkaloidglykoside, Saponine und Gerbstoffe
Pharmakodynamik:	adstringierend, antimikrobiell, schleimhautreizend, antiphlogistisch und anticholinerg

Avenae stramentum, Haferstroh (Abb. 11-53)

Familie:	Poaceae
Inhaltsstoffe:	Kieselsäure, Flavonoide, Triterpensaponine
Pharmakodynamik:	unbekannt

Oleum oenotherae biennis, Nachtkerzenöl (Abb. 11-54)

Familie:	Onagraceae
Inhaltsstoff:	Gammalinolensäure
Pharmakodynamik:	Inhaltsstoffe sollen gegen Pruritus wirken

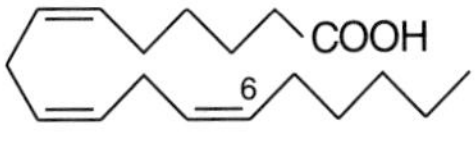

γ-Linolensäure
(ω-6-Fettsäure)
Oenothera Öl
(Oenothere biennis)

Wirkstoff des Nachtkerzenöls

11.18.3 Phytotherapie bei viralen Erkrankungen

11.18.3.1 Phytotherapie bei Herpes-simplex-Infektionen

Melissae folia, Melissenblätter (Abb. 11-13)

Familie:	Lamiaceae
Inhaltsstoffe:	ätherische Öle, Gerbstoffe, Flavonoide, Phenolkarbonsäuren
Pharmakodynamik:	antviral (gegen Herpesviren)

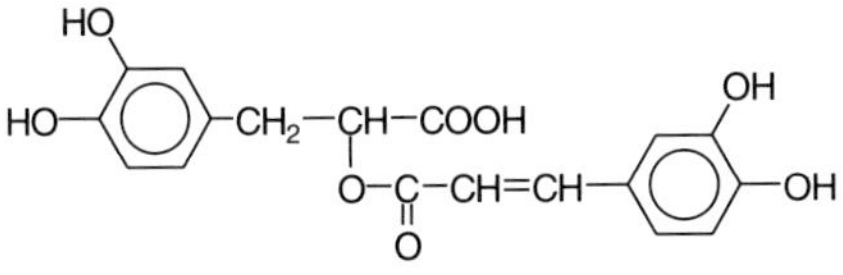

Rosmarinsäure

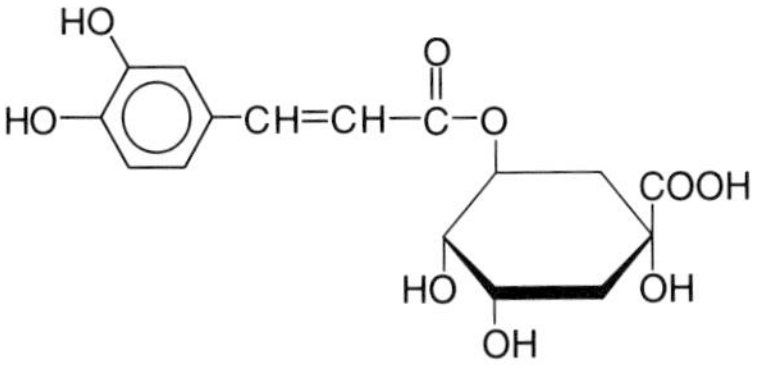

Chlorogensäure
+ Säureoligomere (500–2000 D Mol.Gew.)

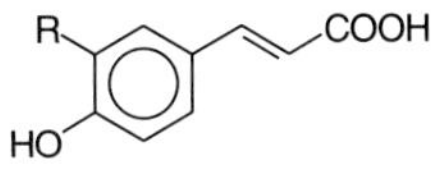

Kaffeesäure: R = OH
p-Cumarsäure: R = H
Ferulasäure: R = OCH_3

Phenolkarbonsäuren von Melissa officinalis

11.18.3.2 Phytotherapie bei Papillomaviruserkrankungen

Podophylli peltati rhizoma et resina, Podophyllumwurzelstock und -harz (Abb. 11-55)

Familie:	Berberidaceae
Inhaltsstoffe:	Podophyllumtoxin
Pharmakodynamik:	antimitotisch
Hinweis:	Nur in Form von standardisierten Pharmaka topisch anwenden!

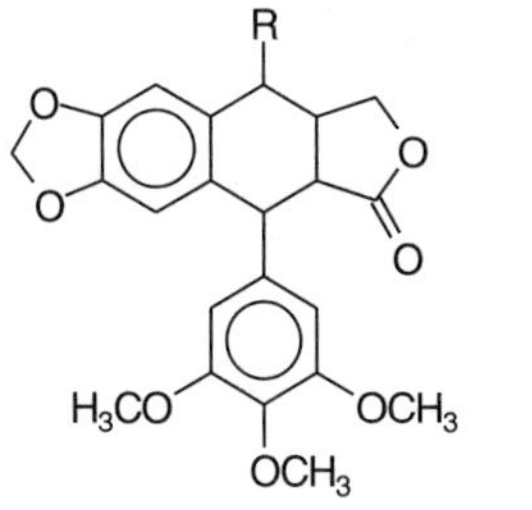

R = OH Podophyllotixin
R = H Deoxypodophyllotoxin
(Podophyllum peltatum)

Antivirale Lignanverbindungen aus Podophyllum und Thuja

11.18.4 Phytotherapie zur posttraumatischen Behandlung

Arnicae flos, Arnikablüte (Abb. 11-56)

Familie:	Asteraceae
Inhaltsstoffe:	Sesquiterpenlaktone, Flavonoide, ätherische Öle, Phenolkarbonsäure, Kumarine
Pharmakodynamik:	antiphlogistisch, analgetisch, antiseptisch

Hippocastani semen, Roßkastaniensamen (s. 11.12.2)

Familie:	Hippocastanaceae
Inhaltsstoffe:	Aescin, Flavonoide, Katechinderivate
Pharmakodynamik:	antiexsudativ, antiödematös, venentonisierend
Unerwünschte Wirkungen:	in seltenen Fällen Magen-Darm-Reizungen

11.19 Phytotherapie bei endokrinologischen Erkrankungen

Lycopi herba, Wolfsrappkraut (Abb. 11-57)

Familie:	Lamiaceae
Inhaltsstoffe:	Phenolkarbonsäuren, Flavonoide, ätherisches Öl (gering)
Pharmakodynamik:	antithyreoidal
Unerwünschte Wirkungen:	Die Aussagekraft der Schilddrüsenszintigra phie kann bei gleichzeitiger Einnahme von Wolfsrappkraut gestört sein

11.20 Phytotherapie in der Gynäkologie

11.20.1 Phytotherapie bei Menstruationsbeschwerden

Cimicifugae rhizoma, Wurzelstock von Traubensilberkerzen oder Schlangenkraut (Abb. 11-59)

Familie:	Ranunculaceae
Inhaltsstoffe:	Triterpenglykoside, Harzsubstanzen

Pharmakodynamik:	östrogenartige Wirkungen;
experimentell:	Suppression der LH-Ausschüttung
Kontraindikationen:	Schwangerschaft und Stillzeit

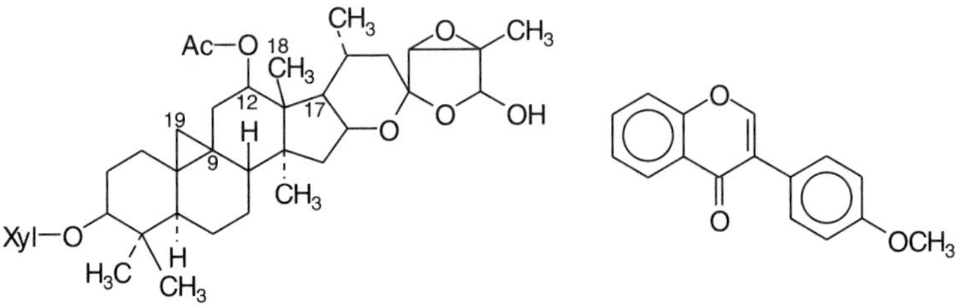

Actein (Cimicifuga racemosa) Formononetin

Hauptinhaltsstoffe von Cimicifuga racemosa (Wanzenkraut)

Agni casti fructus, Keuschlammfrüchte (Mönchspfeffer) (Abb. 11-59)

Familie:	Verbenaceae
Inhaltsstoffe:	Iridoide, Flavonoide, ätherische Öle
Pharmakodynamik:	dopaminerge Wirkung mit konsekutiver Prolaktinhemmung
Unerwünschte Wirkungen:	evtl. seltene urtikarielle Exantheme
Kontraindikationen:	Schwangerschaft und Stillzeit

11.21 Phytotherapie zur Immunstimulation

Die Stimulation des Immunsystems ist bereits seit der Antike der „Traum" eines jeden Behandlers. Durch Fieberinduktion und andere Reizungen wurde bereits in der Frühzeit der medizinischen Therapie versucht, das Immunsystem zu stimulieren. Durch verschiedene Phytotherapeutika ist dies im beschränkten Maße möglich. Jedoch muß auf einen gezielten Einsatz dieser Pflanzen geachtet werden. Daneben ist die Anwendungsdauer zu beschränken. Immunstimulierende Phytotherapeutika sollten möglichst vor oder bei beginnender Verschlechterung entsprechend den Symptomen zur Vermeidung von Infekten eingesetzt werden.

Echinaceae purpurae herba, Sonnenhutkraut (Abb. 11-60)

Familie:	Asteraceae
Inhaltsstoffe:	Isobutylamide, Cichoriensäure, Polysaccharide, Glukoproteine
Pharmakodynamik:	experimentell: Stimulation der Phagozytose, Leistungssteigerung der Makrophagen und Granulozyten, Vermehrung der T-Helfer Zellen, vermehrte Produktion von Zytokinen und Interleukin 16 sowie TNFα

Unerwünschte Wirkungen:	Überreaktion mit Schüttelfrost und Erbrechen sind beobachtet worden, Allergien bis zum anaphylaktischen Schock
Kontraindikationen:	progrediente Erkrankungen wie Tuberkulose, Leukosen, Kollagenosen, multiple Sklerose; bei Diabetes mellitus kann sich die Stoffwechsellage verschlechtern
Hinweis:	Die Therapie mit Echinacea ist nicht unumstritten

Alkylamide

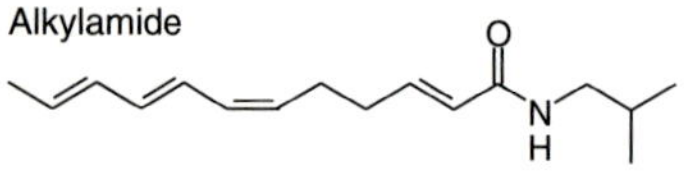

Dodeca-2*E*,6*Z*,10*E*-tetraensäureisobutylamid
(Echinacein)

Kaffeesäureester

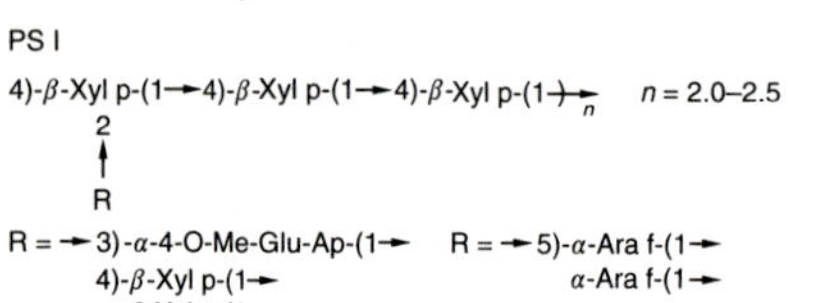

2,3-O-Dicaffeoylweinsäure (Cichoriensäure)

Echinacea-Polysaccaride

PS I

4)-β-Xyl p-(1→4)-β-Xyl p-(1→4)-β-Xyl p-(1→)$_n$ $n = 2.0–2.5$
2
↑
R

R = → 3)-α-4-O-Me-Glu-Ap-(1→ R = → 5)-α-Ara f-(1→
4)-β-Xyl p-(1→ α-Ara f-(1→
β-Xyl p-(1→

PS II

→ 2)-α-Rha p-(1→2)-α-Rha p-(1→4)-α-Gal p-(1→4)-α-Gal p-(1→
2
↑
R

R = → 3)-β-Glu-Ap-(1→ R = → 3)-β-Glup-(1
→ 5)-α-Ara f-(1→ 4)-β-Xyl f-(1
→ 4)-α-Gal p-(1→ 2)-α-Rha p-(1
β-Glu p-(1

Hauptwirkstoffe von Echinaceae purpureae herba

Thuja occidentalis, Lebensbaum (Abb. 11-61)

Familie:	Cupressaceae
Inhaltsstoffe:	ätherische Öle, Sesquiterpene, Flavonoide, Polysaccharide
Pharmakodynamik:	Vermehrung der T-Lymphozyten sowie Erhöhung des Interleukin 2
Hinweis:	Keine Applikation als Extrakt oder Tee, nur in Kombinationspräparaten als Fertigarznei anzuwenden!

11.22 Phytotherapie bei Tumorerkrankungen

Gerade bei Tumorerkrankungen ist die konventionelle Therapie in Form von chirurgischer, chemotherapeutischer und strahlentherapeutischer Behandlung in ihrer Wirkung häufig sehr begrenzt. Viele Patienten wenden sich deshalb hilfesuchend an einen naturheilkundlich behandelnden Arzt mit der Vorstellung, dort kausale Hilfe finden zu können. Hier sollte den Patienten in aller Deutlichkeit gesagt werden, daß es **keinen** Ersatz für eine konventionelle Therapie gibt. Doch können mit Phytotherapeutika verschiedene Symptome sowie das Befinden und die Lebensqualität der Patienten verbessert werden.

Um einen kausalen Wirkungsmechanismus zu beweisen, sind weitere klinische Studien erforderlich.

Visci albi herba, Mistelkraut (Abb. 11-62)

Familie:	Loranthaceae
Inhaltsstoffe:	Lektine I, II und III , Glykoproteine, Viskotoxine, Poly-

	saccharide, Flavonoide, biogene Amine und andere
Pharmakodynamik:	experimentell: zytotoxisch, immunstimulierend
Unerwünschte Wirkungen:	Rötungen an der Einstichstelle, Allergien, Unerträglichkeit
Kontraindikationen:	Hirnmetastasen mit Erhöhung des intrakraniellen Drucks

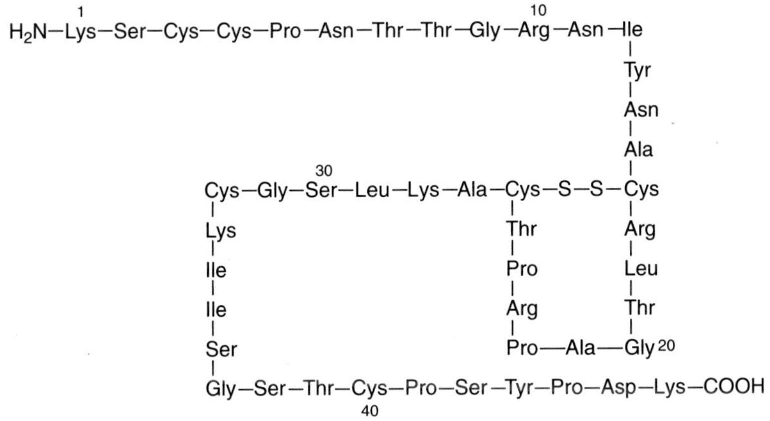

Viscotoxin A 3 (Viscum album)

Viscotoxin aus der Mistel

11.23 Phytotherapie bei Augenerkrankungen

11.23.1 Phytotherapie bei Blepharitis und Konjunktivitis

Euphrasia officinalis, Augentrost (Abb. 11-63)

Familie:	Scrophulariaceae
Inhaltsstoffe:	Aucubin und Euphrosid sowie Gerbstoffe, Bitterstoffe, wenig ätherisches Öl
Pharmakodynamik:	Pharmakoligische Untersuchungen fehlen, evtl. adstringierend

11.24 Phytotherapeutische Geriatrika

Eleutherococci senticosi radix, Taigawurzel (Abb. 11-64)

Familie:	Araliaceae
Inhaltsstoffe:	Phenylpropane, Lignane und Kumarinderivate
Pharmakodynamik:	Erhöhung der Lymphozytenzahlen, insbesondere der T-Lymphozyten

Ginseng radix, Ginsengwurzel (Abb. 11-65)

Familie:	Araliaceae
Inhaltsstoffe:	Triterpensarponine, wenig ätherische Öle
Pharmakodynamik:	Erhöhung der körperlichen Belastbarkeit; experimentell: Erhöhung von Katecholaminen zyklischen CAMP, Steigerung der Vigilanz

11.25 Weiterführende Literatur

1. Braun H, Frohne D (1994) Heilpflanzenlexikon, 6. Aufl. Gustav Fischer, Stuttgart
2. Fintelmann V, Menßen H G, Siegers C P (1993) Phytotherapie-manual, pharmazeutische, pharmakologische und therapeutische Standard, 2. Aufl. Hippokrates, Stuttgart
3. Hänsel R et al. (1992) Hagers Handbuch der Pharmazeutischen Praxis, Drogen Bd 4–6. Springer, Heidelberg
4. Wagner H, Wiesenauer M (1995) Phytotherapie. Gustav Fischer Verlag, Stuttgart
5. Weiss R F, Fintelmann V (1997) Lehrbuch der Phytotherapie, 8. Aufl. Hippokrates, Stuttgart
6. Wichtl M (Hrsg) (1997) Teedrogen, Ein Handbuch für die Praxis auf wissenschaftlicher Grundlage, 3. Aufl. Wissenschaftliche Verlagsgesellschaft mbH, Stuttgart

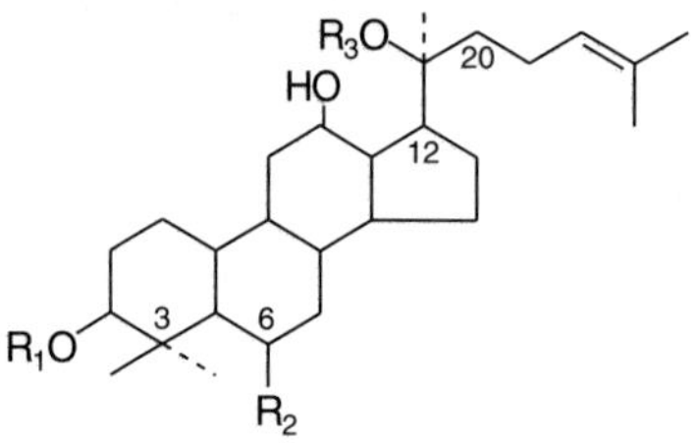

(Panax ginseng)

(20 *S*)-Protopanaxidol R_1 R_2 R_3 = H
(20 *S*)-Protopanaxtriol R_1 R_3 = H, R_2 = OH

Ginsenoside $R_a \rightarrow R_d$:
R_1 : Gluc 1→2 Gluc
R_2 : H
R_3 : 2 oder 3 Zucker (Gluc, Ara, Xyl)

Ginsenoside $R_e \rightarrow R_g$:
R_1 : H
R_2 : 1 oder 2 Zucker (Gluc, Rha)
R_3 : Kein oder 1 Zucker (Gluc)

Ginsenoside

12 Ordnungstherapie

Ch. Hentschel

12.1 Der Begriff Ordnungstherapie

Ordnungstherapie bezeichnet körperorientierte, psychotherapeutische und soziotherapeutische Verfahren. Angepaßt an die individuellen Bedürfnisse, haben sie das Ziel Harmonie in den Lebensrhythmus zu bringen.

Grundlage dafür sind die physiologischen, chronobiologischen Rhythmen des Menschen.

12.2 Historie

Schon aus dem Tierreich wissen wir, daß bestimmte zeitliche Phasen von Schlaf-wach-Rhythmus, Nahrungssuche und Nahrungsverzehr, Vermehrungsverhalten und Aufzucht das Leben bedingen.

Zusätzlich bedarf es einer Anpassung an die jahreszeitlichen Gegebenheiten.

Der Lebensrhythmus wird dementsprechend physiologisch von Aktivitäts- und Ruhephasen gesteuert.

Bereits in prähistorischen Zeiten stellten sich die Menschen auf den natürlichen Rhythmus des Lebens ein. Im Laufe der Zeit mußte sich durch die beginnende Urbanisierung in der Antike das Leben der Bevölkerung diesen künstlichen Bedingungen anpassen.

Die zivilisatorischen Umstände führten bereits damals zu Krankheiten. Die Pathogenese wurde jedoch schon von manchen Ärzten erkannt.

Für **Hippokrates** (ca. 460–377 v. Chr.) war nicht nur das Gleichgewicht der 4 elementaren Körpersäfte (Blut, schwarze Galle, gelbe Galle, Schleim), sondern auch das ausgewogene Verhältnis zwischen Ernährung und körperlicher Beanspruchung wichtig (Abb. 12-1).

In den Schriften seiner **„diaitia“**, der Lebensordnung, waren Hinweise auf das richtige Verhältnis zwischen Speisen und Getränken sowie die individuelle Anpassung an die Lebensgewohnheiten und Jahreszeiten dargestellt. Diese **Lebensordnung** stand für ihn im Mittelpunkt der

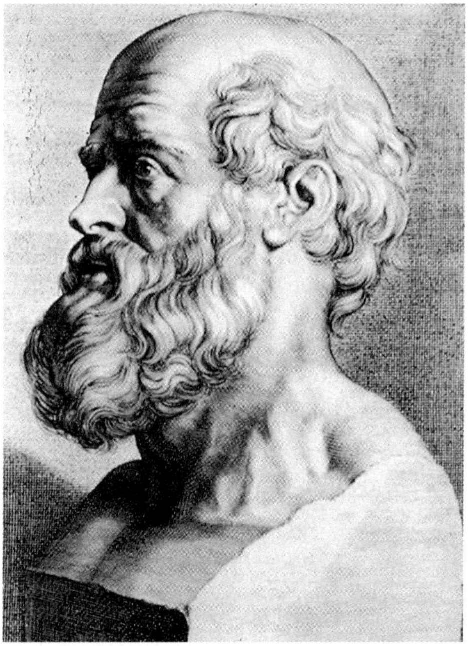

Abb. 12-1. Hippokrates (ca. 460–377 v. Chr.)

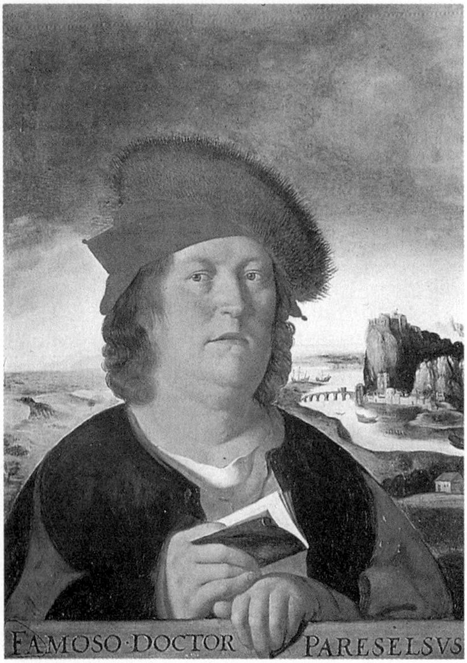

Abb. 12-2. Paracelsus (1493–1541)

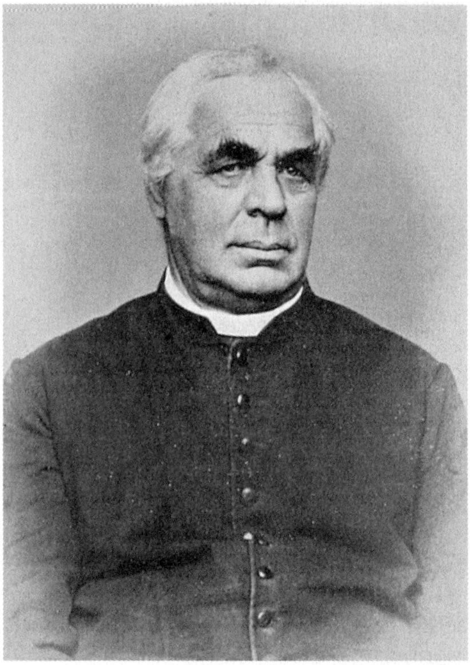

Abb. 12-3. Kneipp (1821–1897)

Medizin. Hippokrates sah somit die **Prävention** als Basis für die Gesunderhaltung an.

Anlehnend an Hippokrates ist für **Paracelsus** (1493–1541) die Anpassung des Menschen an den natürlichen Lebensrhythmus von zentraler Bedeutung (Abb. 12-2).

„Daher wisset, daß ein Arzt vor allem wissen soll, wo die Natur hinaus will." [Erklärung des ersten Abschnitts der Aphorismen des Hippokrates durch Doktor Theophrastus von Hohenheim, Aphorismus XXI „Was man austreiben muß etc."]

Waren die allgemeinen Vorstellungen von einer gesunden Lebensweise bei **Hufeland** (1762–1836) auch noch von seinen damaligen moralischen Vorstellungen geprägt, so entwarf er doch eine umfassende Lebensordnung. Diese beinhaltete psychische, physische und soziale Aspekte und hatte besonders präventiven Charakter. Dieses wurde in seinem Werk „Makrobiotik oder die Kunst, sein Leben zu velängern" dargestellt.

Der Pfarrer Sebastian **Kneipp** (1821–1897) entwickelte eine Lebensordnung als wesentlichen Teil seines Therapiekonzepts (Abb. 12-3).

Er bewertete diese gesundheitserzieherische Therapieform als Basis für alle **naturgemäßen Heilweisen**. Damit legte er einen Grundstein für die moderne Konzeption der Ordnungstherapie. Bei ihm stand die Reduzierung von extremen Lebensweisen im Vordergrund: „Im Maße liegt die Ordnung!"

Der Begriff **Ordnungstherapie** wurde von dem Arzt Maximilian Oskar **Bircher-Benner** (1867–1939) geprägt (Abb. 12-4).

Für ihn waren besonders die Beschaffenheit der Nahrung und deren geordneter Verzehr wichtig. In seiner Klinik wurde die Ordnungstherapie allerdings als umfassendes Konzept angewandt.

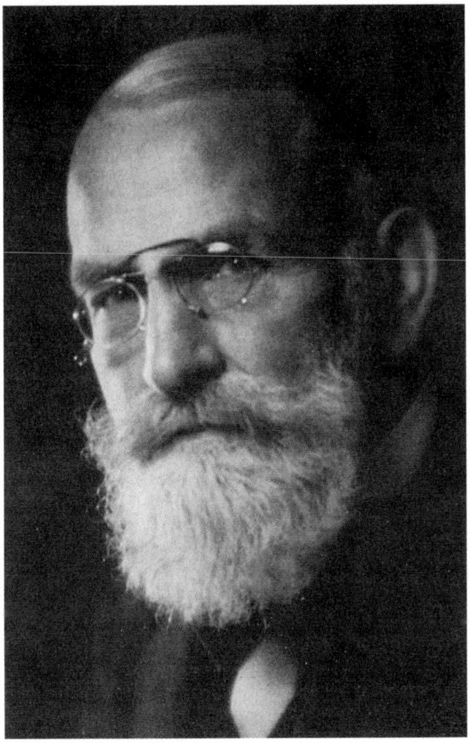

Abb. 12-4. Birchner-Brenner (1867–1939)

Dieses beachtete sowohl körperliche und seelische als auch gesellschaftliche Aspekte des Patienten.

Ordnungstherapie sollte, wo nötig, regulierend einwirken.

12.3 Grundlagen der Ordnungstherapie – die Chronobiologie

Die Körperfunktionen des Menschen und seine Fähigkeit, auf äußere Reize zu reagieren, sind abhängig von zeitlichen Rhythmen.

Sehr deutlich ist die zeitliche Abhängigkeit der **Kortisolausschüttung** mit einem Maximum am Morgen und dem plötzlichen Wiederabfall nach kurzer Zeit. Diese **zirkadiane Rhythmik** gilt auch für andere Regelkreise.

12.3.1 Tagesrhythmus

Der Tagesrhythmus wird auch als **Zirkadianrhythmus** bezeichnet. Besonders auffälliges Merkmal des Tagesrhythmus ist die **24-h-Schlaf-wach-Periodik**. Aber bereits hier gibt es individuelle Unterschiede. Unterschieden wird in dem **ergotropem** (auf Bewegung gerichtete) Reaktionstyp (Morgentyp) mit einem Puls-Atem-Quotienten von > 4 und in dem **trophotropem** (auf Ernährungszustand von Organen gerichtete) Reaktionstyp (Abendtyp) mit einem Puls-Atem-Quotienten von < 4. Die mittlere Phasenlage (Normaltyp) hat einen Puls-Atem-Quotienten um 4 (Abb. 12-5).

Jede Therapie, besonders die, die sich natürlicher Heilmittel bedient, sollte sich an diese individuellen Merkmale des Patienten anpassen.

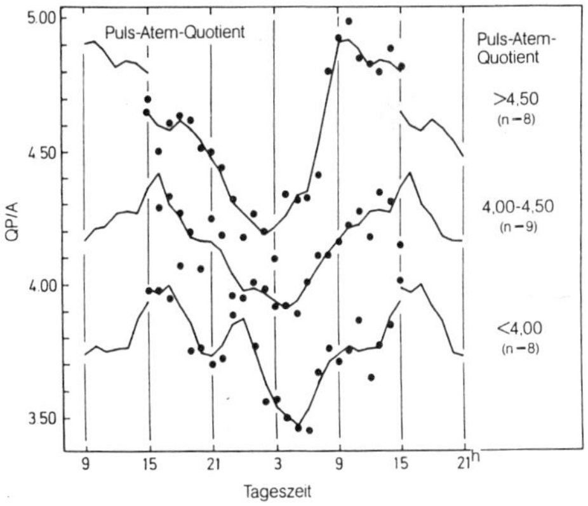

Abb. 12-5. Mittlerer Tagesgang des Puls-Atem-Quotienten in drei Gruppen gesunder Versuchspersonen mit unterschiedlichem Niveau des Puls-Atem-Quotienten (Mittelwert zwischen 9 und 21 Uhr). Die eingezeichneten Kurven sind das Ergebnis einer einmaligen Glättung der Stundenmittelwerte durch übergreifende Dreiermittelung. (Aus Hildebrand 1986)

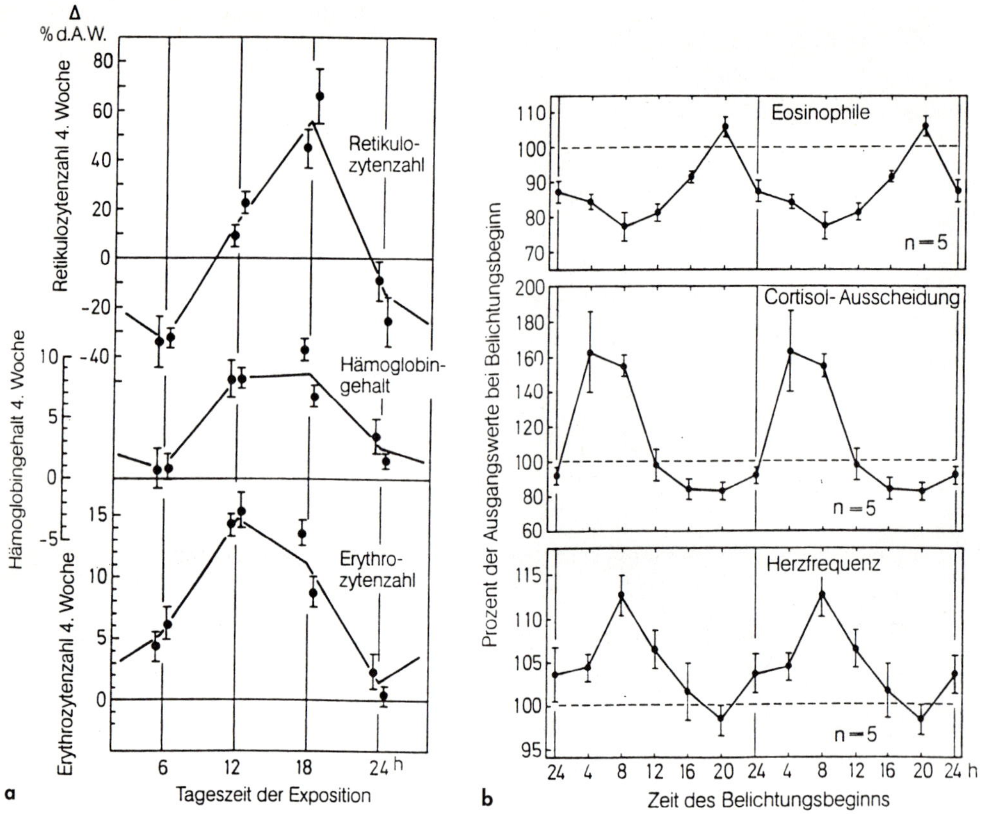

Abb. 12-6. a Mittlere Veränderungen von Retikulozytenzahl, Hämoglobingehalt und Erythrozytenzahl in der 4. Woche nach Unterdruckexposition (Nennhöhe 2000 m) bei je 2 Probanden, die an 6 aufeinanderfolgenden Tagen um 6, 12, 18 oder 24 Uhr für jeweils 2 h exponiert wurden. Die Klammern bezeichnen den Bereich des mittleren Fehlers der Mittelwerte. (Nach Hildebrandt et al. 1978). **b** Mittlerer Tagesgang der Änderung der Eosinophilenzahl nach 2 h Belichtung (oben), der Änderung der Kortisolausscheidung im Mittel der beiden ersten Belichtungsstunden (Mitte) sowie der Herzfrequenzänderung während der ersten Belichtungsstunde (unten) nach jeweils 8 h Dunkelruhe bei 5 Versuchspersonen. Die Klammern bezeichnen den Bereich des mittleren Fehlers der Mittelwerte. Zur besseren Übersicht ist der Tagesgang zweimal hintereinander aufgetragen. (Aus Hildebrandt 1986)

Abbildung 12-6 zeigt die zeitlichen Abhängigkeiten von verschiedenen Laborparametern und der Herzfrequenz im Tagesverlauf. Daß die **Leistungsfähigkeit** zeitlichen Rhythmen entspricht, ist ebenfalls bekannt. Abbildung 12-7 gibt verschiedene Parameter der Leistungsfähigkeit in Abhängigkeit von der Tageszeit wieder. Entsprechende tageszeitliche Korrelationen bestehen auch zur **Vigilanz** (Abb. 12-8).

12.3.2 Wochenrhythmus

Das biologische Äquivalent der soziokulturellen Wocheneinteilung entspricht einer vegetativen Gesamtumschaltung des Organismus auf eine Periodendauer von 7 Tagen. Diesen Rhythmus bezeichnet man als **Zirkaseptanperiodik.**

Im Gegensatz zum Tagesrhythmus ist die Zirkaseptanperiodik ein meist **reaktiver**

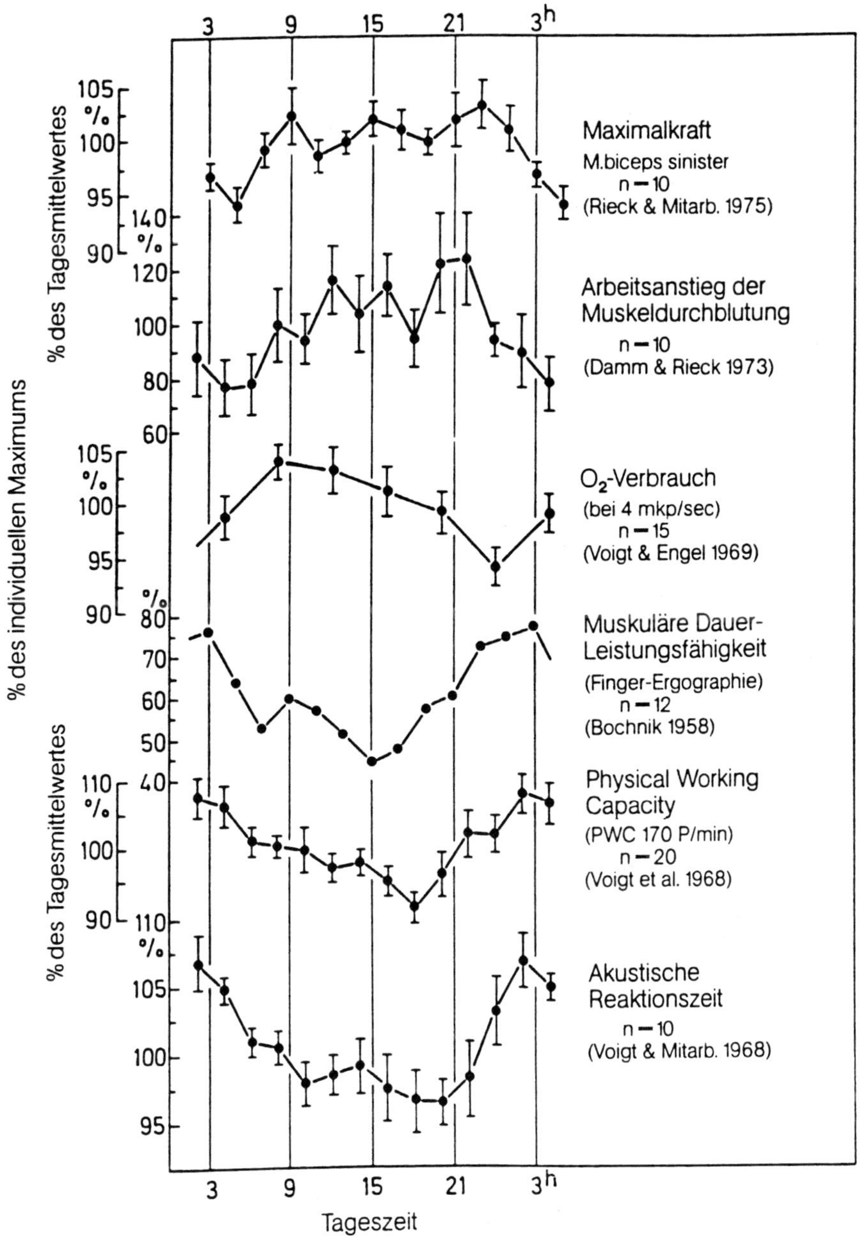

Abb. 12-7. Tagesgänge verschiedener Parameter der Leistungfähigkeit, zusammengestellt nach Ergebnissen der Literatur. Die Klammern bezeichnen den Bereich des mittleren Fehlers der Mittelwerte. (Aus Hildebrandt 1986)

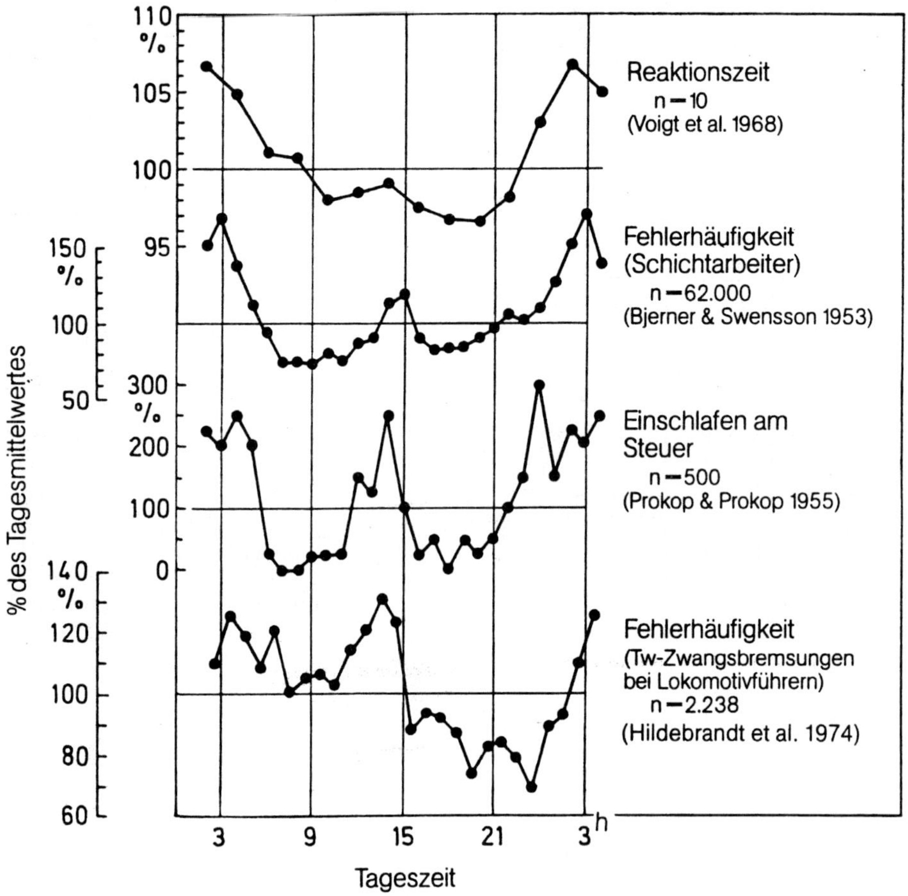

Abb. 12-8. Tagesgänge verschiedener Indikatoren der Vigilanzleistung beim Menschen mit unterschiedlichen Erholungsbedingungen. (Aus Hildebrandt 1986)

Rhythmus. Beispiele hierfür sind spontane Remissionen von grippalen Infekten, Immunreaktion, z. B. nach Organtransplantation, und regeneratives Wachstum nach Verletzungen. Die Zirkaseptanperiodik hat ihre Bedeutung somit besonders bei Heilungs- und Regenerationsprozessen. Dementsprechend folgen Reaktionen auf bestimmte Reize wie z. B. Kuranwendungen in Zirkaseptanperiodik. Der Wochenrhythmus spielt u. a. bei der Verschlechterung der zu behandelnden Symptome während einer Kur eine entscheidende Rolle. Die sog. **Kurkrise** ist als Reaktion des Organismus auf die Intensität der natürlichen Reize zu bewerten (Abb. 12-9).

Das von uns so geschätzte Wochenende als **Regenerationsphase** dieser Zirkaseptanperiodik führt allerdings nicht zu der optimalen Erholung. Subjektiv ist wohl jedem die Montagsmüdigkeit bekannt. Untersuchungen haben bestätigt, daß nach 48 h und nach 72 h die Vigilanz deutlich nachläßt. Die beste Erholungsphase liegt bei etwa 32 h (Abb. 12-10).

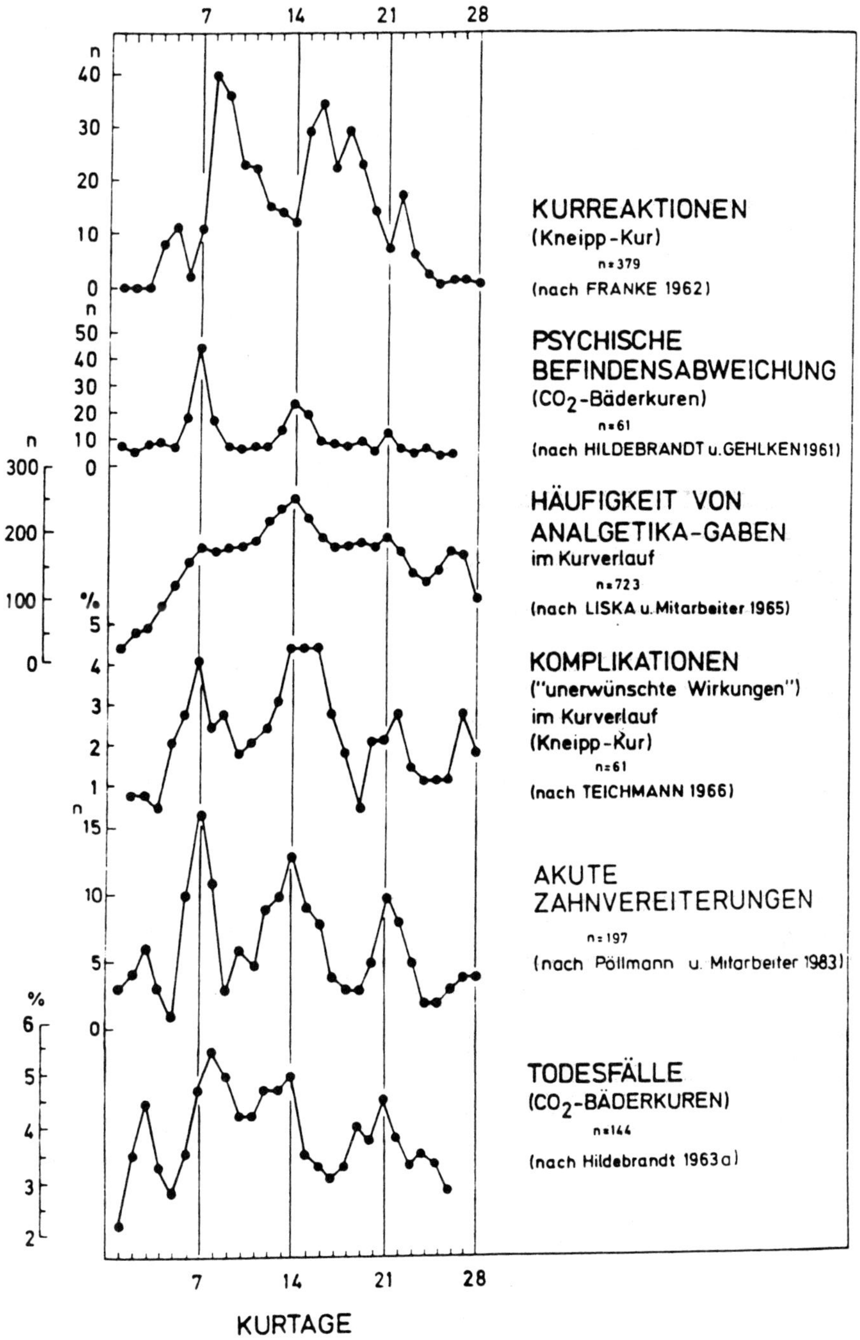

Abb. 12-9. Häufigkeitsverlauf verschiedener Indikatoren für Kurkrisen, zusammengestellt nach Ergebnissen der Literatur, die bei verschiedenen Formen der Kurbehandlung gewonnen wurden. (Aus Hildebrandt 1986)

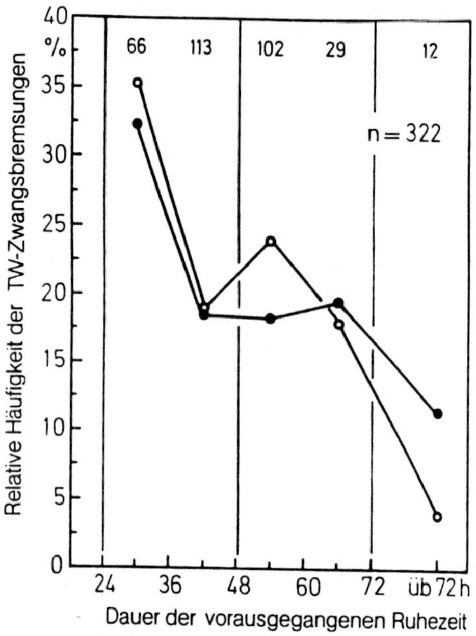

Abb. 12-10. Verlauf der relativen Häufigkeit von Zwangsbremsungen als Folge von Bedienungsfehlern bei Lokomotivführern in Abhängigkeit von der Dauer der vorangehenden Ruhezeit. Zwei verschiedene Kollektive. Der steile erholungsbedingte Abfall der Kurven wird im Bereich zwischen 48 und 72 h Ruhezeit als Folge des „dritten Tages" kritisch unterbrochen. (Aus Hildebrandt 1986)

12.3.3 Jahresrhythmus

Der biologische Jahresrhythmus ist besonders in unseren Breitengraden von den ergotropen Einstellungen in den Frühjahrs- und Sommermonaten und den trophotropen Gegebenheiten im Herbst und Winter gekennzeichnet.

Entwicklungsgeschichtlich sind dabei die Außenbedingungen von Licht, Luft und Temperatur entscheidend. Eine endokrine Rhythmik, abhängig von den Jahreszeiten, ist bekannt und eng an alle Körper- und Geistesfunktionen gekoppelt (Abb. 12-11). Dementsprechend muß bei Planung von Therapien die Jahresrhythmik beachtet werden. Kureffekte in Abhängigkeit von der Jahreszeit zeigt Abb. 12-12. Auch die **Reiz-Reaktions-Zeit** kann einer Jahresrhythmik folgen. Abbildung 12-13 zeigt die akrale Thermoregulation in Korrelation zur Jahreszeit.

12.3.4 Spezifische Rhythmen

12.3.4.1 Kindheit

Die Physiologie der chronobiologischen Vorgänge unterliegt im Laufe des Lebens Veränderungen. Besonders auffällig ist der Schlaf-wach-Rhythmus im Säuglingsalter zugunsten der Schlafphasen verschoben. Das Bedürfnis nach Nahrungsaufnahme zeigt sich bei Säuglingen bis zur 20. Lebenswoche in Intervallen, und zwar in einem 4-h-Rhythmus (Abb. 12-14).

12.3.4.2 Menstruation

Die Menstruation geht mit umfassenden Umstellungen im weiblichen Organismus einher. Dementsprechend ändern sich verschiedene Funktionsgrößen. Abbildung 12-15 zeigt unterschiedliche Parameter in Abhängigkeit vom Menstruationszyklus. Therapieempfehlungen müssen sich deshalb an diesem Zyklus orientieren. Bewegungstherapeutische Maßnahmen sollten die unterschiedliche Leistungskraft berücksichtigen. Ernährungstherapie muß sich an die Umstellung des Wasserhaushalts, z. B. durch die prämenstruelle Wasserretentionsneigung, anpassen. Psychotherapie hat die Schwankung von Stimmung und Vigilanz zu berücksichtigen.

12.3.4.3 Schwangerschaft

Wohl die intensivste physiologische Umstellung der Lebensvorgänge erfolgt in der Schwangerschaft. Psyche, Herz und Kreislauf, Stoffwechsel und Bewegungsapparat sind anderen Belastungen ausge-

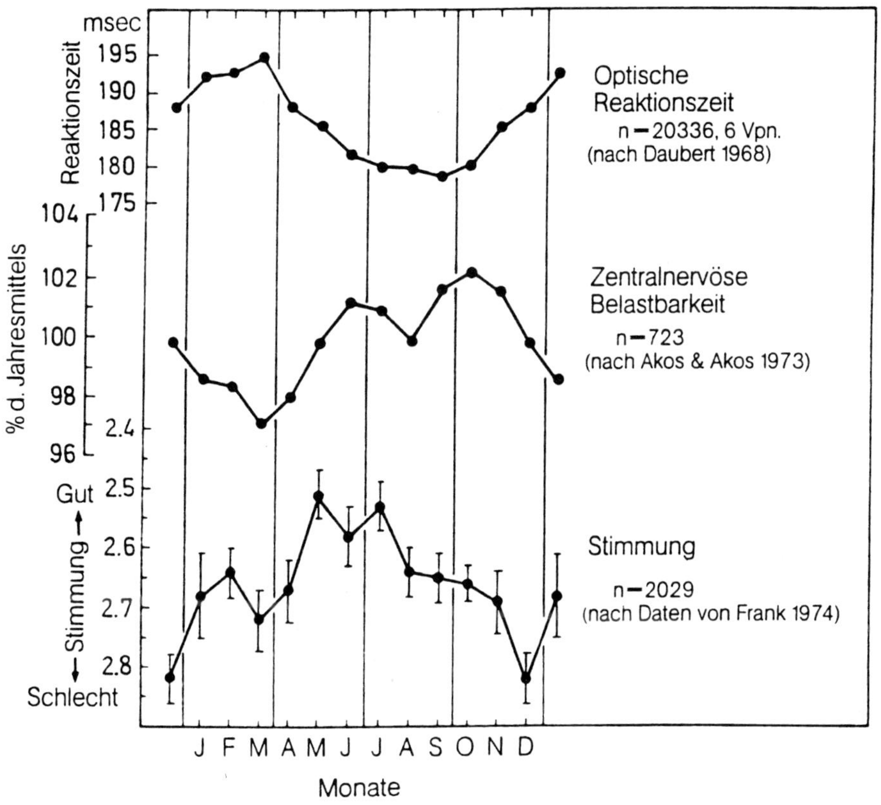

Abb. 12-11. Mittlere Jahresgänge von optischer Reaktionszeit, zentralnervöser Belastbarkeit und subjekt skalierter Stimmungslage, zusammengestellt nach Daten der Literatur. (Aus Hildebrandt 1986)

setzt. Während der Schwangerschaft besteht natürlicherweise eine **trophotrope** Stoffwechsellage. Diese Veränderungen sind durch entsprechende endokrinologische Befunde bedingt.

Psychische Unregelmäßigkeiten während einer Schwangerschaft sind nicht selten. Positiv wirkt sich dabei eine verständnisvolle Partnerschaft aus. Im Idealfall entstand die Schwangerschaft natürlich durch ein Optimum an Harmonie und Liebe.

12.3.4.4 Alter

Mit zunehmenden Lebensjahren ändern sich auch die biologischen Rhythmen. Schlaf-wach-Rhythmus, Bewegungsabläufe und Nahrungsgewohnheiten können sich wandeln, ebenfalls die Sensorik und Motorik. Therapeutische Strategien müssen sich den geänderten Verhältnissen anpassen.

12.4 Entwicklung der Ordnungstherapie

12.4.1 Ordnungstherapie damals

In der Antike waren die Vorstellungen vom Lebensrhythmus noch relativ unspezifisch. Kneipp ging in seinen Therapieempfehlungen schon genauer auf einzelne Punkte ein. Geordneter Umgang mit Licht, Luft,

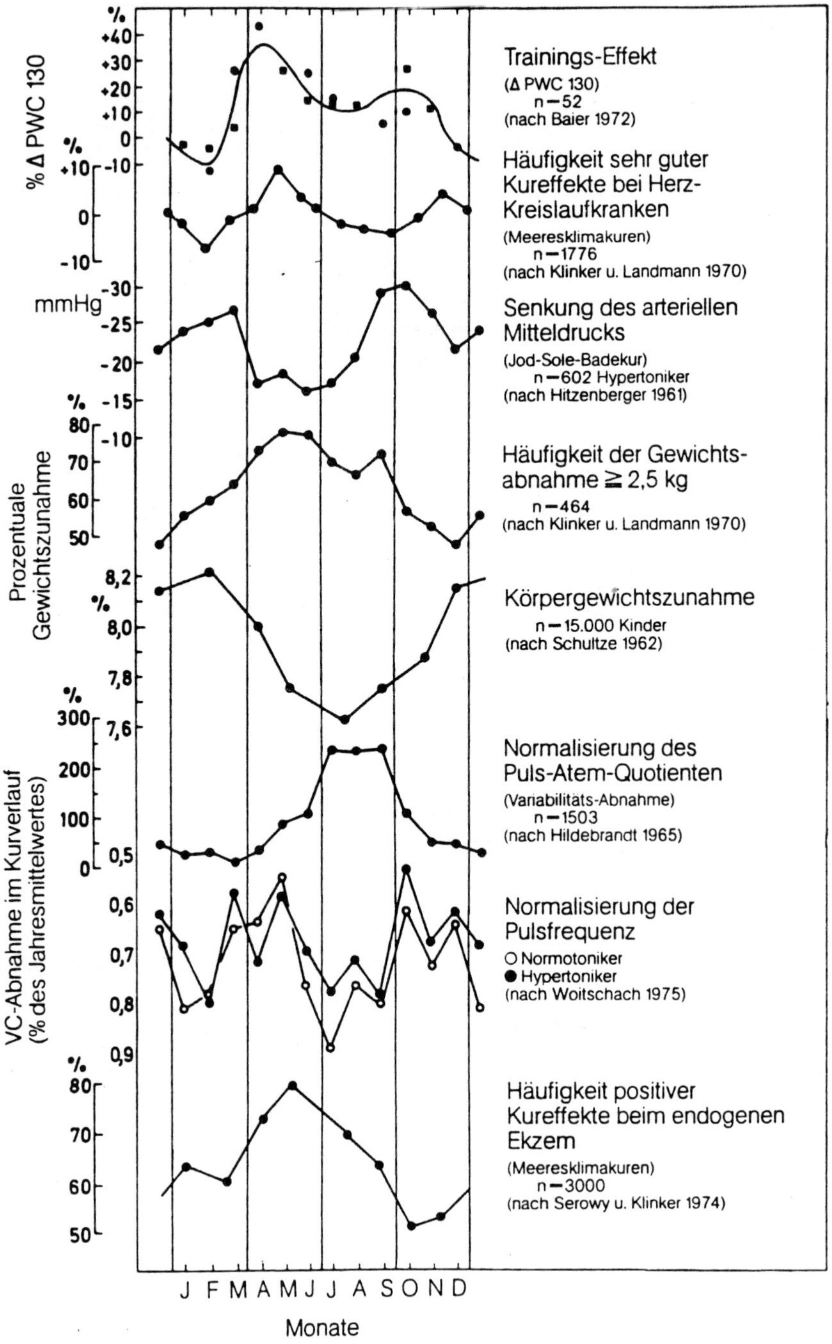

Abb. 12-12. Jahresgänge verschiedener Kureffekte, zusammengestellt nach Ergebnissen der Literatur. (Aus Hildebrandt 1986)

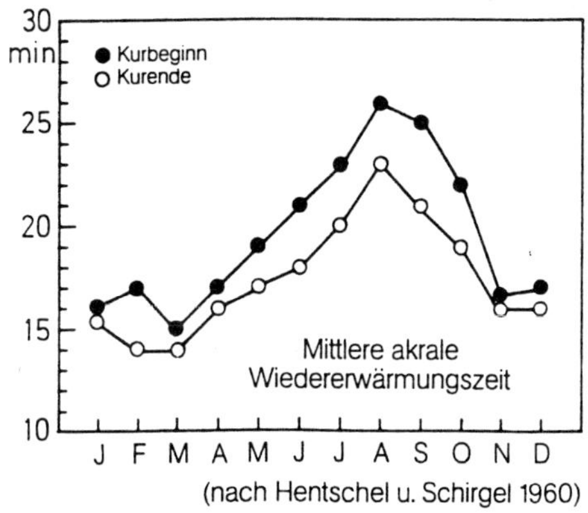

Abb. 12-13. Jahresgang der mittleren akralen Wiedererwärmungszeit bei Kurpatienten eines Ostseebads, die jeweils zur Kurbeginn und am Kurende untersucht wurden. Geglättete monatliche Mittelwerte. (Aus Hildebrandt 1986)

Wärme, Kälte, der maßvolle Gebrauch von Speisen und Getränken sowie eine Ordnung im Schlaf-wach-Rhythmus waren für ihn wichtig.

Bircher-Benner konkretisierte ordnungstherapeutische Richtlinien und faßte diese sogar in Gesetze zusammen:

1. Das Ordnungsgesetz der Nahrung
2. Das Ordnungsgesetz des Nahrungsgleichgewichtes
3. Das Ökonomiegesetz der Nahrungszufuhr
4. Das Gesetz zum richtigen Gebrauch des Mundes
5. Das Ordnungsgesetz des Hautlebens
6. Das Gesetz der Lungenatmung
7. Das Organgesetz in der Beziehung zur Schwerkraft

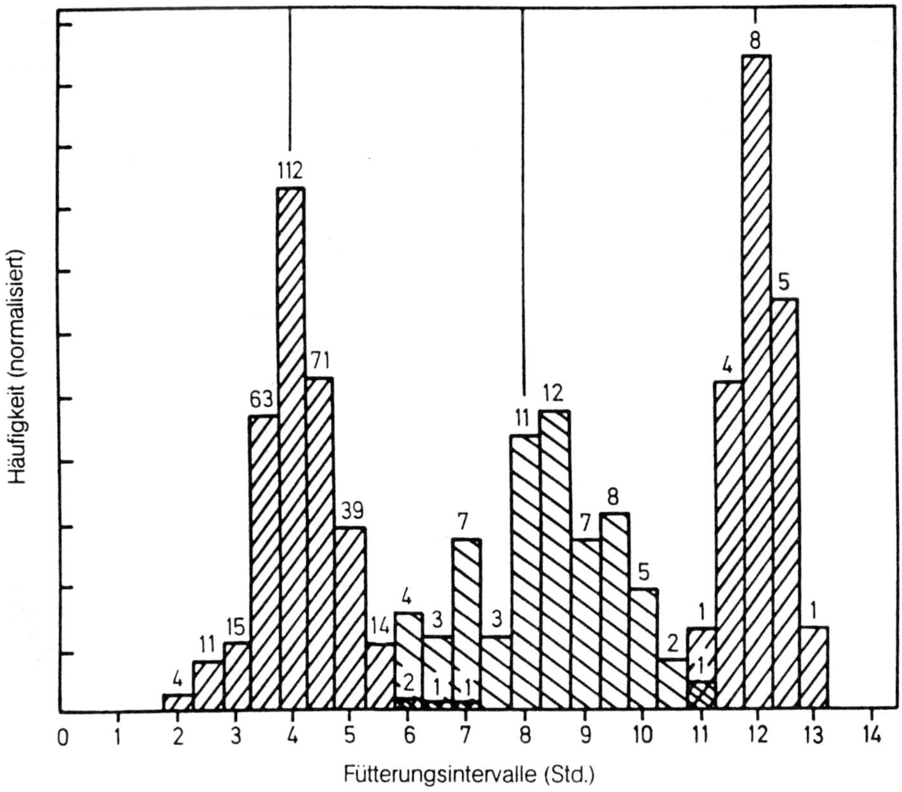

Abb. 12-14. Häufigkeitsverteilung der Intervalle zwischen selbst verlangten Mahlzeiten bei Säuglingen bis zur 20. Lebenswoche. (Aus Hildebrandt 1986)

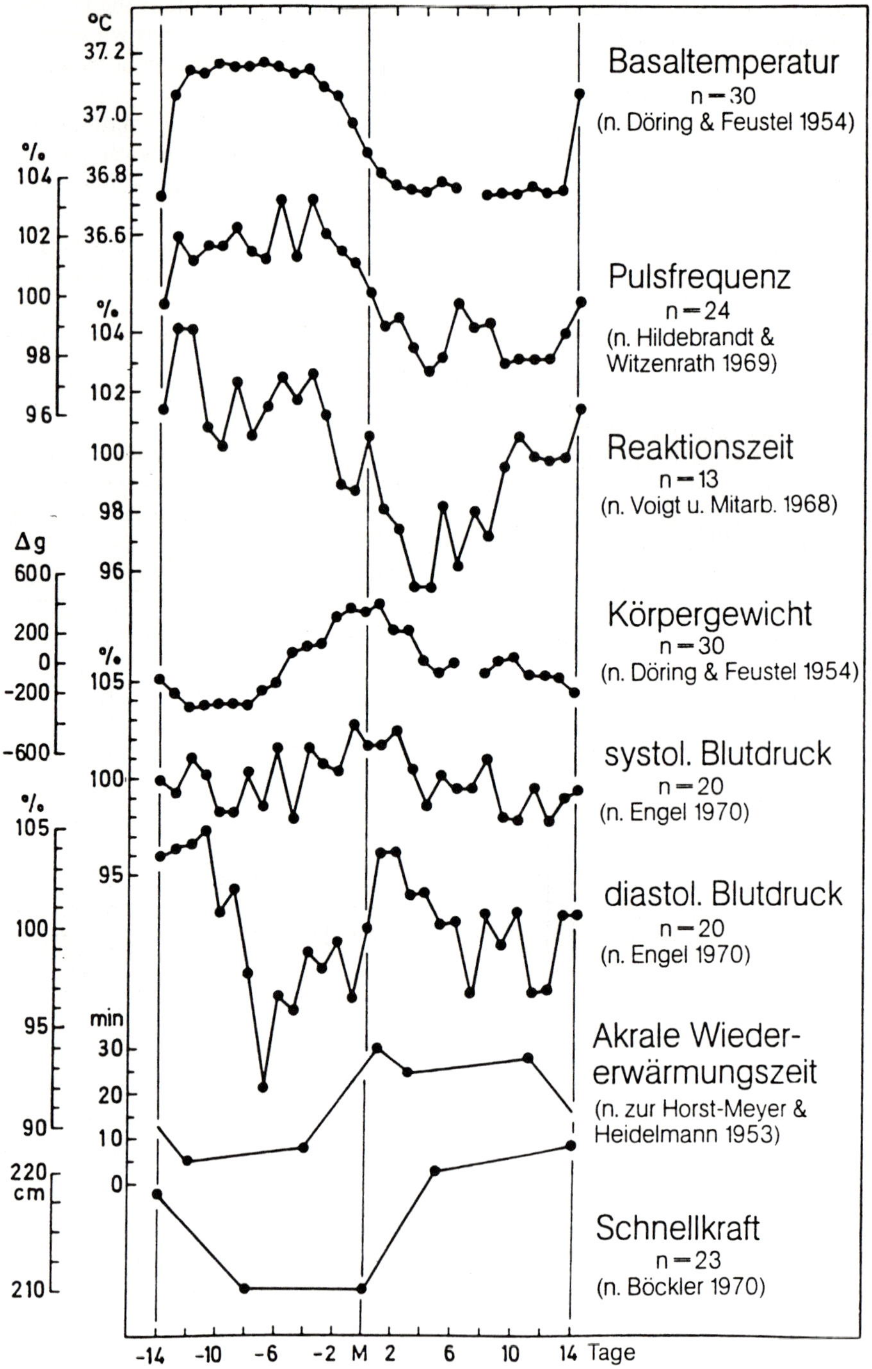

Abb. 12-15. Schwankungen verschiedener Funktionsgrößen im Verlauf des Menstruationszyklus. Zusammenstellung nach Daten der Literatur. (Aus Hildebrandt 1986)

8. Das Gesetz des Lebensrhythmus
9. Das Gesetz des Seelenlebens

Bircher-Benner hatte relativ strikte Vorstellungen vom geordneten Leben. Besonders wichtig war ihm dabei die Ernährung. Heute wird demgegenüber eine an die individuellen Bedürfnsisse angepaßte Therapie verordnet.

12.4.2 Ordnungstherapie heute

In dem nach Heidegger „In – Die – Welt-geworfen – Sein“ besteht heute die eigentliche Pathogenese. Die chronobiologischen Rhythmen sind kaum noch in die Tagesabläufe der zivilisatorischen Kulturen integrierbar. Beruf, Technisierung, Orientierungslosigkeit und Wertezerfall führen zu einem Verlust von Individualität, letztendlich zur Entfremdung von sich selbst und den natürlichen Bedürfnissen.

Ordnungstherapie hilft im Rahmen des Möglichen mit natürlichen Mitteln die aus diesen Gegebenheiten entstandenen Beschwerden zu beeinflussen. Sowohl **präventiv** als auch **therapeutisch** kann mit ordnungstherapeutischen Maßnahmen Einfluß genommen werden. Individuell an die persönlichen Bedürfnisse angepaßt, werden den Patienten Hilfestellungen im Leben gegeben. Ziel ist die **Verbesserung der Compliance** und die Optimierung der **Befindlichkeit.**

12.5 Ordnungstherapie in der Praxis

12.5.1 Indikationen

Ordnungstherapie bildet die Grundlage für jede Art von Therapie. Sie sollte aber auch zur Prävention eingesetzt werden.

12.5.2 Therapieformen

12.5.2.1 Präventive Ordnungstherapie

Dem Patienten können, basierend auf den historischen Grundlagen und adaptiert an unsere heutigen wissenschaftlichen Erkenntnisse, Richtlinien zum Umgang mit Nahrung, Bewegung, Erholung und Genußmitteln gegeben werden. Die Vermeidung von Risikofaktoren sollte das Ziel der Prävention darstellen. Der **individuelle Lebensrhythmus** fließt mit in die Umsetzung der Prävention ein.

12.5.2.2 Ordnungstherapie als Adjuvans jeder Therapie

Aus den chronobiologischen Abläufen sind die individuellen Merkmale des Lebensrhythmus bekannt. Dementsprechend sollten Patienten, bei denen bereits Therapien durchgeführt werden, informiert werden. Ein Beispiel dafür ist die Unterrichtung über die genaue zeitliche Einnahme von Medikamenten, wie **Kortison** in den frühen **Morgenstunden** oder aber eine antiobstruktive Therapie, bei der der Patient darüber zu unterrichten ist, daß die letzte **Theophyllindosis** möglichst spät **abends** eingenommen werden soll, dies schafft eine natürliche Retardwirkung und beugt den typischerweise in den Morgenstunden auftretenden Atemnotanfällen vor.

Diese Maßnahmen sind nur Beispiele für viele Möglichkeiten der ordnungstherapeutischen Intervention. Sie sollten eigentlich eine Selbstverständlichkeit darstellen. Die Praxis sieht allerdings häufig anders aus.

Allein durch die Umstellung von gewissen **Lebensgewohnheiten** bzw. von **falschem Therapieverhalten** kann die Situation des Patienten oftmals deutlich verbessert werden.

12.5.2.3 Tendenziell körperorientierte Ordnungstherapie

Hierzu gehören

- Klassische Bewegungstherapie
- Sport, z. B. entspanntes Laufen
- Bergwandern
- Modern Dance
- Gartenarbeit u. a.

Wichtig bei der Anwendung ist nicht *was*, sondern *wie* etwas gemacht wird und ob dem Patient diese Form der Bewegungstherapie Spaß macht.

12.5.2.4 Psychotherapeutische Ordnungstherapie

Sie besteht aus

- Gesprächstherapie
- Psychoanalyse
- Verhaltenstherapie
- Suggestion
- Gestalttherapie u. a.

12.5.2.5 Körper- und psychotherapeutische Ordnungstherapie

Hierzu zählen

- Autogenes Training
- Funktionelle Entspannung
- Atemtherapie
- Progressive Muskelrelaxation
- Musiktherapie
- Tanztherapie
- Maltherapie u. a.

12.5.2.6 Soziotherapeutische Ordnungstherapie

Darunter versteht man

- Gruppentherapie
- Familientherapie
- Paartherapie u. a.

12.6 Zusammenfassung

Ordnungstherapie beinhaltet verschiedene Interventionen zur Vorbeugung und Behandlung von Krankheiten. Typisches Merkmal der Ordnungstherapie ist die Berücksichtigung der individuellen Lebensrhythmen.

Angepaßt an die persönlichen Bedürfnisse, soll die Ordnungstherapie regulierend einwirken und zu einem möglichst optimalen Befinden führen.

12.7 Weiterführende Literatur

1. Boessmann U, Peseschkian N (1995) Positive Ordnungstherapie. Hippokrates, Stuttgart
2. Weber K (Hrsg.) (1995) Ordnungstherapie. Sonntag, Stuttgart
3. Brüggemann W (1992) Gesundheit und Harmonie mit Kneipp, Haug, Heidelberg
4. Hildebrandt G (1986) Chronobiologische Grundlagen der Ordnungstherapie in der Kneipp-Therapie. Springer, Berlin Heidelberg New York Tokyo
5. Schipperges H, Vescovi G, Geue B, Schlemmer J (1988) Die Regelkreise der Lebensführung. Deutscher Ärzte-Verlag, Köln
6. Bircher-Benner M (1989) Ordnungsgesetze des Lebens. Bircher-Benner, Bad Homburg

13 Neuraltherapie

H. Huneke

13.1 Einführung

13.1.1 Geschichte

Die therapeutische Verwendung von Lokalanästhetika hatte schon **um 1900** bei Schleich, Spiess und Leriche ihre Vorläufer.

1925 entdeckten Ferdinand und Walther Huneke ohne Kenntnis der Arbeiten von Spiess, Schleich und Leriche die Heilwirkung der Lokalanästhetika von neuem durch erfolgreiche intravenöse Anwendung der Lokalanästhetika bei einer migränekranken Patientin. Sie behandelten mit Lokalanästhetika im Bereich der Head-Zonen und erzielten reflexartige Wirkungen.

1928 erfolgte eine Veröffentlichung über unbekannte Fernwirkungen der Lokalanästhesie von Ferdinand und Walther Huneke; im gleichen Jahr beobachteten Leriche und Fontaine bessere Heilungen von Frakturen nach Procaininjektionen in den Frakturspalt.

1940 erzielte Ferdinand Huneke das erste bewußt erlebte **Sekundenphänomen** (Beseitigung einer Periarthritis humeroscapularis rechts nach Anspritzen einer alten Osteomyelitisnarbe am linken Unterschenkel).

In diese Zeit fällt auch der Begriff „Neuraltherapie", der von v. Roques geprägt wurde; er faßte damit die Segmenttherapie mit gezielten Procaininjektionen sowie das Sekundenphänomen – oder Huneke-Phänomen – zusammen (s. 13.1.2). In der Folgezeit entwickelte sich daraus der Begriff „Neuraltherapie nach Huneke".

1950 konnte Fleckenstein im Tierversuch nachweisen, daß durch Procain Schmerzzustände beeinflußt werden.

1953 veröffentlichte Bonica „Management of pain", eine umfangreiche Darstellung der Behandlung mit Lokalanästhetika.

1958 Gründung der Internationalen Gesellschaft für Neuraltherapie nach Huneke.

1963 gelang Pischinger die Objektivierung des Sekundenphänomens durch vergleichende Blutuntersuchungen mit Hilfe der Jodometrie.

1990 Gründung der Schmerzambulanz der Anästhesie-Abteilung der Universität Düsseldorf. Diese Abteilung beschäftigt sich mit der Neuraltherapie erstmals offiziell in Forschung und Lehre an einer Universität.

13.1.2 Definition

Unter Neuraltherapie wird die gezielte Behandlung des vegetativen Nervensystems und peripherer Nerven mit einem Lokalanästhetikum verstanden. Üblicherweise werden hierzu Procain- oder Lidocainabkömmlinge verwandt.

Hierbei sind 3 verschiedene Angriffspunkte möglich:

1. Segment- oder lokale Therapie,
2. Behandlung von Nervenknoten (Ganglien),
3. Behandlung über ein „schuldiges“ (verursachendes) Störfeld.

Die Neuraltherapie ist also ein Regulationsverfahren, d.h. es werden Blockierungen eines Regelkreises durch das Lokalanästhetikum kurzfristig ausgeschaltet, so daß die Eigenregulierung wieder in Gang kommt. Es werden entgleiste Regelvorgänge auf verschiedenen physiologischen Ebenen normalisiert. Beim Störfeld handelt es sich um ein Gebiet mit abweichendem biologischen Verhalten (z. B. bei einer Narbe), das zu einer chronischen Belastung für den gesamten Organismus geworden ist. Unter Störfeld werden alle Stellen oder Organe verstanden, die pathologisch sind oder es einmal waren und die die Fähigkeit angenommen haben, über die nächste Umgebung hinaus Erkrankungen hervorzurufen. Durch gezielte neuraltherapeutische Maßnahmen wird dann dieses Störfeld ausgeschaltet, wobei die erfolgreiche Behandlung reproduzierbar ist und im lokalen Bereich so lange fortgesetzt wird, bis die Beschwerden möglichst vollständig beseitigt sind (soweit anatomisch möglich). Beim Störfeld gelten besondere Bedingungen:

Die klassische Ausschaltung eines Störfelds erfolgt im **Sekundenphänomen**.

1. Die Beschwerden verschwinden sofort oder nach geringem zeitlichen Intervall nach Injektion an oder in ein für sie verantwortliches Störfeld, wobei das Erfolgsorgan normalerweise an einem anderen als dem Injektionsort gelegen ist.
2. Die Beschwerdefreiheit muß nach Ausschalten des Störfelds mindestens 20 h (bei Zähnen mindestens 8 h) vorhalten. Dies kann auch wesentlich länger der Fall sein.
3. Die Beschwerdefreiheit muß reproduzierbar sein und bei genügend häufiger Wiederholung zum Verschwinden der Erkrankung oder der Beschwerden führen, soweit dies anatomisch möglich ist.

In der Praxis wird allerdings häufig eine Kombination von Störfeld- und Segmentbehandlung erforderlich sein; diese wird als **kombinierte Störfeld- Segmentbehandlung** bezeichnet.

Eine Domäne der Neuraltherapie sind funktionelle Störungen.

Bei organischen Erkrankungen, die z. T. auch mit der Neuraltherapie behandelt werden können, handelt es sich dann aber normalerweise nur um eine Zusatztherapie, d.h. andere Therapien können mit der Neuraltherapie kombiniert werden. Eine herkömmliche Diagnostik ist im Regelfall vor einer neuraltherapeutischen Behandlung vorzunehmen.

In neuerer Zeit ist auch der Begriff „**therapeutische Lokalanästhesie**“ im Gebrauch. Der Unterschied zur Neuraltherapie besteht im wesentlichen darin, daß die „therapeutische Lokalanästhesie“ den Begriff eines Störfelds und damit dessen Ausschaltung durch die Behandlung nicht kennt. Die lokale Behandlung oder auch die Segmenttherapie sind im wesentlichen identisch.

13.1.3 Wirkprinzip

Die Neuraltherapie ist also ein Regulationsverfahren, d.h. es werden gestörte Regelkreise wiederhergestellt mittels eines Lokalanästhetikums, das gezielt eingesetzt wird. Insofern zählt man sie auch zu den Naturheilverfahren, d.h. der Körper wird durch eine gezielte Maßnahme in die Lage versetzt, seine physiologischen Funktionen wiederherzustellen.

Die Neuraltherapie ist ein diagnostisches und therapeutisches Verfahren, die Head-Zonen und Mackenzie-Zonen zu beeinflussen. Es werden kutiviszerale Reflexwege zur Behandlung von in der Tiefe gelegenen Organen benutzt. Über diese Reflexwege gelingt es, Schmerzreize vorübergehend auszuschalten. Dadurch kommt es zu einer verbesserten Durchblutung. Der sog. Circulus vitiosus, der zu einem Aufschaukeln einer Erkrankung im lokalen Bereich führen kann, wird durchbrochen und der Körper dadurch in die Lage versetzt, seine Selbstheilungskräfte wirksam werden zu lassen.

13.2 Indikationen für die Neuraltherapie

Die Neuraltherapie wird angewandt bei funktionellen Störungen, Schmerzzuständen, Entzündungsvorgängen, Dysfunktionen des Neurovegetativums, chronischen Erkrankungen sowie Organerkrankungen (allerdings nur als Begleittherapie).

Die **Domäne der Neuraltherapie** sind **funktionelle Störungen** ohne organpathologischen Befund. Je weiter eine Organerkrankung ausgeprägt ist, desto mehr müssen u. U. andere Therapien eingesetzt werden, so daß die Neuraltherapie **nur** noch eine **Zusatztherapie** darstellt.

Narbige Zustände mit Degenerations- und Funktionsverlust sind für die Neuraltherapie nicht mehr behandelbar.

Im Kopfbereich werden Migräne, vasomotorische Kopfschmerzen, idiopathische Trigeminusneuralgie, Gesichtsschmerzen und postkommotionelle Kopfschmerzen günstig beeinflußt; dazu die chronische Sinusitis, chronische Tonsillitis, Schmerzen im Zahn-Kiefer-Bereich, sofern keine zahnärztlichen Maßnahmen nötig sind, aber auch funktionelle Sehstörungen, die oft HWS-bedingt sind, sowie zerebrale Durchblutungsstörungen.

Viele **orthopädische Erkrankungen** im Bereich von Wirbelsäule und Gelenken, wie Osteochondrose, Spondylose, Spondylarthrose, Morbus Bechterew, Zustand nach Frakturen, Traumen oder Prellungen, Arthritis und Arthrose von Gelenken, ebenso Phantom- und Stumpfschmerzen.

Pulmonale Erkrankungen wie Bronchitis, Asthma und Pneumonie können nur als Zusatztherapie neuraltherapeutisch beeinflußt werden.

Kardiale Störungen: Funktionelle Herzerkrankungen, Herzneurose oder hyperkinetisches Herzsyndrom können oft gut neuraltherapeutisch beeinflußt werden.

Bei Organerkrankungen wie Zustand nach Herzinfarkt versteht sich die Neuraltherapie nur als zusätzliche Maßnahme.

Im Bereich von **Magen und Darm** können funktionelle Störungen günstig beeinflußt werden: z. B. das Postcholezystektomiesyndrom, spastische Obstipation, Pylorospasmus usw.

Auch bei **gynäkologischen Erkrankungen** ist die Neuraltherapie oft hilfreich.

Die **Segmenttherapie** benutzt die Head-Zonen, kutiviszerale Reflexe, Triggerpunkte, die Muskulatur (Myogelosen), Wirbelsäule, Gelenke und Periost als Ansatzpunkte. Hierbei können über die Hautoberfläche tieferliegende Organe beeinflußt werden.

Die **Wirkungsweise der Lokalanästhetika** geht dabei deutlich über die ursprünglich nur lokalanästhetischen Effekte hinaus. Lokalanästhetika wirken außerdem membranstabilisierend, kapillardichtend, antiphlogistisch, durchblutungsfördernd, antiarrhythmisch und spasmolytisch, um nur einige Eigenschaften zu nennen.

Die Behandlung beginnt mit der **Segment- oder lokalen Therapie**. Beispielsweise im Bereich der Wirbelsäule und der Gelenke oder auch an reizgestörten Nerven erfolgt die örtliche Behandlung so lange, bis die entsprechenden Beschwerden möglichst vollständig verschwunden sind, natürlich nur soweit anatomisch möglich (s. Abb. 13-1).

13.2.1 Lokale Behandlung oder Segmenttherapie

Als Beispiel dient hier die Behandlung eines arthrotischen Hüftgelenks. Die Ar-

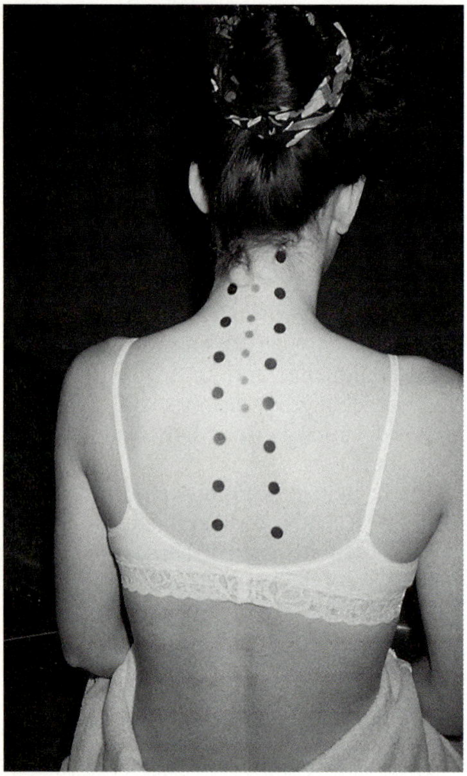

Abb. 13-1. An den markierten Punkten werden Quaddeln im Bereich von Hals- und Brustwirbelsäule gesetzt

throse eines Hüftgelenks kann natürlich nicht mehr verschwinden; wohl aber kann das reizgestörte Periost schmerzfrei und damit die Durchblutung verbessert und der Circulus vitiosus durchbrochen werden, so daß der Patient relativ beschwerdefrei wird und der Prozeß zum Stillstand kommt. Es wird der Trochanter des Hüftgelenks mit ca. 3 ml eines Lokalanästhetikums infiltriert (beim arthrotischen Gelenk gelangt man meistens nur schwierig in das Gelenk, was auch nicht nötig ist, da die nervalen Strukturen sich an der Hüftgelenkkapsel befinden). Dazu werden die korrespondierenden Gelenke, wie das jeweilige Kniegelenk sowie die Ileosakralgelenke und die LWS, mitbehandelt.

Sollte diese Behandlung nicht ausreichend sein, kommt die nächste Säule der Neuraltherpie zum Tragen, die Behandlung von Nervenknoten.

13.2.2 Behandlung von Nervenknoten (Ganglien)

Führt die lokale Behandlung von Kopfquaddeln bei der Migräne und Behandlung von Nervenaustrittspunkten nicht zum Erfolg, so ist neben der i.v. Injektion von maximal 1 cm^3 des Lokalanästhetikums auch an die Injektion an das Ganglion stellatum zu denken.

An folgenden Ganglien kommt die Neuraltherapie zur Anwendung: Ganglion Gasseri, Ganglion ciliare, Ganglion spenopalatinum, Ganglion cervicale superius, Ganglion stellatum, Ganglion coeliacum, Plexus uterovaginalis und lumbaler Grenzstrang.

Daß zur Behandlung dieser Ganglien eine klare Indikation bestehen und der Behandler die Technik beherrschen muß, ist selbstverständlich, da andernfalls Komplikationen auftreten können.

13.2.3 Behandlung eines Störfelds

Die spezielle Möglichkeit für die Neuraltherapie besteht in der Behandlung des Störfelds. Ein solches Störfeld ist eine chronische Entzündung von nicht abbaufähigem Material, das zu Reizprozessen entzündlicher, chemischer, physikalischer oder traumatischer Art mit Fernsymptomen führt. Das Störfeld ist somit eine Reizquelle, die permanent Regulationsvorgänge labilisiert. Die meisten Störfelder befinden sich im Kopfbereich: z. B. Tonsillen, auch Tonsillektomienarben, Zähne (devitale, verlagerte, beherdete Zähne, Zysten, Wurzelreste oder auch Fremdkörper), chronische Nasennebenhöhlenprozesse, Narben, Zustand nach Fraktur; auch die inneren Organe können Störfeldcharakter annehmen. Die Bedingungen für ein Störfeld wurden oben bereits erwähnt.

13.2.3.1 Grundsystem

Zum besseren Verständnis der Beeinflussung des vegetativen Nervensystems haben Pischinger und Heine beigetragen, indem sie zeigen konnten, daß nicht nur der Sympathikus und der Parasympathikus allein, sondern das **Grundsystem** aus einer Funktionseinheit von Kapillaren, Bindegewebszellen und vegetativ-nervalen Endformationen mit der extrazellulären Flüssigkeit besteht.

Dieses **System der Grundregulation** erhält das Zellenmilieusystem aufrecht. Jede Zelle des Organismus wird über dieses Grundsystem ernährt. Biochemisch besteht die Grundsubstanz aus einem Maschenwerk hochpolymerer Zucker-Protein-Komplexe, deren Grundstrukturen aus Proteoglykanen und Strukturglykoproteinen zusammengesetzt sind. Bei einer Verschlackung des Grundsystems oder einer Belastung durch ein Störfeld können somit vegetative Störungen auftreten, die erst nach Beseitigung des Störfelds wieder verschwinden.

In den letzten Jahren konnte die erfolgreiche Ausschaltung eines Störfelds auch objektiviert werden, z. B. durch Regulationsthermographie, Rheographie, Oszillographie, Widerstandsmessungen an der Narbe, Jodometrie, Spirometrie, um nur einige zu nennen.

13.2.3.2 Beispiel für eine Störfeldbehandlung

Hat die mehrfache lokale Behandlung des arthrotischen Hüftgelenks nicht zu einem Behandlungserfolg, sondern möglicherweise zu einer kurzfristigen Verstärkung der Beschwerden geführt, so liegt häufig ein Störfeld als Therapiehindernis zugrunde.

Ergibt sich aus der Anamnese oder aufgrund verschiedener Meßmethoden, z. B. der Regulationsthermographie, der Verdacht auf ein Störfeld im Bereich der Tonsillen, so werden die Tonsillenpole mit dem Lokalanästhetikum (1 ml, jeweils nach negativer Aspiration) getestet. Sofern sich hierbei eine wesentliche Besserung der Beschwerden bzw. Schmerzfreiheit ergibt, entsprechend den unter 13.1.2 genannten Regeln der Neuraltherapie, liegt ein Störfeld vor. Bis zur Beschwerdefreiheit des Gelenks (soweit anatomisch möglich) wird dann dieses Störfeld ausgeschaltet (s. Abb. 13-2).

Bei längeren Erkrankungen wird allerdings der Lokalbefund der Arthrose so ausgeprägt sein, daß dann sowohl das Störfeld ausgeschaltet als auch im lokalen Bereich therapiert werden muß. Dies ist in der Praxis ein häufiger Fall: die kombinierte Störfeld-Segment-Behandlung.

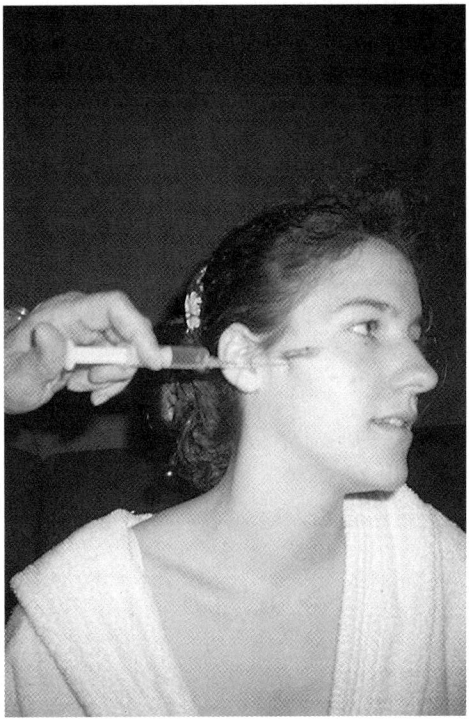

Abb. 13-2. Injektion an das rechte Kiefergelenk

13.3 Kontraindikationen für die Neuraltherapie

Die Neuraltherapie ist nicht indiziert bei Geisteskrankheiten, Neurosen, Erbkrankheiten, fortgeschrittenen Infektionskrankheiten, narbigen Endzuständen, wie Schrumpfniere, Leberzirrhose, multipler Sklerose. Bei der Antikoagulanzientherapie dürfen (je nach Gerinnungsparametern) keine Injektionen vorgenommen werden. Allergien und Pseudoallergien gegen Lokalanästhetika sind ebenfalls Kontraindikationen.

13.4 Zusammenfassung

In den letzten Jahren findet die Neuraltherapie immer mehr Anwendung im klinischen Bereich, wobei besonders die lokale Behandlung oder auch Ganglienbehandlung vorgenommen wird. Diese beiden Methoden werden dann auch als therapeutische Lokalanästhesie bezeichnet. Der Begriff des Störfelds und dessen Ausschaltung über das Sekundenphänomen finden in der Klinik allerdings noch zu wenig Beachtung, wenn auch in neuerer Zeit hierzu Studien durchgeführt werden.

13.5 Weiterführende Literatur

1. Dosch M (1979) Bildatlas der Neuraltherapie mit Lokalanästhetika, 5. Aufl. Haug, Heidelberg
2. Huneke H (1980) Wörterbuch der Neuraltherapie. Haug, Heidelberg
3. Huneke F (1989) Das Sekunden-Phänomen in der Neuraltherapie, 6. Aufl. Haug, Heidelberg
4. Dosch P (1989) Lehrbuch der Neuraltherapie nach Huneke (Regulationstherapie mit Lokalanästhetika), 13. Aufl. Haug, Heidelberg
5. Huneke H (1989) Grundsätzliches zur Neuraltherapie. Erfahrungsheilkunde 38/4
6. Dosch P (1991) Neuraltherapie nach Huneke, Bd. 14: Aktuelle Beiträge zur Neuraltherapie. Haug, Heidelberg
7. Huneke H (1991) Die Physiologie des Schmerzes und seine Behandlung mit Neuraltherapie. Aerztezeitschr Naturheilverf 9: 678–683
8. Dosch P (1991) Neuraltherapie nach Huneke, Bd. 15. Haug, Heidelberg
9. Barop H (1996) Lehrbuch und Atlas. Neuraltherapie (nach Huneke). Hippokrates, Stuttgart
10. Becke M (1996) Die Wirkung von Procain an der Zellmembran. Aerztezeitschr Naturheilverf 37: 2

14 Konstitutionsmedizin

H. F. Herget

Einleitung

Krankheit wurde in der Vergangenheit als Zustand angesehen, der dadurch zustande kommt, daß in den Körper „etwas Fremdes" eindringt, das zur Erkrankung führt.

Der eingedrungene „Fremdkörper", als ‚Materia peccans' bezeichnet, mußte aus dem Körper entfernt werden und es mußten die Veränderungen der Körpersäfte, die die ‚Materia peccans' bewirkt hatte, mitbehandelt werden.

Die Behandlung von Krankheiten geschah durch das sog. „Ausleiten": Aderlässe, Schröpfen, Saugen, Skarifikationen, Schwitzbäder, Eröffnen von Abszessen, Trepanationen sowie Gaben von Brech- und Abführmitteln. Man benutzte zum Ausleiten sowohl die natürlichen Körperöffnungen, scheute sich aber nicht, durch künstlich geschaffene Öffnungen den Körper von Schädlichkeiten zu befreien. Ebenso versuchte man durch umstimmende Maßnahmen die körperliche Situation des Kranken zu verbessern.

14.1 Überblick über die geschichtliche Entwicklung

Die medizinischen Systeme und ihre Heilmethoden lassen sich wie folgt darstellen:

1. Prähistorische Medizin
2. Orientalische Medizin
3. Griechische Medizin
4. Römische Medizin
5. Hispano-arabische Medizin
6. Medizin im Mittelalter
7. Neuzeitliche Medizin

14.1.1 Prähistorische Medizin [3]

Ihr verdanken wir viele empirische auch heute noch wissenswerte Kenntnisse über: Cocablätter, Chinarinde, Ipecacuanha, Condurango, Lobelia, Sarsaparilla, Podophyllum. Sie entstammen dem Heilschatz der Naturvölker, besonders der Inkas und Azteken. Desgleichen wurden Skarifikationen, Aderlässe, Dampfschwitzbäder, Wundbehandlungen, Kauterisationen, Abszeßeröffnungen, Kaiserschnitt und Amputationen durchgeführt.

Die eigentlichen Wurzeln unserer Medizin gehen zurück auf die orientalische Medizin, deren Ursprung ca. 3000 Jahre vor der Zeitrechnung anzusetzen ist.

14.1.2 Orientalische Medizin [3]

(Medizin der Assyrer, Babylonier, Perser, Ägypter, Hindus [Inder], Malayen, Chinesen, Japaner)

14.1.2.1 Ägyptische Medizin (3000–1000 v.Chr.) [3]

Ein großer Teil der späteren griechischen Medizin stammt von dort. Das „Therapeutische Papyrus von Theben" (1552 v. Chr.) erwähnt bereits 700 Heilmittel, darunter: Opium, Scilla, Hyoscyamus, Colchicum,

Gentiana, Calamus, Ol.Ricini, Salze, Kupfer und Quecksilber; dazu waren Hygiene, Ernährung sowie Reinigung des Körpers durch ausleerende Heilverfahren Grundsäulen der ägyptischen Medizin.

14.1.2.2 Altindische Medizin (Hindumedizin) (3000 v.Chr.–1000 n.Chr.) [2, 3]

Die altindische Medizin der Ayurveda ist älter und in vielen Punkten feiner entwickelt als die griechische resp. ägyptische Medizin: Nützliche Kenntnisse über Hygiene, Ernährung, Arzneimittellehre, Purgation, Blutentziehungen und Hautausleitungsmethoden, geburtshilfliche Operationen, plastische und Feuerchirurgie standen in hohem Ansehen. Die therapeutischen Methoden von Ayurveda (Ayuh: Leben – Lehre vom Leben) verfolgen 3 Ziele:

1. Gesundheit erhalten,
2. Gesundheit fördern,
3. Krankheiten heilen.

14.1.3 Griechische Medizin (700 v.Chr.–2. Jahrh. n.Chr.) [3, 9]

Jahrhundertealte wissenschaftlich und praktisch hochstehende Tradition bereits vor *Hippokrates*: Die Wurzeln der griechischen Medizin gehen auf die indische und ägyptische Heilkunde zurück. Die Anfänge der wissenschaftlichen Medizin liegen ca. 700 v.Chr. *Thales v. Milet, Pythagoras, Heraklit, Empedokles* und *Demokrit* galten als Vertreter einer teils philosophisch-mathematisch, teils naturphilosophischen Medizin. Sie alle erhielten ihre direkte oder indirekte Ausbildung in Alexandria (Ägypten). *Hippokrates* (460–377 v.Chr.) gilt als der eigentliche Begründer der wissenschaftlichen Medizin durch Abtrennung der Heilkunde von der Philosophie. Er war der berühmteste Vertreter der Ärzteschule von Kos, die sich mehr um die Lehren der Naturheilkraft bemühte, im Gegensatz zur wissenschaftlich-mathematisch ausgerichteten Ärzteschule von Knidos. Wichtige Schriften aus dem Corpus Hippocraticum sind

Aphorismen als Kunstregeln, Naturheilkraft und Kunstheilung, Wichtigkeit der ausleerenden Methoden, Bedeutung der Menstrual- und Hämorrhoidalblutung, Chirurgie und Gynäkologie, diätetische Schriften, prognostisch-ätiologische und physiologische Schriften, Schriften zur Anatomie und Entwicklungsgeschichte.

Bei *Hippokrates* begegnen wir zum erstenmal bewußt dem Begriff der **Konstitution**. Konstitution wurde wie folgt definiert:

„Die körperliche und seelische Beschaffenheit eines Individuums liegt in seiner Konstitution“, „Für die Konstitution ausschlaggebend sind bestimmte Säftemischungen“, „Das Überwiegen eines Körpersaftes beeinhaltet eine Disposition im Sinne einer Erkrankung“, „Der Grad ihrer möglichen Wirkung ist je nach Konstitution unterschiedlich“.

Von Bedeutung für die individuelle Behandlung des kranken Menschen sind die 4 Grundregeln:

- Beachten der individuellen Konstitution
- Unterstützung der selbstheilenden Natur
- Alles zur rechten Zeit und im rechten Maß
- Nützen oder wenigstens nicht schaden

sowie medikamentöse und chirurgische Ausleitungsverfahren zur Beseitigung der ‚Materia peccans' unter Verwendung von schleimlösenden, schweißtreibenden, abführenden Medikamenten sowie Brechmitteln, Diuretika und Aderlässen.

14.1.4 Römische Medizin (1.–4. Jahrh. n.Chr.) [3, 9]

Die Ära der griechischen Medizin wird abgelöst von der römischen Medizin. Es

Tabelle 14-1. Schema zur antiken Humoralpathologie

Element	Luft	Feuer	Erde	Wasser
Qualität	warm/feucht	warm/trocken	kalt/trocken	kalt/feucht
Zugeordneter Körpersaft	Blut	gelbe Galle	schwarze Galle	Schleim
Qualität des Körpersaftes	warm/feucht	warm/trocken	kalt/trocken	kalt/feucht
Den Körpersaft produzierendes Organ	Herz	Leber	Milz	Gehirn
Jahreszeit, in der der Körpersaft vorherrscht	Frühling	Sommer	Herbst	Winter
Lebensalter, in dem der Körpersaft vorherrscht	Kindheit	Jugend	Mannesalter	Greisenalter
Vorherrschender Körpersaft u. zugeordnetes „Temperament"	Blut: Einfalt und Naivität	gelbe Galle: Verstand und Scharfsinn	schwarze Galle: Beständigkeit und Gesetztheit	Schleim: keine Wirkung auf Charakter u. Intelligenz

sind jedoch im wesentlichen griechische Ärzte (Oström.Reich), die das Wesen der römischen Medizin prägen. Hier war es *Galen* (Galenos von Pergamon, 130–199 n.Chr.), der im hippokratischen Sinne ein vollendetes System der Humoralpathologie schuf (vgl. Tabelle14-1).

Sein 20bändiges Werk mahnt zur Wiederanwendung der Blutentziehungen und Hautableitungsmethoden.

Galen [9] teilt die Krankheiten nach folgenden Kriterien ein:

- Krankheiten durch Veränderung der Körpersäfte,
- Krankheiten durch Veränderung des Pneumas: Fieber, Entzündung,
- Krankheiten durch abnorme mechanische Zustände,
- Krankheiten der Organe.

Galen unterscheidet aus ätiologischer Sicht Krankheiten innerer Ursachen: Konstitution, Körpersäfte als „res naturales", von Erkrankungen äußerer Ursachen: Luft, Ernährung, Bewegung etc. als „res non naturales". Das Werk Galens wirkte das ganze Mittelalter hindurch bis in die Neuzeit hinein als ‚**das medizinische System**'.

14.1.5 Hispano-arabische Medizin (ab 9.–10. Jahrh. n.Chr.) [3, 9]

Als wichtigste Leistung der hispano-arabische Medizin gilt die subtile Überlieferung des antiken medizinischen Wissens, nicht nur durch bloßes Abschreiben, sondern durch Systematisierung der alten Schriften in Verbindung mit praktischen, logisch durchdachten Anwendungsformen. Die medizinischen Ausbildungsstätten werden an Krankenhäuser gekoppelt, und so wird der praktischen Ausbildung in der Medizin ein hoher Stellenwert eingeräumt. Hervorragende Vertreter dieser Medizinrichtung waren *Rhazes, Avicenna, Maimonides, Abulcasis* u.v.a. Der griechisch-arabische Bildungsstoff wurde durch Übersetzerschulen nach Mitteleuropa vermittelt. Hier war es besonders *Constantinus Africanus* (1015–1087), der aus dem Arabischen ins Lateinische übersetzte. Die bekannteste Übersetzerschule war Toledo: Corpus Toletanum. Die beiden ersten Medizinschulen des Abendlandes waren Salerno und Montpellier. Sie liegen dort, wo sich arabische Kultur und die Kultur des europäischen Mittelalters begegnen. Von hier aus führt der Weg der Medizin zu den europäischen Universitäten.

14.1.6 Medizin des Mittelalters (ab 12. Jahrh.) [3, 9]

Aus der Medizinschule von Salerno werden uns folgende Lehren übermittelt.

- Fieberlehre in Abhängigkeit von der Astrologie,
- Harnlehre resp. Harnschau,
- Pulslehre,
- Aderlaßlehre in Abhängigkeit von der Astrologie,
- Gesundheitsregeln in Aphorismen,
- Pharmakologie (Seetang bei Kropf, quecksilberhaltige Salben bei Hauterkrankungen, Schlafschwämme mit Conium und Hyoscyamus als Narkotika),
- Anatomie, Chirurgie und Gynäkologie,
- Einführung einer Prüfungsordnung für Mediziner mit Approbation: 5 Jahre Studium in Salerno, 1 Jahr Praktikum unter Aufsicht eines erfahrenen Arztes.

14.1.7 Neuzeitliche Medizin (ab 15. Jahrh.) [3, 9]

Ab dem 15.Jahrhundert sprechen wir von der Medizin der Neuzeit. Es kommt zur Trennung von Medizin und Chirurgie. Manuelle Tätigkeiten werden vorwiegend von Wundärzten und Badern ausgeführt: Aderlassen, Schröpfen, Wundbehandlung etc. Hervorragender Vertreter der neuzeitlichen Medizin ist *Paracelsus* (1493–1541), der Alchimie und Volksmedizin in die klassische Medizin mit einbezieht. *Paracelsus* unterscheidet 5 ätiologische Prinzipien, die sog. **Entien** (Seinsweisen), die allen krankmachenden Funktionsstörungen zugrunde liegen.

- Ens astorum: Kosmische und klimatische Krankheitsursachen,
- Ens venenum: Vergiftungen von außen und innen,
- Ens naturale: Konstitutionell bedingte Krankheiten,
- Ens spirituale: Psychisch bedingte Krankheiten,
- Ens dei: Krankheiten durch göttliche Fügung.

Besonders bekannt sind seine ausleitenden Verfahren, als unblutige Chirurgie bezeichnet. Im 16. und 17.Jahrhundert kommt es durch Einführung von Mathematik, Physik und Chemie mehr und mehr zur naturwissenschaftlichen Ausrichtung der Medizin. Im 18. und beginnenden 19.Jahrhundert erreicht die Humoralpathologie aufgrund historischer und philosophischer Vorstellungen noch einmal eine hohe Blütezeit. *Hufeland* (1762–1836) gilt als letzter großer Hippokratiker. Seine beiden Lehrbücher und sein 20bändiges Archiv für praktische Heilkunde enthalten eine Fülle von klinisch-therapeutisch wertvollen Hinweisen, wobei ausleerende, umstimmende und ableitende Therapiemethoden, insbesondere Blutentziehung und Derivation, einen hohen Stellenwert haben. Von 1830 bis heute ist die technisch-wissenschaftliche Medizin im Vormarsch. Sie ist gekennzeichnet durch teilweise übertriebenen Rationalismus und Ätiologismus, Nihilismus in der internen Medizin und Radikalismus in der Chirurgie. Seit *Virchow* macht sich besonders der Verlust des klassisch- therapeutischen Erbguts unserer traditionellen Medizin bemerkbar. Eine Synthese zwischen der vor über 100 Jahren abgebrochenen Tradition mit modernem Fortschritt wäre wünschenswert. Durch *Bernhard Aschner* (1883–1960) erfolgte die Renaissance alter humoraler Heilweisen. Sein Verdienst war es, die Erfahrungen eines *Hippokrates, Galen, Paracelsus* und vieler anderer alter Ärzte der Vergessenheit entrissen zu haben.

14.2 Konstitution – Disposition – Diathese

14.2.1 Erklärung der obengenannten Begriffe

Konstitution leitet sich vom lateinischen Constitutio corporis (Verfassung oder Zustand des Körpers) ab, seit altersher ein integraler Bestandteil der Heilkunde. Infolge der Spezialisierung der modernen Medizin ist der Begriff der Konstitution zunehmend in den Hintergrund getreten. Unter **Konstitution** verstehen wir die anlagebedingte individuelle „Ganzheit" des einzelnen Menschen, die in der Erbanlage begründet ist. **Konstitution** als Summe aller angeborenen Eigenschaften wird durch viele Faktoren, insbesondere Umweltfaktoren, beeinflußt. Das schwächste Organ reagiert bei starken Reizen krankhaft, wobei die Reizschwelle unterschiedlich hoch ist. Der Ort dieser Reaktion wird als **Locus minoris resistentiae** (Schwachstelle), die Anfälligkeit des Organismus wird als **Disposition** (lateinisch dispositio: Verteilung bezeichnet. Demnach ist **Disposition** die besondere, als Anfälligkeit imponierende, ererbte oder erworbene Bereitschaft des Organismus, auf bestimmte Schädlichkeiten mit einer Erkrankung zu reagieren. Schließlich bezeichnet man die Bereitschaft des Organismus zu krankhaften Reaktionen an den Schwachstellen des Organismus als **Diathese** (von griechisch tithemi: Stelle), d.h. schwache Reize werden nicht mehr reizgerecht beantwortet, so daß ein Krankheitsprozeß sich an einem bestimmten Organsystem manifestiert (Abb. 14-1).

Es sind u.a. folgende **Diathesen** bekannt:

- Allergische Diathese
- Exsudative Diathese
- Angiospastische Diathese
- Hämorrhagische Diathese
- Rheumatische Diathese
- Harnsaure Diathese
- Lymphatische Diathese u.a.

Die Problematik von Konstitution und Disposition ist in der Stärke der Konstitution und im sog. Zeitfaktor begrün-

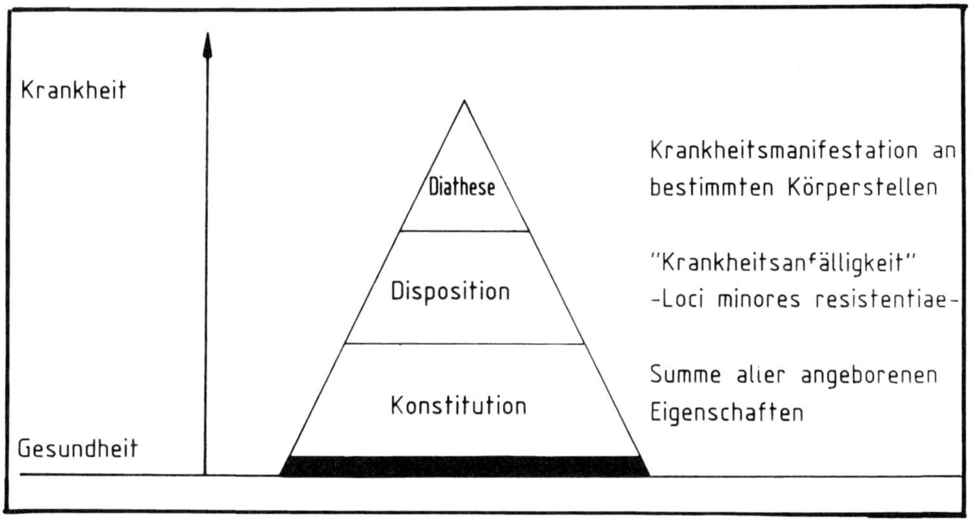

Abb. 14-1. Konstitution – Disposition – Diathese und deren Beziehungen zu Gesundheit und Krankheit

det. Eine gute Konstitution ist durchaus in der Lage, über längere Zeit die Disposition, d.h. Anfälligkeiten an Schwachstellen des Organismus, zu kompensieren.

14.2.2 Konstitutionsdiagnostik aus der Sicht der traditionellen Medizin

Nach *Aschner* [3,4] sind folgende Kriterien zur Konstitutionsdiagnose beachtenswert:

- **Dimension und Proportion**: Konstitutionstypen nach *Hippokrates, Kretschmer, Viola, Sigaud, Sheldon* et al. [3, 7]
- **Tonus (Gefäß-, Muskel- und Gewebetonus):** Klassifizierung nach *Hippokrates, Viola* et al.
- **Komplexion:** Haar-, Haut- und Augenfarbe sowie Pigmentgehalt.
- **Lebensalter:** Unterschiedliche Krankheitsneigungen in verschiedenen Altersstufen.
- **Geschlecht:** Unterschiedliche Erkrankungshäufigkeiten bei Mann und Frau.
- **Temperament:** In Abhängigkeit von Dimension, Proportion, Tonus, Komplexion und vorherrschendem Organsystem:
  - Sanguiniker: Blut
  - Choleriker: Galle
  - Phlegmatiker: Schleim
  - Melancholiker:,schwarze' Galle
- **Vorherrschendes Organsystem**: Blutgefäßsystem, lymphatisches System, Nervensystem, Respirationssystem, Verdauungssystem, Skelettsystem etc.

Im folgenden werden die Kriterien der Konstitutionsdiagnose näher betrachtet:

14.2.2.1 Dimension und Proportion

Bereits *Hippokrates* (4–5. Jahrh. v.Chr.) beschreibt einen Habitus phthisicus (schlank, flache Brust, blasse Haut und einen Habitus apoplecticus (gedrungene Gestalt, kurzer Hals, gerötetes Gesicht). *Kretschmer* [1921, 1961] unterscheidet 4 Konstitutionstypen hinsichtlich Soma und Psyche:

- **Leptosomer, asthenischer Typ**: Mager, schmal, aufgeschossen, schmaler flacher Brustkorb, schmaler langer Kopf.
- **Athletischer Typ**: Breite, ausladende Schultern, derber hoher Kopf, stattlicher Brustkorb, straffer Bauch; Rumpfform verjüngt sich nach unten, ausgeprägte Muskulatur, grober Knochenbau.
- **Pyknischer Typ**: Mittelgroße, gedrungene Figur, weiches breites Gesicht, Kopf auf kurzem Hals zwischen den Schultern sitzend, stattlicher Fettbauch, tiefer gewölbter Brustkorb.
- **Dysplastischer Typ**: Endokrine Störungen, mangelhafte Entwicklung, dysharmonischer Körperbau.

Viola, Sigaud und *Bauer* (1908) unterscheiden ebenfalls 4 verschiedene Grundtypen: **Typus muscularis** – **Typus cerebralis** – **Typus respiratorius** – **Typus digestivus**.

14.2.2.2 Tonus und Konstitution

- Nach *Hippokrates* [3] werden der typisch männliche vom typisch weiblichen Tonus und entsprechende Mischformen unterschieden:
- **Typisch männlicher Tonus**: Straff, gedrungen, trocken.
- **Typisch weiblicher Tonus**: Schlaff, fett, feucht. Diese Charakterisierung bedarf folgender Erklärung: Der weibliche Körper hat eine größere Neigung zu Erschlaffungszuständen, zur Adipositas und zur Reproduktion von Körperflüssigkeiten (z. B. Menstruation, Laktation).

14.2.2.3 Komplexion

Zur Haar-, Haut-, Augenfarbe und Pigmentgehalt eines Individuums erscheinen einige zusätzliche Ausführungen angebracht:

Diese fundamentalen Konstitutionsmerkmale werden von der heutigen wissenschaftlichen Medizin vollkommen vernachlässigt, obwohl laut *Aschner* [3,4] Haar-, Haut- und Augenfarbe weitgehend physiologische Eigenschaften, Temperament und Krankheitsneigungen bestimmen.

Vom frühesten Altertum bis ins vergangene Jahrhundert herrschte Einigkeit darüber, daß die Färbung eines Objektes, sei es Mineral, Pflanze, Tier oder Mensch, Rückschlüsse auf seine chemische Beschaffenheit, bei belebten Wesen auch auf deren Funktion zuläßt. Man hat deshalb seit jeher die Komplexion eines Menschen mit seinem Temperament und seiner Krankheitsdisposition in Zusammenhang gebracht. Folgender Leitsatz der Salernitanischen Ärzteschule (16. Jahrh.) dokumentiert dies: „**Qualis color in cute efflorescit, talis humor sub cute dilitescit**" – frei übersetzt: „Die Farbe, die auf der Haut erblüht, läßt auf die Beschaffenheit der Säfte unter der Haut schließen".

Aschner unterschied aufgrund der angeführten Aspekte 3 große Konstitutionstypen:

- **Lymphatische Konstitution.** Blaue Augen, helle Haare, helle Haut:

Empfindlichkeit der Haut, Schleimhaut und des Nervensystems, Disposition zu Lymphatismus, sinubronchialen Infekten, chronischer Appendizitis, Anfälligkeit des **oberen** Intestinaltrakts.

- **Hämatogene Konstitution.** Braune Augen, brünette Haut, dunkle bis schwarze Haare. Diese Konstitution entspricht der biliären Konstitution nach *Mattei*, wobei dem biliären Habitus das cholerische Temperament und die „gallige Schärfe" zugeordnet werden:

Neigung zu Leber-Galle-Störungen, chronischen Hauterkrankungen und Thromboembolien.

- **Dyskratische (gemischte) Konstitution.** Augenfarbe grünlich-grau resp. blau mit dunklen Pigmenten. Helle Haut, dunkle bis schwarze Haare. Diese Konstitution entspricht der Psora-Konstitution nach *Hahnemann*; sie wird als dyskratisch (fehlerhafte Mischung der Körpersäfte) bezeichnet und seit dem Altertum

mit chronisch-degenerativen Prozessen, chronischen Stoffwechselstörungen wie Diabetes, Gicht, Tumoren etc. in Verbindung gebracht.

Laut *Aschner* [3] bedürfen die vorgenannten Konstitutionstypen einer der jeweiligen Konstitution entsprechenden abgestimmten Therapie (vgl. Abschn. 14.4 „Die konstitutionsumstimmenden Heilverfahren).

Hellhäutige, wenig pigmentierte Individuen bedürfen einer tonisierenden, roborierenden und antilymphatischen Therapie.

Dunkelhäutige, stärker pigmentierte Individuen bedürfen einer blutverdünnenden, stoffwechselverbessernden, „Schärfen mildernden" Therapie.

Mischtypen bedürfen einer resolvierenden (auflösenden), antidyskratischen (säfteverbessernden) Therapie.

14.2.2.4 Lebensalter

Es ist bis zur heutigen Zeit unbestritten, daß viele Erkrankungen, insbesondere Infektionskrankheiten und chronisch-degenerative Erkrankungen mit dem Lebensalter in Zusammenhang stehen:

- sog. Kinderkrankheiten
- Auftreten von Tumoren,
- Abnutzungskrankheiten usw.

14.2.2.5 Geschlecht

Es gibt Erkrankungen, die nur Frauen resp. Männer betreffen. Um diese geht es hier nicht, sondern um Erkrankungen, die die gleiche Region bzw. gleichen Organe bei Mann und Frau betreffen und die im Hinblick auf die Geschlechtsverteilung recht unterschiedlich sind. Folgende Beispiele bestätigen dies:

Erkrankungen, die vorwiegend Männer betreffen:

- Aortenaneurysma
  – Männer : Frauen = 5 : 1
- Gicht
  – Männer : Frauen = 20 : 1
- Gigantismus
  – Männer : Frauen = 10 : 1
- Hämochromatose
  – Männer : Frauen = 20 : 1
- Herzinfarkt (< 50 J.)
  – Männer : Frauen = 7 : 1
- Lungenemphysem
  – Männer : Frauen = 8 : 1
- Hämophilie
  – Männer : Frauen = 100 : 0
- Ulkusperforation
  – Männer : Frauen = 20 : 1

Erkrankungen, die vorwiegend Frauen betreffen:

- Anorexie
  – Frauen : Männer = 10 : 1
- Aortenbogensyndrom
  – Frauen : Männer = 10 : 1
- Cholelithiasis
  – Frauen : Männer = 5 : 1
- Endokarditis (Libm.-S.)
  – Frauen : Männer = 20 : 1
- Hyperchrome Anämie
  – Frauen : Männer = 10 : 1
- Karzinom d. Gallenblase
  – Frauen : Männer = 4 : 1
- Lungenadenomatose
  – Frauen : Männer = 10 : 1
- Osteomalazie
  – Frauen : Männer = 20 : 1
- Pyelitis
  – Frauen : Männer = 20 : 1

14.2.2.6 Temperament

Die Lehre von den Temperamenten ist seit ältesten Zeiten Hauptbestandteil aller medizinischen Systeme, bis zum Beginn des 19. Jahrh. auch in der abendländischen Medizin. Die Zusammensetzung der Körpersäfte und das entsprechende Temperament sah man in Abhängigkeit voneinander.

Auch heute noch ist die Einteilung der Temperamente der humoralen Ära der Medizin entlehnt:

- **Sanguiniker** (Sanguis: Blut): Temperament fröhlich; zarte, schlanke, gut durchblutete Individuen.
- **Choleriker** (Chol: Galle): Temperament zornig; dunkle, braunäugige, gedrungene Individuen.
- **Phlegmatiker** (Phlegma: Schleim): Temperament oberflächlich; Individuen mit blaugrauen Augen, Schlaffheit der Gewebe, oftmals Adipositas.
- **Melancholiker** (Melanchol: Schwarzgalle): Temperament traurig,verstimmt; Individuen mit weichem dunklen Haar, grün-grau-braunen Augen, trockener blasser Haut, dauernder Nervenbelastung, Hypochondrie, Magen-Darm-Atonie usw.

Aus der Definition der Temperamente resultiert in der traditionellen Medizin auch die Beeinflußbarkeit der „schuldigen" Organe.

14.2.2.7 Vorherrschendes Organsystem

Aschner [3] gibt dazu folgende Einteilung:

- Nach dem **Gefäßsystem:** Arterielle, venöse, apoplektische Konstitution.
- Nach dem **lymphatischen System:** Infektanfälligkeit, hyperplastische lymphatische Organe.
- Nach dem **Verdauungssystem:** Gastrische und hämatogene Konstitution.
- **Vorherrschen des Nervensystems:** Nervöse, neurotische, neurasthenische, neuro- und psychopathische Individuen.

- Nach dem **Skelettsystem:** Rheumatische Konstitution, rachitisch-arthritischer Habitus.
- Nach dem **Respirationssystem:** Phthisischer und asthmatischer Habitus.
- Nach den **Geschlechtsorganen:** Entwicklungshemmungen bei Mann und Frau (‚vermännlichte' Frauen, ‚verweiblichte' Männer).
- **Vorherrschen der dyskratischen Konstitution:** Stoffwechselstörungen, Erkrankungen des Blutes, der Lymphe, Tumordisposition.

14.2.3 Konstitutionstherapie der traditionellen Medizin [1, 3–6, 8, 10]

Den oben aufgeführten diagnostischen Verfahren entsprechen die Therapieverfahren der traditionellen Medizin:

14.2.3.1 Ausleerende und ausleitende Therapiemethoden

- **Blutentziehende Therapie** (Aderlaß, Blutegel, Schröpfen)
- **Diaphoretische Therapie** (Steigerung der Schweißabsonderung)
- **Derivation** (Hautausleitung durch blasen- und pustelerzeugende Mittel)
- **Diuretische Therapie** (harntreibende Therapie)
- **Emmenagoge Therapie** (menstruationsfördernde Therapie)
- **Emetische Therapie** (künstliches Erbrechen)
- **Purgation** (Abführen)

14.2.3.2 Konstitutionsumstimmende Therapiemethoden

Einmal als **Basistherapie** der 3 großen Konstitutionstypen:

- Therapie der lymphatischen Konstitution
- Therapie der hämatogenen Konstitution
- Therapie der dyskratischen Konstitution

Zum anderen als **Allgemeintherapie**:

- antidyskratische (säfteverbessernde) Therapie
- antiphlogistische (entzündungshemmende) Therapie
- antispasmodische (sedative) Therapie
- resolvierende (auflösende) Therapie
- tonisierende (anregende, stärkende) Therapie

Die konstitutionsverbessernden, ausleerenden, ausleitenden und umstimmenden Verfahren werden in den nachfolgenden Abschnitten dieses Kapitels abgehandelt.

14.3 Ausleitende Heilverfahren in der Konstitutionstherapie der traditionellen Medizin

Im Vordergrund der traditionellen Medizin standen stets die einfachen, konstitutionsverbessernden, ausleerenden und ausleitenden Therapiemethoden:

- **Blutentziehende Therapie** (Aderlaß, Blutegel, Schröpfen)
- **Diaphoretische Therapie** (Steigerung der Schweißabsonderung)
- **Derivation** (Hautausleitung durch blasen- und pustelerzeugende Mittel – Rubefazienzien)
- **Diuretische Therapie** (harntreibende Therapie)
- **Emmenagoge Therapie** (menstruationsfördernde Therapie)
- **Emetische Therapie** (künstliches Erbrechen)
- **Purgation** (Abführen)

14.3.1 Blutentziehende Therapie [1, 3, 4, 8]

14.3.1.1 Der Aderlaß

Historie: Der Aderlaß wurde bereits in der traditionellen Indischen Medizin mit Erfolg angewendet. *Hippokrates* empfahl den Aderlaß als eine der wichtigsten konstitutionsverbessernden Therapien. *Galen* widmete dem Aderlaß ein Hauptwerk: *„De curandi ratione per venaesectionem (über Heilung von Krankheiten durch Aderlaß)"*. Bis hin zu *Hufeland* behielt der Aderlaß seine wichtige Bedeutung. Von 1860 bis 1910 verschwand er völlig aus der klinischen Therapie und wurde erst nach 1918 im Rahmen der Konstitutionstherapie wieder verwendet.

Indikation in der historischen Medizin: Kopfschmerz, Schwindel, Ohrensausen, Nasenbluten, Asthma, Entzündungen innerer Organe: Pneumonie, Pleuritis, Hepatitis, Cholezystitis, Perikarditis, Adnexitis Epididymitis. Hämorrhoiden, Varizen, Psychosen, Depressionen, chronische Hauterkrankungen, chronische Urämie, Rheuma.

Indikation heute: Zur Blutverminderung bei Plethora, bedingt durch Hypertonie, Polycythaemia vera, Plyglobulie resp. Stauungen im kleinen Kreislauf (Asthma cardiale), aber auch als entzündungswidrige, resolvierende Therapie mit sedierendem, krampf- und schmerzstillendem Effekt. Im allgemeinen werden bei akuten Erkrankungen 200–500 ml Blut, bei chronischen Prozessen wie Urämie und Anämie nur 50–100 ml Blut abgelassen.

14.3.1.2 Schröpfverfahren

Historie: Die Verwendung von Schröpfköpfen ist bereits aus der traditionellen Medizin der Inder, Ägypter und Griechen bekannt und wahrscheinlich noch älter als Aderlaß und Blutegel. Sog. Schröpfköpfe (Abb. 14-2) findet man bei nahezu allen

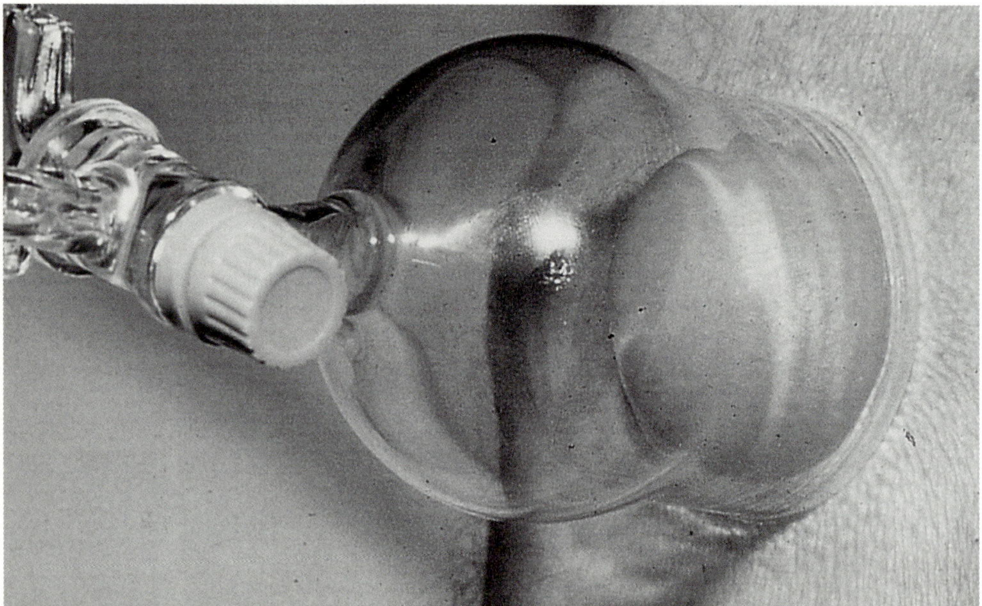

Abb. 14-2. Schröpfkopf in situ

primitiven Völkern. Im 19. und 20. Jahrh. ging mit dem Verlust des Verständnisses für die Humoralmedizin auch die Verwendung des Schröpfverfahrens stark zurück.

Indikation früher und heute: Bevorzugt über Reflexzonen, Gelosen, druckdolenten Arealen, besonders an Schulter und Rücken, sowohl blutig als auch unblutig, wobei in der historischen Medizin die trockene Schröpfung als **Adjectio** (Hinzufügen von Wärme, Kraft und Blut), die blutige Schröpfung als **Subtractio** Wegnahme von Hitze, Blut und Toxinen) angesehen wurde.

14.3.1.3 Blutegel

Der Hirudo medicinalis resp. officinalis gehört zur Gruppe der Anneliden. Der Mund des Blutegels ist als Saugorgan ausgebildet und mit 3 kreissägeförmigen Kiefern bewehrt. Das Körperende ist als Haftscheibe ausgebildet (Abb. 14-3).

Historie: Die traditionelle indische Medizin bevorzugt den Blutegel als „stehende Schröpfung" noch vor der Schröpfkopfbehandlung. Der Blutegel erfreute sich durch die Jahrtausende bis Ende des vorigen Jahrhunderts großer Beliebtheit. Von 1880–1920 wurde er ebenso wie der Aderlaß sehr wenig verwendet. 1923 erhielt die Blutegeltherapie durch den französischen Chirurgenkongreß neuen Auftrieb.

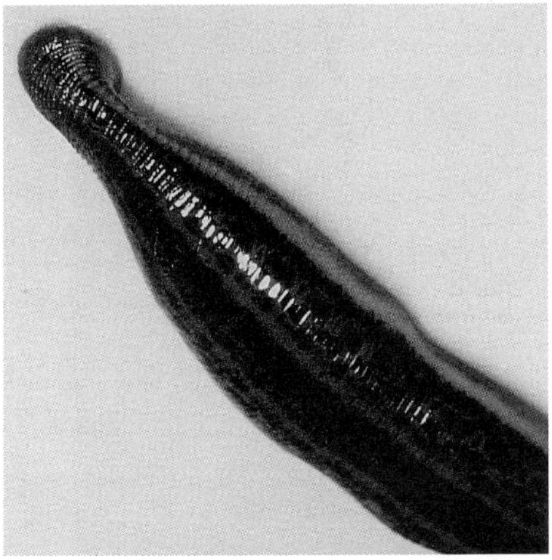

Abb. 14-3. Blutegel in situ

Indikation früher und heute: Zur Blutverminderung bei Plethora, Thrombophlebitiden, Furunkulosen (besonders Gesichtsfurunkeln), Abszessen, auch zur segmentalen Beeinflussung erkrankter Organe: septische Unterleibsprozesse, chronische Adnexentzündung u.v.a. Die Wirkung des Blutegels wird als deplethorisch, antiphlogistisch, resolvierend, krampf- und schmerzstillend beschrieben.

14.3.2 Diaphoretische Therapie [3, 4]

Die diaphoretische Heilmethode beeinhaltet eine Steigerung der Hautdurchblutung durch Öffnung des kapillären Endnetzes, woraus u.a. eine Steigerung der Schweiß absonderung resultiert. Durchführung auch als milde Hyperthermie mit Tiefenwärmegeräten.

Historie: Schon bei *Hippokrates* heißt es „Schweißausbrüche haben, soweit sie in die Krisis fallen und das Fieber gänzlich vertreiben, bei allen akuten Krankheiten eine sehr gute Wirkung".

Indikation in der historischen Medizin: Mangelhafte Hautausscheidung, akute fieberhafte Erkältungskrankheiten; bei hartnäckigen chronischen Leiden zur Beruhigung des Zirkulationssystems; Anwendung auch bei chronischen Vergiftungen, Diabetes.

Indikation heute: Akute und chronische Schmerztherapie bei Zervikobrachialsyndrom, rheumatischen Erkrankungen und zervikalem Kopfschmerz verursacht durch Verspannungen der Nackenmuskulatur (sog. Muskelkontraktions-Kopfschmerz). Immunstimulation bei akuten und chronischen Erkrankungen.

14.3.3 Derivation – Hautausleitungsmethoden [1, 3, 4, 8, 10]

Starke Hautreizmethoden werden als sog. Ableitung auf die Haut bevorzugt zur Behandlung akuter und chronischer Schmerzen eingesetzt. Nach dem Grad der Hautreizung unterscheidet man

- **Hautrötende Mittel** (Rubefazienzien),
- **Vesikantien** (blasenziehende Mittel),
- **Pustelerzeugende Mittel** (exanthematische Heilmethode).

Oftmals bedingt die Konzentration des Medikaments den Grad der Hautreizung und somit seine Einordnung in das obige Schema.

Historie: Lokal hautreizende resp. hyperämisierende Mittel aus dem Pflanzen- und Tierreich sind bereits aus der prähistorischen Medizin der Inkas und Azteken überliefert und werden bis zum heutigen Tag bei akuten und chronisch-schmerzhaften Erkrankungen angewendet. *Alexander Trallianus* (7. Jahrh. n.Chr.) und *Paulus von Ägina* (ebenfalls 7. Jahrh. n.Chr.) behandelten bereits Podagra, Rheuma, Gelenkleiden, Cholezystopathien, Pleuritiden u.v.a. mit Kantharidenpflaster. Während die Hautausleitung mit Hilfe des Kantharidenpflasters schon seit ca. 2000 Jahren bekannt ist, beginnt die systematische Anwendung der Pustulation erst Mitte des 19.Jahrhunderts, nachdem zuvor bereits bei *Hufeland* über Hautreizungen durch Pustulation berichtet wurde.

Indikation heute: Schwere, therapieresistente Schmerzzustände: Chronisch rezidivierende Ischialgie, Lumbalgie, Postdiskotomiesyndrom (PDS), Periarthritis humeroscapularis, rezidivierende Gelenkergüsse (besonders am Knie), Arthrosen, Spondylosen, lokale Schmerztherapie bei Knochenmetastasen.

Durchführung der Kantharidenpflastertherapie: Nach gründlicher Entfettung und Desinfektion der Haut wird im Bereich der schmerzhaften Region ein 5×10 cm oder 10×10 cm großes Kantharidenpflaster (Abb. 14-4) 12 bis 18 Stunden lang aufge-

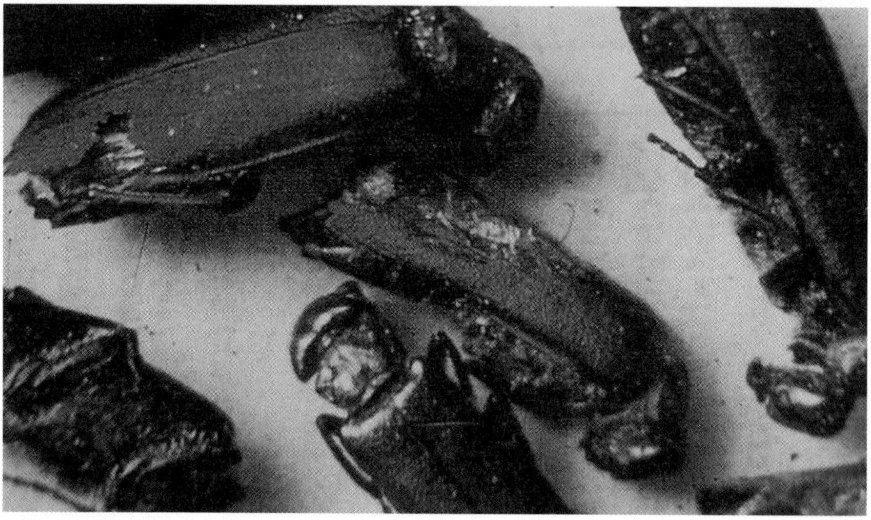

Abb.14-4. Getrocknete Kanthariden, die pulverisiert und zu einem Pflaster verarbeitet werden

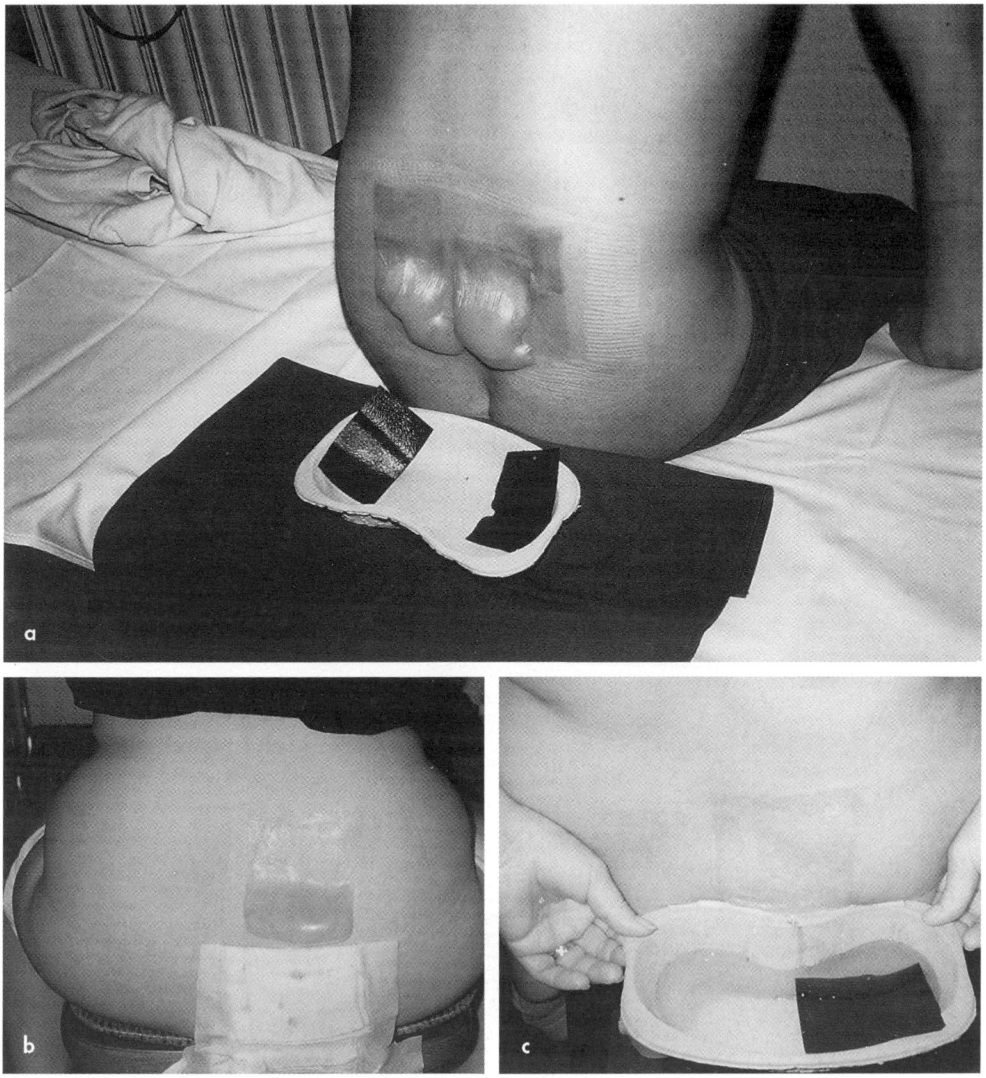

Abb. 14-5, a-c. Kantharidenpflastertherapie – intraepitheliale Blasenbildung nach einer Liegezeit von 18 Stunden

legt, das zur Bildung einer Lymphe enthaltenden, intraepithelialen Blase führt (Abb. 14-5, a-c). Die Blase wird am unteren Wundpol durch Scherenschlag entleert und entsprechend nachbehandelt. Als Residuum einer zuvor gesetzten Kantharidenblase bleibt eine leichte Pigmentierung zurück.

Wirkungsweise der Kantharidenpflastertherapie: Direkte Einwirkung von Kantharidin (s. Abb. 14-9) über die Haut auf akute und chronisch schmerzhafte Erkrankungen resp. Entzündungen. Einerseits kommt es zu einer Gegenirritation und damit zur Schmerzlinderung, andererseits führt die Kantharidentherapie nach Ausbildung einer intraepithelialen Blase zu einer nachhaltigen Hyperämie im Bereich des behandelten Segments. Die Derivation bewirkt einen direkten Abtransport endogener algetischer Substanzen nach außen über den Entzug der Lymphe. Die noch einige Tage andauernde Hyperämie bewirkt einen Abtransport algetischer Mediatoren durch Öffnung des kapillären Endnetzes, also eine Drainage nach innen.

Die pH-Verschiebungen nach sauer und die damit zusammenhängenden Durchblutungs-, Ernährungsstörungen und Schmerzen werden beseitigt.

Kontraindikation der Kantharidentherapie: Akute und chronische Niereninsuffizienz.

Historie der exanthemischen Heilmethode (Pustulation): *Karl Baunscheidt* (1809–1873) entwickkelte in Endenich bei Bonn 1848 den sogenannten „Lebenswecker“ sowie ein Hautreizöl zur Pustulation der Haut. Dieses Hautausleitungsverfahren – Baunscheidt-Therapie genannt – wird 1860–1900 ein populärer Bestandteil der Volksmedizin. *Aschner* tritt seit 1950 mit Nachdruck für die Anwendung dieses Hautreizverfahrens ein, das zwischenzeitlich in Vergessenheit geraten war.

Durchführung der Pustulation: Der sog. „Baunscheidt-Schnepper“ (Abb. 14-6), mit dem die Haut bis zum Stratum lucidum gestichelt wird, besteht aus einem Kopfteil mit 20 feinen Nadeln. Mit Hilfe eines Federmechanismus läßt man aus einer Schutzhülse heraus den Kopfteil auf die Haut vorschnellen. Die Eindringtiefe der Nadeln kann mit Hilfe einer Einstellschraube festge-

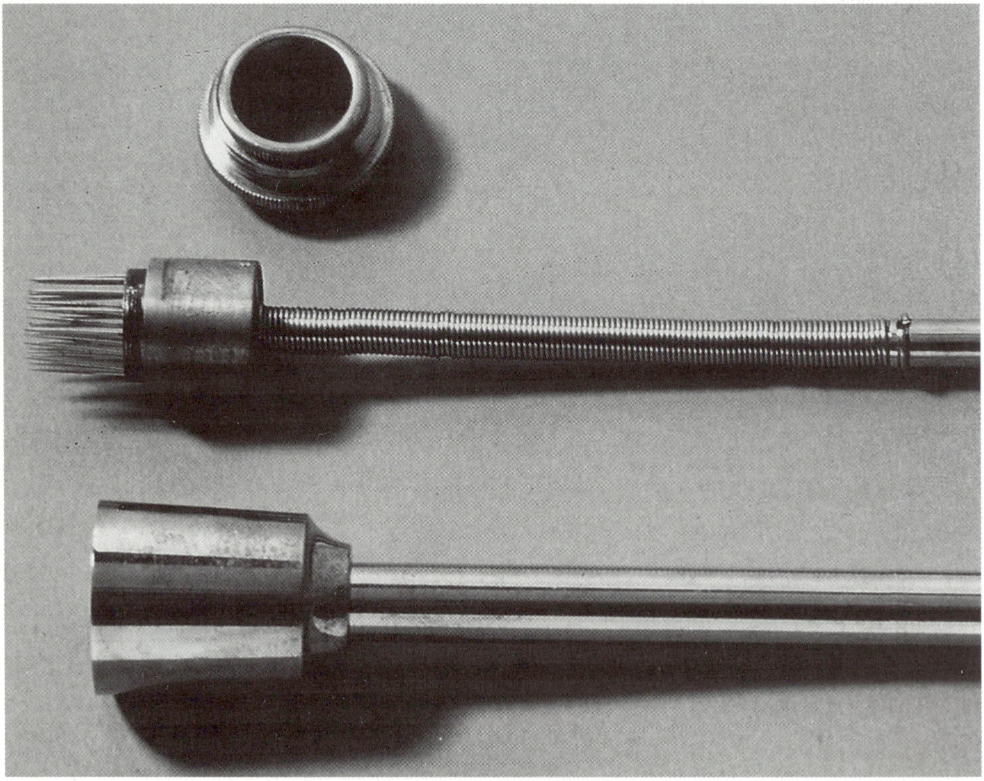

Abb. 14-6. Original Baunscheidt-Schnepper: Einstellschraube, Kopfteil mit Federmechanismus, Schutzhülse

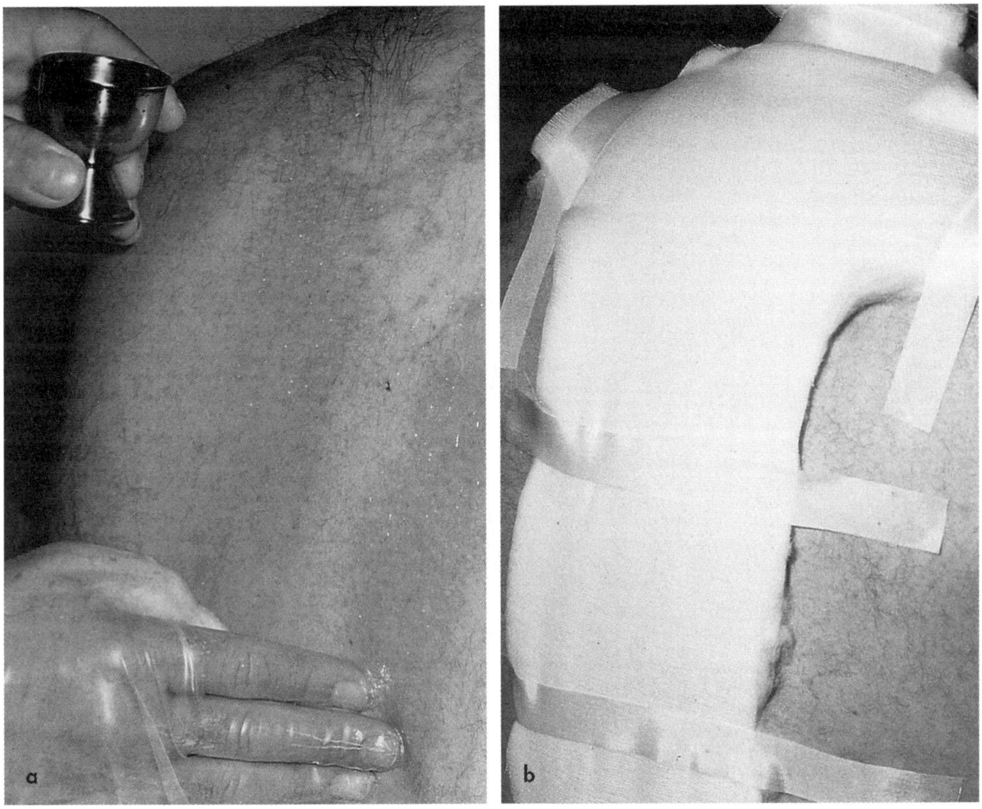

Abb. 14-7 a, b. Baunscheidt-Therapie: Nach paravertebraler Hautreizung mittels Vitralisator (s. Abb. 14-8) erfolgt Einreiben der Haut mit einem Hautreizöl und anschließende Abdeckung mit einem Watteverband

legt werden. Nach Behandlung der Hautareale über den schmerzhaften Körperpartien werden 1–2 ml Baunscheidt-Öl eingerieben und mit Watte abgedeckt (Abb. 14-7; a,b). Auf Verwendung krotonhaltiger Hautreizöle sollte wegen möglicher Nebenwirkungen verzichtet werden. Die Baunscheidt-Therapie wird ebenso wie die Kantharidenpflastertherapie nach sorgfältiger Reinigung und gründlicher Entfettung der Haut mit Alkohol durchgeführt. Nach 2 Tagen wird der Hautausschlag, der aus hirsekorngroßen Knötchen besteht, kontrolliert. Im Verlauf der nächsten Tage füllen sich die Knötchen mit Serum oder sterilem Eiter und trocknen innerhalb von 7–10 Tagen ein. Die Baunscheidt-Therapie wird erst nach völliger Normalisierung der Haut wiederholt. Bei starker Erstreaktion Reduktion des Hautreizöls.

Indikation und Wirkungsweise der Pustulation: Sie entspricht der Hautreizung durch Kantharidenpflaster.

Kontraindikation: Akute und chronische Hauterkrankungen, insbesondere Akne.

Die Zusammensetzung der Hautreizöle (Baunscheidt-Öle):

Verwendet werden als Einzelbestandteil oder in Kombination:

- Oleum Crotonis
- Lorbeeröl
- Extr. Cantharidum (Abb. 14-9)

- Extr. Mezerei
- Brechweinstein
- Extr. Anacardii
- Kajeputöl
- Terpentin
- Oleum Arachidis
- Oleum Sinapis

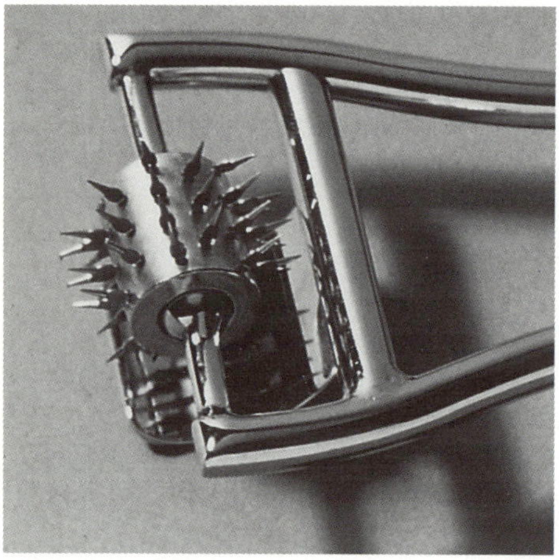

Abb. 14-8. Modernes Hautreizgerät: Vitralisator zur Baunscheidt-Therapie

14.3.4 Die diuretische Heilmethode [1, 3, 4]

Historie: Das diuretische Verfahren als ausleerende Methode ist sowohl aus der traditionellen indischen, ägyptischen und griechischen Medizin bekannt.

Indikation früher und heute:

- Bei verminderter Diurese,
- bei Erkrankungen der abführenden Harnwege,
- bei lokalen und allgemeinen interstitiellen Wasseransammlungen (Hydropsien und Ödemen),
- Blutreinigungsverfahren: Zur Ausscheidung von Stoffwechselprodukten, Toxinen etc.

Die diuretische Therapie wurde in der traditionellen Medizin mit Tees und Phytotherapeutika durchgeführt; sie ist jedoch auch mit modernen Osmo- und Schleifendiuretika möglich und ein nach wie vor aktuelles Behandlungskonzept.

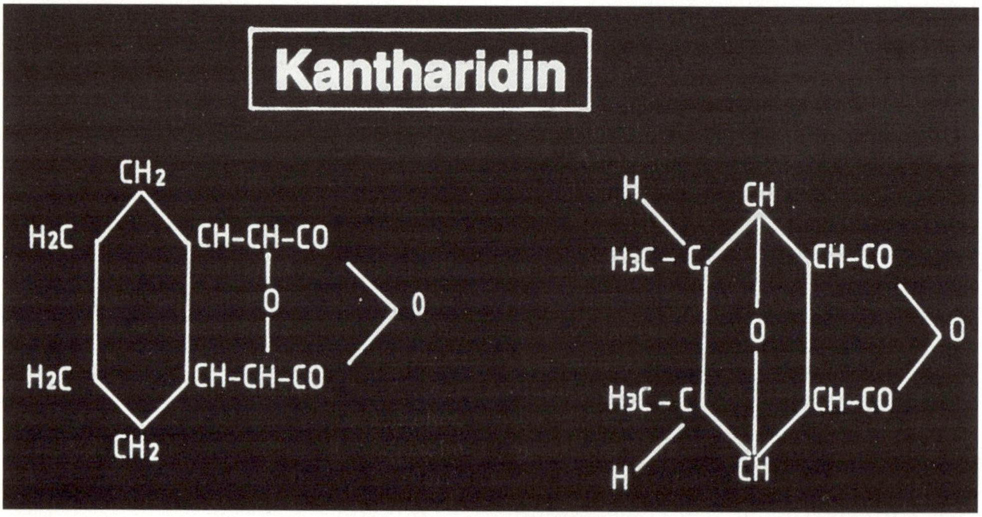

Abb. 14-9. Chemische Formel der wirksamen Substanz der ‚spanischen Fliege' (Kantharide)

14.3.5 Emmenagoge Therapie [1, 3, 4]

Historie: Die Betrachtung der Menstruation als wichtiger Stoffwechselreinigungsvorgang war vom Altertum bis vor ca. 100 Jahren gültig. Das emmenagoge Verfahren bestand aus einer konstitutionellen Allgemeinbehandlung sowie der Anwendung innerer und äußerer Emmenagoga.

Indikation früher: Bei Fettsucht, Augen- und Ohrenleiden, Kopfschmerz und Migräne, Hautkrankheiten, Herzbeschwerden, Gelenkrheuma, Gallenleiden und Psychosen.

Indikation heute: Wiederherstellung einer Menstruation von normalem Rhythmus und normaler Stärke bei Oligo- und Amenorrhoe. Beseitigung der dadurch bedingten Folgekrankheiten.

Interne Therapie: Seit dem Altertum haben sich Aloe, Crocus sativus (Safran) und Summitates Sabinae bewährt. *Abele* [1] empfiehlt folgende Teemischung:

Folia Sennae
Fructus Petroselini
Herba Rutae: ana 30,0 g
Flores Tanaceti
Summitates Sabinae: ana 5,0 g
DS: Täglich 2 Tassen als Aufguß trinken.

Äußere Therapie: Heiße Bäder, Fußbäder mit Senfmehl, Diathermie, Ansetzen von je 2 Blutegeln an die großen Labien. Akupunktur und Moxibustion an MiPa 6 (San Inn Tsiao).

14.3.6 Emetische Therapie [1, 3, 4]

Das Brechverfahren galt als unentbehrliche Heilmethode der traditionellen Medizin.

Historie: Bereits in der indischen Medizin steht Erbrechen an erster Stelle der sechs fundamentalen Heilmethoden. Bei *Hippokrates* lesen wir folgenden Lehrsatz: „Schmerzen über dem Zwerchfell zeigen an, daß es einer Purgation nach oben (Erbrechen) bedarf, Schmerzen unterhalb hingegen, daß es einer solchen nach unten (Abführen) bedarf.“ Noch *Hufeland* hat dem emetischen Verfahren als Umstimmungstherapie größte Bedeutung beigemessen. Interessant ist, daß die kräftigsten Expektoranzien: Ipecacuanha, Tartarus emeticus und Scilla auch sehr wirksame Brechmittel sind.

Indikation früher: Allgemein exzitierende Wirkung, besonders auf Herz und Lunge. Anregung aller Sekretionen und Exkretionen, antagonistisch-derivierende Wirkung. Spezielle Indikationen waren: Kopfschmerz, Migräne, Erysipel, Stomatitis, Angina, Diphtherie, Asthma bronchiale, Lungenödem, Keuchhusten, Herz- und Magenkrankheiten, Gallenleiden, akute Infektionskrankheiten, Nervenleiden und Psychosen.

Indikation heute: Die emetische Therapie ist weitgehend in Vergessenheit geraten, es sei denn, daß sie zur Magenentleerung bei akuten Vergiftungen eingesetzt wird. Brechweinstein, Apomorphin und Ipecacuanha gelten als starke Brechmittel. *Aschner* [3] empfiehlt das bereits von *Hufeland* angegebene Rezept:

Rp Tartari stibiati: 0,06 g
Pulv.Ipecacuanhae: 1,5 g
Oxymel Scillae
Syrupi Rubi Idaei:ana 15,0 g
Aquae Fontis: 30,0 g
DS: 1/4stündlich 1 Eßlöffel (bei Kindern 1 Teelöffel) voll, bis Erbrechen folgt.

Subkutane Apomorphininjektionen von 0,005–0,01 g sind zwar sehr wirkungsvoll, jedoch wegen der ausgeprägten Schockwirkung nicht ungefährlich (bei kreislauflabilen Patienten und Kindern kontraindiziert!).

14.3.7 Purgation [1, 3, 4]

Historie: Die Reinigung des Körpers durch den Darm zur Entfernung krankmachender Stoffe aus dem Körper gehört zu den ältesten und fundamentalsten Heilmethoden der Vergangenheit. In der hippokratischen Medizin wurde die Anschauung vertreten, daß die Mehrzahl der Krankheiten durch „Überfüllung von innen mit Nahrungsstoffen" herrühre und diese „Plethora" durch ausleerende Methoden, insbesondere Purgation, behandelt werden müsse.

Indikation früher und heute: Anwendung im Rahmen der Konstitutionstherapie, bei Magen-Darm-Leiden, Leber-und Gallenleiden, Migräne, Kopfschmerz und Nierenleiden, insbesondere bei habitueller Obstipation; zur Toxinelimination bei akuten Intoxikationen.

14.4 Konstitutionsumstimmende Heilverfahren [3–6]

Die 3 großen Konstitutionstypen, **lymphatische, hämatogene** und **dyskratische** Konstitution, die bereits im Abschnitt 14.2.2.3, angesprochen wurden, bedürfen einer der jeweiligen Konstitution entsprechenden abgestimmten Therapie. Seit Jahrzehnten haben sich tiefpotenzierte Homöopathika, sog. Komplexhomöopathika, zur Basistherapie dieser 3 großen Konstitutionstypen bewährt. Unsere persönliche Erfahrung erstreckt sich auf die Konstitutionsbehandlung mit Similiaplexen.

Lymphatische Konstitution

- Blaue Augen
- helle Haut, helle Haare,
- Empfindlichkeit der Haut,
- Disposition zu Lymphatismus,
- Neigung zur Vergrößerung der Tonsillen, der Milz und der Lymphknoten,
- Neigung zu sinubronchialen Infekten,
- Neigung zur chronischen Appendizitis.

Hämatogene Konstitution

- Braune Augen,
- braune bis schwarze Haare,
- dunkle bis brünette Haut,
- biliäre Konstitution mit cholerischem Temperament,
- Leber- und Gallenstörungen,
- Neigung zu Hauterkrankungen: Furunkulose, pustulöse Dermatitiden,
- variköser Symptomenkomplex, Thromboseneigung.

Dyskratische (gemischte) Konstitution

- grau-grünliche-bräunliche Augen,
- unreine Haut mit Pigmentflecken,
- dunkle bis schwarze Haare,
- Dyskrasie
  - heriditäre Karzinombelastung,
  - Stoffwechselstörungen (Gicht, Diabetes, harnsaure Diathese etc.)
  - hämorrhagische Diathese,
  - Pruritus, Hautausschläge, ‚ätzende' Beschaffenheit von Harn, Schweiß, Fluor, Speichel, Nasen-Tränen-Sekret,
  - Autointoxikation durch schlechte Verdauung, Obstipation, Diarrhoe etc.

14.4.1 Basisbehandlung der lymphatischen Konstitution

Lymphmittel (Verbesserung der Lymphe):

- Scrophularia Similiaplex

Scrophulosemittel (Reinigung der Lymphe, Ausleiten von Toxinen):

- Calcium carb. Similiaplex
- Cantharis Similiaplex

- Juniperus Similiaplex
- Clematis Similiaplex
- Acidum oxal. Similiaplex

Magen-Pankreas-Mittel (Therapie der Schleimhäute des oberen Verdauungstrakts):

- Artemisia Similiaplex
- Thymus Similiaplex
- Argentum Similiaplex
- Carbo veget. Similiaplex
- Chamomilla Similiaplex
- Angelica Similiaplex

14.4.2 Basisbehandlung der hämatogenen Konstitution

Chol-Mittel (Leber-Galle-Therapie):

- Carduus mar. Similiaplex
- Quassia Similiaplex
- Lycopodium Similiaplex
- Aesculus Similiaplex

Febris-Mittel (akute und chron. M.-D.-Katarrhe):

- Nux vomica Similiaplex
- China Similiaplex

14.4.3 Basisbehandlung der dyskratischen Konstitution

Antidyskrat.Therapie (säfteverbessernde Therapie):

- Conium Similiaplex
- Thuja Similiaplex
- Cistus canad.Similiaplex
- Scrophularia Similiaplex
- Quassia Similiaplex

Resolvierende Therapie (auflösende Therapie bei chron. Erkrankungen, Steindiathesen etc.):

- Mercur. sol. Similiaplex
- Kalium jod. Similiaplex
- Conium Similiaplex
- China Similiaplex

Die konstitutionsumstimmende Therapie sollte über lange Zeit, ein bis mehrere Jahre, durchgeführt werden, wobei die Dosierung der Präparate von anfangs 2mal täglich 8–10 Tropfen bis 1mal wöchentlich 8–10 Tropfen resp. 1–2 Tabletten im Laufe der Behandlung reduziert wird.

14.5 Allgemeine konstitutionsumstimmende Maßnahmen [3–6]

Diese allgemeinen Behandlungsmaßnahmen wurden vorwiegend zur Therapie akuter und subakuter Erkrankungen durchgeführt, oft in Verbindung mit den zuvor behandelten Konstitutionsbasistherapien.

14.5.1 Antidyskratische Therapie

Die antidyskratische Therapie – „Behandlung der fehlerhaften Mischung der Körpersäfte" – berücksichtigte vor allem Grundursachen:

- angeborene Organschwäche,
- einseitige Ernährung,
- schlechte Verdauung (Dysbiosen),
- Störungen des lymphatischen Systems,
- Störungen der Blutbildung,
- innersekretorische Störungen,
- fehlerhafte Sekretion und Exkretion der Ausscheidungsorgane,
- Autointoxikation.

Die Behandlung der Dyskrasie gehört mit zu den ältesten Konzeptionen in bezug auf Krankheitsursachen. Durch die Erkenntnisse der derzeitigen wissenschaftlichen Medizin im Hinblick auf Stoffwechsel, innere Sekretion, Immunität, Allergie etc. hat der Begriff der Dyskrasie eine neue Bedeutung erlangt.

Zu den seit alters her wichtigen pflanzlichen Antidyskratika zählen Zubereitungen von:

- Cicuta virosa (Wasserschierling),
- Conium maculatum (gefleckter Schierling),
- Thuja occidentalis (Lebensbaum),
- Chelidonium (Schöllkraut),
- Carduus marianus (Mariendistel),
- Condurango (Kondurango)

Zu den chemischen Antidyskratika zählen:

- Kalium aceticum (essigsaures Kalium)
- Mercurius solubilis Hahnemanni
- Phosphorus (gelber Phosphor)
- Kalium jodatum
- Aurum chloratum natronatum, Aurum jodatum, Aurum colloidale (div. Goldsalze) sowie
- Antimonium crudum (schwarzer Spießglanz).

Zusätzlich zu den traditionellen und chemischen Antidyskratika haben sich Nosoden resp. Nosodenkombinationen zur allgemeinen und speziellen Entgiftung bewährt. Nach *Aschner* [3,4] sind Lymphatismus, Struma parenchymatosa, rheumatische Diathese, Kanzerosen und Präkanzerosen spezielle Indikationen für die antidyskratische Heilmethode.

14.5.2 Antiphlogistische Therapie

Sie umfaßt die Behandlung lokaler und allgemeiner Entzündungen sowie fieberhafter Infekte durch äußere und innere Anwendungen, zum einen mit Hilfe von Hautaus- und Ableitungsmethoden (vgl. Abschnitt 14.3), zum anderen mit pflanzlichen und chemischen Antipyretika. Die antiphlogistische Therapie hat bis zum heutigen Tag nichts an Aktualität eingebüßt.

Zur antiphlogistischen Behandlung gehören Ruhigstellung des gesamten Körpers oder einer Extremität, Anwendung von Kälte resp. Wärme, Diät, Ableitung auf den Darm (Purgation – ‚qui bene purgat, bene curat'), Anwendung von Chinin, Salizylsäure, Paracetamol, Kalium nitricum sowie Phytopharmaka: Flores Sambuci (Holunderblüten), Flores Tiliae (Lindenblüten), Radix Angelicae (Angelikawurzel), Rhizoma Imperatoriae (Meisterwurzelstock), Aconitum (Eisenhut), Veratrum (weiße Nieswurz), Hyoscyamus (Bilsenkraut) u.v.a.

14.5.3 Antispasmodische (sedative) Therapie

Sie beinhaltet tonusherabsetzende, schmerz- und krampfstillende Verfahren durch ausleerende Methoden sowie eine direkte Sedierung mit Narkotika, Hypnotika, Sedativa. Die tonusherabsetzende Therapie wurde in der traditionellen Medizin generell bei *„krampfhaft gesteigerter Lebensenergie“* angewendet; dazu zählten auch die essentielle Hypertonie, die Neigung zu Muskelkrämpfen und Spasmen des Magen-Darm-Trakts.

Bis vor ca. 130 Jahren wurde Opium (griech. Opos: Saft) als Volldroge allen anderen krampf- und schmerzstillenden Mitteln vorgezogen. Daneben wurden Belladonna, Hyoscyamus und Salpeter eingesetzt. Die sedierende Therapie, insbesondere mit chemischen Präparaten (Hypnotika, Sedativa und Psychopharmaka), wird in der heutigen Medizin oftmals kritiklos durchgeführt, so daß wegen zahlreicher Nebenwirkungen, insbesondere bei Dauereinnahme, gewarnt werden muß.

Den chemisch definierten Hypnotika, Sedativa und Psychopharmaka (Barbituraten, Bromverbindungen, Benzodiazepinen etc.) stehen die pflanzlichen Sedativa Radix Valerianae (Baldrian), Herba Melissae (Melisse), Herba Passiflorae (Passionsblume), Extr.Humuli Lupuli (Hopfen), Avena sativa (Hafer) u.v.a. gegenüber, die im Vergleich zu den chemischen Präparaten, insbesondere bei Langzeiteinnahme, kaum unerwünschte Nebenwirkungen haben.

14.5.4 Resolvierende Therapie

Zur resolvierenden Methode gehören auflösende, zerteilende und blutverdünnende Verfahren mit Hilfe von

- Alkalien und Salzen,
- salinischen Abführmitteln (Karlsbader Salz),
- Jod-Quecksilber-Antimonpräparaten und
- pflanzlichen Resolventien.

Den Begriff „Resolvenzien" sucht man in der heutigen wissenschaftlichen Medizin vergebens. Bis vor ca. 100 Jahren wurden laut *Aschner* [3,4] Resolvenzien zur Behandlung entzündlicher Schwellungen, Verhärtungen, Adipositas, Steinbildungen und zur Erweichung gut- und bösartiger Tumoren eingesetzt. Eines der stärksten Resolvenzien ist nach *Aschner* [3,4] Kalium aceticum, das als ein „kräftiges, auflösendes, blutverdünnendes und gewebezerteilendes Mittel" bei Fettsucht, Arthritis, erhöhter Blutviskosität, chronischen Hauterkrankungen sowie als Diuretikum (10%ige Lösung) verwendet wurde.

Zu den pflanzlichen Resolvenzien zählen:

- Taraxacum (Löwenzahn),
- Radix Liquiritiae (Süßholz),
- Radix Rhei (Rharbarberwurzel),
- Rumex (Sauerampfer),
- Oxalis acetosella (Sauerklee),
- Herba Cheledonii (Schöllkraut).

Auch Sarsaparilla war als saponinhaltige Pflanze bis um die Jahrhundertwende ein bekanntes, bei Hauterkrankungen und zur Nachbehandlung der Lues oft verwendetes Resolvens.

14.5.5 Tonisierende (anregende, stärkende) Therapie

Sie besteht aus einer Magen-Darm-Therapie vorwiegend mit Bittermitteln und einer roborierenden Diät. Die tonisierende Methode ist angezeigt bei allen allgemeinen und lokalen Schwächezuständen. Zu den tonisierenden Arzneimitteln zählen: Cortex Chinae, Radix Colombo, Cortex Cascarillae, Radix Ratanhiae, Rhizoma Tormentillae, Radix Gentianae, Cortex Condurango, Radix Rhei, Herba Absinthii, Radix Angelicae ebenso wie Eisen, Arsen, Mangan und Phosphor.

Tonisierende Arzneimittel haben eine spezifische Wirkung auf die Magenschleimhaut, vor allem bei Sub- und Anazidität.

Nach *Aschner* [3, 4] sind die wichtigsten Magen-Bittermittel:

- Radix Gentianae (Enzianwurzel),
- Cortex Condurango (Kondurangorinde),
- Rhizoma Calami (Kalmuswurzelstock),
- Cortex Chinae (Chinarinde),
- Lignum Quassiae (Bitterholz),
- Cortex rad. Berberidis (Sauerdornwurzelrinde),
- Herba Centaurii (Tausendgüldenkraut),
- Herba Absinthii (Wermut),
- Folia Trifolii fibrini (Fieber- od. Bitterklee),
- Pericarpium Aurantii immaturi (die grünen, bitteren Schalen der unreifen Orange),

Ind.: Einzeln oder in Kombination in Form von Pulvern, Tinkturen, Extrakten, Dekokten, Aufgüssen, Tees.

Bittermittel wurden in der Konstitutionsmedizin oft zusammen mit einer **roborierenden** *Diät* eingesetzt, insbesondere bei allgemeiner Asthenie (allgemeine Kraftlosigkeit, von griech. sthenos: Kraft), die sich allerdings erheblich von der heutigen Vollwertkost und der laktovegetabilen Kost unterscheidet. Aus heutiger Sicht ist eine initiale Symbioselenkung eine wichtige Voraussetzung für den Erfolg der tonisierenden, roborierenden Methode.

Roborierende Diät: Spezielle Ernährungsrichtlinien sind dem ‚Lehrbuch der Konstitutionsmedizin' von *B. Aschner* zu entnehmen.

14.6 Nachwort

Betrachten wir abschließend Geschichte, Entwicklung und die Prinzipien der überlieferten traditionellen Medizin, so stellen wir fest, daß durch umsichtige Anwendung ausleerender, ableitender und umstimmender Therapiemethoden versucht wurde, Heilung und Linderung akuter und chronischer Leiden – besonders im Hinblick auf die Vermeidung eingreifender chirurgischer Maßnahmen – zu erreichen.

Die Medizin der „alten Ärzte" ist nicht verlassen worden, weil neue Methoden etwa besser waren, sondern weil die traditionelle Medizin **alt** war und man in der **„Nach-Virchow-Ära"** glaubte, daß Tradition und Fortschritt miteinander unvereinbar seien.

Trotz allem ist die historische traditionelle Medizin, so wie *Aschner* [3] sie überliefert hat, in der Lage, unsere moderne naturwissenschaftlich orientierte Medizin besonders in der Behandlung chronischer Krankheiten wirkungsvoll zu unterstützen.

14.7 Weiterführende Literatur

1. Abele U, Stiefvater EW (1979) Aschner-Fibel, 6. Aufl., Haug, Heidelberg
2. Ammon HPT (1987) Ayurveda – 3000 Jahre indische traditionelle Medizin, Zeitschr Phytotherapie 8:189–197
3. Aschner B (1953) Lehrbuch der Konstitutionstherapie, 7. Aufl., Hippokrates, Stuttgart
4. Aschner B (1962) Befreiung der Medizin vom Dogma, Haug, Ulm
5. Honegger H (1959) Die antidyskratische Behandlung, Haug, Ulm
6. Lumière A (1950) Zeitgemäße Humoralmedizin, Haug, Saulgau
7. Raschka C (1995) Körperbau-Konstitutionstypen in der naturwissenschaftlichen Anthropologie, Aerztezeitschr Naturheilverfahren 36: 759–782
8. Scharfbillig Chr (1986) Der rote und der weiße Aderlaß,Arkana, Heidelberg
9. Schneider E, Lang C (1980) Geschichte der Medizin, 2. Aufl., Edition Medizin, Basel
10. Tienes GA (1975) Der Baunscheidtismus, 7. Aufl., Hippokrates, Stuttgart

15 Homöopathie

J. E. Siebenwirth

15.1 Renaissance der Homöopathie – Homöopathie in der Diskussion

Kein anderes Verfahren der unkonventionellen Richtung hat durch seine Einführung in den Gegenstandskatalog für den zweiten Abschnitt der Ärztlichen Prüfung im Jahre 1993 für so viel Aufregung an den Lehrstühlen gesorgt wie die Homöopathie nach Hahnemann. Dies gipfelte darin, daß einige Lehrstühle sich durch die sog. „Marburger Erklärung" von der Homöopathie distanzierten und die neutrale Darstellung dieser „Irrlehre" an ihren Universitäten verweigerten, während an einigen anderen Universitäten eigens Lehraufträge für Homöopathie vergeben wurden.

Dabei ist der Streit und die Kritik an der Homöopathie so alt wie die Homöopathie selbst; letztere hat sich in den 200 Jahren ihres Bestehens inhaltlich in ihren Grundprinzipien eigentlich nicht geändert. Vor allem wird ihr zur Last gelegt, daß sie mit hochverdünnten („homöopathischen Dosen") und damit nach bisherigen naturwissenschaftlichen Erkenntnismodellen unwirksamen Substanzen arbeite, wobei dieser Kritikpunkt am wichtigsten Prinzip der Homöopathie, nämlich der Ähnlichkeitsregel, eigentlich vorbeiläuft. Gerade auch mit sog. Tiefpotenzen (Arzneimittel, deren Verdünnungsgrad durchaus noch im stofflichen Bereich liegt und damit die Voraussetzungen für eine Wirkung nach dem Clarkeschen Rezeptormodell erfüllen) hatten Generationen von Ärzten erstaunliche Heilungserfolge bei ihren Patienten aufzuweisen.

Gerade die zumeist sehr zufriedenen Patienten waren und sind es, die die Homöopathie und die homöopathischen Ärzte auch in schwierigen Zeiten am Leben erhielten und sich in neuester Zeit zu äußerst aktiven Patientenverbänden formieren (z. B. Bundesverband Patienten für Homöopathie). Und so ist es auch jetzt im Grunde u. a. dem Druck der Patienten zu verdanken, daß die Homöopathie mit 2 eigenen Abrechnungsziffern Einzug in die neue Gebührenordnung für Ärzte gehalten hat. Damit wurde für die Homöopathie in Deutschland neben dem seit 1934 bestehenden (und zuletzt 1978 aktualisierten) Deutschen Homöopathischen Arzneibuch, der durch die Landesärztekammern nach entsprechender (3jähriger) Weiterbildung zu erteilenden Zusatzbezeichnung Homöopathie und der Auflistung der Homöopathie im Leistungsverzeichnis der gesetzlichen Krankenversicherungen ein 4. rechtliches Standbein geschaffen.

Aber nicht nur in Deutschland verzeichnet die Homöopathie derzeit einen deutlichen Aufschwung. Hahnemann selbst brachte die Homöopathie nach Frankreich; er lebte und praktizierte nach großen, zum Zerwürfnis führenden Kontroversen mit der deutschen Ärzte- und Apothekerschaft die letzten 8 Jahre seines Lebens in Paris, unterstützt von seiner 45 Jahre jüngeren Frau, einer französischen Künstlerin (Abb. 15-1). Heute ist die Homöopathie in Frankreich staatlich anerkannt und wird von den Krankenkassen bezahlt. In Europa ist sie eigentlich nur in Skandinavien nicht

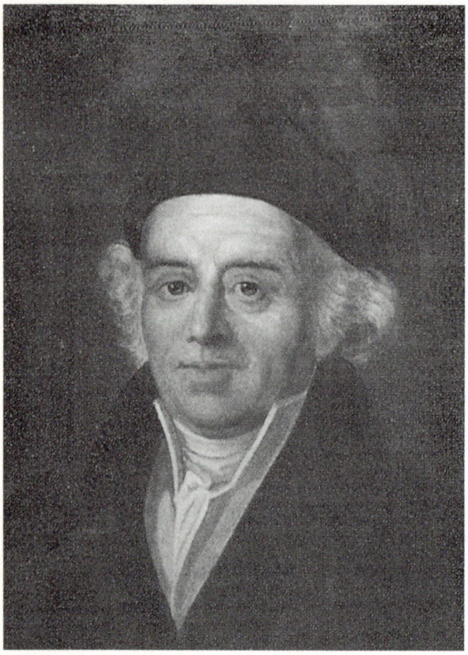

Abb. 15-1. Portrait von S. Hahnemann; Melanie Hahnemann 1835 (Institut für Geschichte der Medizin der Robert-Bosch-Stiftung)

vertreten. In Großbritannien dagegen ist sie offiziell anerkannt: Es gibt eigene homöopathische Krankenhäuser, in London sogar eine eigene Fakultät; auch die königliche Familie vertraut der homöopathischen Heilkunst seit über 150 Jahren.

Sehr populär ist die Homöopathie auch in Italien, Spanien und Griechenland (prominentester Vertreter Georgos Vithoulkas, dem 1996 der sog. „Alternative Nobelpreis" verliehen wurde), in Österreich („Wiener Schule" von Mathias Dorcsi, langjährige Professur an der Universität Wien) und der Schweiz (Jost Künzli von Fimmelsberg †1992, wichtiger Vertreter der Klassischen Homöopathie; dort wird sie ebenfalls in praktisch allen Kantonen von den Krankenversicherungen selbstverständlich erstattet) sowie in den Niederlanden und Belgien.

Hahnemanns Schüler verbreiteten die Homöopathie weltweit. Constantin Hering trug die Homöopathie nach Nordamerika, eröffnete eine homöopathische Akademie in Allantown und war 1848 Mitbegründer des Hahnemann Medical College in Philadelphia. Bis zum Ende des 19. Jahrhunderts gab es über 100 homöopathische Krankenhäuser und 22 Homöopathieschulen. Allerdings kam es in der 1. Hälfte des 20. Jahrhunderts aus nicht leicht nachvollziehbaren, sehr komplexen Gründen zum Niedergang der Homöopathie; erst in den 70er und 80er Jahren ging es mit der Homöopathie in den USA wieder aufwärts.

Auch nach Mittel- und Südamerika drang die Homöopathie vor: In Argentinien, Brasilien und Mexiko gibt es eigene Schulen. Von dort bekam die Homöopathie wichtige Anstöße durch die zeitgenössischen Homöopathen Masi-Elizalde, Paschero und Ortega; letzterer beschäftigt sich vor allem mit der Miasmentheorie Hahnemanns und deren Umsetzung in die Therapie.

Große Verbreitung fand die „billige" homöopathische Medizin vor allem auch in den armen Ländern Asiens, Pakistan, Bangladesch, Sri Lanka und insbesondere in Indien, wo sie einen prominenten Befürworter in Mahatma Ghandi fand. Dort wurde die rechtliche Stellung homöopathischer Ärzte denen der konventionellen Ärzte gleichgestellt.

Der starke Wunsch nach alternativen Behandlungsmethoden in Deutschland hat natürlich auch einen dementsprechenden Ansturm von Weiterbildungswilligen zur Folge. Viele werden dabei von den auf dem Deutschen Ärztetag 1992 beschlossenen, allerdings noch nicht in allen Kammerbezirken umgesetzten **Anforderungen für die Zusatzbezeichnung Homöopathie** abgeschreckt:

1. Nachweis einer mindestens 2jährigen Tätigkeit in einer Klinik
2. 3 Jahre theoretische und praktische Beschäftigung mit der Homöopathie bzw. alternativ 6monatige homöopathische Weiterbildung in einer Klinik
3. Teilnahme an 6 1wöchigen Homöopathiekursen bzw. alternativ Teilnahme an einem 3monatigen Lehrgang

Auch diese 3jährige Weiterbildung kann nur einen Wissengrundstock mit auf den Weg geben, der durch eigene Erfahrungen und Austausch mit Kollegen sowie konsequente Weiterbildung außerhalb des festgesteckten Weiterbildungsrahmens intensiviert werden muß. Nur wenige bringen das nötige Engagement auf, um die Homöopathie in einem Maße zu erlernen, daß sich das Therapiegewicht später in der Praxis deutlich zugunsten der Homöopathie verschiebt. Vor allem müssen diese Kollegen dann sehr bald erfahren, daß sich die Homöopathie in der vertragsärztlichen Praxis wegen des erhöhten zeitlichen Aufwands, der durch die Kassen nicht angemessen vergütet wird, betriebswirtschaftlich kaum durchführen läßt und damit eigentlich nur der Weg in die Privatpraxis bleibt.

Das Kapitel Homöopathie in diesem Lehrbuch soll dem Leser nicht nur die Abgrenzung von anderen Therapieverfahren der Komplementärmedizin ermöglichen und das im Gegenstandskatalog geforderte Wissen abdecken; es stellt vielmehr den Versuch einer kurzen, aber prägnanten Beschreibung des homöopathischen Denkprinzips und dessen methodischer Umsetzung dar.

15.2 Entwicklung der Homöopathie durch Samuel Hahnemann

Kaum ein anderes medizinisch-therapeutisches Verfahren wurde so sehr von einem einzelnen Menschen geprägt wie die Homöopathie durch Samuel Hahnemann (s. Abb. 15-1). Dies liegt wohl vor allem daran, daß es ihm im Laufe seines langen Lebens gelang, die Homöopathie zu einem voll ausgereiften lehr-, lernbaren und therapeutisch effektiven System auszubauen; auf dieses Erbe kann und muß jeder, der sich eingehender mit Homöopathie beschäftigt zurückgreifen.

15.2.1 Hahnemann und seine Zeit

Um die Entstehung der Homöopathie und ihre Entwicklung einordnen zu können, ist es wichtig, die Person Christian Friedrich Samuel Hahnemann (1755–1843), den Urheber der Homöopathie, und seine Zeit kurz zu skizzieren. Hahnemann lebte in einer Epoche des geistigen Umbruchs: Die Aufklärung wurde von der Romantik abgelöst, der Vitalismus taucht als Gegenbewegung zum kartesianischen Rationalismus auf. Zeitgenossen Hahnemanns waren z. B. Voltaire, Kant, Goethe, Schiller, Novalis, Lessing, Kleist, Beethoven, Faraday, Lavoisier und viele mehr. Hahnemann darf getrost unter diese genialen Zeitgenossen eingereiht werden.

Die Begabung des aus einfachen Verhältnissen stammenden jungen Hahnemann (Sohn eines Meißener Porzellanmalers) wurde früh erkannt und trotz widriger Umstände (7jähriger Krieg) gefördert, so daß er einen Freiplatz auf der berühmten Fürstenschule St. Afra bekam. Er erlernte insgesamt 7 Sprachen, so daß er sich sein Medizinstudium in Leipzig (1775) durch Übersetzungen finanzieren konnte. Von Leipzig wandte sich Hahnemann 1777 nach Wien, um dort sein Studium zu vervollständigen; 1779 legte er sein Doktorexamen in Erlangen ab.

„Die Schulmedizin" existierte zu dieser Zeit eigentlich noch nicht, vielmehr gab es einige medizinische Schulen, es herrschte ein genereller Pluralismus von Systemen. Das sog. medizinische Therapieren bestand damals hauptsächlich aus Aderlässen (z. T. bis zur Ausblutung), Einläufen, Schröpfkuren, der Gabe von Brechmitteln oder Laxanzien, dem Auflegen von Senfwickeln oder Kantharidenpflästern („zur Ausleitung giftiger Säfte") und dem Einlegen von Haarseilen, um Eiterherde zu erzeugen. Diese Art von Medizin faßte Hahnemann später unter dem Begriff **„Allopathie"** (griech.: „anderes Leiden") zusammen. Es gab noch keine Röntgenuntersuchungen, keine Äthernarkose und keine Bauchoperationen. Hahnemann war einer der ersten Ärzte der damaligen Zeit, der ein Stethoskop benutzte und es für notwendig befand, sich Aufzeichnungen über einen Krankheitsfall zu machen.

Der aufklärerische Geist Hahnemanns sah mit Deutlichkeit die Sinnlosigkeit und Schädlichkeit all der damals angewandten medizinischen Verfahren und zog die Konsequenz. Kurz nach seiner Niederlassung gab er den ärztlichen Beruf wieder auf und verlegte sich auf chemische und pharmazeutische Untersuchungen. Er machte dabei bedeutende chemische Erfindungen und verfaßte allgemein geschätzte gerichtsmedizinische und pharmazeutische Werke, die ihre Anerkennung in der Wahl zum Mitglied mehrerer angesehener wissenschaftlicher Gesellschaften fanden. Seinen Lebensunterhalt – Wissenschaft war damals noch brotlose Kunst – verdiente er mit der Übersetzung von medizinischen Standardwerken, ohne dabei aber sein erklärtes Ziel, eine sichere und rationale Grundlage für die Arzneitherapie zu schaffen, aus den Augen zu verlieren.

15.2.2 Der Chinarindenversuch von 1790

Als Hahnemann 1790 dabei ist, die Materia Medica des damals berühmten schottischen Arztes William Cullen (1710–1790) zu übersetzen, stößt er auf eine Stelle, wo dieser die positive Wirkung der Chinarinde auf das Wechselfieber beschreibt und dies vor allem auf die Bitterkeit der Rinde zurückführt, die eine magenstärkende Wirkung hätte. Diese Erklärung ist Hahnemann, der selbst schon eine Malaria durchlebt und diese mit Chinarinde therapiert hatte, bei weitem nicht aussagekräftig genug, so daß er einen Selbstversuch beschließt.

Aus wissenschaftlicher Neugier nimmt er Chinarinde (in der damals üblichen Dosierung von ca. 30 g/d) ein und bekommt daraufhin erneut die ihm noch sehr wohl bekannten Symptome des Wechselfiebers (Mattigkeit, Kältegefühl, Gelenksteifigkeit, Durst, Herzklopfen). Die Symptome klingen nach Absetzen schnell wieder ab und sind bei erneuter Einnahme jederzeit reproduzierbar. Hahnemann folgert daraus: „China erregt beim Gesunden, was sie beim Kranken heilt" [!].

Dieses Schlüsselerlebnis erlaubt ihm einen methodischen Zugang zum Ähnlichkeitsprinzip, das in der Theorie bereits bei Hippokrates („Durch das Ähnliche entsteht die Krankheit und durch Anwendung des Ähnlichen wird sie geheilt."), Galen und Paracelsus Erwähnung fand.

15.3 Grundprinzipien der Homöopathie

Vor dem Hintergrund der an der Homöopathie fortlaufend geübten „naturwissenschaftlichen" Kritik erscheint es sinnvoll und wichtig, die von Hahnemann, dem damaligen Wissenschaftsbegriff entsprechend, rein mittels Empirie und rationaler Erkenntnis („Beobachten, Nachdenken, Erfahrung") gewonnenen Ergebnisse und gemachten Entdeckungen, die er nach langjähriger Prüfung gesammelt im „Organon der rationellen Heilkunde" 1810 veröffentlicht, vom in seinen späteren Werken zunehmend ausführlicher dargestellten „theoretischen Überbau" zu trennen. Insofern ist die Homöopathie nämlich eine reine ärztlich-empirische Wissenschaft ohne unmittelbare weltanschauliche Voraussetzungen.

Während der von Hahnemann entwickelte theoretische Hintergrund heutzutage durch neuere wissenschaftliche Erkenntnisse in einigen Teilen widerlegt wurde, in anderen Teilen modifiziert und abstrahiert werden mußte, besitzen die von ihm beschriebenen und nachfolgend dargestellten Grundprinzipien auch heute noch volle Gültigkeit und werden tagtäglich in der homöopathischen Praxis erneut bestätigt (Abb. 15-2).

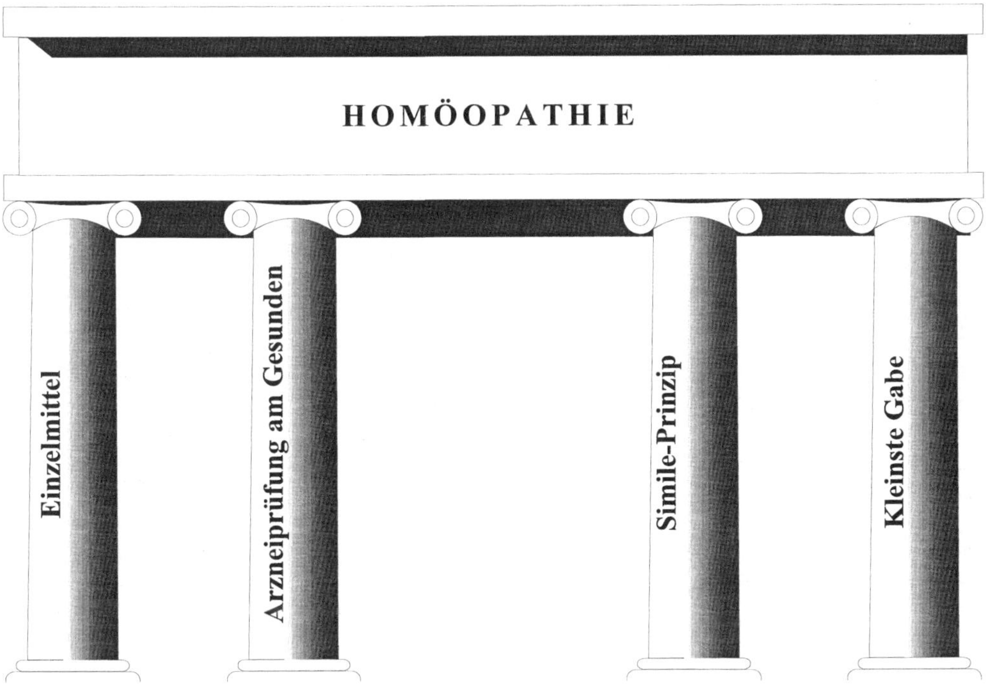

Abb. 15-2. Grundsäulen der Homöopathie

15.3.1 Ähnlichkeitsprinzip

Neben dem Chinarindenversuch führten auch andere therapeutische Beobachtungen, nämlich daß eine Krankheit manchmal durch Hinzutreten einer anderen, ähnlichen bzw. auch stärkeren Krankheit wieder zurückgedrängt werden konnte (wie es nicht zuletzt die Kuhpockenvakzination durch Edward Jenner bewies), Hahnemann zu folgender Überlegung: Wenn einerseits eine natürliche Krankheit eine andere, ihr ähnliche natürliche Krankheit auszulöschen imstande ist, andererseits ein Arzneimittel an einem Gesunden Symptome einer natürlichen Krankheit hervorrufen kann, müßte es möglich sein, mittels einer **„künstlichen Arzneikrankheit"** eine natürliche Krankheit zu behandeln. Interessanterweise bekam Wagner von Jauregg für einen gedanklich ähnlichen Ansatz, nämlich die Malariatherapie bei der progressiven Paralyse (Lues IV) 1921 den Nobelpreis für Medizin.

Hahnemann erhebt diese Schlußfolgerung zum therapeutischen Prinzip: **Ähnliches werde durch Ähnliches geheilt (behandelt) – Similia similibus curentur.** Der Konjunktiv „curentur" kennzeichnet die therapeutische Maxime.

Sechs Jahre lang sammelte Hahnemann Erfahrungen in der Behandlung von Patienten nach diesem Prinzip, bevor er 1796 mit seiner Schrift „Versuch über ein neues Prinzip zur Auffindung der Heilkräfte der Arzneisubstanzen nebst einiger Blicke auf die bisherigen" im Hufeland-Journal an die wissenschaftliche Öffentlichkeit tritt:

„Jedes wirksame Arzneimittel erregt im menschlichen Körper eine Art von eigener Krankheit. Man ahme die Natur nach, welche zuweilen eine chronische Krankheit durch eine andere hinzukommende heilt, und wende in der zu heilenden (vorzüglich chronischen) Krankheit dasjenige Arzneimittel an, welches eine andere, möglichst ähnliche künstliche Krankheit zu erregen imstande ist, und jene wird geheilt werden; Similia similibus".

In der ersten Auflage seines Hauptwerks „Organon der rationellen Heilkunde" (1810) faßt Hahnemann dieses Prinzip noch prägnanter in einen Satz: „Wähle, um sanft, schnell, gewiß und dauerhaft zu heilen, in jedem Krankheitsfalle eine Arznei, welche ein ähnliches Leiden (homoion pathos) für sich erregen kann, als sie heilen soll" [!].

15.3.2 Arzneimittelprüfung am Gesunden

Voraussetzung für die Anwendung der Ähnlichkeitsregel war und ist die genaue Kenntnis der Arzneiwirkungen, wobei Hahnemann in damals zur Verfügung stehenden Arzneimittellehren keinen wissenschaftlichen Wert sah. So ging er daran, experimentelle Untersuchungen, sog. **Arzneimittelprüfungen an gesunden Probanden,** vorzunehmen; gesund mußten die Probanden sein, damit die „reinen" Arzneiwirkungen nicht durch Krankheitssymptome verfälscht würden.

Hahnemann bemerkte bald, daß nicht alle „Prüfer" gleich deutliche Arzneisymptome auf ein gegebenes Arzneimittel entwickelten, sondern daß verschiedene Menschen auf unterschiedliche Arzneimittel auch verschieden reagierten. So wählte er für eine genauere Nachprüfung jeweils die für diese Arznei besonders sensiblen Probanden aus.

Die an den gesunden und besonders geeigneten Versuchspersonen entstandenen objektiven, aber vor allem auch subjektiven Symptome wurden sowohl hinsichtlich des zeitlichen Verlaufs ihrer Entstehung als auch bezüglich Art, Ort, möglicher Auslösung sowie Modalitäten der Beschwerden genauestens beobachtet und dokumentiert. So gelangte Hahnemann schließlich zu einer „reinen Arzneimittellehre", von der er selbst sagt: „Von einer solchen Arzneimittellehre sei alles vermutete, bloß behauptete oder gar erdichtete gänzlich ausgeschlossen: Es sei alles reine Sprache der sorgfältig und redlich befragten Natur" (Organon § 144).

Im weiteren fanden auch Befunde aus der Toxikologie sowie Therapieerfahrungen aus der Anwendung am Kranken Eingang in die homöopathischen Arzneimittellehren. Hahnemann hat im Laufe seines Lebens über 100 Substanzen am eigenen Leib geprüft. Seine Schüler unternahmen ebenfalls Arzneimittelprüfungen, z. T. als Nachprüfungen schon geprüfter Arzneien, zum Großteil aber Prüfungen neuer Substanzen, meist Stoffe, die eine überlieferte Wirksamkeit bei verschiedensten Erkrankungen haben sollten. So entstanden neben der **„Reinen Arzneimittellehre"** von Hahnemann wichtige Materiae medicae von Hering, Allen, Clarke, Boericke und Mezger, um nur einige der bedeutendsten zu nennen.

Auch heute noch werden von homöopathischen Ärzten Arzneimittelprüfungen durchgeführt, so daß der homöopathische Arzneimittelschatz inzwischen auf über 500 gut geprüfte und ca. 1500 weniger ausgiebig geprüfte Arzneimittel angewachsen ist.

Dabei findet die Vorgehensweise Hahnemanns, geeignete Prüfer für das jeweilig zu prüfende Arzneimittel herauszufiltern, bei Arzneimittelprüfungen neuerer Zeit kaum mehr Beachtung; vielmehr werden hier, den „Guidelines for Good Clinical Practice" folgend, freiwillige, gesunde Probanden randomisiert und Arzneien doppelblind gegen Plazebo geprüft. Mit dieser naturwissenschaftlich und arzneimittelrechtlich korrekten Methode durchgeführte Arzneimittelprüfungen scheinen aber nicht dieselbe Fülle und Qualität von Prüfsymptomen liefern zu können. Derzeit werden von einer Arbeitsgruppe des „European Committee for Homoeopathy (ECH)" Richtlinien für eine einheitliche Methodik von Arzneimittelprüfungen erarbeitet, die sowohl den Forderungen des Arzneimittelrechts und den heute üblichen Standards klinischer Forschung, als auch den Ansprüchen der Homöopathie gerecht werden sollen.

Während Hahnemann anfangs mit Urtinkturen (Aufgußzubereitungen, alkoholischen Auszügen, Salzlösungen) experimentierte, in wägbaren Dosen also, ging er später dazu über, die jeweiligen Substanzen in hohen Verdünnungen, „durch gehöriges Reiben und Verschütteln potenziert" und damit wirksamer gemacht, vorzugsweise in der Potenz C 30, zu prüfen.

15.3.3 Verwendung kleinster Gaben – potenzierte Arzneien

Hahnemann mußte sehr bald bemerken, daß es bei der therapeutischen Anwendung von nach dem Ähnlichkeitsprinzip gewählten Substanzen, d. h. also Substanzen, die von sich aus am Gesunden ähnliche Symptome verursachen konnten, wie sie der Patient aufwies, häufig zu deutlichen Verschlimmerungen kam, insbesondere natürlich bei Substanzen mit toxischer Wirkung (z. B. Atropa belladonna).

Dies veranlaßte Hahnemann, die Dosis der nach dem Ähnlichkeitsprinzip (Simile-Regel) gewählten Arzneien herabzusetzen, wodurch die **verschlimmernde „Erstwirkung"** nach seiner Beobachtung kürzer und nicht mehr so ausgeprägt war, die darauf folgende lindernde, **heilende „Nachwirkung"** dafür deutlicher und anhaltender. Aufgrund dieser positiven Erfahrungen begann Hahnemann im Laufe der Jahre die Dosis seiner Arzneimittel, meist durch Verdünnung im Verhältnis 1:100, immer weiter zu verringern.

Zu seiner großen Verwunderung bemerkte der angesehene Pharmakologe und Chemiker, daß auch immer stärkere Verdünnungen nicht nur „noch" wirksam waren, sondern sogar immer heilsamer wurden; außerdem konnte er einen Zusammenhang zwischen Wirksamkeit und Verdünnungstechnik, d. h. Verreiben in Milchzucker und Verschütteln in Ethanol feststellen. In seinem **„Organon der rationellen Heilkunde"** (1810) faßt Hahnemann die Ergebnisse und Erfahrungen wissenschaftlich korrekt als Lehrbuch zusammen und gibt exakte Anweisungen zu Arzneimittelfindung, Arzneiherstellung und Arzneitherapie.

Erst sehr spät, im Jahre 1827, prägte Hahnemann für die Technik des Verdünnens mittels Verreibung oder Verschüttelung den Begriff „dynamisieren" oder „potenzieren" („Arzneikraftentwicklung") und nannte die Produkte dieses Herstellungsprozesses **„Dynamisationen"** bzw. **„Potenzen"**. Im § 269 des Organon schreibt Hahnemann: „Die merkwürdige Veränderung an den Eigenschaften der Naturkörper durch mechanische Einwirkung auf ihre kleinsten Teile, durch Reiben und Schütteln, entwickelt die latenten, vorher unmerklich wie schlafend in ihnen verborgen gewesenen dynamischen Kräfte, welche vorzugsweise auf das Lebensprinzip, das Befinden des tierischen Lebens Einfluß haben".

Hahnemann ist dabei klar, und er begründet es ausführlich in der Anmerkung 53 zu § 11 des Organon, daß es sich bei der Wirkung solcher Potenzen, vor allem in den höheren Graden, nicht mehr um eine materielle Wirkung handeln kann: „Es sind nicht die körperlichen Atome dieser hoch dynamisierten Arzneien, noch ihre physische oder mathematische Oberfläche. Dynamisch, wie durch Ansteckung geschieht diese Einwirkung der Arzneien auf unser Befinden ganz ohne Mitteilung materieller Teile der Arzneisubstanz". Potenzierten Arzneien schreibt Hahnemann eine „reine, frei enthüllte, geistartige Arzneikraft" zu, wobei diese immaterielle Kraft ihren Ansatzpunkt nicht im materiellen Organismus haben kann, sondern im Lebensprinzip „der Lebenskraft des Organismus".

15.3.4 Verwendung von Einzelmitteln

Einer der schärfsten Kritikpunkte Hahnemanns an der damaligen Medizin war, daß gewöhnliche Arzneimittel in verschiedensten Mixturen verwendet wurden, wobei weder die Einzelwirkung der Bestandteile per se, noch weniger aber die Wirkung eines solchen Gemisches vieler Arzneisubstanzen auf den menschlichen Organismus bekannt war. Vielmehr erging man sich in jenen Zeiten in waghalsigen Vermutungen. Hahnemann verurteilte diese Praxis der Arzneitherapie vehement und setzte sich für die Gabe von Einzelmitteln unter genauer Beobachtung der Reaktion des Patienten ein, die er, ebenfalls eine absolutes Novum in der damaligen ärztlichen Praxis, schriftlich fixierte und als ein Grundprinzip seiner „rationellen Heilkunde" anführte.

15.3.5 Definition

Aus dem Verständnis der oben geschilderten Grundprinzipien der Homöopathie läßt sich in enger Anlehnung an die im § 2 der Satzung des Deutschen Zentralvereins homöopathischer Ärzte e. V. (DZVhÄ) verankerte Begriffsbestimmung folgende Definition ableiten: Die Homöopathie ist eine ärztliche Therapieform mit Einzelarzneien, welche am gesunden Menschen geprüft sind und in kleinsten Gaben, in der Regel in potenzierter Form, nach dem Ähnlichkeitsprinzip verordnet werden.

15.4 Theoretischer Hintergrund

Aufgrund der Kenntnis der großen Verwirrung, die zu seiner Zeit in der Medizin herrschte, repräsentiert durch die verschiedenen Schulen, war es Hahnemann ein großes Bedürfnis, eine von bloßen Vermutungen und Spekulationen freie, rationalc und empirisch nachprüfbare Arzneitherapie zu schaffen. Die Grundprinzipien der Homöopthie entdcckte er allein durch Versuch und Beobachtung, d. h. rationale Erfahrung. Dennoch erschien es ihm wichtig, in seinen letzten beiden Lebensjahrzehnten den gesammelten empirischen Erfahrungen einen theoretischen Hintergrund zu geben, dies nicht etwa, um die Grundprinzipien der Homöopathie zu beweisen, sondern vielmehr um zu ihrem Verständnis beizutragen.

15.4.1 Lebenskraft

Erst in den späteren Schriften Hahnemanns, wohl aufgrund der Erfahrungen mit seinen immer höher verdünnten, sprich dynamisierten, immateriellen Arzneien und mitbeeinflußt durch die philosophischen Vorstellungen des Vitalismus, gewinnt der Begriff der „Lebenskraft" zunehmend an Bedeutung. Er versteht darunter eine „geistartige", den materiellen Organismus belebende und über ihn autokratisch waltende Kraft, ein Lebensprinzip, das dem Organismus das harmonische Zusammenspiel aller seiner Teile „in Gefühlen und Tätigkeiten" ermöglicht, „so daß unser inwohnender, vernünftiger Geist sich dieses lebendigen, gesunden Werkzeugs frei zu dem höheren Zwecke unseres Daseins bedienen kann" (Organon § 9). Lebenskraft und Organismus bilden so eine untrennbare Einheit, das eine ist ohne das andere nicht vorstellbar. Hahnemann nimmt durch diese Begriffsbestimmung Abstand von der kartesianischen Vorstellung eines Menschen als Maschine und bewegt sich in Richtung moderner, systemtheoretischer, ganzheitlicher Ansichten.

15.4.2 Krankheitsbegriff in der Homöopathie

Krankheit faßt Hahnemann als eine **Verstimmung der Lebenskraft** durch den lebensfeindlichen, dynamischen Einfluß eines krankhaften Agens auf körperlicher, geistiger und seelischer Ebene auf. Diese Störung des „Lebensprinzips“ äußert sich in entsprechenden Befindensänderungen des Organismus. So entstandene Krankheitssymptome bilden den erfahrbaren, direkten Zugang zum verstimmten geistartigen Lebensprinzip, sie reflektieren die **Erschöpfung eigener Heilungsimpulse.**

Die Hinwegnahme der Symptome des erkrankten Menschen durch eine entsprechend dem Ähnlichkeitsgesetz gewählte Arznei (das sog. **Simile**), die wiederum in potenzierter (dynamisierter), also „geistartiger“ Form auf das Lebensprinzip einwirkt, bedeutet zugleich die Aufhebung der Krankheit und die Wiederherstellung der Lebenskraft. Die Homöopathie versteht sich heute als eine spezifische Reiz- und Regulationstherapie, die eine Störung durch Anregung der Selbstheilungskräfte des Organismus beseitigen kann.

Akute Krankheiten: Unter akuten Krankheiten versteht man in der Homöopathie relativ schnell ablaufende Krankheitsprozesse, die einen spezifischen Krankheitsauslöser haben und unbehandelt entweder zur Wiedergenesung oder zum Tod führen. Hahnemann zählt hierzu z. B. die Kinderkrankheiten oder auch Erkrankungen, die auf eine deutliche Kausa zurückzuführen sind (z. B. Erkältung, Verheben, Überessen etc.).

Ausschlaggebend für die Wahl der passenden homöopathischen Arznei („Simile“) sind hierbei allein die akut aufgetretenen Symptome des Kranken, und nur diese sind zur Arzneimittelwahl heranzuziehen. Je akuter die Erkrankung, desto schneller darf bei homöopathischer Behandlung ein Wirkungseintritt erwartet werden.

Chronische Krankheiten: Hahnemann mußte feststellen, daß sich häufig auch nach erfolgreicher Behandlung vermeintlich akuter Krankheiten nach einer Weile weitere akute Erkrankungen einstellten oder sich das alte Krankheitsbild unter der Behandlung zu ändern begann und sich, anstatt auszuheilen, in immer neuer Gestalt zeigte. Er folgerte daraus, daß die einzelnen Krankheitsepisoden solcher schwer zu heilenden Menschen irgendwie zusammenhängen mußten, und faßte sie unter dem Begriff „chronische Krankheit“ zusammen; er führte damit als erster die Dimension Zeit in die Therapie ein.

Ganz anders als bei der Behandlung akuter Krankheiten muß bei der Therapie der chronischen Krankheiten im Rahmen einer ausführlichen biographischen Anamnese nach Symptomen gesucht werden, die diesen Menschen seit langem begleiten. Das für die Behandlung der chronischen Krankheiten passende Arzneimittel kann sich dabei, muß es aber nicht, auch in den Symptomen der akuten Krankheitszustände spiegeln. Viel häufiger sind Symptome zwischen den akuten Krankheitsepisoden und konstitutionelle Besonderheiten, denen der Patient gar keinen Krankheitswert zuschreibt, für die Zuordnung des „chronischen Simile“, das häufig als das **„Konstitutionsmittel“** bezeichnet wird, eminent.

Gerade bei der Behandlung chronischer Leiden hat sich die Homöopathie in der Bevölkerung einen Namen gemacht, wodurch allerdings auch die irrige Meinung geprägt wurde, daß die homöopathische Behandlung immer sehr langwierig sei. Trifft es auch bei der Behandlung von chronischen Krankheitsverläufen zu, daß der Patient vielleicht sogar einige Wochen auf den Wirkungseintritt warten muß, so hilft die richtig gewählte, d. h. homöopathische Arznei im akuten Fall sehr schnell, z. T. schon in wenigen Minuten.

15.4.3 Der Kranke als Individuum

In kaum einer anderen medizinischen Therapierichtung wird der Kranke mehr als einzigartiges, unteilbares und ganzheitliches Wesen begriffen und behandelt als in der Homöopathie. Wird in der Schulmedizin immer nach Gemeinsamkeiten zwischen verschiedenen Kranken gesucht, um den Kranken einem Krankheitsbild, einer Diagnose zuordnen zu können, fahndet der homöopathische Arzt im Gegensatz dazu gerade nach den Differenzen, den individuellen Unterschiedlichkeiten zwischen den Patienten, auch wenn oder gerade wenn sie das gleiche schulmedizinische Krankheitsbild aufweisen. Nicht das pathognomonische eines kranken Menschen führt in der Homöopathie zur Diagnose der Arznei und damit zur Therapie, sondern die individuelle „Note" des Kranken, das subjektiv und objektiv spezifische an einem Krankheitsfall.

15.4.4 Arzneimittelbild

Den in der „Reinen Arzneimittellehre" aufgezeichneten Symptomensammlungen der einzelnen Arzneien hat Hahnemann häufig besondere Erfahrungen, Charakteristika oder Persönlichkeitsmerkmale vorangestellt; Kranke würden danach besonders von einer Arznei profitieren können, wenn neben den Krankheitssymptomen auch konstitutionelle Aspekte übereinstimmten.

James Tyler Kent (1849–1916), einem langjährigen Professor für homöopathische Arzneimittellehre in Chicago, ist es zu verdanken, daß vielen aus Arzneimittelprüfungen hervorgegangenen Symptomenreihen „Leben eingehaucht" wurde. Durch sinnvolles Kombinieren und Aneinanderreihen von Symptomen aus allen Bereichen der Arzneiprüfung (körperlich, geistig, seelisch) entstanden anschauliche „Arzneimittelbilder", die einen ganz anderen Zugang zum Verständnis homöopathischer Arzneien liefern. Einige andere Autoren folgten seinem Beispiel, so daß es von vielen homöopathischen Arzneien heutzutage einprägsame Arzneimittelbilder gibt. Wie das Krankheitsbild die Gesamtheit der im einzelnen Krankheitsfall vorliegenden Symptomatik beschreibt, stellt das Arzneimittelbild die **ganzheitliche Zusammenschau aller Erkenntnisse über ein Arzneimittel und dessen Wirkung** am Menschen dar. Erst hierdurch werden die Symptome einer Arznei mit ihren Modalitäten lernbar und Beziehungen zwischen den Symptomen sowie Bezüge zu anderen Arzneimitteln verstehbar. Das Erkennen bestimmter Sequenzen eines Arzneimittelbilds in der Anamnese eines Patienten kann die Simile-Findung wesentlich vereinfachen.

15.5 „Homöopathische" Arzneien

Nach dem Gesetz dürfen Arzneien, die nach dem Deutschen Homöopathischen Arzneibuch (HAB1) hergestellt werden, als homöopathische Arzneimittel bezeichnet werden. Diese Bezeichnung ist aus homöopathischer Sicht irreführend; richtiger müßte die Bezeichnung „potenzierte Arzneien" lauten. Homöopathisch wird eine Arznei im engeren Sinn erst durch ihre Anwendung nach dem Ähnlichkeitsprinzip.

„Homöopathische" Einzelmittel sind keine nach dem Arzneimittelgesetz (AMG) zugelassenen, sondern nur offiziell „registrierte" Arzneimittel; demnach dürfen für sie, ganz im Sinne der klassischen Homöopathie, auch keine Indikationen angegeben werden. Sie sind, bis auf relativ wenige Ausnahmen (z. B. toxische Substanzen und Betäubungsmittel in relativ tiefen Potenzen), nicht rezeptpflichtig und werden, da die Homöopathie zum Leistungskatalog der gesetzlichen Krankenkassen gehört, von diesen und auch den meisten Privatversicherungen erstattet.

15.5.1 Herkunft der Grundsubstanzen

Die Ausgangsstoffe der derzeit ca. 2000 in der Homöopathie Verwendung findenden Arzneien sind pflanzlicher, tierischer, anorganischer (Metalle, Mineralien) oder auch organischer Natur. Etwa 60 % aller Homöopathika werden aus frischen oder getrockneten Pflanzen, Pflanzenteilen oder Ausscheidungen produziert, viele davon sind bekannte Heil- oder Giftpflanzen (z. B. Arnica montana, Aconitum napellus).

Bei den tierischen Ausgangsstoffen handelt es sich z. T. um gequetschte ganze Tiere (z. B. Ameise bzw. Formica rufa, Biene bzw. Apis mellifica), oder es werden bestimmte Teile oder Sekrete von Tieren verwendet (z. B. Buschmeistergift bzw. Lachesis, Tintenbeutel des Tintenfisches bzw. Sepia).

Als anorganische Ausgangsstoffe kommen die verschiedenen Elemente bzw. ihre Verbindungen (Salze) innerhalb des Periodensystems zur Verwendung (z. B. Sulphur, Aurum, Calcium carbonicum), neuerdings auch gasförmige (z. B. Hydrogenium).

Die organischen Ausgangssubstanzen können natürlichen oder synthetischen Ursprungs sein (z. B. Reißblei bzw. Graphites, Nitroglycerin bzw. Glonoinum).

Erst in der Ära nach Hahnemann fanden auch **„Nosoden"** Eingang in den homöopathischen Arzneimittelschatz. Nosoden sind nach der homöopathischen Verfahrenstechnik hergestellte Zubereitungen aus pathologisch veränderten Körperbestandteilen und Stoffwechselprodukten von Mensch und Tier, ferner von Mikroorganismen einschließlich Viren sowie deren Bestandteilen oder Stoffwechselprodukten, welche nicht mehr infektiös oder virulent sind. Von besonderer Bedeutung für die Homöopathie sind die sog. „Erbnosoden" Psorinum (Inhalt des Krätzebläschens), Medorrhinum (Gonokokkeneiter), Syphilinum, häufig auch als Luesinum bezeichnet (Material aus dem syphilitischen Schanker) sowie Tuberkulinum (hier werden verschiedene Präparationen angewandt, z. B. T. bovinum aus Rindertuberkulosematerial; T. Koch-Alt, ein Extrakt aus Kulturen des Mycobacterium tuberculosis; Bacillinum aus Kavernenmaterial) und Carcinosinum (Brustkrebsmaterial).

Autonosoden sind potenzierte Arzneimittel aus flüssigen Körpersubstanzen, z. B. Blut oder Urin.

Als **Imponderabilien** werden Homöopathika bezeichnet, deren Urtinkturen dadurch hergestellt werden, daß man ein Ethanol-Wasser-Gemisch einer physikalischen Kraft aussetzt (z. B. Magnetis polus australis, Magnetis polus arcticus).

Auch Arzneimittel (z. B. Acidum salicylicum) oder Impfstoffe (z. B. Polionosode) werden in neuerer Zeit als potenzierte Arzneien eingesetzt.

15.5.2 Herstellung

Je nach Grundsubstanz erfolgt die Herstellung nach dem Homöopathischen Arzneibuch (HAB1, 1978) als Essenz, Tinktur, Lösung oder Verreibung. Bei der Essenz ist der Ausgangsstoff der Preßsaft frischer ganzer Pflanzen oder aus bestimmten Pflanzenteilen, der zur Haltbarmachung mit 90%igem Ethanol versetzt wird.

Für die Tinktur werden die Inhaltsstoffe der getrockneten, pulverisierten Pflanze oder der gequetschten tierischen Substanz mit 60–90%igem Ethanol (je nach Ausgangssubstanz) extrahiert.

Ausgangsstoffe für Lösungen sind vorwiegend Säuren oder lösliche Salze.

Grundsubstanzen von Verreibungen (Triturationen) sind unlösliche Mineralien und fein pulverisierte, getrocknete Pflanzen oder Pflanzenteile; auch frischer Preßsaft von Pflanzen kann mit Milchzucker verrieben werden, allerdings ist diese Zubereitung im HAB nicht aufgeführt.

Alle flüssigen Grundstoffe heißen Urtinkturen, feste Stoffe werden Ursubstanzen genannt (Apothekerbezeichnung ∅).

Hahnemann hat in den „Chronischen Krankheiten" (1828) und in der 5. Auflage des Organon die Herstellung der C-Potenzen, in der 6. Auflage (die aufgrund widriger Umstände erst 1921 erschien) die Herstellung von Q(LM)-Potenzen genauestens in allen Arbeitsvorgängen beschrie-

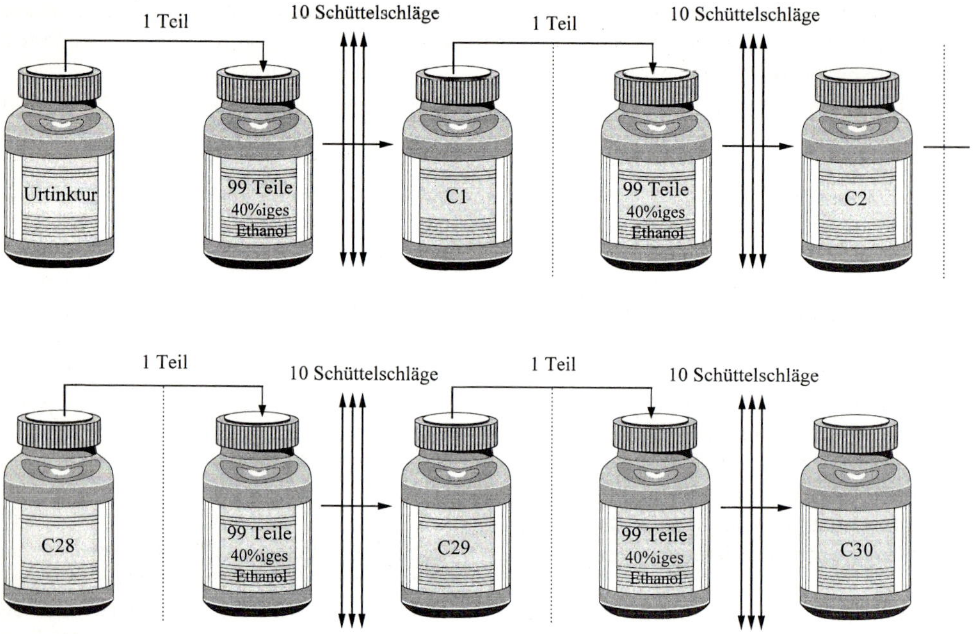

Abb. 15-3. Herstellung von Zentisimalpotenzen nach der Mehrglasmethode

ben. Diese Anweisungen wurden in den meisten wesentlichen Punkten in das Homöopathische Arzneibuch übernommen.

C-Potenzen: Die in der klassischen Homöopathie (Einzelmittelhomöopathie) üblichsten Potenzen sind derzeit die C-Potenzen (C für centesimal). Hahnemann fand bei seinen Versuchen zur Dosisverminderung die Zentesimalskala (Verdünnung 1:100) optimal und verwendete diese Potenzen die meiste Zeit seiner ärztlichen Tätigkeit bis zur C30, nur selten darüber (C200); erst in den letzten Praxisjahren in Paris nahmen die von ihm neu entwickelten Q-Potenzen eine zunehmend wichtigere Rolle ein.

Bei der Herstellung von C-Potenzen werden die Urtinkturen bzw. Ursubstanzen im Verhältnis 1:100 verdünnt; zwischen den Verdünnungsschritten erfolgt jeweils 10maliges Verschütteln. Diese Verschüttelungsprozedur erfolgt am besten in kleinen Mengen durch 10 kräftige abwärts geführte Schläge auf einen elastischen Gegenstand. Bis zur C3 sollte die Herstellung wenn möglich, bei unlöslichen Grundsubstanzen (z. B. Gold) muß sie als Verreibung in Milchzucker erfolgen; der aufwendige Prozeß des Verreibens, nämlich 1 h pro Potenzstufe, in 6 Arbeitsschritten in einem Porzellanmörser erübrigt das Verschütteln.

Für die weitere Potenzierung in flüssiger Form benutzte Hahnemann das **Mehrglasverfahren** (Abb. 15-3), d. h. für jeden Potenzschritt wurde ein frisches Glasfläschchen verwendet; ein Teil aus der vorhergehenden Potenz wird in ein neues Fläschchen mit 99 Teilen Ethanol gegeben und dann 10 mal verschüttelt. Dieses sehr aufwendige und dementsprechend teure Mehrglasverfahren wird z. T. auch heute noch von einigen Herstellerfirmen angewendet und von vielen klassischen Homöopathen gefordert.

Einfacher, kostengünstiger, aber auch ungenauer ist das von v. Korsakof(f) um 1830 entwickelte und nach ihm benannte

Einglasverfahren, das vor allem in Frankreich lange sehr verbreitet war. Bei diesem Verfahren wird dasselbe Glasfläschchen nach jedem Potenzschritt einfach ausgeleert. Die an den Glaswänden zurückbleibenden Flüssigkeitsreste werden als ein Teil angenommen, zu dem wiederum 99 Teile Ethanol hinzugegeben werden; danach wird wie üblich 10mal verschüttelt. Je nach angewandtem Verfahren werden in Frankreich und Belgien die hergestellten Potenzen als CH (Hahnemann) oder CK (Korsakof) bezeichnet. Korsakof-Potenzen sind sehr verbreitet und zeigen trotz der Herstellung non lege artis gute Wirksamkeit. Die Korsakof-Methode ist nicht Bestandteil des HAB.

Verwendung finden derzeit vor allem folgende C-Potenz-Stufen: C6, C12, C30, C200, C1000 (= M), C10 000 (= XM), C50 000 (=LM), C100 000 (= CM). Zum Teil werden auch noch höhere Potenzen bis zur C1 000 000 (MM) verwendet. Gerade um diese sehr hohen Potenzen herstellen zu können, wurden sehr stark modifizierte Potenzierungsverfahren und entsprechende Apparaturen entwickelt (z. B. nach Fincke oder Swan).

Q (LM)-Potenzen: Als Ausgangsbasis für die von Hahnemann in den letzten Jahren seiner ärztlichen Praxis entwickelten 50 000er-Potenzen (Q-Potenzen für Quinquagintamillesimal bzw. inkorrekt, wenn auch häufig LM-Potenzen, L für 50, M für 1000 genannt) dient die dritte Verreibung, d. h. die Potenz C3.

Nach Anweisung Hahnemanns wird 1 Gran (ca. 0,06 g) einer C3 in 500 Tropfen Ethanol-Wasser-Gemisch gelöst. Dies ergibt die „Q0", d. h. die Mutterlösung. 1 Tropfen der Mutterlösung wird sodann in 100 Tropfen Ethanol gegeben und 100mal (!) verschüttelt. Wiederum mit einem Tropfen dieser Verdünnung werden 500 Milchzuckerkügelchen benetzt (wovon 100 ca. 1 Gran wiegen); die getrockneten Kügelchen sind die Potenz Q1, der Verdünnungsgrad entspricht etwa 1:50 000.

Zur Herstellung der Potenz Q2 wird wiederum ein einziges Kügelchen der Potenz Q1 in 100 Tropfen Ethanol gelöst und 100mal verschüttelt. Mit einem Tropfen dieser Verdünnung werden 500 Streukügelchen benetzt (Potenz Q2) und so fort. Die Anweisungen des HAB unterscheiden sich in einigen Punkten von denen Hahnemanns.

Die Q-Potenzen kamen in Deutschland erst Ende der 50iger Jahre unter der von Rudolf Flury geprägten Bezeichnung LM-Potenzen auf den Markt. Flury, ein schweizer homöopathischer Arzt, der durch seinen Lehrer Pierre Schmidt (berühmter in Genf praktizierender Homöopath, Schüler des Kent-Schülers Austin) auf die Neuerung „50000er-Potenzen" in der erst fast 80 Jahre nach Hahnemanns Tod erschienenen 6. Auflage des Organon aufmerksam gemacht wurde, schrieb hierüber einen Artikel. Die Q-Potenzen wurden zunächst nach den Anweisungen und Erfahrungen Voegelis in den aufsteigenden Potenzstufen LM6, LM12, LM18, LM24, LM30, LM45, LM60, LM90, LM120 und LM150 gebraucht. Diese Potenzstufen haben sich für HABgetreu hergestellte Q/LM-Potenzen bewährt.

Arzneimittelhersteller, die sich genau an die Anweisungen Hahnemanns halten, propagieren die Verwendung der Q-Potenzen nach dem Prinzip von Hahnemann, nämlich in aufeinanderfolgenden Potenzstufen ab der Q1. Selten werden bei dieser Anwendung Potenzen höher als Q30 verordnet.

Q-Potenzen werden heutzutage zunehmend auch von Homöopathen verwendet, die lange ausschließlich mit C-Potenzen gearbeitet haben, insbesondere wenn eine schwere organische Läsion oder ein Tumorleiden vorliegt, aber auch bei notwendiger schulmedizinisch-medikamentöser Begleittherapie und allgemein beim älteren Menschen.

Das erklärte Ziel Hahnemanns war es, mit der Verwendung von 50 000er-Potenzen seinem Grundsatz der sanften, schnellen, gewissen und dauerhaften Heilung möglichst nahezukommen. Vor allem zu langsam schien ihm die Heilung in vielen Fällen chronischer Erkrankung voranzuschreiten, insbesondere da sich die zu frühe Wiederholung seiner C-Potenzen als nachteilig erwiesen hatte. Mit den im Vergleich zu den C-Potenzen pro Potenzstufe 500mal stärker verdünnten und 10mal häufiger verschüttelten Q-Potenzen standen ihm schließlich tief, aber doch sanft und – durch die Möglichkeit der täglichen Gabenwiederholung – schnell wirkende Medikamente zur Verfügung. Diese Erfahrung wird von immer mehr zeitgenössischen Homöopathen bestätigt.

D-Potenzen: Die Herstellung von D-Potenzen (D für Dezimal) entspricht der von C-Potenzen mit dem Unterschied, daß der Verdünnungsschritt zwischen den Verschüttelungsvorgängen nur 1:10 ist. Dieses Verfahren, das von Constantin Hering, einem Schüler Hahnemanns, erstmals bei der Potenzierung von Schlangengiften angewendet wurde, wurde 1836 von Vehsemeier, einem deutschen Homöopathen veröffentlicht und fand vor allem in Deutschland großen Anklang. Dies lag wohl vor allem daran, daß sich in Deutschland in jener Zeit eine kritisch-naturwissenschaftliche Richtung der Homöopathie formierte, die sich deutlich gegen die Wirksamkeit von Potenzen wandte, die jenseits der Loschmidt-Zahl lagen. War dies bei C-Potenzen schon ab der C12 der Fall, bestand bei D-Potenzen immerhin noch bis zur D23 die Chance einer Wirksamkeit auf molekularer Ebene. Noch heute sind in Deutschland die D-Potenzen am gebräuchlichsten. Verwendung finden vor allem folgende Potenzstufen: D4, D6, D8, D12, D30, D200. Rein rechnerisch, bezogen auf den Ausgangsstoff, entspricht eine D12 ungefähr einer C6.

15.5.3 „Komplexmittel"

Bei Komplexmitteln handelt es sich um Mischpräparate, bestehend aus (häufig zwischen 3 und 8) verschiedenen homöopathischen Einzelmitteln in oft auch verschiedenen, meist niedrigen Potenzen (Urtinktur bis D12). Es werden homogene Komplexe, die Arzneimittel „gleicher Wirkrichtung" (z. B. Fieber) beinhalten, von heterogenen Komplexen, bei denen die Inhaltsstoffe unterschiedliche Wirkrichtungen haben, unterschieden. Auch sog. heterologe Komplexe, die sowohl potenzierte als auch schulmedizinische Medikamente enthalten, sind im Verkehr.

Die Verwendung von Komplexmitteln ist der Versuch, das homöopathische Arbeiten nach dem Ähnlichkeitsgesetz dahingehend zu vereinfachen, daß man dem Organismus mehrere verschiedene, für einen gewissen Krankheitszustand evtl. passende homöopathische Einzelmittel anbietet. Dadurch glaubt man einerseits, die Wahrscheinlichkeit zu erhöhen, daß eines dieser Einzelmittel das dem Krankheitszustand entsprechende Simile ist; andererseits sollen die einzelnen Bestandteile von Komplexpräparaten synergistisch am Heilungsprozeß mitwirken.

Auch wenn die Verschreibung von Komplexmitteln nicht der Homöopathie im Sinne Hahnemanns entspricht, ist sie bei Ärzten, die sich an die Homöopathie herantasten wollen, äußerst beliebt.

Im Gegensatz zu den registrierten homöopathischen Einzelmitteln sind die sog. Komplexmittel zugelassene Arzneimittel mit einer entsprechenden Indikationsangabe. Seit der 5. Arzneimittelgesetznovelle, mit der 1994 EG-Richtlinien in deutsches Recht umgesetzt wurden, muß der Hersteller neben der Unbedenklichkeit auch nachweisen, daß dieses Medikament bei der betreffenden Indikation tatsächlich wirksam ist. Dies gilt auch für Nachzulassungen von Komplexmitteln, die bis zum Inkrafttreten des Arzneimittelgesetzes 1978 rechtmäßig im Verkehr gewesen sind.

Zuständig für solche Zulassungsanträge ist das Bundesinstitut für Arzneimittel und Medizinprodukte (BfArM), das vor einer entsprechenden Entscheidung ein Homöopathieexpertengremium, die Arzneimittelkommission D, zu Rate zieht.

15.5.4 Darreichungsformen

Gewöhnlich werden homöopathische Einzelmittel als Lösungen (Dilutio, Abk. dil.), Tabletten (Tabuletta, Abk. tabl.), Verreibungen (Trituratio, Abk. trit.) oder Streukügelchen (Globulus, Abk. glob.) rezeptiert. Die Darreichungsform ist in tieferen Potenzen sehr stark abhängig vom Ausgangsstoff. Streukügelchen sind zumeist aus Rohrzucker und wurden mit der jeweiligen potenzierten alkoholischen Dilution des Einzelmittels benetzt. Triturationen bestehen aus Milchzucker, ebenso Tabletten, die aus den Triturationen gepreßt werden. Für die beim Menschen eher unübliche, in der Veterinärhomöopathie aber verbreitete intravenöse, intramuskuläre oder subkutane Gabe von Homöopathika stehen wäßrige Lösungen in Ampullenform zur Verfügung.

Homöopathische Arzneimittel sind, vor Sonnenlicht und Hitze geschützt, sehr lange haltbar. Selbst von Hahnemann hergestellte Arzneien sollen in heutiger Zeit noch wirksam gewesen sein. Arzneimittelrechtlich wurde die Haltbarkeit auf 5 Jahre beschränkt.

Das homöopathische Arzneibuch gestattet auch die Herstellung von homöopathischen Salben, wobei häufig Urtinkturen in gewöhnliche Salbengrundlagen eingearbeitet werden. Hahnemann lehnte die äußerliche Behandlung von z. B. Hautkrankheiten ab, selbst wenn sie mit dem nach dem Ähnlichkeitsprinzip gewählten Homöopathikum durchgeführt werden sollte, da durch diese Therapie das Lokalsymptom (der äußere Ausdruck der inneren Krankheit) verschwindet, bevor die eigentliche innere Störung behoben ist.

15.6 Arzneimittelfindung

Auch den Weg der Arzneimittelfindung hat Hahnemann im Organon ausführlich und präzise dargelegt. Wenn sich auch seit Hahnemann den jeweiligen homöopathischen Schulen entsprechend hinsichtlich der Methodik einige Modifikationen bzw. Schwerpunktverlagerungen ergeben haben (die meist aus einem besonderen philosophischen Hintergrund erwachsen sind, z. B. A. Masi-Elizalde (Thomas v. Aquin), R. Sankaran (Krishnamurti), auf die in diesem kurzen Lehrbuch nicht eingegangen werden kann, so ist und bleibt der von Hahnemann beschriebene Weg die Grundlage der Simile-Findung.

15.6.1 Fallaufnahme – homöopathische Erstanamnese

Die homöopathische Fallaufnahme ist essentielle Grundlage der homöopathischen Therapie. Sie dient unter Berücksichtigung der Gesamtheit körperlicher, geistiger und seelischer Symptome der Erfassung des individuellen Krankheitsbilds und liefert damit die Grundlage für die Wahl des Arzneimittels nach dem Simile-Prinzip.

Hahnemann, der allein 21 Paragraphen des Organon auf die Beschreibung der Anamnesetechnik verwendet und damit deren Wichtigkeit unterstreicht, fordert für die Fallaufnahme vom Arzt „nichts als Unbefangenheit und gesunde Sinne, Aufmerksamkeit im Beobachten und Treue im Aufzeichnen des Bildes der Krankheit“ (Organon § 83); insbesondere die Forderung nach Unbefangenheit läßt sich in praxi oft sehr schwer erfüllen.

Entsprechend dem homöopathischen Konzept von Krankheit und Heilung rangieren individuelle Symptome als Ausdruck einer psychischen und physischen Befindensänderung vor pathognomonischen, krankheitsspezifischen Symptomen, die durch körperliche Untersuchung und evtl.

apparative Diagnostik ermittelt werden und zu einer Krankheitsdiagnose im Sinne der Lehrmedizin führen.

Die homöopathische Arzneimitteldiagnose erfordert demgegenüber eine subtile anamnestische Methode, bestehend aus mehreren Teilen:

- Am Anfang steht der Spontanbericht des Patienten, wobei in diesem Teil der Anamnese ein Nachfragen oder Unterbrechen des Patienten wenn irgend möglich vermieden werden sollte. Gerät der Spontanbericht ins Stocken, kann er evtl. durch geeignete Bemerkungen des Arztes wieder angeregt werden.
- Der gelenkte Bericht dient der näheren Charakterisierung der Symptome nach Ätiologie (Cur?), Ort (Ubi?), Art der Empfindung (Quod?) und Bedingungen (Quomodo?) des Auftretens (Modalitäten). Von großem Interesse sind auch Begleitsymptome der Erkrankung, insbesondere wenn sie in keinem pathognomonischen Zusammenhang stehen. Handelt es sich um einen akuten Krankheitsfall im homöopathischen Sinne, ist die Anamnese damit häufig schon abgeschlossen.
- Lassen die bisher erhobenen Daten keine klare Arzneimittelbestimmung zu bzw. handelt es sich um eine chronische Krankheit oder die akute Exazerbation eines chronischen Geschehens, schließt sich eine individuelle Befragung zu Lokal- (Kopf-Fuß-Schema), Allgemein- (Kalorik/Schlaf) und Geist-/Gemütssymptomen an. Weiterhin werden biographische (erbliche Belastung, Familienvorgeschichte, eigene Vorgeschichte) und sozialanamnestische Daten erfaßt.
- Die sorgfältige Beobachtung von Habitus, Temperament, Haltung, Gestik und Mimik des Patienten im gesamten Anamnesezeitraum führt zu weiteren, oft entscheidend wichtigen Symptomen und zeigt die konstitutionelle Ebene des Patienten auf.

Wie aus der Anamnesetechnik leicht ersichtlich, liegt der Zeitaufwand bei homöopathischer Therapie relativ höher, wogegen die Kosten für Arzneimittel um ein vielfaches niedriger sind. Die neue Gebührenordnung für Ärzte (GOÄ96) berücksichtigt diesen Umstand und bewertet die homöopathische Anamnese (Nr. 30) mit 900 Punkten, die Folgeanamnese (Nr. 31) mit 450 Punkten.

Für die homöopathischen Leistungen in der vertragsärztlichen Praxis ist derzeit noch keine eigene Ziffer vorgesehen, so daß einige homöopathisch arbeitende Ärzte, um Zeit zu sparen, für die homöopathische Anamnese zusätzlich oder gar ausschließlich Fragebögen verwenden. Die zusätzliche Verwendung von Fragebögen mag im Einzelfall hilfreich sein, die Bestimmung des Similes ausschließlich aufgrund der Aussagen eines Fragebogens entspricht sicherlich nicht dem individuellen, ganzheitlichen Ansatz der Homöopathie.

15.6.2 Auswertung der Anamnese

Bevor der homöopathisch arbeitende Arzt mittels der im folgenden zu besprechenden Techniken seine Arzneidiagnose stellt, muß er sich um „Krankheitserkenntnis" bemühen, d. h. er muß, wie Hahnemann es ausdrückt, erkennen, „was an jedem einzelnen Krankheitsfall insbesondere zu heilen ist". Krankheitserkenntnis beinhaltet dabei die Klärung von Ätiologie (physisches oder psychisches Trauma), Pathogenese (evtl. iatrogen) und Diagnose der Krankheit. Hierzu gehört auch die kritische Beurteilung, ob der Krankheitsfall überhaupt homöopathisch behandelbar ist bzw. ob die eigenen homöopathischen Fähigkeiten ausreichen, den Kranken erfolgversprechend zu therapieren.

Entscheidend ist auch die Frage, ob es sich beim vorliegenden Krankheitsfall um ein akutes Geschehen handelt, das entsprechend therapiert werden muß, bevor die konstitutionelle Anlage zu dieser Erkrankung homöopathisch angegangen werden kann. Mehrschichtige Krankheitsprozesse müssen nach Aktualität und Situation geordnet werden.

15.6.3 Hierarchisierung der Symptome

Aus der Menge der vom Patienten in der Anamnese geschilderten Beschwerden und Symptome müssen die für den Krankheitsfall wesentlichen Angaben herausgefiltert werden. Hahnemann faßt die Symptome, auf die sich die Arzneimittelwahl stützen soll, zu einer „Totalität der Symptome“ zusammen. Dieser **„Symptomeninbegriff“**, wie er die homöopathisch bedeutsamen Symptome eines Krankheitsfalls auch bezeichnet, stellt das nach außen reflektierte Bild der inneren, unsichtbaren Krankheit, der Störung der Lebenskraft, dar. Besonders signifikant sind Symptome, die der Patient intensiv verspürt, spontan berichtet und präzise beschreiben kann. Um sich Klarheit über den homöopathischen Wert der Symptome im einzelnen zu verschaffen, hat es sich bewährt, die evtl. (arzneimittel)wahlanzeigenden Symptome hierarchisch zu ordnen.

Auffallende (§153)-Symptome: Im § 153 seines Organon schreibt Hahnemann: „... um unter diesen eine dem zu heilenden Übel in Ähnlichkeit entsprechende Krankheitspotenz zu finden, sind die auffallendern, sonderlichen, ungewöhnlichen und eigenheitlichen (charakteristischen) Zeichen und Symptome des Krankheitsfalles besonders und fast einzig fest ins Auge zu fassen“ [!]. Diese sog. §153-Symptome stehen somit in der Hierarchie der wahlanzeigenden Zeichen an erster Stelle.

Wann aber ist ein Symptom auffallend? Ein Symptom kann zunächst auffallend an sich sein (z. B. Kälte des einen Fußes, Hitze des anderen trotz abgeklärter und normaler Gefäßverhältnisse bei Lycopodium) oder durch seine Modalität auffallen (brennende Schmerzen vermindert durch heiße Anwendungen bei Arsenicum album). Ein Symptom kann weiterhin durch seine Lokalisation (z. B. Warze an der Nasenspitze bei Causticum) oder seine Erstreckung bzw. Ausstrahlung charakteristisch sein (Ischiasschmerz bis zur Ferse bei Sepia). Auch die subjektive Angabe eines Gefühls ist als ein sonderliches Symptom zu werten (z. B. Gefühl eines Haares auf der Zunge bei Silicea). Möglicherweise ist Beginn und Ende eines Symptoms besonders „eigenheitlich“ (Schmerz kommt und geht plötzlich bei Belladonna). Ungewöhnlich ist auch die Kombination zweier konträrer Symptome (z. B. Frieren, dabei aber Abneigung gegen Wärme bei Secale). Auch die exakte Periodizität (z. B. jeden Tag zur selben Stunde bei Kalium bichromicum) oder der Umstand, daß ein erwartetes (pathognomonisches) Symptom fehlt (z. B. Schüttelfrost ohne nachfolgendes Fieber bei Aranea) erfüllen das Kriterium auffallend.

Geist-/Gemütssymptome: Den „auffallendern, sonderlichen“ [!] §153-Symptomen etwas nachgeordnet sind die Symptome aus dem Geistes- und Gemütsbereich, wobei der letztere noch etwas höher zu werten ist als die intellektuelle Ebene. Die Symptome der Gemütsebene werden hierarchisch weiter untergliedert in existentielle Symptome (Verlangen zu töten, Selbstmordneigung), soziale Symptome (diktatorisch, Furcht vor Männern) und Verhaltenweisen (leicht beleidigt, tadelt sich selbst). Zu den Geistessymptomen gehören z. B. Gedächtnisschwäche für Worte, Unfähigkeit zu rechnen oder Fehler beim Schreiben.

Allgemeinsymptome: Unter Allgemeinsymptomen werden Symptome verstanden, die einen Bezug zu Umwelteinflüssen haben (z. B. Klima, Wetter, Sonne, Mond, Meer), außerdem Modalitäten, die den ganzen Menschen beeinflussen (z. B. Besserung durch körperliche Anstrengung)

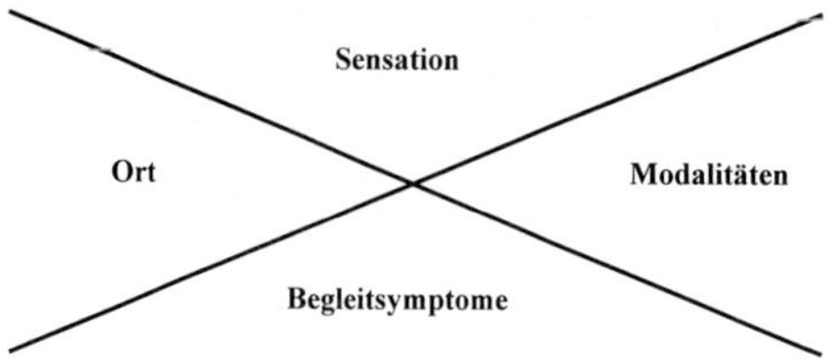

Abb. 15-4. Bedingungen eines vollständigen Symptoms

sowie Symptome aus dem Bereich Schlaf (Schlaflage, Träume), Sexualität, Schwangerschaft und Menstruation. Appetit, Durst, Verlangen nach oder Abneigung gegen etwas und Unverträglichkeiten von gewissen Speisen, Getränken und Genußmitteln gehören ebenso zu den Allgemeinsymptomen wie Eigenheiten im Wundverhalten, bei Blutungen oder Ausscheidungen oder auch Seitenbeziehungen (z. B. Kopfschmerz immer nur rechts).

Ätiologie – Ursachen: Während die Ätiologie bei chronischen Krankheiten in der Wertigkeit erst an vierter Stelle erscheint, trägt die eruierbare Ursache bei einer akuten Erkrankung oder Verletzung häufig entscheidend zur Mittelwahl bei. Neben somatischen Ursachen werden auch psychische Erlebnisse als Grund für Beschwerden hier eingereiht.

Wird dem Organismus (z. B. durch eine entsprechende schulmedizinische Behandlung) die Möglichkeit genommen, eine innere Störung durch Ausbildung eines Lokalsymptoms (z. B. ein Ekzem, Fluor, Hämorrhoiden) auszudrücken und bekommt der Patient daraufhin andere Beschwerden (z. B. Kopfschmerz nach Hämorrhoidenverödung), so spricht man in der Homöopathie von einer **Unterdrückung.** Beschwerden durch Unterdrückung gehören ebenfalls zum Punkt Ätiologie.

Begleitsymptome: Auch Begleitsymptome einer Erkrankung können einen wichtigen Hinweis zur Simile-Findung darstellen (z. B. Tränen der Augen beim Husten), insbesondere wenn ein Begleitsymptom keinen Bezug zur Pathologie hat (z. B. Schmerz in der Hüfte beim Husten bei Causticum).

Alternierende Symptome: Unter alternierenden Symptomen versteht man sich abwechselnde Krankheitszeichen (z. B. Hautausschläge abwechselnd mit Asthma bei Mezereum, Rhus toxicodendron, Sulphur) oder vikariierende Zustände (z. B. Nasenbluten statt Menses bei Lachesis).

Lokalsymptome: Obwohl die Lokalsymptome im Spontanbericht des Patienten meist an erster Stelle stehen, rangieren sie in der hierarchischen Bewertung an letzter Stelle, dies allerdings nur, wenn die diesbezüglichen Angaben sehr allgemein gehalten sind. Kann der Patient dagegen präzise Aussagen hinsichtlich der Modalitäten der Lokalbeschwerden machen (Ubi, Cur, Quod, Quomodo?) wird das Lokalsymptom zum hochwertigen „vollständigen" Symptom (Abb. 15-4). Ein einziges, ausgeprägtes, seit längerem bestehendes, vielleicht sogar spontan vorgebrachtes, „vollständiges Lokalsymptom" ist für eine korrekte Simile-Zuordnung ausreichend. Lokalsymptome sollten deshalb in der Anamnese nicht etwa einfach abgetan, sondern entsprechend ausführlich eruiert werden. Schließlich führt bereits eine auffallende Modalität zu einer deutlichen Aufwertung des Symptoms.

Schlüsselsymptome (Keynotes): Schlüsselsymptome sind Einzelsymptome höchster Wertigkeit, die ausschließlich für ein oder höchstens zwei Arzneimittel charakteristisch sind (z. B. Übelkeit durch Geruch des eigenen Körpers bei Sulfur). Sie nehmen daher eine Sonderstellung unter allen bisher besprochenen Symptomen ein, denn sie weisen direkt auf das dem Krankheitsfall homöopathisch entsprechende Medikament hin. Findet man ein oder zwei solcher „Goldkörner", kann dies die Anamnese deutlich abkürzen. Bevor man die Verschreibung eines Homöopathikums ganz auf ein Schlüsselsymptom stützt, muß man sich der deutlichen Ausprägung und Konstanz des Symptoms versichern.

15.6.4 Repertorisation

Schon für Hahnemann, der ja die meisten der von ihm verwendeten Arzneimittel am eigenen Leib geprüft hatte, war es nicht möglich, sich die Fülle an Prüfungssymptomen (z. B. bei Sulphur über 2500) zu merken. Er stellte sich deshalb ein „Symptomenlexikon“ zusammen, in dem er beobachtete Symptome notierte und zu diesen die Arzneimittel auflistete, die das jeweilige Prüfungssymptom hervorgebracht hatten.

Clemens von Boenninghausen (1785–1864), ein direkter Schüler Hahnemanns, griff diese Idee auf und veröffentlichte im Jahre 1846 das erste umfangreiche Nachschlagewerk, sprich **Repertorium** dieser Art. James Tyler Kent gab 1877 das für lange Zeit vollständigste Repertorium in englischer Sprache heraus, das später 1937 von Erbe, 1960 von Keller und Künzli ins Deutsche übersetzt wurde.

Die Kentsche Ordnung der Symptome nach den Kapiteln Geist/Gemüt, Schwindel, Kopf, Augen, Sehen, Nase, Gesicht, Mund, Zähne, innerer Hals, äußerer Hals, Magen, Abdomen, Rektum, Stuhl, Harnorgane (Blase, Niere, Prostata, Harnröhre, Urin), Genitalien (männlich, weiblich), Kehlkopf/Luftröhre, Atmung, Husten, Auswurf, Brust, Rücken, Extremitäten, Schlaf, Froststadium, Fieber, Schweiß, Haut und Allgemeines hat sich sehr bewährt und wurde deshalb auch bei den seit einigen Jahren erhältlichen Computerrepertorien beibehalten.

Durch die EDV wurde es möglich, die immense Leistung von Barthel und Klunker fortzusetzen, die als erste ein „Synthetisches Repertorium“, d. h. ein Repertorium, das den Wissensschatz vieler Repertorien bzw. weitere Prüfsymptome aus verschiedenen Arzneimittellehren beinhaltet, herausgegeben haben. Das Prinzip, das beste Repertorium ist immer das vollständigste, gilt auch heute noch, doch darf dies nicht auf Kosten der Verläßlichkeit gehen. Die Möglichkeit der EDV, jederzeit eine beliebige Zahl von Nachträgen in das Repertorium einzufügen, birgt die Gefahr, daß auch Einzelerfahrungen von Homöopathen ohne ausreichende Bestätigung oder Absicherung als Prüfsymptom Eingang in das Repertorium finden.

Das Repertorium dient dem schnellen Nachschlagen und Aufsuchen von Symptomen des Patienten und deren Zuordnung zu bestimmten Arzneimitteln. Die in einer solchen sog. **Rubrik** verzeichneten Arzneimittel sind, erkennbar durch ein unterschiedliches Schriftbild, mit **„Wertigkeiten“** versehen. Man spricht auch von einem Arzneimittel im 1., 2., 3. und in einigen Repertorien auch 4. Grad, um damit auszudrücken, wie typisch, bewährt und wichtig ein Symptom für ein Arzneimittel ist; je höher der Grad, desto häufiger und ausgeprägter ist es bei verschiedenen Arzneimittelprüfungen aufgetreten und desto zuverlässiger nach Gabe dieser Arznei beim Kranken verschwunden. Ziel der Repertorisation ist es, die Zahl der für den jeweiligen Krankheitszustand des Patienten möglichen Arzneien auf sehr wenige, möglichst eine einzige Arznei einzugrenzen. Bei der **klassischen Technik der Repertorisation** werden die für den Fall charakteristisch befundenen und hierarchisch geordneten Symptome im Repertorium aufgesucht und die zugehörigen Arzneimittel in der jeweiligen Wertigkeit notiert. Im allgemeinen werden 3 – 10 Symptome für die Repertorisation ausgewählt. Aus der Summe der Grade und der Häufigkeit, mit der ein Arzneimittel in den aufgesuchten Rubriken des Repertoriums vertreten war, wird ein Quotient gebildet (z. B. 11/4, d. h. die Arznei war in vier Rubriken vertreten, davon dreimal im 3. Grad, einmal im 2. Grad).

Das Arzneimittel mit dem höchsten Punktwert oder auch das Arzneimittel, das in den meisten Rubriken vertreten ist, ist mit großer Wahrscheinlichkeit das angezeigte Homöopathikum. Auch EDV-Repertorisationsprogramme basieren auf diesem Prinzip und können eine Arbeitserleichtung darstellen. Sie verleiten allerdings auch dazu, Symptome des Patienten sehr großzügig und unkritisch einzugeben, anstatt sich auf eine kleine Auswahl hochspezifischer Symptome zu beschränken. Dies führt häufig dazu, daß vor allem die **Polychreste** (Arzneien, die in den Arzneimittelprüfungen sehr viele Symptome auf verschiedensten Ebenen hervorgebracht haben) bevorzugt an den vorderen Stellen der Auswertung erscheinen, was sich einfach dadurch erklärt, daß sie entsprechend häufig und hochwertig im Repertorium vertreten sind. Sogenannte „kleine Mittel" (Arzneimittel, die weniger ausführlich geprüft sind oder nur einige Symptome auf spezifischen Ebenen gezeigt haben) werden dadurch unterbewertet.

15.6.5 Arzneiwahlbestätigung in der Materia Medica

Nach der Repertorisation, mit der die Arzneiwahl auf einige wenige Medikamente reduziert wurde, erfolgt die Absicherung der Verschreibung durch Vergleich der wesentlichen, für die Arzneimittelwahl ausschlaggebenden Symptome in einer oder besser mehreren Arzneimittellehren. Die Vorzüge eines Repertoriums (z. B. die schnelle Zuordnung eines Symptoms zu einem Arzneimittel) gehen natürlich auf Kosten der Genauigkeit der Beschreibung der Symptome. Ähnliche Prüfsymptome verschiedener Arzneimittel wurden im Repertorium unter Überbegriffen zusammengefaßt. Nur in der Materia Medica sind die Prüfsymptome eines Arzneimittels klar und unverfälscht im eigentlichen Kontext zusammengestellt. Die Materia Medica ist unverzichtbare Hilfe bei der Bestätigung der Arzneiwahl, häufig wird ein Kasus erst nach dem Studium einer entsprechenden Arzneimittellehre wirklich transparent. So kann es durchaus sein, daß eine Arznei, die bei der Repertorisation an erster Stelle stand, nach Durchsicht der Originalquellen aus der Wahl ausscheidet.

Der Arzneimittellehren gibt es viele: Erwähnenswert sind natürlich die „Reine Arzneimittellehre" von Hahnemann, dann die sehr ausführlichen Arzneimittellehren von Allen und Hering, die sich vor allem auch durch eine durchdachte Gliederung auszeichnen, die das Auffinden von Symptomen sehr erleichtert.

Etwa 1300 Arzneimittelbilder in sehr prägnanter Form enthält die Arzneimittellehre von Clarke; noch komprimierter ist „der Boericke". Eine große klinische Erfahrung spricht aus der mit vielen toxikologischen Daten versehenen Arzneimittellehre von Mezger. Die Arzneimittellehren von Kent und Nash (letztere ist besonders dem Anfänger zu empfehlen) sind sehr gut lesbar und lernbar, allerdings relativ unsystematisch. So hat jede Arzneimittellehre ihre Schwächen und Vorzüge, und jeder Homöopath wird irgendwann eine bestimmte Auswahl an Materiae Medicae für seine Arbeit bevorzugen.

Das Materia-Medica-Studium bzw. die Fülle der Symptome bei einzelnen Arzneimitteln kann den Anfänger leicht frustrieren und ist doch eine Grundlage homöopathischen Therapierens. Zu empfehlen ist folgende Herangehensweise: Es wird zunächst ein Arzneimittel in verschiedenen Materiae Medicae erarbeitet. Als nächstes studiert man dann das Arzneimittelbild der Arznei, die der ersten am ähnlichsten ist, und vergleicht beide miteinander. Dann verfährt man mit dem nächstähnlichen Arzneimittel genauso und achtet auf die Gemeinsamkeiten und vor allem Unterschiede und so fort. Vergleichende Arzneimittellehren, wie z. B. von Groß oder Farrington, können dabei eine Hilfe sein.

Neuere Arzneimittellehren (z. B. Vithoulkas, Coulter) stützen sich zum einen auf die schon erwähnten altbewährten Materiae Medicae, beinhalten aber meist auch einen großen Anteil an Symptomen aus dem Geist-/Gemütsbereich, die z. T. der Erfahrung der Autoren bzw. anderer zeitgenössischer Homöopathen entspringen;

häufig wird dabei versucht, moderne Psychogramme von einzelnen gut geprüften Arzneimitteln zu entwickeln.

15.6.6 Arzneimittelessenz

Der Begriff „Essenz" wurde in den 70er Jahren durch den griechischen Homöopathen Georgos Vithoulkas in die Homöopathie eingeführt. Die Essenz eines Arzneimittelbilds meint die Reduktion auf das absolut Wesentliche, das mit wenigen Worten beschrieben werden kann und ein tiefes Verständnis des Wesens und der Wirkung einer Arznei beinhaltet.

Stimmen sowohl die Geist-/Gemütsebene eines Patienten, das Zentrum seiner Pathologie und zusätzlich etwa physiognomische Merkmale sowie seine Reaktion auf gewisse Reize mit der „Essenz" einer Arznei überein, berechtigt dies zu ihrer Verschreibung. Diese abstrakte Form der Erfassung einer Arznei blieb nicht unumstritten, gehört aber dennoch heutzutage zum Repertoire vieler Homöopathen; häufig dient die Essenz der Abstützung der auf dem klassischen Weg gestellten Arzneidiagnose.

15.6.7 „Bewährte Indikation"

Die homöopathische Therapie fordert vom Arzt ein hohes Maß an Fleiß, Beobachtungsgabe und differenziertem Denken. Um diese Anforderungen zu umgehen, und sei es nur aus Zeitmangel, wird seit Bestehen der Homöopathie immer wieder versucht, die homöopathische Therapie zu simplifizieren, sei es durch die Einführung der bereits beschriebenen „Komplexmittel" oder durch Arzneimittelverschreibung nach dem Prinzip der „bewährten Indikation".

Bewährte Indikation meint, daß bestimmte homöopathische Arzneimittel nicht nach der individuellen Symptomatik des Kranken, sondern ähnlich wie in der Schulmedizin aufgrund positiver Erfahrungen bei einem bestimmten Krankheitsbild nach der klinischen Diagnose verschrieben werden. Daß eine solche Verschreibungsmethode, die mit den Grundprinzipien der Homöopathie nicht mehr viel gemein hat, überhaupt Erfolge aufzeigen kann, ja sich sogar „bewährt", hat wohl vor allem 3 Gründe:

1. Viele homöopathische Arzneien haben einen besonderen, oft schon aus der Phytotherapie bekannten Bezug zu gewissen Organen bzw. Funktionseinheiten des Organismus. Man spricht hier auch von **Organo-** bzw. **Funktiotropie** einer Arznei und stellt sie der **Personotropie,** dem Bezug zum Individuellen, Persönlichen, Konstitutionellen, gegenüber.
2. Durch die Verwendung von vor allem tiefen (meist D2–D8) Potenzen wird die Wirkung der Homöopathika insgesamt etwas unspezifischer, d. h. auch wenn es sich bei der gewählten Arznei nicht um das ähnlichste Mittel im homöopathischen Sinn, das Simile also handelt, induzieren die Arzneien aufgrund ihrer Organo- bzw. Funktiotropie Selbstregulationsvorgänge. Dies gilt übertragen wohl auch für die Wirkungsweise von Komplexmitteln.
3. Zum Teil verstecken sich in der „bewährten Indikation" Schlüsselsymptome eines Arzneimittels; es handelt sich damit eigentlich um eine homöopathisch korrekte und effektive Keynote-Verschreibung (vgl. 15.6.3).

15.7 Arzneigabe

Die im folgenden dargestellten Regeln der Arzneimittelgabe können nur ein Anhalt sein und orientieren sich am Konsens der klassischen Homöopathie (vertreten durch die Schule des Schweizer Homöopathen

Jost Künzli von Fimmelsberg). So individuell wie der Patient, der Krankheitsfall und die Mittelfindung sind, so individuell muß auch die Arzneimittelgabe dem Krankheitszustand und der Konstitution des zu behandelnden Patienten, aber auch dem Wissensstand des homöopathischen Arztes angepaßt sein. Die Arzneigabe erfolgt im Normalfall per os; Globuli läßt man im Mund zergehen oder löst sie zuvor in etwas Wasser. Arzneien in flüssiger Form werden mit Wasser verdünnt oder unverdünnt kurz im Mund behalten und dann geschluckt; letzteres scheint für den Wirkeintritt nicht unbedingt nötig. Hahnemann propagierte für die Aufnahme der Arzneiwirkung, die Schleimhäute von Mund, Ösophagus, Magen und Respirationstrakt. Besonders empfindliche Patienten ließ er deshalb z. T. auch nur an (trockenen) Arzneikügelchen riechen, eine Methode, die dann aber lange Zeit in Vergessenheit geriet, heute allerdings von einigen Homöopathen wieder mit Erfolg angewandt wird. Bei Säuglingen wird die homöopathische Arznei z. T. auch über die stillende Mutter verabreicht; d. h. die Arzneiwirkung geht über die Muttermilch auf den Säugling über.

15.7.1 Potenzwahl

Kaum ein Thema in der Homöopathie wurde und wird vehementer diskutiert als die Frage der Potenzwahl, und schon früh spalteten sich die homöopathischen Ärzte in 2 Gruppen:

1. Die „Niederpotenzler", bestehend vor allem aus Anhängern der naturwissenschaftlich-kritischen Richtung, die später in die sog. klinische Homöopathie übergeht. Von ihnen werden hauptsächlich Potenzen bis zur C12 oder D23 verwendet. Auch anthroposophisch orientierte homöopathische Ärzte verwenden zumeist keine Potenzen oberhalb der C30, allerdings aus weltanschaulichen Gründen.
2. Die „Hochpotenzler", aufbauend auf den Erfahrungen Kents, der in Amerika mit Potenzen ab der C30 aufwärts bis zu C1 000 000 (= MM) experimentierte und damit sehr gute Erfolge aufweisen konnte. Kent kannte im übrigen die 6. Auflage des Organon und damit auch Hahnemanns Lehre von den Q-Potenzen noch nicht. Die Klassische Homöopathie, die auf der Schule Kents aufbaut, findet deshalb auch erst in neuerster Zeit Zugang zu den Q-Potenzen.

Entscheidend für die Potenzwahl ist zunächst, ob es sich um eine akute oder chronische Krankheit handelt, sowie die Schwere der Pathologie. Handelt es sich um eine leichte akute Krankheit (z. B. einen einfachen Schnupfen) sind zumeist Potenzen in der Größenordnung D3–D12 vollkommen ausreichend, geht die Pathologie tiefer (z. B. akute Tonsillitis), können mittlere und höhere Potenzen erforderlich sein (D30, C30). Bei hochakuten Krankheitszuständen sind durchaus Hochpotenzen (C200, M, XM) angezeigt.

Bei chronischen Krankheiten entscheidet u. a. die Schwere der Organläsion über die Höhe der Potenz. Sind Organe bereits manifest geschädigt (z. B. auch bei Tumorerkrankungen), werden häufig niedrige Potenzen (D2–D12, C3–C6), aber auch mittlere Potenzen bis zur C30, höchstens jedoch die C200 eingesetzt. Auch Q/LM-Potenzen zeigen hier eine gute Wirksamkeit und sind den D/C-Potenzen häufig sogar vorzuziehen.

Bei der Gabe von tiefen Potenzen muß beachtet werden, daß hochgiftige Arzneien ihre toxischen Wirkungen oft erst ab der D8–D12 verlieren (am besten also erst ab der D12 verordnen), andererseits Arzneistoffe, die als Ursubstanz kaum eine arzneiliche Wirkung haben, meist erst ab der Stufe ihrer kolloidalen Löslichkeit (etwa D8) eine homöopathische Wirkung zeigen.

Natürlich geht auch die Sicherheit der Arzneiwahl in die Potenzwahl mit ein. Je unsicherer die Arzneiwahl, desto niedriger sollte die Potenz gewählt werden. Selbstverständlich kann auch bei chronisch-funktionellen Beschwerden mit niederen Potenzen therapiert werden, allerdings zeigen höhere und Hochpotenzen, aber auch die Q-Potenzen meist eine schnellere, tiefergehende Wirkung. Dies gilt auch für Patienten, bei denen die Erkrankung auf einer psychosomatischen bzw. psychiatrischen Ebene liegt. Etwas vereinfacht als eine Art Faustregel läßt sich festhalten, daß tiefe Potenzen bei v. a. organischem Befund, mittlere Potenzen bei funktionellen Beschwerden und hohe Potenzen bei psychischen Symptomen angezeigt sind.

Nosoden (Psorinum, Syphilinum, Medorrhinum, Tuberkulinum, Carcinosinum) werden kaum unter der C30 verabreicht, als Q-Potenzen allerdings durchaus ab der Q1. Bei Hautkrankheiten wird aufgrund der Gefahr von für den Patienten unerträglichen Erstverschlimmerungen die Potenzwahl eher vorsichtig vorgenommen, insbesondere wenn eine längere, unterdrückende Vorbehandlung erfolgte. Hier bewähren sich Q-Potenzen besonders, da sie sich durch eine tiefgreifende Wirkung bei kurzer Wirkdauer und damit guter Steuerbarkeit auszeichnen.

Die Mindestwirkdauer von C-Potenzen wird von Kent folgendermaßen angegeben:

C30, C200, M (= C1000), XM (= C10 000) = 35 Tage
CM (= C100 000) = 3 Monate
MM (= C1 000 000)= 1 Jahr

Diese Angaben gelten für die Arzneigabe bei chronischen Krankheiten und hängen zusätzlich von verschiedensten anderen Faktoren, wie z. B. der Reaktionsfähigkeit des Patienten, aber auch vom Arzneimittel ab (z. B. ist die Arznei Silicea bzw. Acidum silicicum eine besonders langsam, aber auch anhaltend und tiefgreifend wirkende Arznei). Letztendlich entscheidet die Reaktion des Patienten auf die gegebene Arzneipotenz darüber, wann die Arznei „ausgewirkt" hat und eine Gabenwiederholung notwendig wird.

15.7.2 Dosierung

Die Dosierung homöopathischer Arzneien ist **abhängig von** der **„Potenzhöhe"**, der **„Arznei"** selbst, der **„Akuität" der Erkrankung** sowie der **„Empfindlichkeit" des Patienten** bzw. der **„Reaktion" auf** das gegebene **Homöopathikum.**

Niedrige Potenzen: Bei akuten Erkrankungen können niedrige Potenzen ab D3–D12 relativ häufig angesetzt werden (z. B. 2stündlich, 4stündlich, 3mal täglich etc.). Bewährt haben sich z. B. für die Einzelgabe 2–8 Globuli oder ½–1 Tablette, die man im Mund zergehen läßt; für Dilutionen gilt das sinngemäß. Durchaus empfehlenswert ist auch das vorherige Auflösen fester Darreichungsformen in etwas Wasser (z. B. 1 Eßlöffel). Kommt es zur Besserung der Symptomatik, wird die Häufigkeit der Gaben entsprechend reduziert, bei Beschwerdefreiheit wird die Arznei abgesetzt.

Bei chronischen Erkrankungen können niedere Potenzen je nach Beschwerdebild und Leidensdruck ein- oder mehrmals täglich eingesetzt werden. Die Medikation wird fortgesetzt, solange es dem Patienten damit besser geht. Tritt ein Stillstand ein, wird die Behandlung mit einer höheren Potenz fortgesetzt (z. B. nach D6 Übergang auf D12). Kommt es nach einer Besserung zu einer erneuten Verschlechterung, wird das Medikament zunächst abgesetzt. Setzt daraufhin eine Besserung ein, wird keine weitere Arznei verabreicht, solange die Besserung anhält. Treten danach die Symptome (meist in abgeschwächter Form) wieder auf, wird die Behandlung mit einer höheren Potenz weitergeführt. Dabei ist zu beachten, daß mit der Höhe der Potenz die Wirkdauer der Arznei steigt, so daß größere Abstände zwischen den Arzneimittelgaben erforderlich werden können (z. B. jeden 2. Tag).

Höhere Potenzen – Hochpotenzen: Bei der Verabreichung von höheren und hohen Potenzen im Akutfall bewährt sich die Einmalgabe bzw. die Einmalgabe mit dem sog. „Verkleppern". Hierzu gibt man dem Patienten z. B. eine Gabe C30 (1–4 Globuli) direkt auf die Zunge und läßt weitere 4–6 Globuli in einem Glas Wasser (ca. 150 ml) auflösen mit der Anweisung, je nach Akuität des Falles alle 1–6 h einen Eßlöffel davon einzunehmen. Vor jeder Einnahme sollte die Lösung ca. 1 min. kräftig gerührt werden, um damit den Dynamisationgrad etwas zu verändern. Der Patient wird angewiesen, das Medikament nicht mehr weiter einzunehmen, sobald sich eine Verschlimmerung ankündigt bzw. eine deutliche Besserung zeigt. Tritt nach der ersten Einmalgabe bereits eine deutliche Besserung ein, sollte zunächst immer abgewartet (d. h. auch nicht „verkleppert" werden) und die Medikamenteneinnahme erst bei einer erneuten Verschlechterung wiederholt werden.

Dies gilt insbesondere auch beim Einsatz von hohen Potenzen bei chronischen Krankheiten. Hier wird nach einer Einmalgabe immer erst abgewartet und die Reaktion nach frühestens 6 Wochen beurteilt (vgl. 15.7.3).

Q(LM)-Potenzen: Bei den nach HAB hergestellten LM-Potenzen hat sich der Einstieg in die Behandlung mit der Potenz LM6 bewährt (z. B. einmal täglich 2 gtt auf einen Eßlöffel Wasser). Je nach Verträglichkeit bzw. Empfindlichkeit des Patienten kann sowohl der Abstand der Einnahme (z. B. dreimal täglich oder einmal wöchentlich) als auch die Verdünnung (z. B. 2 gtt auf ein Glas Wasser, umrühren, davon ein EL) variiert werden. Zu beachten ist das zehnmalige Verschütteln der Arznei vor jeder Einnahme (z. B. Fläschchen in die Faust nehmen und in die flache Hand oder auf ein dickes Buch schlagen), wodurch sich der Potenzgrad ein wenig verändert und damit die Arzneiwirkung optimiert wird.

Kommt es nach einiger Zeit, im Verlaufe derer sich das Krankheitsbild gebessert hat, zum Wiederauftreten der bereits gebesserten Beschwerden, wird das Medikament abgesetzt. Führt die daraufhin einsetzende Besserung der Symptomatik nicht zur Beschwerdefreiheit, wird mit der nächsthöheren Potenz (z. B. nach LM6 LM12) fortgefahren. Auch bei einem Stillstand wird zur nächsthöheren Potenz gewechselt.

Bei den nach Hahnemann hergestellten Q-Potenzen gilt das oben Beschriebene sinngemäß, allerdings sollte die Verdünnung höher gewählt sein (z. B. 2 gtt auf 200 cm^3 Wasser, umrühren, davon 1 EL) und auch die Potenzsprünge sind hierbei kleiner zu halten (von Q1 auf Q2 oder Q3, von Q3 auf Q4 oder Q5 etc.).

Die Abgabe von Q/LM-Potenzen als Dilution im 10-ml-Fläschchen hat sich zwar eingebürgert, ist allerdings nicht ganz korrekt. Hahnemann schlug vor, ein Kügelchen der jeweiligen Q-Potenz in 250 ml Wasser unter Zusatz von etwas Alkohol zur Haltbarmachung aufzulösen und den Patienten dann eßlöffelweise davon einnehmen zu lassen, wobei er die Zahl der Eßlöffel im Laufe der Behandlung z. T. steigerte. Bei sehr empfindlichen Patienten, d. h. also Patienten, bei denen es unter dieser Dosierung zu „Nebenwirkungen" wie Arzneimittelprüfsymptomen kommt, empfiehlt er die weitere Verdünnung eines Teelöffels dieser Lösung in einem Glas Wasser und läßt davon den Patienten einen Teelöffel einnehmen. Häufig hilft der Patient bei der Dosisfindung, indem er das Mittel als zu schwach oder zu stark wirkend bezeichnet.

15.7.3 Reaktionen – Gabenwiederholung

Die Beurteilung der Reaktion eines Patienten auf ein homöopathisches Medikament und damit die Festlegung des richtigen Zeitpunkts der Wiederholung der Gabe ist ein sehr diffiziles und komplexes Thema und kann deshalb im Rahmen dieses Kapitels nicht erschöpfend behandelt werden. Die Reaktionsmöglichkeiten wurden in bezug auf die niederen Potenzen und Q/LM-Potenzen unter Punkt 15.6.2 bereits kurz angerissen. Im folgenden soll die Verfahrensweise in bezug auf die höheren C-Potenzen nach den Grundprinzipien von Kent und Künzli von Fimmelsberg dargestellt werden.

Der amerikanische homöopathische Arzt J. T. Kent hat sich ausgiebig mit der Potenzfrage beschäftigt und ist für die Weiterentwicklung und Anwendung der hohen Potenzen verantwortlich. Viele auch heute noch gültige Regeln gehen auf ihn zurück, z. B. die **Kentsche Skala,** die vorgibt, welche Potenzstufen günstig aufeinander folgen: C30 – 200 – M – XM – LM – CM – DM – MM. Wirkt z. B. die Einzelgabe einer Arznei in der Potenz C30 in einem chronischen Fall gut, so kann sie bei erneutem Auftreten von Beschwerden wiederholt werden. Hat sie erneut „ausgewirkt", geht man der Kentschen Skala entsprechend über auf die C200. Jede Potenzstufe wird in der Regel zweimal verabreicht; ist die Wirkung auch bei wiederholter Gabe noch gut und die Wirkdauer in Bezug zur ersten Gabe nicht wesentlich verkürzt, kann sie auch öfters gegeben werden. Hat der Patient die Kentsche Reihe bis zur CM durchlaufen (wenn er nicht schon vorher ganz gesundet ist), wird wieder bei C30 oder C200 angefangen.

Mit der Prognose aus der Reaktion auf die erste Gabe und der zweiten Verschreibung hat sich Künzli eingehend befaßt und die Lehre Kents damit verdeutlicht und weitergeführt. Die am häufigsten zu erwartende, ja fast typische Reaktion auf die Gabe eines Homöopathikums ist die sog. homöopathische **Erstverschlimmerung.** Sie tritt meist nach 6–12 Tagen ein; dies kann im Einzelfall aber deutlich variieren, genauso wie auch die Dauer der Erstverschlimmerung von nur wenigen Stunden bis zu Tagen oder auch Wochen reichen kann. Die homöopathische Erstverschlimmerung ist zunächst einmal ein Zeichen für das Ansprechen des Organismus auf den gesetzten Arzneireiz. Der Patient verspürt eine Intensivierung seiner Beschwerden, fühlt sich allerdings paradoxerweise insgesamt irgendwie besser. Eine positivere Lebenseinstellung, eine vermehrte Kreativität, ein besserer Schlaf, Ausgeglichenheit oder besserer Appetit während der Erstverschlimmerung können z. B. Anzeichen eines guten Heilungsverlaufs darstellen. In akuten Fällen fehlt die homöopathische Erstverschlimmerung häufig oder ist so kurz, daß sie kaum bemerkt wird; sie kann sich aber auch z. B. in einem deutlichen Fieberanstieg äußern. Eine typische Reaktion auf die Mittelgabe in akuten Fällen ist ein unvermittelt einsetzender, tiefer und erholsamer Schlaf.

Eine homöopathische Erstverschlimmerung kann auch mit einer sog. „Ausscheidungsreaktion" einhergehen, z. B. einem Durchfall, einem Schnupfen, verstärktem Schwitzen; auch das vorübergehende Auftreten eines Ekzems kann als Ausscheidungsreaktion angesehen werden.

Wichtigstes Kennzeichen der Erstverschlimmerung ist die darauffolgende lang anhaltende und deutliche Besserung der Beschwerden. Auch bei der Behandlung von chronischen Krankheitsfällen kann die Erstverschlimmerung fehlen und es dem Patienten dennoch sukzessiv besser gehen. Dies erklärt sich daraus, daß die Erstverschlimmerung zwar ein prognostisch gutes Zeichen ist, aber auch ein Zeichen dafür, daß die Potenz für den Patienten nicht optimal angemessen ist.

Ein weiteres prognostisch sehr günstiges Zeichen ist der Heilungsverlauf nach der sog. **Heringschen Regel:** Krankheiten heilen

- von oben nach unten,
- von innen nach außen (vom wichtigen Organ zum unwichtigen Organ) und
- in der umgekehrten Reihenfolge ihres Auftretens.

Das heißt also, es ist gut, wenn bei der Behandlung einer akuten Otitis media ein dicker Schnupfen auftritt, gleichzeitig aber Fieber, Schmerz und Rötung des Trommelfells zurückgehen. Es zeigt einen positiven Heilungsverlauf an, wenn bei der Behandlung einer rheumatoiden Arthritis über den betroffenen Gelenken ein Hautausschlag mit schrecklichem Juckreiz entsteht, und es gehört ebenfalls zu einem positiven Heilungsverlauf, wenn bei der Behandlung chronischer Kopfschmerzen eine akute Sinusitis auftritt, falls der Patient, bevor er die Kopfschmerzen bekam über Jahre an chronischen Sinusitiden litt.

Zusammenfassend läßt sich über die zweite Verschreibung bei höheren D- oder C-Potenzen folgendes festhalten:

1. Man sollte nie in eine Besserung hineinrepetieren; etwas zu lange abwarten schadet weniger als eine zu frühe Wiederholung des angezeigten Medikaments.
2. Solange eine gegebene Potenz gut und lange wirkt, gibt es keinen Grund, die Potenz zu ändern.
3. Von einer einmal mit Erfolg verabreichten Arznei sollte man nicht abgehen, solange sie eine heilende Wirkung hat, auch wenn die für die Verschreibung zunächst ausschlaggebenden Symptome nicht mehr vorhanden sind.
4. Bei einer Verschlimmerung sollte wenn möglich 35 Tage gewartet werden (zumindest jedoch 14 Tage), bei akuten Fällen wenn möglich 3 Tage, erst danach ist der Fall neu zu beurteilen.
5. Die Arznei wird erst repetiert, wenn beim Patienten erneut die Beschwerden auftauchen, mit denen er in die Behandlung kam.
6. Das Auftreten von alten Beschwerden, die der Patient früher (vor der homöopathischen Behandlung) hatte, ist zunächst kein Grund zur Wiederholung der Arznei. Sollten die Beschwerden anhalten und sehr beeinträchtigend sein, kann die Arznei in derselben Potenz wiederholt werden.

15.7.4 Arzneimittelbeziehungen

Aus der Kenntnis der Wirkung von homöopathischen Arzneien am gesunden Menschen sowie aus der Erfahrung mit der Anwendung der Arzneien am Kranken konnten im Laufe der Jahrzehnte von erfahrenen homöopathischen Ärzten Beziehungen zwischen den Arzneien aufgezeigt werden, die für die Therapie z. T. eine große Hilfe sein können. Seider hat diese Beziehungen zwischen den Arzneimitteln untereinander für die gebräuchlichsten Arzneien in einem kleinen Buch zusammengestellt.

Antidotierung: Kommt es nach Mittelgabe zu einer anhaltenden Verschlechterung oder zu völlig neuen Beschwerden, Symptomen, die der Patient noch nie in seinem Leben hatte, zu Schlafstörungen, die länger als 8 Tage anhalten, zu Verschlechterung von Gemütssymptomen, Beschwerden nach der umgekehrten Hering-Regel oder bei Frauen zu einer Änderung des Zyklus (wenn dieser vorher normal war), so ist anzunehmen, daß ein falsches oder zumindest nicht das dem Krankheitsfall entsprechende (ähnlichste) Mittel gegeben wurde. In diesen Fällen sollte antidotiert werden, wobei das beste Antidot das für den Fall nun passende Homöopathikum ist, vor allem dann, wenn es zugleich als Antidot für die gegebene falsche Arznei bekannt ist. Für die Wahl des Simile sind nun auch als Reaktion auf die erste Mittelgabe neu entstandene Symptome heranzuziehen.

Andere weniger elegante Möglichkeiten der Antidotierung sind z. B. der Genuß von Kaffee oder das Einatmen von Kampfer. Vor allem diese beiden Stoffe sollten vom Patienten bei homöopathischer Behandlung unbedingt gemieden werden, weil bei einer evtl. nötigen Antidotierung zum einen die alten Beschwerden wieder auftreten können, zum anderen die Verlaufsbeurteilung sehr erschwert wird. Auch als potenzierte Arzneimittel können Coffea und Camphora zu einer evtl. nötigen Antidotierung eingesetzt werden.

Komplementärmittel: Als komplementär wirkend werden Arzneien bezeichnet, wenn sie sich in ihren Wirkungen gut ergänzen, was heißt, das komplementär folgende Mittel deckt den Teil der Symptome mit ab, der von der vorangegangenen Arznei nicht tangiert wurde (da im Arzneimittelbild nicht enthalten). Komplementärmittel vervollständigen und festigen die Heilwirkung.

Folgemittel (konkordante Mittel): Unter Folgemitteln werden Homöopathika verstanden, die erfahrungsgemäß gut nacheinander (natürlich unter Beachtung der Simile-Regel und der Wirkdauer der gegebenen Potenz) gegeben werden können. Ein Medikament löst das andere ab, z. B. wenn sich nach einer ersten Arznei ein neues Arzneimittelbild herauskristallisiert. Die Folgemittel ergänzen sich in ihrer Wirkung, ohne daß sie gemeinsame Symptome oder Wirkrichtungen haben müssen.

Feindliche Mittel: Einige Homöopathen berichten auch über nachteilige Erfahrungen bei bestimmten Abfolgen von homöopathischen Arzneien; Krankheitszustände wurden hierdurch verschlechtert statt geheilt (z. B. Causticum nach Phosphorus, Rhus toxicodendron nach Apis, Ignatia nach Nux vomica). Andere Homöopathen konnten dies wiederum nicht bestätigen. Lehrmeinung ist derzeit, daß man bei der Gabe von feindlichen Mitteln besondere Sorgfalt walten lassen sollte, man ein feindliches Mittel also nur geben sollte, wenn kein Zweifel an der Richtigkeit der Arzneiwahl besteht. Ungefährlich scheint die Gabe eines feindlichen Mittels zu sein, wenn die vorangegangene Arznei überhaupt keinen Effekt zeigte.

15.8 Chronische Krankheiten – Miasmenlehre

Nach 26 Jahren der Anwendung der Homöopathie am kranken Menschen kommt Hahnemann zu dem Schluß, daß er zwar imstande ist, nicht nur alle akuten Erkrankungen, sondern auch die „epidemischen Seuchen und sporadischen Fieber" sowie die venerischen Krankheiten erfolgreich zu therapieren, daß er aber bei den meisten anderen chronischen Krankheiten am Ende doch versagt: „Ihr Anfang war erfreulich, die Fortsetzung mindergünstig, der Ausgang hoffnungslos". Allerdings steht für ihn fest, daß der Grund dieses Versagens der homöopathischen Therapie nicht in der Unrichtigkeit des Ähnlichkeitsgesetzes liegen kann.

Es gelingt ihm, durch aufmerksame Beobachtung vieler Krankheitsfälle im zeitlichen Längsschnitt, Krankheitssymptome und -phänomene mit dem Vorherbestehen bestimmter ansteckender Krankheiten in Verbindung zu bringen, wobei er hierbei auch die Krankengeschichten vorangegangener Generationen miteinbezieht. Nach 12 Jahren veröffentlicht er die Ergebnisse seines „unermüdlichen Nachdenkens und Forschens" in seinem vierbändigen Werk „Die chronischen Krankheiten, ihre eigenthümliche Natur und homöopathische Heilung". Darin stellt er die Theorie auf, daß alle nicht akuten Krankheiten auf die Unterdrückung von 3 „Urkrankheiten" zurückzuführen seien: Den juckenden Hautausschlag (Krätze), den Tripper (zu dem er auch die „Feigwarzenkrankheit" rechnet) und die Syphilis. Die daraus resultierenden, durch Infektion erworbenen oder ererbten Krankheitsdispositionen nennt er **Miasmen** (griech.: Miasma: Verunreinigung; steht seit Hippokrates für krankmachende, Epidemien erzeugende Ausdünstungen der Erde).

Er unterscheidet die **Psora** (entstanden aus der Krätzekrankheit) von der **Sykose** (resultierend aus der Gonorrhö) und der **Syphilis** (zurückzuführen auf die Lues). Besondere Bedeutung schreibt er der Psora zu, die für ihn auch die Basis der beiden übrigen Miasmen darstellt. Als wichtigstes Arzneimittel für die Behandlung des psorischen Miasmas findet Hahnemann Sulphur, als Hauptmittel der Sykose Thuja und für die syphilitische Diathese Mercurius. Von nun an unterscheidet er die Akutbehandlung **(apsorische Therapie)** von der **antimiasmatischen Therapie,** für die er eine Reihe von Arzneimitteln für wirksam befindet und in den Bänden II–IV der „Chronischen Krankheiten" beschreibt (Bd. II–V in der 2. Auflage).

Für den Aufbau dieser Theorie standen Hahnemann selbstverständlich nur die naturwisssenschaftlichen Erkenntnisse der damaligen Zeit zur Verfügung. Von daher ist Hahnemanns Theorie der chronischen Krankheiten aus wissenschaftlicher Sicht heute sehr leicht zu falsifizieren und wurde lange Zeit auch in homöopathischen Kreisen als senile Spinnerei abgetan.

Einen neuen Zugang zur Miasmentheorie Hahnemanns findet der zeitgenössische mexikanische Homöopath Proceso Sanchez Ortega, indem er die 3 Reaktionsmuster des Zellstoffwechsels, nämlich Unterfunktion, Überfunktion und Destruktion auf die 3 Miasmen Hahnemanns überträgt. Diese abstrakte Sicht der Miasmentheorie Hahnemanns hat sich für die Praxis als äußerst nützlich erwiesen und erlaubt es, verschiedene Symptome verschiedenen Funktionstypen und damit Miasmen zuzuordnen. Dadurch wurde es möglich, Arzneien anhand ihrer Prüfungssymptome den verschiedenen Miasmen zuzuteilen, wobei sich die meisten Mittel als multimiasmatische Arzneien, mit jeweils besonderen Bezügen zum einen oder anderen Miasma herausstellten (Abb. 15-5).

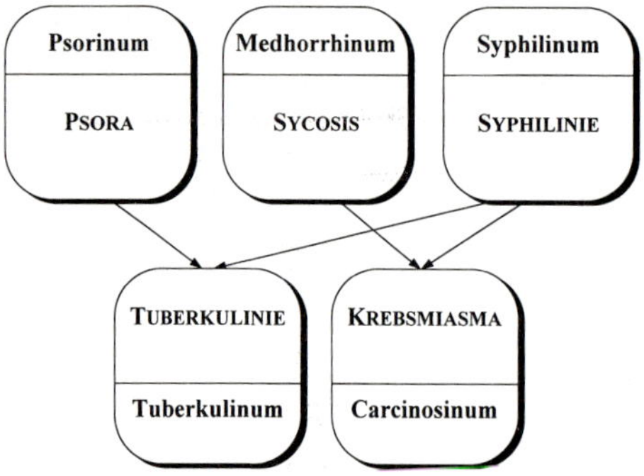

Abb. 15-5. Die Grundmiasmen Psora, Sykose und Syphilinie und ihr Bezug zur Tuberkulinie und zum Krebsmiasma

Anhand der von Patienten geschilderten Symptome kann also auf das in diesem Krankheitsfall vorherrschende Miasma geschlossen werden, was wiederum eine Hilfe bei der Wahl des Simile bzw. der Differenzierung der ähnlichsten Mittel bedeutet. H. Barthel hat zu diesem Zweck ein „Miasmatisches Symptomenlexikon" zusammengestellt.

15.8.1 Psora

Die Psora stellt nach Hahnemann die älteste miasmatisch-chronische Krankheit dar und er sieht ihren Ausgangspunkt im schon in der Bibel erwähnten Aussatz (wobei in medizinhistorischen Kreisen noch darüber diskutiert wird, ob damit die Lepra oder die Psoriasis gemeint war). Seiner Ansicht nach ist sie die Grundursache für die meisten chronischen Krankheiten, und er führt z. B. die Gicht, die Wassersucht, die Amenorrhö, das Asthma, die Impotenz oder Unfruchtbarkeit, die Migräne, den grauen Star, Nierensteinleiden und vieles mehr als von ihr verursacht an.

Nach Ortega ist die Unterfunktion, der Mangelzustand, die Hypotrophie und Hypotonie, d. h. die funktionelle Schwäche Ausdruck der Psora. Die Erkrankungen des psorischen Formenkreises haben vor allem funktionellen Charakter (z. B. allergische Erkrankungen, Hypothyreose). Besonderer Bezug besteht zu Haut, Schleimhäuten und den Lymphorganen. Die Arznei, die einen fast ausschließlich psorischen Charakter hat und damit das größte Antipsorikum darstellt, ist nach den Untersuchungen Ortegas Calcium carbonicum. Diese Ansicht steht damit im Widerspruch zur Meinung Hahnemanns, der wie erwähnt Sulphur als das wichtigste Antipsorikum ansah.

Ein kleines Beispiel soll an dieser Stelle die Idee der Miasmentheorie sowie ihren Wert für die homöopathische Therapie erläutern: Ein Kind, das immer wieder zu hoch fieberhaften Infekten neigt, mal mit der Diagnose akute Tonsillitis, mal akute Otitis media oder akute Bronchitis, dabei im Fieber großen Durst entwickelt, einen knallroten heißen Kopf, aber eher kalte Füße hat, reagiert jedesmal mit einer schnellen Besserung auf potenzierte Belladonnagaben. In einem solchen Fall darf es nicht Ziel des homöopathischen Arztes bleiben, die akuten Erscheinungen zu behandeln, sondern er muß versuchen, das Terrain, auf dem die akuten Erkrankungen entstehen, zu bereinigen, um die Infektneigung des Kindes in den Griff zu bekommen. Bei der biographischen Anamnese stellt sich heraus, daß es sich um ein Kind handelt, das als Säugling bereits ein „Dickerchen" war, großen Appetit hatte, allerdings nach jedem Stillen säuerlich spuckte. Das ganze Kind roch immer eher säuerlich, vor allem auch die Füße, die meist feucht und kalt waren, sowie der behaarte Kopf, der insbesondere nachts deutlich schwitzte. Sowohl die Zahnung (die im übrigen mit Durchfällen einherging) als auch das Laufenlernen waren deutlich verzögert. Es handelt sich eher um ein ruhiges, braves Kind, das aber auch seinen eigenen Willen haben kann. Es hat großes Verlangen nach Eiern (vor allem hartgekochten) und Milch, wobei es auf letztere ab und zu Durchfall bekommt, während es sonst eher zur Verstopfung neigt.

Diese Symptome weisen deutlich auf Calcium carbonicum hin. Diese antipsorische Arznei ist in der Lage, die miasmatische Belastung durch die Psora zu beseitigen, die Konstitution des Kindes wird in einem Maße gestärkt, daß die wiederkehrenden Infekte, das „Auflodern der Psora", hinfällig werden; das Kind wird insgesamt gesünder.

Wichtig zu bemerken ist hier, daß trotz des Vorliegens vor allem psorischer Symptome nicht etwa die Nosode Psorinum zum Einsatz kommt. Psorinum (1934 von Hering aus dem Inhalt eines Krätzebläschens hergestellt und geprüft) hat, wie auch die Nosoden Medorrhinum und Syphilinum ein eigenes Arzneimittelbild und wird dementsprechend nur verordnet, wenn die Symptome des Patienten eben diesen Arzneiprüfsymptomen ähneln. Die Nosode ist dann in der Lage, die chronische Krankheit auszuheilen oder aber den Organismus zu Reaktionen zu veranlassen (Nosoden als „Reaktionsmittel"), die auf eine entsprechende antimiasmatische Arznei der Materia Medica hinweisen.

15.8.2 Sykose

Der sykotischen Konstitution schrieb Hahnemann seinerzeit eine nicht so große Bedeutung zu wie der Psora oder auch der Syphilis; allerdings zeigt es sich, daß heutzutage von klassischen Homöopathen sehr häufig gerade antisykotische Medikamente zur Behandlung verwendet werden. So kann man davon ausgehen, daß das sykotische Miasma seit Hahnemanns Zeiten an Boden gewonnen hat. Wie schon erwähnt, faßt Hahnemann die Gonorrhö und ihre Folgekrankheiten mit der Feigwarzenkrankheit, also 2 heute unterschiedlich definierte Krankheitsentitäten, zu einem Symptomenkomplex zusammen; natürlich handelt es sich, wie man heute weiß, in beiden Fällen um ganz unterschiedliche Erreger. Hervorgehoben werden soll in diesem Zusammenhang trotzdem die Leistung Hahnemanns, Condylomata acuminata richtig als „sexually transmitted disease" eingeordnet zu haben.

Der Sykose ordnet Ortega die Überfunktion, die Überproduktion jeglicher Art zu; Hypertrophie, Hyptertonie, die Neigung zu Ablagerungen und Wucherungen, zu pathologischen Ausscheidungen aufgrund chronischer Entzündungen von Schleimhäuten, Rheuma, Gicht, Arteriosklerose, Uterus myomatosus, Warzen, Kondylome und auf der psychischen Ebene die Neurosen stellen Erkrankungen des sykotischen Formenkreises dar. Als wichtigstes Antisykotikum fand Hahnemann Thuja, Ortega dagegen Pulsatilla.

Die analoge Nosode Medorrhinum, die aus dem gonorrhoischen Urethralsekret hergestellt wird (von Swan 1880 geprüft), hat wiederum ein eigenes, die wesentlichen Grundzüge des Miasmas beinhaltendes Arzneimittelbild. Medorrhinum wie auch Syphilinum (Luesinum) wurden im übrigen erst nach dem Tod Hahnemanns geprüft. Hahnemann selbst stand der Herstellung von Arzneien aus krankhaften Substraten des Menschen eher kritisch gegenüber.

15.8.3 Syphilis (Syphilinie)

Die unzureichend (nur durch Behandlung des Schankers) oder gänzlich unbehandelte Syphilis darf als der Prototyp einer chronischen Erkrankung gelten, durch die Hahnemann auf die unikausale Genese eines Miasmas aufmerksam wurde. Kaum eine andere Krankheit äußert sich in ihren einzelnen Stadien, zwischen denen z. T. jahrelange Latenzphasen bestehen können, in dermaßen unterschiedlichen Krankheitserscheinungen, und noch Virchow zweifelte 1898 an der syphilitischen Genese der progressiven Paralyse (Lues IV). Um Verwechslungen des syphilitischen Miasmas mit der Syphilis zu vermeiden, sollte der von Hahnemann für die syphilitische Diathese geprägte Begriff Syphilis durch Syphilinie ersetzt werden. Zeichen der Syphilinie sind dementsprechend alle Symptome, die Ähnlichkeit mit den in den einschlägigen (vor allem älteren) Lehrbüchern der Dermatologie für die Syphilis aufgeführten Krankheitszeichen haben. Auffallend und spezifisch ist dabei vor allem der destruktive Grundzug in der Pathologie; häufig finden sich Organläsionen, Degenerationen und Ulzerationen. Destruktion, Dystrophie, Dystonie und Entartung sind nach Ortega die Grundreaktionen auf syphilinischem Terrain. Der Selbstzerstörung auf der körperlichen Ebene mit den Hauptwirkorten Haut, Gehirn und Knochen entsprechen auf der geistigen Ebene die Psychose und Depression mit Suizidneigung.

Das Hauptmittel Hahnemanns zur Behandlung der Syphilis war Mercurius. Selbstverständlich wird die Syphilis (wie im übrigen auch die Gonorrhö) auch vom homöopathischen Arzt heute mit den hierfür geeigneten Antibiotika behandelt und der Behandlungserfolg durch entsprechende Kontrolluntersuchungen überprüft. Der homöopathische Zugang ist den Fällen vorbehalten, bei denen diese Infektionskrankheiten sicher ausgeschlossen werden können, die aber dennoch eine Symptomenähnlichkeit mit antisyphilitischen Arzneimittelbildern aufweisen, allen voran dem des Mercurius solubilis.

Die Nosode Syphilinum (Luesinum) (Prüfung 1880 durch Swan, hergestellt aus dem syphilitischen Schanker) findet ihren Einsatz wiederum in Fällen, in denen ihr Arzneimittelbild mit den Symptomen des Patienten in Einklang gebracht werden kann, aber auch bei Erkrankungen, bei denen nach der Simile-Regel angezeigte homöopathische Arzneien keine Wirkung zeigen und in der Eigen- oder Familienanamnese eine Syphiliserkrankung oder ein ausgeprägtes Zeichen des syphilitischen Miasmas (z. B. Alkoholismus) eruiert werden kann. In letzterem Fall bewirkt die Nosode, daß der Organismus auf ein zuvor angezeigtes, aber wirkungsloses Simile im Sinne einer Heilreaktion anspricht.

15.8.4 Weitere Miasmen

Den 3 Grundformen chronisch-miasmatischer Krankheiten („durch Ansteckung oder Erbschaft eingeprägte Krankheiten") wurden seit Hahnemann einige weitere hinzugefügt.

In der **Tuberkulinie** (nach abgelaufener Tuberkuloseerkrankung bzw. Tuberkulose in der Familienanamnese) sieht H. C. Allen eine Hybridform aus Psora und Syphilinie (s. Abb. 15-5). Typische Zeichen der Tuberkulinie sind u. a. der ständige Wechsel von Symptomen, die rasche Abmagerung trotz großen Appetits, ständige Erkältungsneigung unter Miteinbeziehung der Lunge, die schnelle Erschöpfbarkeit bei Hyperaktivität, Symptome also, wie wir sie als Krankheitserscheinungen der Tuberkulose kennen. Als eine stark antituberkulinisch wirkende Arznei im homöopathischen Sinn wird allgemein Phosphorus angesehen.

Es existieren eine Reihe von Tuberkulinumnosoden, die sich jeweils vom Ausgangsmaterial her unterscheiden. Die wichtigsten sind Tuberkulinum Koch-Alt sowie Tuberculinum bovinum; beide ähneln sich im Arzneimittelbild sehr, letzterem wird aber eine mildere Wirkung zugesprochen.

Ein weiteres Miasma, das zunehmend an Bedeutung gewinnt, ist das **Krebsmiasma**; es enthält sykotische (Hypertrophie/ Tumoren) und syphilitische Elemente (Destruktion) (s. Abb. 15-5). Tumorerkrankungen in der Vorgeschichte oder Familienanamnese, multiple Nävi, Café-au-lait-Flecken, blaue Skleren, chronische Schlaflosigkeit und erst nach der Pubertät akquirierte Kinderkrankheiten sind Zeichen des Karzinomismus. Es sind verschiedene Krebsnosoden im Gebrauch. Carcinosinum, dessen Arzneimittelbild am vollständigsten ist, wird aus Material des Mammakarzinoms hergestellt.

15.9 Wissenschaft, Forschung und Homöopathie

Immer wieder wurde und wird an die Vertreter der Homöopathie die Frage gestellt, inwieweit diese Therapieform wissenschaftlich erklärt oder zumindest erforscht ist. Meist steht hinter dieser Frage der unausgesprochene Vorwurf, Homöopathie sei entweder reine Plazebotherapie, bei der das Suggestionspotential dadurch, daß der behandelnde Homöopath an das Plazebo glaubt, noch deutlich erhöht ist, oder eine Art Kurzpsychotherapie.

Lange Zeit wurden Fragen nach der Naturwissenschaftlichkeit der Homöopathie von orthodoxen homöopathischen Ärzten schlicht mit dem Argument zurückgewiesen, Homöopathie sei eine Wissenschaft für sich und habe sich nur vor sich selbst zu beweisen. Naturwissenschaftliche Forschungsinstrumentarien seien wegen des Grundprinzips der individuellen Arzneiverschreibung auf die Homöopathie nicht anzuwenden. Von daher könne es auch nur homöopathieinterne Forschung geben, z. B. Nachprüfungen schon bekannter Arzneien, Prüfungen noch unbekannter Arzneien, Aufarbeitung von historischem Material, z. B. Krankenjournale Hahnemanns etc. Daß die Homöopathie wirksam sei, stehe außer Frage. Ihre 200jährige Geschichte und die unzähligen Falldokumentationen sprächen für sich. Die Homöopathie beweise sich jeden Tag in der Praxis. Rechtfertigungsforschung habe die Homöopathie deshalb nicht nötig.

15.9.1 Wissenschaftsbegriff der Homöopathie

Wie begründet sich die Wissenschaftlichkeit der Homöopathie? Zunächst muß man fragen: Was ist Wissenschaft? Die Antwort lautet: Um Wissenschaft handelt es sich, wenn für beobachtete Phänomene ein Modell erarbeitet wird, das eine reproduzierbare Vorhersagbarkeit dieser Phänomene erlaubt. Nach dieser Definition ist Homöopathie durchaus Wissenschaft, da für ein Phänomen, die Arzneimittelwirkung am Gesunden, ein Modell, das Simile-Prinzip, zur Verfügung steht, das es erlaubt, beim individuellen Kranken Heilwirkung, ja sogar deren Richtung (Heringsche Regel) vorherzusagen. Dies hat allerdings immer nur für den Einzelfall Gültigkeit.

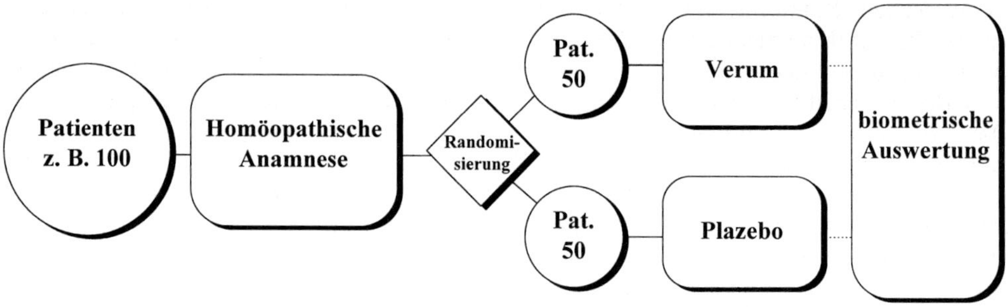

Abb. 15-6. Design für prospektive, randomisierte, plazebokontrollierte Doppelblindstudien zur Wirksamkeit klassisch-homöopathischer Therapie

15.9.2 Forschung zur Homöopathie

Ziel der naturwissenschaftlichen Herangehensweise ist es, eine Aussage über den Einzelfall hinaus machen zu können. Hierzu stehen der naturwissenschaftlichen Medizin bekannterweise vor allem 2 Versuchsmodelle zur Verfügung; zum einen der Nachweis einer Wirkung eines Arzneimittels im In- vitro-Versuch, zum anderen der Nachweis der Wirksamkeit in der klinischen Studie.

Untersuchungen zur Wirksamkeit homöopathischer Therapie: Durch das Grundprinzip der individuellen Arzneiverschreibung schien sich die Homöopathie dem naturwissenschaftlichen „goldenen Standard" der klinischen Forschung, der prospektiven, plazebokontrollierten, randomisierten Doppelblindstudie, entziehen zu können, bis vor wenigen Jahren ein neues Studiendesign entwickelt wurde, das es durch einen Kunstgriff erlaubt, die Homöopathie als Therapie per se einer Plazebotherapie gegenüberzustellen (Abb. 15-6). Hierbei wird bei allen Patienten die homöopathische Erstanamnese durchgeführt, bevor die Randomisierung greift, d. h. Plazebo- und Verumgruppe bestimmt werden. Patient wie behandelnder Arzt bleiben wie in herkömmlichen Studien im gesamten Studienzeitraum blind.

Klejnen et al. haben 1991 die beeindruckende Zahl von 107 klinischen Homöopathiestudien nach statistischen und wissenschaftlichen Kriterien dem heute zu fordernden Standard entsprechend untersucht und die Ergebnisse im British Medical Journal veröffentlicht. Von 105 interpretierbaren Untersuchungen fielen 81 positiv und nur 24 negativ für die Homöopathie aus. Von den 23 methodisch besten Arbeiten erbrachten 15 positive, 8 negative Ergebnisse für die Homöopathie. Nur 14 von 105 Studien entsprachen im übrigen den Kriterien, die man für die klassische Homöopathie annehmen muß, in der Mehrzahl (58 Studien) wurden Patienten mit bestimmten Diagnosen nach dem Prinzip der „bewährten Indikation" oder organotrop mit einem vorher festgelegten homöopathischen Medikament behandelt. Nur eine Studie erfüllte wirklich sowohl die methodologischen statistischen als auch klassisch-homöopathischen Voraussetzungen, nämlich die Migränestudie von Brigo (1987); sie ist zugleich die erste Studie, die nach dem o. g. Studiendesign durchgeführt wurde. In dieser Studie wurden 60 Patienten mit Migräne streng doppelblind, klassisch-homöopathisch individuell mit Hochpotenzen behandelt. Nach 4 Monaten schnitt die Verumgruppe in bezug auf die beiden gewählten Kriterien Anfallsdauer und Häufigkeit signifikant weit besser ab als die Plazebogruppe.

Eine 1993 von Whitmarsh et al. durchgeführte Migränestudie, die sich eng an der italienischen Studie orientierte, konnte keine Unterschiede zwischen Plazebo und Verum aufzeigen und damit die Ergebnisse von Brigo nicht bestätigen. Auch die vom methodologischen Standpunkt aus exzellent geplante Studie von Walach et al. (1997) zur klassisch-homöopathischen Therapie bei chronischem Kopfschmerz verlief enttäuschend für die Homöopathie. Es gab keinen Unterschied zwischen Plazebo und Verum. Plazebo war sogar in allen Kriterien etwas erfolgreicher. Daraus zieht der diese Studie betreuende Biometriker den provozierenden Schluß: Homöopathische Therapie bei Migräne ist wirksam, homöopathische Arzneimittel sind es allerdings nicht. Als mögliche Ursache für den für die Homöopathie so negativen Ausgang der Studie wird die relativ kurze Behandlungsdauer bei sehr hoher Durchschnittserkrankungsdauer diskutiert.

Eine weitere neuere Studie, die nach den Regeln der klassischen Homöopathie durchgeführt wurde, ist die Untersuchung von de Lange-de Klerk bei rekurrierenden Infektionen des oberen Respirationstrakts bei 170 Kindern. Hier zeigten sich innerhalb eines Jahres zwar deutliche Verbesserungen, allerdings keine signifikanten Unterschiede zwischen Homöopathie und Plazebo hinsichtlich der Zielparameter Infektionsrate, allgemeines Wohlbefinden und Tonsillektomierate.

Jacobs et al. (1994) dagegen konnten in einer qualitativ hochwertigen Studie mittels klassischer Homöopathie (zusätzlich zur oralen Rehydratationstherapie) bei Kindern mit akuten Durchfallerkrankungen die Dauer der Diarrhö um einen Tag abkürzen. Interessanterweise war die Wirksamkeit bei Patienten mit positivem Erregernachweis höher. Die klinische Relevanz der Studie ist allerdings bescheiden.

Andrade et al. (1991) untersuchten die Wirksamkeit von nach dem Simile-Prinzip gewählten potenzierten Arzneien bei chronischer Polyarthritis bei 44 Patienten über 6 Monate. Ergebnis: Signifikante Verbesserungen in Verum- und Plazebogruppe, keine signifikanten Unterschiede zwischen den Gruppen. Damit konnten die für die Homöopathie positiven Ergebnisse der Studie von Gibson et al. (1980) bei chronischer Polyarthritis nicht bestätigt werden. Hier ist anzumerken, daß es sich um Patienten mit sehr fortgeschrittener chronischer Polyarthritis unter steroidaler Begleitmedikation handelte.

Auch die Studie von Kainz et al. (1994) zum Nachweis der Wirksamkeit klassisch-homöopathischer Therapie bei Kindern mit Verrucae vulgares erbrachte keine signifikanten Unterschiede in der Responderrate von Plazebo- und Verumgruppe.

Festzuhalten ist also, daß bei 5 der 6 neueren, d. h. erst nach der Übersichtsarbeit von Klejnen et al. durchgeführten methodisch z. T. ausgezeichneten Studien zur Wirksamkeit klassisch-homöopathischer Therapie kein signifikanter Unterschied zwischen Plazebo- und Verumgruppe aufgezeigt werden konnte, insgesamt gesehen aber sowohl Plazebotherapie als auch homöopathische Therapie sich z. T. erstaunlich wirksam erwiesen (siehe Albrecht 1996, Walach 1996).

Wie bereits erwähnt, wurden und werden viele Studien zur Homöopathie der methodologischen Einfachheit halber unter Vernachlässigung eines der Grundprinzipien der Homöopathie, der individuellen Arzneiverschreibung nach dem Simile-Prinzip, als plazebokontrollierte Doppelblindstudien angelegt, die die Wirksamkeit einer homöopathischen Arznei bei einem bestimmten Krankheitsbild untersuchen sollen (Stichwort: bewährte Indikation). Bemerkenswerterweise konnte Wiesenauer mit diesem Modell in verschiedenen Potenzen (D, C, LM) methodisch einwandfrei die Wirksamkeit von Galphimia glauca bei Heuschnupfen nachweisen und dieses Ergebnis in mehreren weiteren Studien im Zeitraum von 10 Jahren immer wieder reproduzieren. In einigen Untersuchungen konnte er zusätzlich Unterschiede in der Wirksamkeit der potenzierten Arznei gegenüber der unverschüttelten, nur im

Verdünnungsgrad identischen Arznei aufzeigen.

Reilly verläßt den homöopathischen Ansatz vollkommen und untersucht die Wirksamkeit von potenziertem Allergen (C30) bei Patienten mit Pollinosis, zuletzt auch bei Asthma bronchiale allergicum im Sinne einer isopathischen Immuntherapie. Sowohl die Einzelstudien als auch die Metaanalyse der 3 Studien zeigen einen signifikanten Unterschied zwischen isopathischer Therapie und Plazebobehandlung. Der Autor kommt zu dem Schluß: Entweder können isopathische Hochpotenzen spezifische Effekte auslösen, oder randomisierte, plazebokontrollierte Studien ergeben wiederholt falsch-positive Ergebnisse.

Forschung zur wissenschaftlichen Durchdringung der Homöopathie wird im Grunde erst seit 15 Jahren betrieben. Damit ist die Zahl qualitativ hochwertiger Studien noch viel zu klein, um zu einem abschließenden Urteil über die Wirksamkeit homöopathischer Therapie bzw. viel mehr über die Frage der prinzipiellen Möglichkeit der Überprüfung der Wirksamkeit in prospektiven, randomisierten, plazebokontrollierten Doppelblindversuchen zu kommen. Anders als bei herkömmlichen Pharmastudien steht nicht eine einzelne Arznei, sondern ein ganzes Therapiesystem auf dem Prüfstand, und es stellt sich die Frage, ob ein Doppelblinddesign diesem Therapiesystem, das entscheidend von der Reaktion des Patienten auf die Arznei lebt und bei dem Gabenwiederholung oder auch Arzneimittelwechsel zum normalen Behandlungsablauf gehören, überhaupt gerecht werden kann, da es zu einer erheblichen Verunsicherung des Studienarztes führt; nach Walach wird die Wahrscheinlichkeit falsch-positiver und falsch-negativer Resultate erhöht.

Solche Überlegungen könnten dazu führen, daß die aufwendigen und kostenintensiven Studien, wie sie in den letzten Jahren in Deutschland vor allem von privaten Stiftungen gesponsort wurden (z. B. Karl und Veronica Carstens-Stiftung, Robert-Bosch-Stiftung) zugunsten einer ausgiebigen Dokumentation homöopathischer Behandlungen mit hohen Fallzahlen in Klinik und Praxis zurückgestellt werden. Solche Untersuchungen werden derzeit bereits von einigen Krankenkassen zur Beurteilung der Homöopathie als kostengünstige Therapieform pilotartig durchgeführt.

Untersuchungen zur Wirkung potenzierter Arzneimittel: Der pharmakologischen Grundlagenforschung stehen verschiedene Modelle zur Verfügung, um die Wirkung von Arzneimitteln zu dokumentieren: Tierversuch, Zellkultur, zellfreie Systeme. Die Zahl der Versuche, Wirkungen potenzierter Arzneien mit solchen Modellen nachzuweisen, ist groß. Bei der kritischen Begutachtung der Experimentalarbeiten muß man jedoch feststellen, daß die überwiegende Mehrzahl der Studien den geforderten Ansprüchen hinsichtlich der wissenschaftlichen Fundiertheit ihrer Resultate nicht standhalten können. Eine Ausnahme bilden hier die Arbeiten von Harisch und Kretschmer, die reproduzierbare Wirkungen von verschiedenen homöopathischen Arzneimitteln, vor allem in Tiefpotenzen, z. T. aber auch in höheren Potenzen, auf die Histaminfreisetzung aus Peritonealmastzellen und auf die Aktivität verschiedener mitochondrialer, mikrosomaler und zytosolischer Enzyme in der Rattenleber nachweisen konnten. Hierbei waren die Effekte von potenzierten Arzneimitteln regelmäßig stärker als die Wirkungen von unverschüttelten Arzneien im selben Verdünnungsgrad. Anstatt eines aus pharmakologischer Sicht zu erwartenden Abfalls der Dosis-Wirkungs-Kurve mit steigender Potenz wurden je nach Arznei und Zielenzym für verschiedene Potenzen ganz unterschiedliche Enzymaktivitäten gemessen, wobei sich häufig ein Wirkmaximum (Aktivitätshemmung oder -steigerung) bei der Potenz D8 herausstellte. Die Ergebnisse regen zu weiterer Forschungsarbeit auf diesem Gebiet an, wenn auch der „biochemische Ansatz“ dieser Versuche von vielen klassischen Homöopathen äußerst kritisch beäugt wird.

Modellbildungen zur Wirkung potenzierter Arzneien: Schon der Chemiker Hahnemann konnte sich eine materielle Wirkungsweise seiner immer höher verdünnten Arzneien nicht mehr so recht vorstellen; er nahm schließlich eine „geistartige“ immaterielle Wirkung an.

Seither werden die verschiedensten Erklärungsmodelle für die Wirkung von Arzneien ab einem Potenzgrad, bei dem die Avogadro-Konstante überschritten wird (D23, C12, Q6) unter Zuhilfenahme der jeweils neuesten Erkenntnisse aus den Gebieten Chemie und Physik entwickelt, ohne daß bisher eine dieser Theorien wirklich bewiesen werden konnte. Exemplarisch seien im folgenden einige Erklärungsversuche kurz charakterisiert:

Der Lösungsmittelchemiker Gutmann nimmt an, daß es während des Vorgangs des Potenzierens zu einer Lösungsmittelprägung durch eine Verkürzung von Wasserstoffbrückenbindungen kommt.

Aus der Sicht des Physikers Popp könnte durch das elektromagnetische Kohärenzphänomen eine Speicherung elektromagnetischer Schwingungen im „Flüssigkristall Wasser“ erfolgen.

Anagnostatos glaubt, daß die Information der Ursubstanz durch die Bildung von sog. Klathraten (Cluster von z. B. Wasserstoffatomen), die sich um die gelösten Moleküle bilden, von Potenz zu Potenz weitergegeben wird. Während die ursprünglich gelösten Moleküle aus diesen Klathraten mit der Zeit herausgewaschen werden, bleiben die Formationen selbst bestehen und bilden nun selbst die Vorlage für neue Klathrate: Information könnte sich so verdichten.

All diese Modelle stimmen dahingehend überein, daß irgendeine Art von Information von der Ursubstanz bis zu den Hochpotenzen weitergegeben und schließlich durch die Prozedur des Potenzierens „verfeinert“, „gefiltert“ oder „verstärkt“ auf den Organismus übertragen wird.

Walach (1996) dagegen bringt eine völlig neue Überlegung in die Diskussion ein und fragt, ob es nicht erlaubt sein müsse, in Analogie zur nicht lokalen Korrelation der Quantenphysik ein makroskopisches Korrelationsphänomen für die Wirkung von homöopathischen Arzneien anzunehmen; damit wäre die Wirkung der Homöopathie akausal und in plazebokontrollierten Doppelblindstudien kaum nachzuweisen.

15.10 Indikationen

In der Homöopathie wird nicht primär eine Krankheit, sondern der ganze Mensch mit seiner individuellen Krankheit behandelt. Selbstverständlich stellt auch der homöopathische Arzt eine klinische Diagnose, nur ist diese nicht unbedingt ausschlaggebend dafür, ob er sich für die homöopathische oder schulmedizinische Behandlung des Patienten entschließt. Vielmehr ist homöopathische Behandlung dann angezeigt, wenn für die von einem Menschen gezeigten und beschriebenen Krankheitsphänomene ein homöopathisches Arzneimittelbild existiert bzw. erkannt wird, das den subjektiven und objektiven Symptomen, dem individuellen Beschwerdebild des Patienten ähnlich ist.

Voraussetzung für eine erfolgreiche homöopathische Therapie ist natürlich, daß die körpereigenen Regulationssysteme noch fähig sind, auf entsprechende homöopathische Arzneireize zu reagieren. Eine Reaktionsunfähigkeit des Organismus ist anzunehmen bei akut lebensbedrohlichen Erkrankungen, bei Endstadien von chronischen Erkrankungen, bei irreversiblen, zu Funktionsverlust führenden Organläsionen, aber auch bei Drogen- oder Arzneimittelmißbrauch.

Homöopathische Arzneien sind in der Lage, bei gesunden Menschen Symptome auf allen Ebenen des Menschen hervorzubringen. Homöopathische Therapie findet deshalb in allen medizinischen Fachrichtungen Anwendung, im chirurgischen Fachgebiet verständlicherweise nur zur Unterstützung der Wundheilung bzw. in der postoperativen Rekonvaleszenz.

Homöopathie versteht sich vor allem auch als eine aktive prophylaktische Medizin. Konstitutionelle Merkmale und Beschwerden, die für sich noch keinen eigenen (schulmedizinischen) Krankheitswert haben, werden in der Homöopathie als Hinweise auf ein aus dem Lot geratenes Selbstregulationssystem verstanden. Das entsprechende homöopathische Medikament setzt den nötigen Selbstheilungsreiz, bevor manifeste Erkrankungen entstehen können. Gerade auch homöopathisch arbeitende Kinderärzte bestätigen, daß von ihnen schon in den Vorsorgeuntersuchungen homöopathisch betreute Kinder weniger häufig und weniger schwer erkranken.

Nicht unerwähnt bleiben soll schließlich der Einsatz der Homöopathie in der Veterinärmedizin; positive Erfahrungen wurden vor allem bei der Behandlung von Hunden, Katzen, Schafen, Pferden, Kühen und Schweinen gesammelt. Dies ist um so überraschender, als praktisch keine Arzneiprüfungen an den einzelnen Tierspezies vorliegen bzw. bisher durchgeführte Arzneiprüfungen keine Ergebnisse erbrachten; vielmehr werden die durch Prüfungen am Menschen gefundenen Arzneimittelbilder sinngemäß auf die Tiere übertragen.

15.11 Weiterführende Literatur

1. Albrecht H (1996) Zum Stand der klinischen Forschung zur Homöopathie. Allg Homoeop Ztg 241: 89–97
2. Allen H C (1977) Materia Medica of the Nosodes. Jain, New Delhi
3. Allen J H (1987) The Chronic Miasms. Jain, New Delhi
4. Allen T F (1976) The encyclopedia of pure Materia Medica. Jain, New Delhi
5. Barthel H, Klunker W (1987) Synthetisches Repertorium, 3 Bde. Haug, Heidelberg
6. Barthel H (1988) Miasmatisches Symptomen-Lexikon. Barthel & Barthel, Berg/Starnberger See
7. Barthel H (1990) Charakteristika homöopathischer Arzneimittel, Bd. 2. Barthel & Barthel, Berg/Starnberger See
8. Barthel H (1993) Charakteristika homöopathischer Arzneimittel, Bd. 1, 2. Aufl. Barthel & Barthel, Berg/Starnberger See
9. Boericke W (1972) Homöopathische Mittel und ihre Wirkungen. Verlag Grundlagen und Praxis, Leer
10. Braun A (1995) Methodik der Homöotherapie, 5. Aufl. Sonntag, Stuttgart
11. Clarke J H (1982) Dictionary of Materia Medica, 3 Bde. Homoeopathic Publications, New Delhi
12. Coulter C R (1986) Portraits of homoeopathic medicines. North Atlantic Books, Berkeley
13. Dorcsi M (1980) Medizin der Person, 3. Aufl. Haug, Heidelberg
14. Haehl R (1922) Samuel Hahnemann, sein Leben und Schaffen, 2 Bde. Dr. Wilmar Schwabe, Leipzig
15. Hahnemann S (1991) Die chronischen Krankheiten, 5 Bde., 5. Nachdruck. Haug, Heidelberg
16. Hahnemann S (1991) Reine Arzneimittellehre, 6 Bde., 5. Nachdruck. Haug, Heidelberg
17. Hahnemann S (1992) Organon der Heilkunst. Textkritische Ausgabe der 6. Auflage (1842). Haug, Heidelberg
18. Heits E (1983) Kents Arzneimittelbilder: Vorlesungen zur homöopathischen Materia medica, 4. Aufl. Haug, Heidelberg
19. Hering C (1974) The guiding symptoms of our Materia Medica. Jain, New Delhi
20. Hickmann R (1995) Das Psorische Leiden der Antonie Volkmann. Haug, Heidelberg
21. Homöopathisches Arzneibuch (1978) 3. Aufl., DAV
22. Kent J T (1985) Zur Theorie der Homöopathie: J. T. Kents Vorlesungen über Hahnemanns Organon, 3. Aufl., Verlag Grundlagen und Praxis, Leer
23. Klejnen J, Knipschild P, Ter Riet G (1991) Clinical trials of homoeopathy. Br Med J 302: 316–322
24. Köhler G (1994) Lehrbuch der Homöopathie: Bd. 1 Grundlagen und Anwendung, 6. Aufl. Hippokrates, Stuttgart

25. Köhler G (1994) Lehrbuch der Homöopathie: Bd. 2 Praktische Hinweise zur Arzneiwahl, 3. Aufl. Hippokrates, Stuttgart (Übersetzt ins Italienische, Holländische, Russische und Englische)
26. Mezger J (1993) Gesichtete homöopathische Arzneimittellehre, 2 Bde., 10. Aufl. Haug, Heidelberg
27. Morrison R (19929 Methoden der homöopathischen Fallanalyse. Kröger, Rendsburg
28. Nash E B (1991) Leitsymptome in der homöopathischen Therapie, 16. Aufl. Haug, Heidelberg
29. Ortega P S (1991) Anmerkungen zu den Miasmen oder chronischen Krankheiten im Sinne Hahnemanns, 4. Aufl. Haug, Heidelberg
30. Righetti M (1988) Forschung in der Homöopathie. Burgdorf, Göttingen
31. Sankaran R (1991) The spirit of homoeopathy. Eigenverlag, Bombay
32. Schroyens F (1995) Synthesis: Repertorium Homoeopathicum Syntheticum, 3. Aufl. Hahnemann-Institut für homöopathische Dokumentation, Greifenberg
33. Schütte A (1990) Homöopathie in der tierärztlichen Praxis. Allg Homoeop Ztg 235: 19–23
34. Seider I (1994) Das kleine Buch der Arzneimittelbezeichnungen, 4. Aufl. Barthel & Barthel, Berg/Starnberger See
35. Julian O (1991) Materia Medica der Nosoden, 7. Aufl. Haug, Heidelberg
36. Vithoulkas G (1986a) Essenzen homöopathischer Arzneimittel. Faust, Frankfurt/Main
37. Vithoulkas G (1986b) Die wissenschaftliche Homöopathie. Burgdorf, Göttingen
38. Walach H (1986) Homöopathie als Basistherapie. Haug, Heidelberg
39. Walach H (1996) Die Bedeutung nicht lokaler Effekte für die klinische Forschung. Allg Homoeop Ztg 241: 98–121
40. Walach H, Haeusler W, Lowes T, Mussbach D, Schamell U, Springer W, Stritzel G, Gaus W, Haag G (1997) Classical homeopathic treatment of chronic headaches. Cephalalgia 17: 119–126
41. Weingärtner O (1992) Homöopathische Potenzen: Wunsch und Wirklichkeit bei der Suche nach der therapeutisch wirksamen Komponente. Springer, Berlin Heidelberg New York
42. Wright-Hubbard E (1993) Kurzlehrgang der Homöopathie, 2. Aufl. Barthel & Barthel, Berg/Starnberger See

16 Akupunktur – traditionelle chinesische Medizin

G. Stux

Akupunktur zählt zu den am häufigsten angewendeten naturheilkundlichen Methoden. Seit 20 Jahren hat sich die Akupunktur im Westen vor allem in der Schmerztherapie sehr verbreitet; allein in der BRD gibt es über 12000 meist niedergelassene Ärzte, die Akupunktur regelmäßig praktizieren.

Akupunktur, chinesisch Zhen Jiu, d.h. Stechen und Wärmen, ist eine der Hauptmethoden der traditionellen chinesischen Medizin (TCM), die daneben auch chinesische Kräuterheilkunde, Ernährungstherapie, Akupressur und Atem- und Meditationsmethoden, wie Qi Gong und Tai Ji Quan, beinhaltet (s. auch 17.1.1.1). Neben der Akupunktur, die sich wegen ihrer hohen Wirksamkeit am weitesten in der westlichen Praxis verbreitet hat, spielen die anderen Therapiemethoden eine eher untergeordnete Rolle.

Die Akupunktur ist auch die mit Abstand am besten erforschte Methode der Naturheilkunde. Der neurophysiologische Wirkungsmechanismus der analgetischen Akupunkturwirkung konnte weitgehend geklärt werden. Auch eine große Anzahl klinischer Untersuchungen belegen die hohe Wirksamkeit bei zahlreichen Erkrankungen.

Die Hauptindikationen der therapeutischen Akupunktur und ihre besondere Wirksamkeit liegen in der Behandlung von schmerzhaften Erkrankungen und bei funktionellen und psychosomatischen Störungen im weitesten Sinne. Bei den „schmerzhaften" Erkrankungen sind Migräne, chronische Kopfschmerzen, Trigeminus- und Interkostalneuralgien am bekanntesten. Weiter stehen Erkrankungen des Bewegungsapparats wie HWS-, BWS-, Schulter-Arm-Syndrom, Ischialgie, Schmerzen bei Koxarthrose, Gonarthrose oder Tennisellbogen im Vordergrund. Zu den Erkrankungen, die mit funktionellen Störungen einhergehen, die man auch psychosomatisch nennen könnte, zählen Asthma bronchiale, allergische Rhinitis, Gastritis, Ulkus, irritables Kolon, Gallenwegsdyskinesien, Schlafstörungen, Tinnitus, Dysmenorrhö usw.

Viele Funktions- und Befindlichkeitsstörungen, die von der westlichen Medizin nicht diagnostisch eingeordnet werden können und dann z. B. vegetative Dystonie heißen, lassen sich mit dem nosologischen System der chinesischen Medizin erklären, einordnen und erfolgreich behandeln. Diese werden verstanden als Störungen der funktionell beschriebenen Organe der chinesischen Medizin, der sog. Funktionskreise, und zwar als Störungsmuster (pattern of disharmony) oder auch Syndrome im chinesischen Sinne. Hier eröffnet die chinesische Medizin Behandlungsmöglichkeiten für Erkrankungen und Störungen, die von der westlichen Medizin nur unzureichend (z. B. mit Psychopharmaka oder Betablockern) therapierbar sind.

16.1 Neurophysiologische Grundlagen

Die Erforschung der analgetischen Wirkung der Akupunktur mit den Mitteln der westlichen Wissenschaft begann Ende der 50er Jahre in China, wurde dann jedoch während der Kulturrevolution für mehrere Jahre unterbrochen. Schon Anfang der 70er Jahre fanden Zhang Xiangtong und Mitarbeiter vom Physiologischen Institut in Schanghai heraus, daß humorale schmerzlindernde Substanzen bei gekreuztem Kreislauf zweier Kaninchen vom akupunktierten Tier zum nichtakupunktierten übertragen werden konnten und hier eine Schmerzlinderung bewirkten. Nach der Entdeckung der Endorphine wurde deren Beteiligung bei der Akupunkturanalgesie nachgewiesen [Pomeranz 1989]. Zunächst nahm man nach der Gate-control-Theorie des Schmerzes von Melzack und Wall (1965) an, daß die über Aδ-Fasern geleiteten Afferenzen von den Akupunkturnadeln an hypothetischen Toren im Rückenmark und Thalamus mit den über langsame C-Fasern geleiteten Schmerzreizen konkurrieren und diese dadurch hemmen. Nach Jahren intensiver Forschung wurde jedoch diese einfache neuronale Theorie fallengelassen.

Elf Jahre nach der Entdeckung der Beteiligung der Endorphine an der Akupunkturwirkung stellt sich nach Pomeranz [1989] die analgetische Wirkung der Akupunktur als Vorgang auf 3 Wirkebenen dar (s. auch Wirkschema in Abb. 16-1): Der Schmerzreiz wird vom Ort der Entstehung, z. B. vom Gelenk, Haut oder innerem Organ (1), über nozizeptive Afferenzen zunächst zu den Hinterhörnern des Rückenmarks geleitet. Hier erfolgt die Umschaltung auf ein zweites Neuron (2), das den Schmerzreiz weiter zum Thalamus (3) und schließlich zur Hirnrinde (4), zum Ort der Schmerzempfindung, leitet. An den Synapsen des nozizeptiven Systems in Rückenmark, Hirnstamm, limbischem System und Thalamus üben körpereigene Opioidpeptide eine hemmende Funktion auf die Übertragung nozizeptiver Informationen aus. Die Neurone, aus denen endogene Opioide als inhibitorische Überträgerstoffe freigesetzt werden, können als Teile eines „antinozizeptiven Systems" aufgefaßt werden, das durch Akupunktur aktiviert werden kann.

Der Nadeleinstich der Akupunktur erregt Nervenendigungen der Gruppe II und III, die in den Muskeln liegen. Man verspürt ein Schwere- oder Druckgefühl in der Tiefe, von den Chinesen De Qi genannt, wenn die Nadeln für 10-20 min im Gewebe liegen und kurzzeitig gedreht werden, um die Reizstärke zu intensivieren. Diese kann auch durch elektrische Impulse verstärkt werden; man spricht dann von Elektrostimulation. Die durch die Akupunkturnadeln ausgelöste Erregung läuft in afferenten Nervenfasern über die Hinterwurzel in die Hinterhörner des Rückenmarks (5, 6) und löst eine Hemmung der Weiterleitung nozizeptiver Aktivität durch eine Aktivierung aufsteigender Bahnen aus, an der endogene Opioide beteiligt sind. Dabei kommt sowohl der Schmerzreiz als auch der nicht schmerzhafte Reiz von der Akupunkturnadel aus demselben Segment.

Neben diesen Afferenzen, die zu einer segmentalen Hemmung auf Rückenmarkebene führen, werden Nervenreize von Akupunkturnadeln auch zum Mittelhirn (P, R) und zum Hypothalamusgebiet geleitet (7, 8). Im Mittelhirn erfolgt nach mehrmaliger Umschaltung zunächst im periaquäduktalen Grau (P), dann in den Raphekernen (R) eine inhibitorische Erregung zurück zu den Hinterhörnern im Rückenmark, die hier die erste Station in der Übertragung von nozizeptiven Reizen hemmen. Enkephalin ist der Überträger sowohl im periaquäduktalen Grau als auch in den Raphekernen, während die absteigende Hemmung auf Rückenmarkebene durch Monoamine (Serotonin und Noradrenalin) vermittelt wird.

Im Hypothalamusgebiet (8), der 3. Ebene der Schmerzhemmung durch Akupunktur, konnte ebenfalls eine Endorphinausschüttung (β-Endorphine; E) nachgewiesen werden.

Die beschriebenen Wirkungsmechanismen wurden zum größten Teil durch neurophysiologische und neurochemische Untersuchungen an Versuchstieren gewonnen [16, 18].

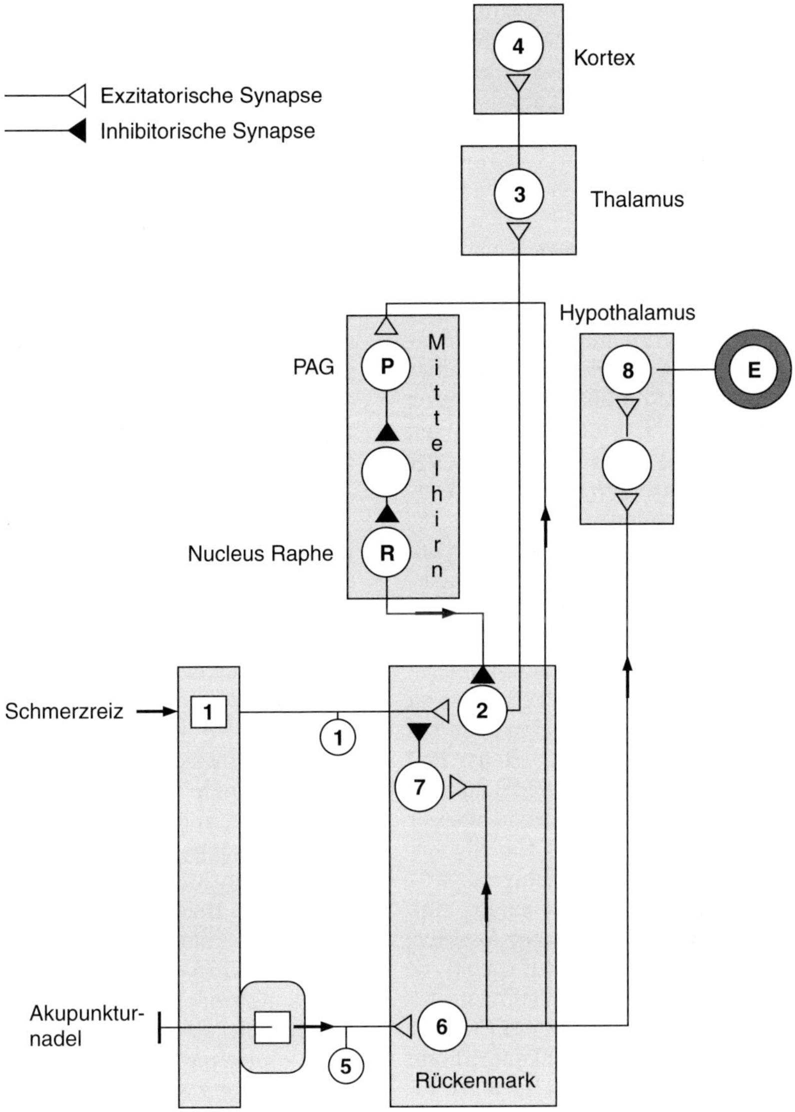

Abb. 16-1. Wirkschema zur Akupunkturanalgesie

Zusammenfassend kann festgestellt werden, daß Akupunktur ein körpereigenes System der Schmerzunterdrückung und Schmerzkontrolle, das antinozizeptive System, auf 3 Ebenen aktiviert:

1. Im Rückenmark erfolgt eine segmentale Hemmung der Schmerzreize durch nicht schmerzhafte Reize aus Muskelspindeln vom Typ II und III, die von den Akupunkturnadeln kommen.
2. Eine absteigende Hemmung der Hinterhornneurone, über Monoamine vermittelt, erfolgt durch Nervenimpulse vom Mittelhirn, vom Nucleus Raphe und vom periaquäduktalen Grau.

3. Erregung afferenter Nervenfasern durch Akupunkturnadeln ausgelöst, wirkt auf den Hypothalamus und löst hier eine *β*-Endorphin-Ausschüttung aus.

16.2 Klinische Untersuchungen

Zahlreiche klinische Arbeiten belegen die Wirksamkeit der Akupunktur bei verschiedenen Erkrankungen. Ein umfassender Artikel von Richardson und Vincent [1985] faßt die klinischen Ergebnisse zusammen und zeigt eine 50–92%ige Wirksamkeit der Akupunktur in kontrollierten und nichtkontrollierten Untersuchungen.

Migräne, Kopf- und Rückenschmerzen sind die häufigsten untersuchten Krankheitsbilder. Bei Migräne und Kopfschmerzen liegt die Besserungsrate in dieser Metaanalyse nach subjektiver Schmerzbeurteilung bei 54–92% und gemessen an der Reduktion der Analgetikaeinnahme bei 33–76% [Ahonen et al. 1983, Baust und Stürtzbecher 1978, Fischer 1982, Haug und Robben 1986, Herget und Vogelsberger 1983, Kim und Yount 1974]. Ein eigener Vergleich von deutschsprachigen Migränestudien [Stux 1987] zeigt eine Besserung von 59–88% mit einer Rezidivfreiheit bei 51–83% der Patienten nach 6–18 Monaten mit 7–15,6 Akupunktursitzungen.

Bei der Akupunkturtherapie von Rückenschmerzen geben nichtkontrollierte Untersuchungen einen Erfolg in 47–83% der Fälle an, und in kontrollierten Untersuchungen zeigt sich eine bessere Wirksamkeit der Akupunktur gegenüber Plazebo oder TENS. So ergab z. B. der Vergleich von Akupunktur und TENS einen Erfolg der Akupunktur bei 58–75% der Fälle, bei TENS in 46–66% der Fälle [Richardson und Vincent 1985].

Die tägliche Praxis der Akupunktur zeigt eine wirksame und langanhaltende Schmerzlinderung gerade bei chronischen Schmerzzuständen des Bewegungsapparats. Nach 10–15 Akupunkturbehandlungen erreicht man häufig eine Schmerzfreiheit für Monate, oft auch für Jahre.

16.3 Philosophischer Hintergrund der chinesischen Medizin

Die traditionelle chinesische Medizin entstand in der Antike auf der naturphilosophischen Grundlage des Taoismus. „Tao“ ist die schöpferische Urkraft des Universums, die alle Schöpfungen in einem polaren Spannungsfeld hervorbringt [Stux et al. 1993]

Die Pole dieses Spannungsfelds werden *Yin* und *Yang* genannt (Tabelle 16-1). Die ursprüngliche Bedeutung von *Yang ist die Sonnenseite* des Berges, die von *Yin die Schattenseite.* Der Himmel ist Yang, die Erde Yin, männlich ist Yang, weiblich Yin, warm ist Yang, kalt ist Yin, aktiv Yang, passiv Yin. Alle Gegensatzpaare der Natur werden so dieser Yin-Yang-Polarität zugeordnet. Gerade in der Medizin ist dieses polare System bei der Beschreibung von Lebensvorgängen im menschlichen Körper und deren Störungen von großer Bedeutung. Beide Hälften, Yin und Yang, bilden eine Ganzheit und stehen in einem dynamischen Wechselspiel der ständigen Wandlung und Veränderung, aus dem die Lebenskraft, *Qi* entsteht.

Im Mittelpunkt des chinesischen Denkens über die Natur steht die Vorstellung dieser universellen *Lebenskraft*, auch *Lebensenergie* genannt, *Qi* auf chinesisch. Diese Lebenskraft, Grundlage allen Lebens, bildet die Basis der chinesischen Naturbeschreibung von der Antike bis zur Neuzeit.

Für die Chinesen ist Qi die allem Lebendigen innewohnende Lebenskraft der Natur. *Qi ist Leben*, ständig in Bewegung, fließend, Veränderungen hervorbringend. Jede Verlangsamung oder Stagnation des Fließens bedeutet Störung der Lebensvorgänge.

Tabelle 16-1. Polares Yin-Yang-Entsprechungssystem

Yin		Yang
Erde		Himmel
Empfangendes		Schöpferisches
Körper		
Ventral		Dorsal
Innen		Außen
Unten		Oben
Köperinneres		Oberfläche
Innere Organe		Haut
Funktionen		
Hypofunktion		Hyperfunktion
Schwäche	**Lebensenergie Qi**	Fülle
Mangeldurchblutung		Hyperämie
Kälte		Hitze
Degeneration		Infektion

Für die Chinesen gibt es keine direkte Definition des Qi. Die ständig fließende und sich wandelnde Lebensenergie Qi kann nur umschrieben werden und ist aus ihren Wirkungen und Funktionen zu erfassen. Das kosmische Qi fließt nach chinesischer Auffassung überall in der Natur, z. B. im Wind oder im Wasser der Flüsse. Im menschlichen Körper sammelt sich das Qi in den Organen, deren Funktionen es hervorbringt. Das Qi fließt auch in Bahnen, die die Oberfläche und die Peripherie des Körpers nähren und chinesisch *Jing* heißen. *Jing* bedeutet „durchfließen" oder „Kanal". Diese „Qi-Kanäle" wurden von den Europäern aufgrund ihrer polaren Anordnung im Körper mit dem Meridiansystem der Erde verglichen und folglich „*Meridiane*" (engl. channels) genannt.

Nach chinesischer Vorstellung kommt die Lebensenergie aus 3 „Quellen":

1. In die Lunge wird das Qi aus der Atemluft aufgenommen. Dieses Qi des Atems, *Zong Qi,* wird „Qi der Mitte" oder auch *Yang-Qi* genannt, weil es aus der Luft, von oben, vom *Yang,* kommt. Ähnliche Vorstellungen gibt es in der indischen ayurvedischen Medizin, wo dieses Atem-Qi *Prana* genannt wird.
2. Aus der Nahrung wird durch die Verdauung im Magen und Milz-Pankreas-System „Nähr-Qi", chinesisch *Ying-Qi.* Das Nähr-Qi wird im chinesischen Organsystem „Milz-Pankreas" aufgenommen und nach seiner Transformation im Körper verteilt, um die Organe, das Blut und die Gewebe zu ernähren. Das Nähr-Qi wird zur Yin-Polarität gezählt, da es aus der Erde, dem *Yin,* kommt.
3. Die dritte wichtige Quelle des Qi im Körper ist das „Erb-Qi", chinesisch *Yuan Qi* (Quell-Qi) genannt, die von den Eltern ererbte Lebenskraft. Dieses anzestrale Qi erhält man bei der Zeugung von beiden Eltern, es wird nach chinesischer Vorstellung im Nierensystem gespeichert und an die Nachkommen weitergegeben. Dieses „ererbte Qi" ist auch für das individuelle Wachstum und die Entwicklung des Menschen verantwortlich.

Die Lebensenergie Qi gestaltet die Funktionen der Organe und deren vielfältiges Wechselspiel. Jeder Lebensvorgang, jede Organfunktion ist Ausdruck des Wirkens und der Bewegung von Qi. Die Funktionen der Organe und deren spezifische Leistungen werden von dem Qi, das den jeweiligen Organen innewohnt, hervorgebracht. Die

Atmung als Funktion der Lungen, die Verdauung der Nahrung als Funktion des Magens und Darms sind Ausdruck des Wirkens des Qi dieser Organe. Daneben hat die Lebensenergie weitere wichtige Funktionen:

- Die psychische Aktivität und Vitalität, das Bewußtsein, die Aufmerksamkeit und das Denken sind ebenfalls Ausdruck des Qi und werden auch *Shen* genannt. Shen wird meist mit „Geist" übersetzt.
- Qi ist die Quelle der Bewegungen, nicht nur der willkürlichen, sondern auch der unwillkürlichen Bewegungsvorgänge, der Atmung, des Blutkreislaufs, und der Därme.
- Eine der wichtigen Aufgaben von Qi ist auch die Erzeugung von Wärme im Körper.
- Mit Hilfe von Qi sondert der Körper die giftigen Abfallprodukte aus und führt sie zur Ausscheidung. Diese Funktion schließt die Verteilung und Speicherung von wichtigen Nährstoffen ein.
- Daneben hat Qi die Aufgabe, den Körper vor äußeren schädlichen Einwirkungen, z. B. vor krankmachenden Wettereinflüssen, zu schützen. Hier spricht man von *Wei Qi* oder Abwehr-Qi.

Nach antiker Vorstellung durchströmt die Lebensenergie Qi den Körper in den Meridianen, den Energieflüssen des Körpers, ähnlich wie das Wasser der Flüsse die Kontinente durchzieht. Vom natürlichen, harmonischen Fließen des Qi hängen die Funktionen der Organe und Organsysteme ab. Die Chinesen beschreiben ein System von funktionellen Organen, auch Funktionskreise genannt. Unter Lunge versteht man z. B. die Respirationsfunktion und vernachlässigt die Morphologie der Lunge. Man kennt 5 parenchymatöse *„Speicherorgane"*, chinesisch *Zang* (Lunge, Herz, Leber, Niere, Milz-Pankreas), und 6 *Hohlorgane,* chinesisch *Fu* (Dickdarm, Magen, Blase, Gallenblase, Dünndarm, Sanjiao).

16.4 Netzwerk der Meridiane

Diese Organe sind funktionell mit den Meridianen verbunden. Die chinesische Medizin kennt 12 Hauptmeridiane, die den Organen zugeordnet und nach ihnen benannt sind (z. B. Lungenmeridian, Dickdarmmeridian usw.).

Ein Yin- und ein Yang-Organ bildet einen Funktionskreis, z. B. Dickdarm (Yang) und Lunge (Yin). Dazu zählt man noch die Haut sowie die zugehörigen Meridiane, also den Dickdarmmeridian und den Lungenmeridian. Ein Meridian ist einem Ast vergleichbar, der vom Baum des Organs abzweigt. Auf dem Meridian liegen die Akupunkturpunkte wie Knospen. Mit ihrer Hilfe kann die Organfunktion durch Nadeln, Wärme oder Massage beeinflußt werden.

Ein *Meridianpaar* besteht aus einem Yin- und einem Yang-Meridian, z. B. Lungen- und Dickdarmmeridian, die parallel an den Gliedmaßen verlaufen. Man nennt sie auch gekoppelte Meridiane, weil sie in der Peripherie durch Verbindungsgefäße, die *Luo-Verbindungen,* in Kontakt miteinander stehen.

Yang-Meridiane verlaufen außen oder an der Rückseite des Körpers, während Yin-Meridiane innen oder vorn verlaufen.

Die 12 Meridiane der 11 Organe und des Perikards sind paarig rechts und links am Körper angeordnet. Zusammen mit den Luo-Gefäßen, die jeweils ein Yin-Yang-Meridianpaar verbinden, sprechen die Chinesen vom *Jing-Luo-System.* Die Hauptmeridiane und deren Akupunkturpunkte spielen eine wichtige Rolle bei der Behandlung von Erkrankungen. Neben den Hauptmeridianen gibt es eine Reihe von Sekundärmeridianen, von denen 2 Meridiane eine übergeordnete Bedeutung haben:

- *Ren Mai,* auch *Konzeptionsgefäß* genannt, ist ein Yin-Meridian und verläuft auf der vorderen Mittellinie.

– *Du Mai*, das *Lenkergefäß*, zieht in der Mittellinie auf dem Rücken nach oben und wird zu den Yang-Meridianen gezählt.

Diese beiden außerordentlichen Meridiane bilden mit den 12 paarigen Hauptmeridianen das *System der 14 Meridiane,* auf denen die 361 klassischen Akupunkturpunkte liegen.

Die 12 Hauptmeridiane bilden an der Körperoberfläche ein System von 3 Meridianumläufen oder -kreisläufen. Ein *Meridianumlauf* wird von 4 Hauptmeridianen gebildet, 2 Yin- und 2 Yang-Meridianen. Jeweils ein Yin-Yang-Meridianpaar verläuft parallel am Arm, das zweite Yin-Yang-Paar am Bein. Von dem auf der Körperoberfläche verlaufenden Hauptmeridian zweigt ein innerer Meridianast zum jeweiligen Yin- oder Yang-Organ ab.

Die *Verläufe der 3 Meridianumläufe* (Tabelle 16-2) und deren Verbindungen werden im folgenden dargestellt: Der erste Umlauf liegt an der Vorderseite des Körpers, der zweite hinten und der dritte seitlich. Der erste Umlauf wird vom Lungen- (Lu.), Dickdarm- (Di.), Magen- (Ma.) und Milz-Pankreas- (MP.) -Meridian gebildet (Abb. 16-2).

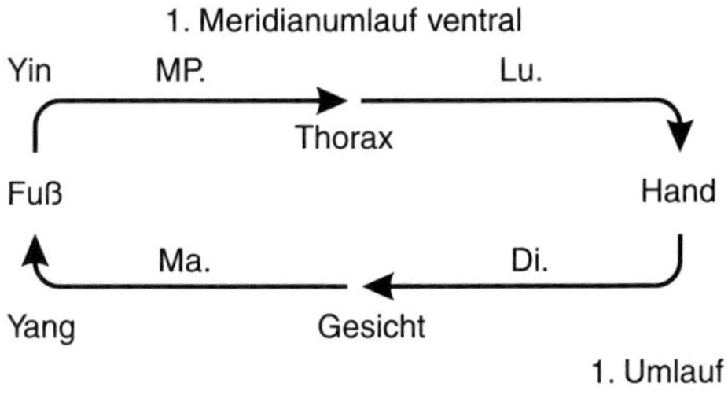

Abb. 16-2. 1. Umlauf der Meridiane

Der Lungenmeridian beginnt an der seitlichen Brustwand und läuft zum Nagelwinkel des Daumens. Er verläuft innen am Arm und wird der Polarität Yin zugeordnet. Vom Zeigefinger aus zieht sich der Dickdarmmeridian vorne und außen am Arm über Schulter und Hals zum Gesicht und wird der Yang-Polarität zugeordnet. Vom Gesicht aus verläuft der Magenmeridian an der Vorderseite des Körpers über Brustkorb und Bauch zu den Beinen und endet an der zweiten Zehe. Er entspricht ebenfalls der Yang-Polarität. Schließlich zieht der Milz-Pankreas-Meridian vom Fuß über die Innenseite des Beines und über den Bauch zur Brustwand zurück und schließt so den ersten Umlauf der Meridiane. Der Milz-Pankreas-Meridian entspricht der Yin-Polarität. Hier wird eine einfache Regel erkennbar: *Yin-Meridiane verlaufen innen, Yang-Meridiane außen.*

Ähnlich wie die Meridiane des ersten Umlaufs sind auch die Meridiane des zweiten und dritten Umlaufs angeordnet. Der zweite, an der Rückseite des Körpers liegende Umlauf wird vom Herz-, Dünndarm-, Blasen- und Nierenmeridian gebildet. Der dritte Umlauf besteht aus dem Perikard-, Sanjiao-, Gallenblasen- und Lebermeridian und liegt an der Lateralseite des Körpers. Er verläuft am Körper und an den Gliedmaßen in der Mitte zwischen dem vorn gelegenen ersten und dem hinten liegenden zweiten Umlauf.

An der Innenseite des Armes ziehen die 3 Yin-Meridiane Lunge, Herz und Perikard von der seitlichen Brustwand zu den Armen und enden an den Nagelwinkeln der Finger. Von der Hand verlaufen die 3 Yang-Meridiane Dickdarm, Dünndarm und San-

Tabelle 16-2. Drei Umläufe der Meridiane

	Yin	**Yang**	**Yang**	**Yin**
1. Umlauf	Lunge	Dickdarm	Magen	Milz-Pankreas
2. Umlauf	Herz	Dünndarm	Blase	Niere
3. Umlauf	Perikard	Sanjiao	Gallenblase	Leber

jiao am Arm außen zum Gesicht. Vom Kopf ziehen die 3 Yang-Meridiane Magen, Blase und Gallenblase zum Fuß. Geschlossen wird der Umlauf der Meridiane mit den 3 Yin-Meridianen des Beines: Milz-Pankreas, Niere und Leber.

Die 14 Meridiane ziehen wie ein Netzwerk über den Körper und bilden so eine „Meridianlandschaft“, auf der die 361 Akupunkturpunkte liegen. Im folgenden wird der Lungenmeridian (Lu.) beispielhaft vorgestellt (Abb. 16-3).

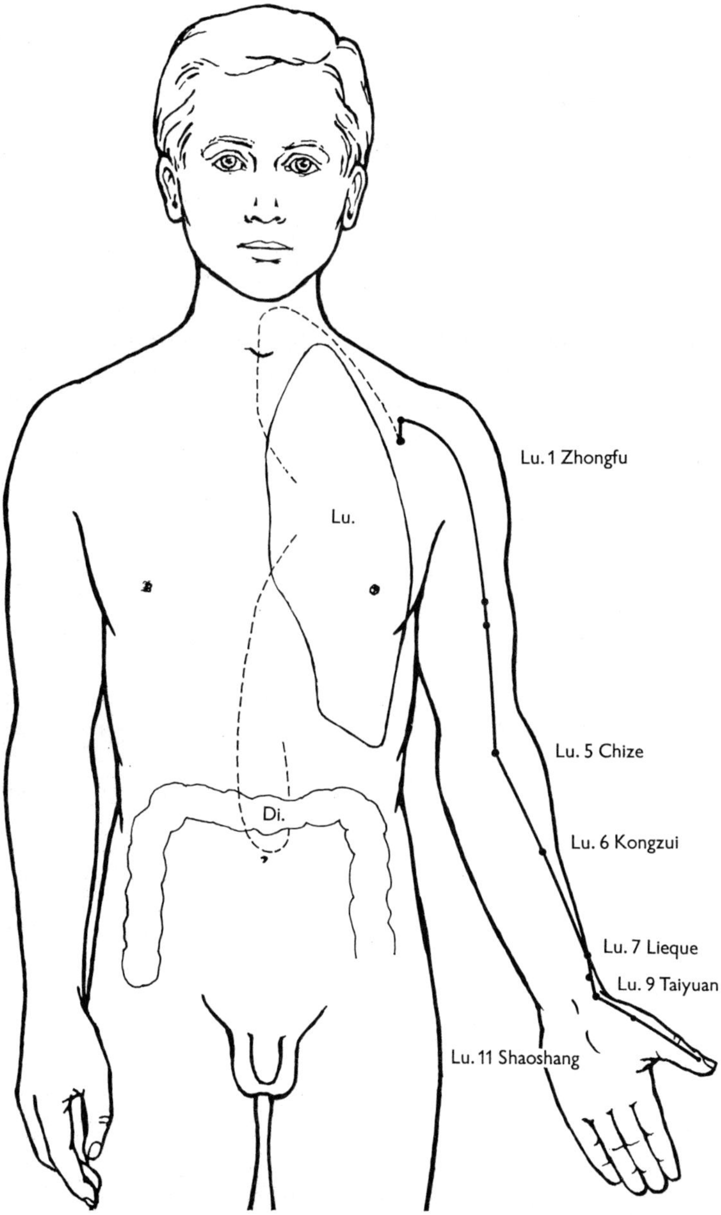

Abb. 16-3. Lungenmeridian mit innerem Verlauf (Aus Stux, Stiller, Pomeranz 1993)

Lungenmeridian

Verlauf: Nach der Vorstellung der chinesischen Medizin hat jeder Meridian neben seinem äußeren, auf der Haut entlang ziehenden Verlauf auch einen inneren Verlauf, der den oberflächlichen Meridian sowohl mit dem zugehörigen Organ (hier Lunge) als auch mit dem daran gekoppelten Organ (hier Dickdarm) verbindet. Der innere Verlauf des Lungenmeridians beginnt im Oberbauch und zieht zunächst zum Dickdarm, dann zurück zum Magen, verläuft danach durch die Lunge zum Hals und von hier zur Seite zum Punkt Lunge 1. Der oberflächliche Verlauf des Lungenmeridians hat seinen Anfang an der seitlichen Brustwand, zieht dann über die Innenseite des Ober- und Unterarms zum Handgelenk und endet am Nagelwinkel des Daumens mit dem Punkt Lunge 11.

Bedeutung und Funktion des Meridians in der Akupunktur: Behandlung von Erkrankungen der Atmungsorgane, des Rachens und der Nase, Hauterkrankungen sowie schmerzhaften Störungen im Verlauf des Meridians, z. B. Schulterschmerzen oder Tennisarm. *Lunge 7* ist der wichtigste Punkt des Meridians und wird bei Lungenerkrankungen häufig eingesetzt.

16.5 Wesen und Ursache von Krankheiten

Nach chinesischer Vorstellung beruhen die meisten Erkrankungen auf Störungen des harmonischen Fließens der Lebensenergie Qi. Entweder liegt eine *Fülle* (ein Zuviel) oder eine *Schwäche* der Lebensenergie in den Organsystemen und Meridianen vor (Tabelle 16-3). Auch eine *Stagnation* bzw. *Blockade* des Qi in den Meridianen ist möglich.

Eine *Schwäche* des Qi nennt man Schwächestörung oder auch Leerestörung, chinesisch *Xu;* sie führt zu einer unzureichenden Funktion der entsprechenden Organe. Dann ist z. B. die Verdauungstätigkeit des Darms unvollständig. Unverdaute Nahrung wird ausgeschieden. Da die Lebensenergie als dynamische Kraft den Funktionen der Yang-Polarität entspricht, wird eine Schwäche des Qi als *Yin-Zustand* bezeichnet. Liegt eine allgemeine Schwäche der Lebensenergie im Körper vor, treten vielfältige Schwächesymptome auf wie Müdigkeit, verminderte Aktivität, Blässe, kalte Hände und Füße, übermäßiges Frieren, und niedriger Blutdruck. Auch depressive Stimmungslage mit Energielosigkeit und Antriebsmangel sind Ausdruck der Schwäche der Lebensenergie Qi. Besonders im Alter sind Schwächestörungen wie auch degenerative Erkran-

Tabelle 16-3. Schwäche- und Füllestörungen

Schwäche von Qi: Xu	Fülle von Qi: Shi
Yin-Zustand	**Yang-Zustand**
Kältesymptome	Hitzesymptome
Blässe	Rötung
Mangeldurchblutung	Blutfülle
Frieren	Hitzegefühl
Schlaffe Muskulatur	Gespannte Muskulatur
Unterfunktion von Organen	Überfunktion von Organen
Depressive Störungen	Erregungszustände
Dumpfe Schmerzen	Akute Schmerzen
Degenerative Erkrankungen	Entzündliche Erkrankungen

kungen häufig. Die Therapie der Wahl in der chinesischen Medizin für Schwächestörungen ist die *Moxibustion,* das Anwärmen von Akupunkturpunkten aber auch tonisierende Nadelung, Heilkäuteranwendung, Ernährungstherapie und Qi Gong.

Eine *Fülle* der Lebensenergie, chinesisch *Shi,* ist die zweite wichtige Störung von Qi. Man spricht hier von einem *Yang-Zustand,* der zu einer überschießenden Funktion der entsprechenden Organsysteme führt.

Wichtige Symptome bei Füllestörungen sind Fülle- und Spannungsgefühl, Blutfülle, Rötung, akuter stechender oder krampfartiger Schmerz. Innere Unruhe, Nervosität und Übererregung sind die psychischen Auswirkungen der Fülle von Qi. Hitze als Hauptsymptom der Füllestörung kann z. B. auf ein Gelenk beschränkt sein oder sich in Form von Fieber im ganzen Körper äußern.

Bei *Stagnation* oder *Blockade* der Lebensenergie kommt es zu Stauungen im harmonischen Fließen des Qi und auch des Blutes. Als Folge dieser Stagnation treten meist Füllezustände auf, z. B. Muskelverspannungen, Muskelschmerzen, Myogelosen und Bewegungseinschränkung. Auch bei Kopfschmerzen liegt nach chinesischer Vorstellung eine derartige Blockade vor und folglich meist eine Fülle von Qi, die zu Spannungsgefühlen und akuten Schmerzen führt.

Störungen vom Fülle- oder Schwächetyp findet man entweder in den Meridianen oder in den Organen. Gerade Schwächestörungen können in verschiedenen Teilen der inneren Organe auftreten; man spricht von Schwäche des Qi, des Yang oder des Yin der Organe, z. B. Schwäche des Lungen-Yin. Unter Yang eines Organs versteht man in diesem Sinne die *Funktion,* unter Yin hingegen die *Struktur* bzw. *Substanz* des Organs. So kennt die chinesische Medizin ca. 50 definierte *Störungsmuster,* die auch *„Syndrome der chinesischen Medizin"* genannt werden.

Nach traditioneller chinesischer Vorstellung spielen bei der Entstehung von Krankheiten vielfältige Faktoren eine Rolle:

1. klimatische Faktoren, z. B. Kälte, Feuchtigkeit, Wind;
2. emotionale Faktoren, z. B. Wut, Angst, Traurigkeit;
3. falsche Ernährung, z. B. zu viel oder zu wenig;
4. körperliche Erschöpfung, z. B. nach langer chronischer Krankheit;
5. Ansammlung von Schleim;
6. Verletzungen.

Die wichtigsten Ursachen bei der Krankheitsentstehung sind nach chinesischer Vorstellung durch *„äußere" klimatische* und *„innere" emotionale* Faktoren bedingt. Krankheiten von außen treten auf, wenn die Einflüsse der umgebenden Natur, etwa in Form klimatischer Faktoren wie Kälte oder Wind, auf den geschwächten Körper wirken und so zu Qi-Störungen in den Meridianen und Organen führen. Äußere klimatische Faktoren sind Hitze bzw. Sommerhitze, Kälte, Trockenheit, Feuchtigkeit, Wind oder eine Kombination dieser Faktoren, z. B. kalter trockener Wind.

Auch „innere" Faktoren führen zu Störungen der Lebensenergie, z. B. Fehlernährung oder übermäßige psychische Belastungen, und kommen somit als Krankheitsursachen in Frage. Ein Übermaß an bestimmten Gefühlen wie Angst, Wut, Zorn, Grübeln, Erregung oder Traurigkeit führt zu einer Störung der Lebensenergie einzelner innerer Organe, besonders wenn diese Gefühle plötzlich und intensiv auftreten und unzureichend verarbeitet werden.

Angst schwächt die Niere, Wut und Zorn führen zu einer Disharmonie der Leber, die oft mit einer Füllereaktion verbunden ist. Traurigkeit schwächt die Lungenenergie, übermäßige Erregung schädigt das Herz, Grübeln führt zu Störungen der Verdauungsfunktion, also von Milz-Pankreas und Magen. Von den emotionalen Faktoren werden sowohl die Yin- als auch die Yang-Organe beeinflußt.

Wenn Gefühle nicht bewußt wahrgenommen oder verdrängt werden, kommt es häufig zu chronischen Störungen der Organfunktionen. In der Akupunkturbehandlung können solche Gefühle während oder nach der Sitzung bewußt werden, für den Patienten oft unerwartet. Für die Heilung einer Organstörung ist dies sehr vorteilhaft.

16.6 Technik der Akupunktur und Standards in der Anwendung

Im Westen wird Akupunktur in der Regel zweimal wöchentlich angewendet. Bei schweren Schmerzzuständen, z. B. Trigeminusneuralgie, oder bei akuten Erkrankungen mit schwerwiegender Symptomatik, wo ein Heilerfolg besonders dringend geboten erscheint, wird in der ersten Behandlungswoche 3–4mal behandelt. Die Anwendung der Akupunktur erfolgt in Serien von 10–12 Behandlungen im Zeitraum von etwa 5–7 Wochen. Die Länge der dann folgenden Behandlungspausen ist abhängig von der Symptomatik und variiert zwischen 1 und 3 Wochen. Anhand der Besserung der Symptomatik wird in dieser Behandlungspause über die Fortsetzung der Therapie in einer zweiten Akupunkturserie entschieden.

In der Regel treten erste Linderungen der Symptomatik innerhalb der ersten 5 Behandlungen auf. Wenn keine Reduzierung der Symptomatik bis zur 6.–8. Sitzung zu verzeichnen ist, sollte das Therapiekonzept bzw. die entsprechende Punkteauswahl überprüft werden.

Bei akuten Erkrankungen sind in der Regel 5–10 Akupunkturen ausreichend, um einen Behandlungserfolg zu erzielen. Bei chronischen Erkrankungen, die über Jahre bestanden haben, sollte die Akupunkturtherapie nicht vor der 15.–20. Behandlungssitzung abgebrochen werden. Bei ca. 10% der chronisch Kranken tritt eine Besserung erst nach über 20 Behandlungssitzungen auf.

Bei einer Akupunktursitzung werden 12–20 Nadeln gesetzt. Die Mindestanzahl von 12 Akupunkturnadeln wird nur bei ausgeprägten Schwächesyndromen unterschritten. Die Nadeln der chinesischen Akupunktur haben einen Durchmesser von 0,25–0,35 mm. Die Stichtiefe richtet sich nach Lokalisation der Punkte und kann zwischen 3–5 mm und 2–3 cm variieren. Punkte, die im Bereich der Muskulatur liegen, müssen tief, d.h. 1–3 cm, genadelt werden, weil der Wirkort entsprechend tief in der Muskulatur liegt.

Das Setzen der Nadeln und deren erste manuelle Stimulation erfordern eine Zeitdauer von 5–15 min; die Nadeln verweilen dann für weitere 15–30 min (siehe Abb. 16-4). Der Patient sollte mit geschlossenen Augen bequem in einem ruhigen Raum liegen. Er wird meist aufgefordert, tief und langsam in den Brustkorb zu atmen und seine Aufmerksamkeit auf den Körper und dessen Veränderungen zu richten. Dabei entspannen sich die Patienten deutlich, sie sollten darum durch Praxisgeräusche nicht gestört werden. Eine Behandlung in „offenen Kabinen“ ist nicht adäquat und sicher weniger wirksam, da der Behandlungserfolg im entscheidenden Maße auch von der Entspannung des Patienten während der Sitzung abhängt.

Beim Setzen der Nadeln tritt eine akupunkturspezifische Empfindung auf, die durch Schwere- bzw. Druckgefühl oder das

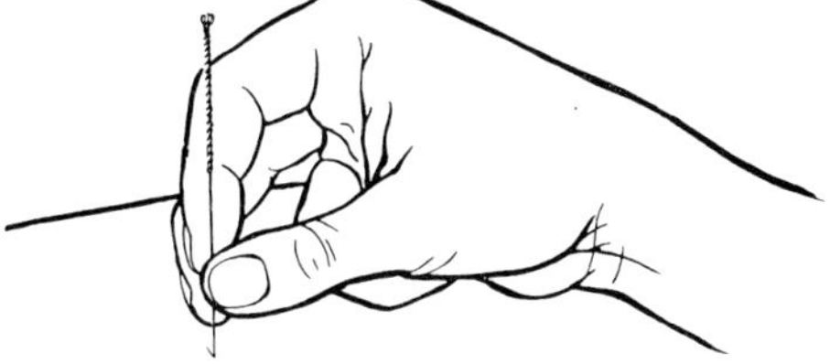

Abb. 16-4. Das Setzen der Nadeln - schnelle Nadelungstechnik

Gefühl einer leichten Elektrisierung gekennzeichnet ist. Dieses *De Qi* genannte „Nadelgefühl“ wird als entscheidende Voraussetzung für die analgetische Akupunkturwirkung angesehen. Nach dem Setzen und während ihres Verweilens werden die Nadeln durch Drehen oder Heben und Senken manuell stimuliert, was das De-Qi-Gefühl verstärkt. Dazu ist es oft notwendig, die Akupunkturpunkte etwa 5 min nach dem Setzen noch einmal durch Drehen zu stimulieren, in seltenen Fällen, z. B. bei starken akuten Schmerzen, auch 2–3mal. Der adäquaten Stimulation der Nadeln wird eine entscheidende Bedeutung für den Heilerfolg zugeschrieben.

Nach chinesischen Behandlungskriterien wird bei „Füllesyndromen“ kräftig und bei „Schwächesyndromen“ gering stimuliert. Bei Schwächestörungen ist neben der Akupunktur auch die Moxibustion als „tonisierende“ Therapie indiziert. Moxibustion ist das Anwärmen von Akupunkturpunkten und ein integraler Bestandteil der Akupunkturanwendung in der chinesischen Medizin.

Moxibustion wird täglich angewendet, am besten vom Patienten zu Hause. Dazu zeichnet der Therapeut mit einem wasserfesten Filzstift 15–20 Akupunkturpunkte für die Moxibustion ein. Die Punkte werden 6–8mal mit einer „Moxazigarre“ angewärmt, bei schweren Fällen auch 8–12mal, so lange, bis eine deutliche Rötung sichtbar wird (Abb. 16-5). Meist wird Moxibustion 2–3 Monate lang durchgeführt; sie ist jedoch während der Menstruation zu unterbrechen. In den Behandlungspausen der Akupunktur wird die Moxibustion in der Regel weitergeführt. Sie kann, bei gegebener Indikation, auch nach dem Abschluß der Akupunkturbehandlung fortgesetzt werden.

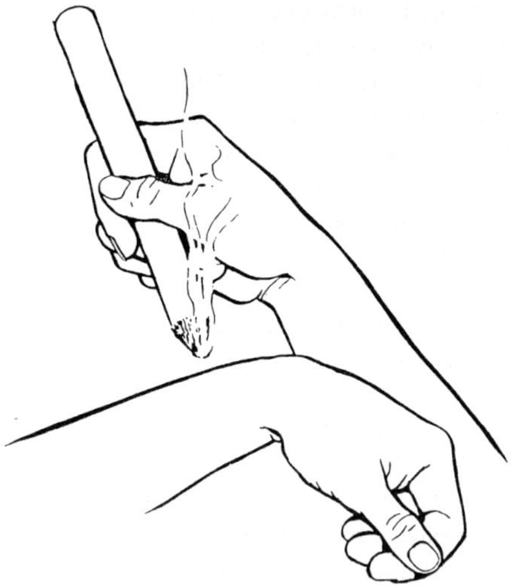

Abb. 16-5. Moxibustion mit Moxazigarre

16.7 Akupunkturtherapie

Nach traditioneller chinesischer Vorstellung liegt das Wesen einer Erkrankung in der Störung der Lebensenergie Qi in den Organen und Meridianen, in der „Disharmonie von Yin und Yang“. Das Ziel der Therapie ist folglich das Ausgleichen von Yin und Yang, also die Wiederherstellung der Harmonie im Fließen der Lebensenergie Qi. Schon im Huang Di Nei Jing dem „Lehrbuch der inneren Medizin des Gelben Kaisers“. wird der Prophylaxe große Aufmerksamkeit gewidmet. Eine harmonische Lebensweise, die den Körper und dessen Abwehrkräfte stärkt, wurde empfohlen. Dazu gehörte eine gesunde Ernährung, regelmäßige Körper- und Atemübungen (z. B. Qi Gong und Tai Ji Quan) sowie psychische Ausgeglichenheit. Man erstrebte ein langes Leben in Harmonie mit der umgebenden Natur und Gesellschaft.

Wenn Krankheiten auftraten, wurden zunächst die Abwehrkräfte gestärkt und dann die Störungen in den entsprechenden Meridianen und Organen gezielt bekämpft, indem man die Blockaden von Qi auflöste, die Fülle- bzw. Schwächezustände wieder harmonisierte. Dazu dienten neben den Methoden der Akupunktur und Moxibustion auch die Verabreichung von Heilkräutern.

In der chinesischen Medizin erfolgt die Regulation von Qi nicht nur in gestörten Teilen des Körpers, sondern bezieht den ganzen Menschen ein. In der traditionellen Vorstellung der chinesischen Medizin kannte man keine Trennung zwischen Psychischem und Somatischem und betrachtete den Menschen als Ganzheit. Heute gelten im Westen folgende allgemeine Voraussetzungen für eine erfolgreiche Akupunkturbehandlung:

- Gründliche Diagnostik mit den Mitteln der westlichen Medizin
- Genaue Analyse der Symptomatik nach chinesischen Gesichtspunkten und ihre Einordnung in das System der traditionellen Diagnosekategorien
- Die Untersuchung und Zuordnung von Schmerzen zu Meridianen und Organen
- Kenntnis der Verläufe der 12 Hauptmeridiane sowie des Ren Mai und Du Mai, deren Beziehung untereinander und der Verteilungsmuster der spezifischen Punkte
- Die genaue Lokalisation der ca. 150 wichtigen Punkte, exakte Stichtechnik, eine adäquate Stichtiefe und Stimulation (sedierend oder tonisierend)
- Ausreichende Verweildauer der Nadeln nach dem Setzen 10–15 min bei akuten und 15–30 min bei chronischen Erkrankungen.

16.8 Nebenwirkungen und Komplikationen

Akupunktur ist eine sehr sichere sowie effektive Methode, und doch gibt es auch hier Möglichkeiten für Komplikationen:

Kollaps und Ohnmacht. Sie werden in ca. 5% der Fälle während der ersten Akupunktursitzungen, vor allem bei psychisch labilen und kreislaufschwachen Patienten, bei Anwendung der Akupunktur in sitzender Haltung beobachtet. Zur Vermeidung dieser häufigsten Komplikation sollten die Patienten liegend behandelt werden.

Lokale Infektionen. Bei unsachgemäßer Sterilisation oder unzureichendem Nadelmaterial und übermäßiger Traumatisierung der Haut kann es, wenn auch extrem selten, zu Infektionen kommen.

Schmerzempfindung. Schmerzen während der Akupunktur sind zum großen Teil auf mangelhaftes Nadelmaterial (stumpf, verbogen) oder auf eine ungeschickte Nadelanwendung zurückzuführen. Sie können auch durch Muskelbewegung des Patienten ausgelöst werden. Deshalb sollte der Patient während der Behandlung ruhig liegen und sich nicht bewegen.

Verletzung von Organen. In der Literatur sind Organverletzungen (Pleura, Rückenmark, Gallenblase, Augen) beschrieben. Jedoch treten solche Verletzungen äußerst selten und nur bei unzureichender anatomischer Kenntnis oder grob fahrlässiger Anwendung auf. Sie stellen schwere Kunstfehler dar.

Zusammenfassung

Neben der analgetischen Wirksamkeit der Akupunkturtherapie ist vor allem die geringe Inzidenz an Nebenwirkungen bei kompetenter Anwendung von großem Vorteil. Deshalb ist die Forderung berechtigt, Akupunktur beim ersten Auftreten von Erkrankungen anzuwenden und nicht erst als letztes Mittel der Therapie, wenn andere Methoden versagt haben. Die gute Akzeptanz der Akupunktur durch die Patienten in Verbindung mit der analgetischen Wirkung hat dazu geführt, daß in den letzten Jahren über 20 000 Kollegen diese Methode erlernten. Über 12 000 Ärzte wenden Akupunktur in der Bundesrepublik regelmäßig an.

Akupunktur wird überwiegend von niedergelassenen Ärzten praktiziert. Die Zahl

Tabelle 16-4. Akupunkturindikationsliste

Erkrankungen des Bewegungsapparats
Myofasziale Schmerzsyndrome, radikuläre und pseudoradikuläre Syndrome
Arthralgien, Arthrosen
Arthritis, rheumatoide Arthritis
HWS-Syndrom, Tortikollis, zervikale Spondylitis
BWS-Syndrom, Thorakalsyndrom
LWS-Syndrom, Lumbalgie, Lumboischialgie, Ischialgie
Schulter-Arm-Syndrom, Periarthritis humeroscapularis, frozen shoulder
Epikondylitis, Tennisellbogen,
Koxarthrose, Koxarthritis
Gonarthrose, Schmerzen des Kniegelenks
Karpaltunnelsyndrom
Tendinopathien
Achilodynie
Morbus Sudeck

Neurologische Erkrankungen
Kopfschmerzen, Migräne
Trigeminusneuralgie, atypischer Gesichtsschmerz
Interkostalneuralgie, Zosterneuralgie, Phantomschmerz, Stumpfschmerz, Polineuropathie, Paraesthesie
Lähmungen, Hemiparesen, Fazialisparese, Multiple Sklerose
Zerebrale Anfallsleiden
Minimale zerebrale Dysfunktion
Entwicklungsstörungen bei Kindern
Vegetative Dysfunktion

Psychische und psychosomatische Störungen und Suchterkrankungen
Depression, depressive Verstimmung
Schlafstörungen
Erschöpfungszustände, Unruhezustände
Suchterkrankungen, Drogenabhängigkeit
Bulimie
Adipositas

Bronchiopulmonale Erkrankungen
Polinosis, Rhinitis
Sinusitis, Tonsillitis
Bronchitis, Pseudokrupp, Hyperreagibiles Bronchialsystem
Asthma bronchiale

Kardiovaskuläre Erkrankungen
Funktionelle Herzerkrankungen
Herzrhythmusstörungen
Koronare Herzerkrankungen, Angina pectoris
Hypertonie
Hypotonie
Durchblutungsstörungen

Gastroenterologische Erkrankungen
Funktionelle Magen-Darmstörungen
Gastritis, Gastroenteritis
Ulcus ventriculi, Ulcus duodeni
Cholangitis, Cholezystitis, Gallenwegsdyskinesie
Irritables Kolon, Diarrhö, Obstipation
Colitis ulcerosa
Morbus Crohn

Gynäkologische Erkrankungen
Dysmenorrhö, prämenstruelles Syndrom, Zyklusstörungen
Klimakterisches Syndrom
Adnexitis, Salpingitis
Mastopathie
Fertilitätsstörungen
Geburtserleichterung
Laktationsstörungen

Urologische Erkrankungen
Zystitis, Prostatitis
Pyelonephritis
Funktionelle Störungen des Urogenitaltraktes, Reizblase, Harninkontinenz
Enuresis, Impotenz

Hauterkrankungen
Neurodermitis, Entzündliche Hauterkrankungen, Furunkulose
Acne vulgaris
Ulcus cruris, schlecht heilende Wunden
Ekzeme, atopisches Ekzem
Psoriasis
Herpes simplex

Erkrankungen der Sinnesorgane
Schwerhörigkeit, Hörsturz
Tinnitus
Ménière-Krankheit, Schwindel, Reisekrankheit, Labyrinthitis
Otitis
Konjunktivitis, Blepharitis, Uveitis
Visusschwäche, Glaukom
Retinitis pigmentosa, Maculadegenation

Sonstige Indikationen
Tumorschmerz, postoperativer Schmerz
Posttraumatischer Schmerz, Zahnschmerz
Kollaps, Schockzustände
Immunstörungen

der Schmerzambulanzen an Universitäten, die auch Akupunktur anwenden, ist relativ gering. Da in ärztlichen Praxen kaum Möglichkeiten für klinische Forschung gegeben sind, gibt es, am Umfang der Anwendung der Akupunktur gemessen, nur eine kleine Zahl von Untersuchungen. Hier überwiegen die klinischen, nichtkontrollierten Untersuchungen. Die Mehrzahl der Patienten wurde vor der Akupunkturtherapie erfolglos mit klassischen Therapiemethoden behandelt.

Akupunktur erzielt nicht nur kurzfristige Beschwerdelinderung, sondern, wie aus der klinischen Erfahrung bekannt, oft dauerhafte Beschwerdefreiheit, also eine Heilung [Fischer 1982, Haug und Robben 1986, Stux 1987]. Doch sind hierbei eine individuelle Auswahl der Akupunkturpunkte nach traditionellen Regeln und eine klassische Stichtechnik mit manueller Stimulation der Nadeln erforderlich [Stux 1994, Stux et al. 1993]. Auch die Anzahl der Sitzungen scheint für lang anhaltende Beschwerdefreiheit von erheblicher Bedeutung zu sein.

Die Tabellen und Abbildungen sind bis auf Abb. 16-3 entnommen aus *Stux G (1994) Einführung in die Akupunktur. Springer, Berlin Heidelberg New York*

16.9 Literatur

1. Ahonen E, Hakumaki M, Mahlamaki S, Partanen J, Riekkinen P, Sivenius J (1983) Acupunkture and physiotherapiy in the treatment of myogenic headache patients: pain relief and EMG activity. Adv Pain Res Ther 5: 571–576
2. Baust W, Stürtzbecher KH (1978) Akupunkturbehandlung der Migräne im Doppelblindversuch. Med Welt 29 (16): 669–673
3. Borglum-Jensen L, Tallgren A, Troest T, Borglum-Jensen S (1977) Effect of acupuncture on myogenic headache. Scand J Dent Res 85: 456–470
4. Cheng ACK (1975) The treatment of headaches employing acupuncture. Am J Chin Med 3: 181–185
5. Fischer MV (1982) Akupunkturtherapie in der Anästhesieambulanz des Universitätsklinikums Heidelberg. Anaesthesist 31: 25–32
6. Haug HU, Robben H (1986) Die Akupunktur als Objekt allgemeinmedizinischer Forschung. Z Allg Med 62: 607–612
7. Herget HF, Vogelsberger W (1983) Die Therapie des Kopfschmerzes, alternative Behandlungsmöglichkeiten. Aerztezeitschr Naturheilverf 24 (3): 115–131
8. Johansson V, Kosie S, Lindahl O, Lindwall L, Tibbling L (1976) Effect of acupuncture in tension headache and brainstem reflexes. Adv Pain Res Ther 1: 839–841
9. Kim KC, Yount RA (1974) The effect of acupuncture on migraine headache. Am J Chin Med 2: 407–411
10. Kubiena G (1985) Akupunktur bei Migräne. Fortschr Med 103 (25): 669
11. Laitinen J (1975) Acupuncture for migraine prophylaxis: a prospective clinical study with six month's follow-up. Am J Chin Med 3: 271–274
12. Lenhard L, Waite PME (1984) Acupuncture in the prophylactic treatment of migraine headaches: pilot study. N Z Med J 96: 663–666
13. Lewith GT, Machin D (1983) On the evaluation of the clinical effects of acupuncture. Pain 16: 111–127
14. Loh L, Nathan PW, Schott GD, Zilkha KJ (1984) Acupuncture versus medical treatment for migraine and muscle tension headaches. J Neurol Neurosurg Psychiat 47: 333–337
15. Phillips C (1980) Recent developements in tension headache research. In: Rachman SJ (ed.) Contributions to medical psychology, vol 2, ch.5. Pergamon, Oxford
16. Pomeranz B (1987) Scientific basis of acupuncture. In: Acupuncture – textbook and atlas, pp.1–34. Springer, Berlin, Heidelberg
17. Pomeranz B (1993) Wissenschaftliche Grundlagen der Akupunktur. In: Stux G, Stiller N, Pomeranz B (Hrsg.) Akupunktur-Lehrbuch und Atlas. Springer, Berlin, Heidelberg, New York
18. Pomeranz B, Stux G (eds.) (1988) Scientific basis of acupuncture. Springer, Berlin, Heidelberg, New York
19. Richardson PH, Vincent CA (1985) Acupuncture for the treatment of pain: a review of evaluate research. Pain 24: 15–40
20. Stux G (1987) Akupunkturtherapie der Migräne. Schmerz 1: 40–44
21. Stux G (1988) Akupunktur in der Praxis, Erkrankungen des Bewegungsapparates. Ther Kon 5: 322–323
22. Stux G (1994) Einführung in die Akupunktur. Springer, Berlin, Heidelberg, New York
23. Stux G, Pomeranz B (1987) Acupuncture – Textbook and Atlas. Springer, Berlin, Heidelberg, New York Tokyo
24. Stux G, Stiller N, Pomeranz B (1993) Akupunktur - Lehrbuch und Atlas, 4. Aufl. Springer, Berlin, Heidelberg, New York, Tokyo

17 Komplementärmedizin

M. Lindner

Einleitung

Unter dem Begriff Komplementärmedizin faßt man heute im deutschsprachigen Raum verschiedenste medizinische Richtungen zusammen, die außerhalb der klassischen Schulmedizin stehen. Diese begriffliche Subsumption umfaßt sowohl mündlich und fragmentär schriftlich überlieferte historische Medizinsysteme aus den unterschiedlichsten Regionen der Welt als auch neu entwickelte unkonventionelle medizinische Verfahren. Die komplementärmedizinischen Verfahren sind jedoch klar von denen der klassischen Naturheilkunde (Hydro-, Bewegungs-, Phyto-, Ernährungs- und Ordnungstherapie) zu trennen. Die Bezeichnung Komplementärmedizin und die dafür häufig äquivalent benutzte Bezeichnung Alternativmedizin sind umstritten und in ihrer Form unscharfe Sammelbegriffe, die suggerieren, daß die darunter zusammengefaßten Heilverfahren ergänzend zur Schulmedizin eingesetzt werden. Auch wenn den historischen Medizinsystemen ethnologisch und weltgesundheitspolitisch eine Sonderrolle zugeschrieben werden muß, so zwingt die mangelhafte Evaluierung dieser Therapieverfahren in Anbetracht ihrer immer häufigeren Verwendung in den letzten Jahrzehnten in allen Ländern der westlichen Industrienationen dazu, sie ebenso wie die neueren unkonventionellen medizinischen Verfahren mit den gleichen wissenschaftlichen Maßstäben zu überprüfen, wie es für alle konventionellen Diagnostik- und Therapieformen in der Medizin üblich ist.

Die komplementärmedizinischen Verfahren lassen sich wegen ihres stark heterogenen Spektrums in ihrer Ganzheit nur sehr schwer vergleichend darstellen. So stehen tradierte Formen der Therapie wie Akupunktur, Ayurveda oder Yoga neben der etwa 200 Jahre alten Therapieform der klassischen Homöopathie und konkurrieren in dem Angebotsspektrum der Alternativmedizin mit spirituellen Außenseitermethoden. Diese polymorphe Gestalt der unterschiedlichen komplementärmedizinischen Verfahren führt sowohl bei den anwendenden Ärzten als auch bei Patienten zu einer Unsicherheit über den erzielbaren Nutzen und mögliche Risiken. Da sich die konventionelle Medizin bisher nur in sehr wenigen Ansätzen der Fragestellung nach der Validierung solcher Verfahren gestellt hat, werden diese Verfahren, oft als sog. „sanfte Medizin“ propagiert, in einer zum Teil rechtlichen Grauzone und in stark unterschiedlicher Qualität angeboten.

Die zu dem Begriff Komplementärmedizin zusammengefaßten Therapie- und Diagnoseverfahren zeichnen sich gemeinsam durch ihre spezifische Sichtweise einer sog. ganzheitlich orientierten Pathogenese aus. Die meist im Ansatz recht unterschiedlichen Lehren sehen in der Behandlung und Vorbeugung von Krankheiten Autoregulation und Aktivierung der Selbstheilungskräfte des Patienten als die wesentlichen Einflußgrößen an.

Historisch entwickelte sich mit Beginn der Aufklärung in Europa der Gedanke einer „wissenschaftlichen Medizin“. Bis Mitte des 19. Jahrhunderts war diese sich dogmatisch an Pariser Vorbildern orientierende Bewegung stark zersplittert. So stellte Rudolf Virchow 1845 fest, daß naturwissenschaftliche Methoden wie Auskultation, Perkussion und mikroskopische Untersuchungen in der breiten Ärzteschaft nicht anerkannt würden. In den Jahren darauf etablierte sich durch eine gezielte Gesundheits- und standespolitische Arbeit die naturwissenschaftlich orientierte Medizin. Nicht zuletzt durch den Sprung an die Universitäten gelang es, die übrigen Heilsysteme, die das neue naturwissenschaftliche Paradigma nicht integrierten, ins medizinpolitsche Abseits zu drängen. Es entwickelte sich ein von beiden Seiten weltanschaulich-philosophisch ausgerichteter Streit, der in seiner Kontradiktion („Natur kontra Naturwissenschaft") bis heute den Rahmen für heftige Auseinandersetzungen zwischen der konventionellen Medizin und den Außenseitermethoden bietet.

In den letzten Jahrzehnten veränderte sich allerdings das Angebotsspektrum der Komplementärmedizin und Naturheilkunde, wie es bis weit in die Mitte des 20. Jahrhunderts übernommen worden war. Im Sinne einer Globalisierung werden nun alte Gottesvorstellungen und medizinhistorische Kulturgüter aus Asien, Afrika, Nord- und Mittelamerika sowie dem pazifischen Raum neu belebt. Allen Ansätzen gemeinsam ist der fundamentale Glaube, daß der Mensch als Teil des Kosmos seine Gesundheit nur erhalten kann, wenn er im sog. „Gleichklang mit dem Kosmos und der Natur" lebt. Unter dem Schlüsselbegriff „New Age" wurden Attribute wie „ganzheitlich", „holistisch", „Spiritualität" etc. eingeführt, um das Bestreben auszudrücken, die geistigen Ursachen der Disharmonie zwischen Körper und Geist zu beseitigen. Heilung wird stärker am subjektiven Befinden als an operativen Diagnosen gemessen. Diese Gedanken kannte bereits die Romantik. Allerdings führt heute eine gleichzeitig fortschreitende technologische Entwicklung mit dem Versuch traditionell historische Medizinsysteme mit den Erkenntnissen und Möglichkeiten moderner, vornehmlich der Elektrotechnik zu verbinden, zu eigenwilligen Hybriden einer medizinischen Diagnose und Therapie.

Im folgenden sollen komplementärmedizinische Verfahren dargestellt werden, die in jüngster Zeit in den Gesundheitssystemen der Europäischen Union und Nordamerikas an Bedeutung gewonnen haben und durch die Häufigkeit ihrer Anwendungen einen nicht unerheblichen Einfluß auf das Gesundheitssystem haben. Der zunehmende Trend der Patienten, sich solchen Verfahren zuzuwenden, sei es als adjuvante Therapiemaßnahme, „doktorshopping" oder als bewußte Abkehr von der konventionellen Medizin, wird in den letzten Jahren immer wieder durch Untersuchungen bestätigt. Die beschriebenen Therapieverfahren geben dabei einen Überblick über die am häufigsten genutzten Diagnose- und Therapieformen, ohne den Anspruch auf Vollständigkeit zu erheben. Der kritische Leser sollte einen Eindruck von der Komplexität und Problematik dieses Themenbereichs gewinnen sowie einen Anstoß erhalten, die ihm als Patient oder Therapeut angebotenen Therapiemaßnahmen der unkonventionellen diagnostischen und therapeutischen Richtungen entsprechend zu hinterfragen. Die Gliederung folgt dabei nicht der juristisch indizierten und damit naheliegenden Gliederung, die eine Orientierung an dem mit dem SGB-V eingeführten Begriff der besonderen Therapierichtungen verlangt und methodisch nur unscharf von den sog. „Außenseitermethoden" zu trennen ist, sondern orientiert sich an einem historisch-strukturellen Ansatz.

17.1 Historische Medizinsysteme

Unabhängig von geographischer Herkunft, den zugrundeliegenden Werten, Traditionen und Glaubensvorstellungen nutzen Patienten heute in Europa unterschiedlichste historische Medizinsysteme. Die Beschäftigung mit anderen ethnomedizinischen Therapieansätzen und deren zugrundeliegenden philosophischen Vorstellungen wird dabei als Erweiterung des eigenen persönlichen naturwissenschaftlichen Weltbilds verstanden. Das Angebot medizinischer Konzepte erhält dadurch einen kosmopolitischen und globalen Anstrich im Sinne des Zeitgeists.

17.1.1 Asiatische Medizin

Die historischen Medizinsysteme Asiens zeichnen sich durch einen reichhaltigen Pluralismus von teilweise regional begrenzten diagnostischen und therapeutischen Ansätzen aus. In politisch und geographisch abgegrenzten Gebieten (China, Indien, Tibet, Japan) bildeten sich über Jahrhunderte eigenständige Medizinkonzepte aus, die sich allerdings gegenseitig in ihrer Lehre (Ätiologie, Pathogenese, Diagnostik, Therapie etc.) stark beeinflußten und somit vergleichbare Strukturelemente aufweisen. Auch gab es im Altertum einen regen Medizintransfer in die Länder des östlichen Mittelmeers und später weiter nach Mitteleuropa, aber auch, wie das Beispiel der traditionellen tibetischen Medizin zeigt, in entgegengesetzter Richtung. Unabhängig von ihrer religiösen und weltanschaulich-philosophischen Ausrichtung ist allen asiatischen Medizinsystemen die ganzheitliche Betrachtung des Menschen im Kontext seines Kosmos und Zeithorizonts eigen.

17.1.1.1 Traditionelle chinesische Medizin (TCM)

Das historische Medizinsystem Chinas gliederte sich in verschiedene Subsysteme, die sich im Laufe der Jahrhunderte gegenseitig beeinflußten. So bildete das volksheilkundliche Wissen über Kräuter, Massagen, „Energieheilungen", Diätetik etc. die Basis und die anwendungsorientierte experimentelle Fundgrube zur Entwicklung einer etablierten Medizin, der traditionellen chinesischen Medizin (TCM). Die Grundlage dieser Ambivalenz von Theorie und Praxis liegt in der chinesischen Kulturgeschichte. In den ersten, mehr als drei Jahrtausende zurückliegenden schriftlichen Dokumentationen wurde durch nicht praktisch tätige Gelehrte versucht, das erfahrungsheilkundliche Wissen medizintheoretisch aufzuarbeiten. Die sich in diesem Prozeß entwickelnden verschiedenen Theorieschulen führten teils heftige Auseinandersetzungen miteinander. Erst allmählich entstand ein weltanschaulich geprägtes medizinphilosophisches Denkmodell, das verschiedene heterogene Ansätze in sich vereinte.

So bilden heute Akupunktur, Moxibustion, Tui-Na-Behandlung, Qi-Gong und eine spezifische chinesische Pharmakotherapie und Ernährungslehre therapeutische Teilbereiche der traditionellen chinesischen Medizin (TCM), die mit ihrem theoretischen Medizinsystem die Grundlage für das Verständnis von Erkrankungen, deren Diagnose und eine mögliche Therapie gibt.

Die für die TCM spezifische Erklärung zu Ursachen und Entstehung von Erkrankungen und Möglichkeiten der therapeutischen Beeinflussung basiert in ihren Grundlagen auf den naturphilosophischen Vorstellungen von Konfuzianismus, Buddhismus und Taoismus. Das Ideal der körperlich geistigen Harmonie durch ein moralisch korrektes Leben nach Staatsräson (Konfuzianismus) und die harmonische Beziehung zwischen Mensch und Natur (Taoismus), geprägt von der Vorstellung der Notwendigkeit, körperliche Bedürfnisse zu überwinden (Buddhismus), beeinflußte die Vorstellungen von Ätiologie, Pathogenese, Diagnose und Therapie. Diese vielschichtigen heterogenen Einflüsse führten historisch neben einer Varianz von unterschiedlichen Denkrichtungen und Traditionen zu einer zentralen Grundkonzeption der traditionellen chinesischen Medizin. Die stark durch Metaphern und Realienbezeichnungen geprägten medizinischen Termini reflektieren den literarischen, philosophischen und epischen Ansatz der klassischen Schriften (exemplarisches Beispiel: „Lehrbuch der physischen Medizin des Gelben Kaisers", ca. 200 Jahre v. Chr.). Nicht nur für die Übersetzung chinesischer Terminologie in westliche Sprachen, sondern auch für die Anwendung der TCM erscheint deshalb das Verständnis des ideenhistorischen Kontexts und traditioneller chinesischer Wert- und Lebensvorstellungen unabdingbar zu sein. Unter dem historischen Verbot von Sektionen und Obduktionen entwickelte sich in China kein Wissen über den präzisen anatomischen Bau des Körpers und die Lage der Organe, was die mangelnde Begriffsfindung im Sinne der westlichen Anatomie und der medizinischen Wissenschaft bedingte. Entsprechend definiert die TCM nicht Organe, sondern Funktionskreise. Unreflektierte Gleichsetzung chinesischer Krankheitsbezeichnungen mit denen der naturwissenschaftlichen Medizin sind – obwohl häufig praktiziert – insofern problematisch.

Nachdem die traditionelle chinesische Medizin in China Ende des 19. Jahrhunderts, konkurrierend mit der sich immer stärker verbreitenden westlichen naturwissenschaftlichen Medizin, mehr und mehr an Bedeutung und Einfluß verlor, wurde die TCM erst wieder in den 50er Jahren des 20. Jahrhunderts durch die kommunistische Regierung mit dem Ziel, eine landesweite kostengünstige medizinische Primärversorgung zu etablieren, als nationales Kulturgut gefördert und anerkannt. Heute haben sich in China auch in Zusammenarbeit mit der WHO Kliniken und Ambulanzzentren etabliert, die nach traditionellen Methoden arbeiten, allerdings auch klinische und Grundlagenforschung leisten. Vielfach besteht die Tendenz, ergänzende Therapieansätze (insbesondere die Akupunktur) aus dem traditionellen historischen Gesamtkonzept zu lösen und auf rein empirisch-pragmatischer Grundlage in die Praxis zu integrieren. Wissenschaftliche Untersuchungen konnten bisher das naturphilosophische Denkmodell der TCM nicht ausreichend belegen und durch anatomische oder pathophysiologische Korrelate im Sinne der westlichen Medizin bestätigen. In Deutschland und Europa wird TCM zumeist nicht als einheitliches System angewandt, sondern als ausgesprochenes heterogenes, selektiv therapeutisch genutztes Gebilde. Viele Praxen, Ambulanzen und Krankenhäuser spezialisierten sich in den letzten Jahrzehnten auf TCM oder ein therapeutisches Teilgebiet. TCM als komplexe Gesamtmethode ist in Deutschland über Ärztegesellschaften organisiert, die auch Ausbildungslehrgänge betreiben, die eine möglichst umfassende und authentische Übernahme der diagnostischen und nosologischen Kriterien anstreben. Im Gegensatz zu China wird TCM in Europa und den USA weitestgehend nur bei chronisch-funktionellen Erkrankungen angewandt. Wirksamkeitsnachweise gibt es zumeist nur bei der Akupunkturtherapie zu ausgewählten Indikationen.

17.1.1.1.1 Tui-Na-Behandlung (Akupressur)

Die chinesische Massage, auch Tui-Na oder An-Mo genannt (s. 3.3.5.2), entwickelte sich aus einer erfahrungsmedizinischen Therapietechnik, druckschmerzhafte Punkte der Körperoberfläche über Druck und Reibung zu behandeln. Zur Verbesserung der Therapie wurde die Ausführungstechnik durch das Benutzen von harten (Holzstäbe, Steine, Knochen) und später spitzen Gegenständen (Nadeln) modifiziert und somit eine Verstärkung des Drucks erreicht. Heute kennt die chinesische Massage etwa 35 verschiedene Grifftechniken einschließend chiropraktischer Handgriffe. Über eine Anregung der Blutzirkulation, die Mobilisation von versteiften Gelenken und eine Erwärmung von Körperarealen soll eine therapeutische Wirkung auf innere Organe erreicht werden. Aus den anfänglichen Ansätzen der chinesischen

Massage entwickelte sich später die Akupunktur. Akupressur stellt sowohl in China als auch in Europa eine zeitgenössische Variante zur Selbstbehandlung dar. Die Methode ist klinisch-wissenschaftlich bisher nicht evaluiert worden.

17.1.1.1.2 Akupunktur

Historische Dokumentationen über Akupunktur reichen bis in das Jahr 1127 v. Chr. zurück; 3000–4000 Jahre v. Chr. sollen Schamanen druckschmerzhafte Strukturen der Körperoberfläche durch Drücken, Quetschen und Schneiden rituell behandelt haben. Maßgeblich beeinflußt wurde die Akupunktur durch das klassische medizinische Lehrbuch des Gelben Kaisers (Huang-Di Nei-Jing, frühe Han-Dynastie, 200 v. Chr. bis 9 n. Chr.), das Auftragswerk der Akupunkturforamina von Huang Fu-Mi (259 n. Chr.) und der sog. Kupfermensch in anatomisch-topographisch völlig korrekter Darstellung. Nachdem die Akupunktur im 17. Jahrhundert in Europa schon einmal in Mode gekommen war, erlebte sie um 1800 nochmals eine kurze Renaissance. Heute wird sie seit den 70er Jahren dieses Jahrhunderts sowohl in China als auch in Europa und Nordamerika verstärkt wissenschaftlich untersucht.

(Zu Diagnostik, Therapie und Stand der Forschung s. Kapitel 16)

17.1.1.1.3 Moxibustion (Moxa)

Die Moxibustion ist ein fester Bestandteil der traditionellen chinesischen Medizin und wurde im kalten Norden Chinas als Variante der Akupunktur entwickelt. Das gezielte Applizieren von Wärme soll die Muskulatur durchdringen, die Blutzirkulation stimulieren und über die Meridiane und Nebengefäße auf innere Organe einwirken. Dazu werden getrocknete und pulverisierte Beifußblätter (Artemisia vulgaris/ Artemisia officinalis) in gepreßter oder gerollter Form durch verschiedene Techniken über einen oder mehrere Akupunkturpunkte angebracht und angezündet. Technisch genutzt werden das Griffende einer applizierten Nadel, kleine Wärmeöfen, um die Moxa auf die Haut aufzubügeln, Moxakegel mit Ingwerscheiben etc. Eine weitere Methode benutzt zur Erhitzung der Beifußblätter Sonnenstrahlen. Seltener sind andere Phytotherapeutika im Gebrauch. Die Moxibustion wird wegen ihres tonisierenden und wärmenden Effekts häufig bei sog. „Kälteerkrankungen" eingesetzt. In Europa wird diese Therapie im Sinne einer Reiztherapie angewandt. Kontraindikationen sind zu beachten. Die Moxibustion konnte bisher nicht klinisch wissenschaftlich evaluiert werden.

17.1.1.1.4 Qi-Gong (Tai-Ji-Quan)

Die Atem- und Meditationstherapie Qi-Gong wurde von dem chinesischen Arzt Hua-Tuo (112-207 n. Chr.) entwickelt. Die Beobachtung, daß Tiere gegenüber Menschen eine scheinbar bessere Gesundheit besitzen, führte in der Überlegung, die Ursache beschreiben und therapeutisch nutzen zu wollen, zu der Entwicklung definierter Übungsfolgen auf Grundlage der Bewegungsmuster ausgewählter Tiere. Die Bewegungsübungen der fünf Tiere (Kranich, Bär, Hirsch, Affe, Tiger) bilden die Grundlage von Qi-Gong und Tai-Ji-Quan (sog. Schattenboxen). Die therapeutische Zielsetzung basiert auf der Harmonisierung der drei Dimensionen Shen (geistige Konzentration und innere Ruhe), Qi (das Leiten des Atems im Körper und über die Meridiane) und Xing (Ausführung definierter Bewegungen).

Dem Qi-Gong wird eine autoregulative Wirkung des vegetativen Nervensystems zugesprochen; diskutiert wird allerdings auch die Frage nach der Plazebowirkung. Nach Verbot während der Kulturrevolution in China nimmt Qi-Gong seit 1980 einen immer stärker werdenden Stellenwert ein.

Auch in Europa und in Nordamerika wird diese Methode immer beliebter und häufig als Entspannungstechnik bei funktionell chronischen Erkrankungen und zur Rehabilitation eingesetzt. Die Übungen brauchen nur etwa einen Quadratmeter Platz und sollten täglich ca. 10 Minuten durchgeführt werden. Qi-Gong ist bisher klinisch wissenschaftlich nicht evaluiert worden.

17.1.1.1.5 Arzneimittellehre und Diätetik

Ernährungslehre und eine spezifische Phytotherapie haben als Teilkonzept der TCM in Europa und Nordamerika ganz im Gegensatz zur Anwendung in China eine geringe Bedeutung. Als fester Bestandteil eines Gesamtkonzepts und vor dem Hintergrund einer wachsenden Bedeutung auch dieser Therapieansätze innerhalb der naturwissenschaftlich orientierten Medizin wird ihnen immer mehr Aufmerksamkeit geschenkt.

So stößt die Diätetik der traditionellen chinesischen Medizin in den gastronomisch global orientierten westlichen Industrienationen nicht mehr auf so starke gesellschaftliche Schranken und bietet hinsichtlich der Prävention durch die Beliebtheit exotischer Diättherapiekonzepte eine gute Möglichkeit für eine verbesserte Langzeit-Compliance.

Chinesische Heilkräuter werden mittlerweile nach Deutschland importiert und sind über spezialisierte Apotheken zu beziehen. Allerdings gelangen wegen der Heterogenität der ostasiatischen Märkte chinesische Arzneidrogen in sehr unterschiedlicher Qualität auf den Weltmarkt. Auch werden komplexe klassische chinesische Rezepturen in festen Mischungsverhältnissen als Fertigarzneimittel vertrieben, obwohl sie nicht immer durch klinisch-wissenschaftliche Studien evaluiert wurden oder nach Kriterien der klassischen chinesischen Medizin sinnvoll sind.

17.1.1.2 Traditionelle indische Medizin

Die traditionelle indische Medizin besteht im wesentlichen aus fünf verschiedenen Heilsystemkomponenten. Neben einer Vielzahl verschiedener ethnischer volksmedizinischer Praktiken, der Unani-Medizin der moslemisch beherrschten Gebiete und der Siddha-Medizin spielen historisch und politisch heute die am Yoga orientierten Heilweisen sowie die Ayurveda-Medizin eine wesentliche Rolle in Indien. Die beiden letzteren sind auch die in Europa am häufigsten angewandten traditionellen indischen Therapieformen.

17.1.1.2.1 Ayurveda

Ayurveda (Sanskrit: Wissen vom langen Leben) ist ein etwa 3500 Jahre altes Therapiekonzept aus dem Nordwesten Indiens. Die Lehrkompendien des ayurvedischen Wissens wurden von sog. Samhitas (Gelehrten) verfaßt. Die heute überlieferten ayurvedischen Schriften gliedern sich in die sog. großen Drei mit der Caraka (5.–6. Jahrhundert v. Chr.), Sushruta Samhita (5.– 6. Jahrhundert v. Chr.) und der Astanga Hridaya Samhita des Vagbhatta (7. Jahrhundert n. Chr.) sowie die sog. kleinen Drei mit dem Madhava Nidana (12. Jahrhundert n. Chr.), Sarangadhara Samhita (14. Jahrhundert n. Chr.) und das Bhava Prakasha (16. Jahrhundert n. Chr.). Das bibliographierte Wissen der vedischen Hochkultur beschreibt ein differenziertes, hochkomplexes und komplementäres System von angewandten Wissenschaften (Sprache, Mathematik, Astrologie, Architektur, Landwirtschaft etc.) innerhalb von deren Konstellation der Ayurveda als Teillehre aufzufassen ist. Die stark anwendungsbezogene Ausrichtung dieses Wissenschaftskonzepts definiert schwerpunktmäßig neben der Behandlung von Erkrankungen die Prophylaxe zur Förderung und Steigerung der Gesundheit als therapeutisches Ziel. Das stark religiöse weltanschauliche Konzept verbindet Mikro- mit Makrokosmos und bestimmt somit die pathophysiologischen Erklärungsmuster, die die Koexistenz des Körpers, der Sinne und Handlungsorgane sowie des Geistes und der Seele in einem wechselseitigen und gleichwertigen Zusammenhang sehen.

Drei sog. Doshas, Vata (Regelung der somatischen und viszeralen Bewegungsabläufe, Kontrolle der Aktivität von Geist und Sinnesorganen), Pitta (Regelung des Verdauungssystems, Stoffwechsels, Wärmehaushalts, Intellekts und der emotionalen Ausdrucksfähigkeit) und Kapha (Regelung des Aufbaus und Erhalts der somatischen Struktur incl. des Flüssigkeitshaushalts und des Immunsystems) bestimmen in ihren Qualitäten und Verhältnissen zueinander den menschlichen Konstitutionstyp. Neben diesen körperlichen Doshas werden psychische und geistige Eigenschaften durch die mentalen Doshas (Rajas, Tamas) bestimmt. Die Zufuhr (Luft, Wasser, Nahrung) und die Ausscheidung (Stuhl, Urin, Schweiß) werden über sog. Srotas (Kanalsysteme) geregelt, die als funktionelle, aber nicht als anatomisch definierte Einheiten zu verstehen sind. Der Ayurveda unterscheidet sieben Dhatus (Körpergewebe), die sich in ihrer Funktion wie folgt gliedern: Rasa Dhatu (interstitielle Flüssigkeit, Plasma und Lymphe), Rakta Dhatu (Blut als das System der Hämoglobin auf- und abbauenden Zellen), Mamsa Dhatu (die fleischigen Gewebe, insbesondere die Muskulatur), Meda Dhatu (Fettgewebe), Asthi Dhatu (Knochengewebe), Majja Dhatu (Markgewebe: Knochenmark, Rückenmark und Gehirn) und Shukra Dhatu (das reproduktive Gewebe).

Der grobstoffliche Körper selbst wird aus 5 elementaren Zuständen (Panchamahabhutas) gebildet (fest, flüssig, feurig, gasförmig, ätherisch). Ätiologische Faktoren, die auf Srotas, Dhatus, Doshas und Agnis wirken, lösen eine komplexe biologische Pathogenese aus. Der Ayurveda kennt vier ätiologische Kategorien: 1. endogene (genetisch, konstitutionell) und exogene (traumatisch, alimentär) grobstoffliche Ursachen; 2. pathogene, sowohl zyklische (Jahreszeiten) als auch lineare Zeitfaktoren (Alter); 3. exogene Reize und Sinneswahrnehmungen; 4. mentale und willkürliche Aktivitäten. Die Ursache von Erkrankungen ist zumeist eine Kombination mehrerer Faktoren.

Die klassische ayurvedische Diagnostikmethode beschränkt sich auf das Sehen, Fragen, Hören, Riechen und Tasten. Dabei spielen traditionsgemäß Zungen-, Puls-, Urin- und Stuhldiagnostik neben der Einschätzung der Physiognomie, des Sehvermögens und der Stimmlage eine wichtige Rolle. Heute wird, zumal in größeren Zentren, ergänzend eine Diagnostik nach Maßstäben der konventionellen westlichen Medizin gestellt. Die sich in 8 Disziplinen unterteilende ayurvedische Medizin (innere Medizin; Frauen- und Kinderheilkunde incl. Geburtshilfe; Augen-, Hals-, Nasen- und Ohrenheilkunde; Psychiatrie; Chirurgie; Toxikologie; Gesundheisförderung, Revitalisierung und Geriatrie; Sexualmedizin) beschreibt aufgrund der individuellen Entwicklungsgeschichte der Teilgebiete sehr unterschiedliche Behandlungsmethoden. Neben den speziell in Indien praktizierten ayurvedischen Behandlungstechniken haben sich in der europäischen Variante der ayurvedischen Therapie die Panchakarma-Kur (fünf ausleitende Verfahren), Ernährung, eine spezifische Pharmakotherapie, die neben tierischen, mineralischen und metallischen Produkten Heilpflanzen verarbeitet, Meditation sowie Farb-, Aroma- und Musiktherapie durchgesetzt.

In Europa beeinflußte der Ayurveda die Medizingeschichte bereits unter Hippokrates, der sich in der Entwicklung seiner medizinischen Vorstellungen eng an ayurvedische Überlieferungen hielt. Unter dem geistigen Einfluß von Hermann Hesse (Glasperlenspiel, 1943) setzte sich der Gedanke des Ayurveda als avantgardistische Welt- und Lebensanschauung spätestens mit Maharishi Mahesh Yogi, dem

Guru der Beatles (Hare Krishna Mantra, 1968), in Europa und Nordamerika durch. Die dabei am meisten etablierte Form ayurvedischer Medizin, Maharishi Ayur-Veda, bietet in einer komplexen Organisationsstruktur neben Kuren und Therapien spezielle Kurse für Ärzte wie auch nichtärztliche Gesundheitsberater, Kosmetik und Nahrungsprodukte sowie alimentäre Heilzusätze an. In Indien wurde die Weiterentwicklung des Ayurveda während der Kolonialherrschaft Englands systematisch unterdrückt. Heute werden ca. zweidrittel der Einwohner Indiens medizinisch primär über ayurvedisch tätige Ärzte versorgt. Unterstützt durch nationale und internationale Programme, wird der Ayurveda wieder an Universitäten, staatlichen Colleges und privaten Institutionen gelehrt, so daß jährlich ca. 3000 Studenten in ayurvedischer Medizin graduieren.

Das Konzept der ayurvedischen Medizin konnte bis jetzt noch nicht hinreichend evaluiert werden.

17.1.1.2.2 Yoga

Yoga soll vor ca. 7000 Jahren in Indien durch Sadashiva begründet worden sein, erhielt aber erst im 2. Jahrhundert v. Chr. seine heute bekannte klassische Ausprägung durch Patanjali. Ursprünglich ist Yoga ein Verfahren zur Findung der Selbstverwirklichung, das über einen „achtgliedrigen Pfad“ (Astanga Yoga) zur „erlösenden Erleuchtung“ führen soll und damit der Steigerung der Gesundheit dient. Die beiden ersten Stufen beziehen sich auf psychosoziale Verhaltensweisen, die Stufen drei und vier bestehen aus Körper- und Atemübungen, und die fünfte bis achte Stufe lehrten das Abwenden der Aufmerksamkeit von der sinnlichen Wahrnehmung sowie Konzentration. Mit dem Hatha Yoga (Betonung der körperlichen Übungen), Jinana Yoga (Betonung der geistigen Arbeit und des Erkenntnisprozesses), dem Bhakti Yoga (Betonung der liebevollen Hingabe an das göttliche Wesen) und Karma Yoga (Betonung der Arbeit und des sozialen Engagements) bildeten sich später Unterarten und Varianten. Es werden über dreihundert Asanas (Yogahaltungen) beschrieben, von denen in Europa etwa 30 gebräuchlich sind. Während in Indien das klassische achtgliedrige Yogasystem heute noch Anwendung findet, so beschränkt man sich in Europa zumeist auf die Körper- und Atemübungen. Die Wirkmechanismen der einzelnen Yogaübungen werden unterschiedlich erklärt.

Yoga wird heute in Europa zumeist als Antistreßprogramm, Entspannungstechnik bei psychosomatischen und funktionellen Erkrankungen sowie als Beweglichkeitstraining in der Rehabilitation therapeutisch eingesetzt. Obwohl die Yogalehrer in Deutschland in einer Dachorganisation vereinigt sind, gibt es keine einheitliche Berufsausbildung. Yoga ist klinisch-wissenschaftlich nicht hinreichend evaluiert.

17.1.1.3 Traditionelle tibetische Medizin

Die traditionelle tibetische Medizin begreift sich als empirische Erkenntnistheorie. Neben sog. Thangkas (Bilddokumentationen in Form von Rollbildern) ist das medizinische Wissen schriftlich im Hauptwerk Gyü-shi („Vier Tantra“) dokumentiert. Dieses entstand im 7. und 8. Jahrhundert auf der Grundlage tibetisch-schamanistischer Heilweisen, die unter griechischen, indischen und chinesischen Einflüssen gezielt erweitert und weiterentwickelt (Yuthog Yönten Gonpo der Ältere, 708–833) worden sind. Nach Überarbeitung und Kommentierung von Yuthog Yönten Gonpo dem Jüngeren (1126–1202) ist das Gyü-shi bis heute Grundlage traditioneller medizinischer Lehre in Tibet. Nachdem 1959 Tibet durch China besetzt wurde und der 14. Dalai Lama nach Nordindien exilierte, wurde die traditionelle tibetische Medizin im „Tibetischen

Medizinischen und Astrologischen Institut" in Dharamsala (Nordindien) in der historischen Tradition fortgeführt.

Basis traditionell tibetischen pathophysiologischen Denkens ist die Vorstellung, daß ein Ungleichgewicht und eine Störung der Körperenergie im Körper und Geist Erkrankungen hervorrufen können. Ein sehr begriffliches und komplexes Medizinkonzept versteht auf Grundlage philosophischer und religiöser Anschauung den Menschen als Mikrokosmos, der den gleichen Gesetzen unterliegt wie der Makrokosmos. Auch die medizintheoretischen Überlegungen zu Diagnostik und Therapie spiegeln die chinesischen und indischen Einflüsse wider.

17.1.1.4 Traditionelle japanische Medizin (Kampo)

Unter dem Einfluß traditioneller asiatischer Medizinsysteme entwickelte sich die im 5. Jahrhundert v. Chr. über Korea nach Japan gelangte chinesische Medizin zu einem eigenständigen Medizinkonzept weiter, dem Kampo, das über die Jahrhunderte immer wieder entscheidend durch systematische Adaptation traditionell chinesischen Wissens beeinflußt wurde. Im 17. Jahrhundert erforschte Toyo Yamawaki durch Obduktionen die von der Kampo-Lehre abweichende Topographie des menschlichen Körpers sowie deren physiologische Bedeutung. Somit fanden, im Gegensatz zur TCM, auch Elemente der Chirurgie Eingang in die traditionelle japanische Medizin. Zur gleichen Zeit erschloß Todo Yoshimasu einen der Homöopathie ähnlichen Zugang und trug somit entscheidend zur Weiterentwicklung des Kampo bei. Nachdem unter dem Einfluß der westlichen Medizin Kampo in Japan nur noch eine Außenseiterrolle spielte, werden seit Mitte des 20. Jahrhunderts wieder die Ausbildung und Lehre im Kampo sowie die Erforschung der traditionellen Heilverfahren und Arzneien verstärkt vorangetrieben.

17.1.1.4.1 Shiatsu

Aus der traditionellen chinesischen Massage und der Akupunktur wurde in Japan eine unter dem Namen Shiatsu bekannte Variante entwickelt. Durch Druck und Reibung mit Händen, Ellbogen und Füßen auf bestimmten Hautbereichen, Muskeln und Gelenken sollen ein Ausgleich und eine Harmonisierung des Organismus durch Auflösung von Energiestauungen erreicht werden. Grundlegend dafür sind die aus der Akupunktur bekannten Meridiane und deren Punkte. Unter dem Einfluß der westlichen Medizin wurde diese Druckmassage modifiziert und auf Schmerzpunkte erweitert.

Jeder Punkt wird unter starkem Druck zwischen 5 s und 2 min massiert, die gesamte Behandlung dauert etwa 30 min und wird üblicherweise im Abstand einiger Tage wiederholt. Kontraindikationen sind zu beachten. Shiatsu wurde bisher nicht klinisch-wissenschaftlich evaluiert.

17.1.2 Indianische Medizin

Die Dokumentation und Aufarbeitung der indianischen Medizin Nord- Mittel- und Südamerikas zeigt im wesentlichen die politischen, wirtschaftlichen und sozialen Auswirkungen der Kolonisation auf die kulturell sehr vielfältigen historischen Volksmedizinsysteme. Entsprechend den sozialen und ökonomischen Extremen des amerikanischen Kontinents spielen die tradierten ethnomedizinischen Ansätze in den einzelnen Gesundheitssystemen sehr unterschiedliche Rollen, die von okkultistischen Ritualen bis hin zu professionalisierten Laienheilern reichen. Traditionen, Wertsysteme und Glaubensvorstellungen bieten heute im Zusammenhang mit den kulturellen Medizinpraktiken häufig einer vom technologischen Wandel bedrohten Kultur eine Möglichkeit, eine neue Identität zu finden. Stark regional geprägte und geographisch eng begrenzte Medizinsysteme sind für den amerikanischen Kontinent typisch.

17.1.3 Afrikanische Medizin

Die Medizin des afrikanischen Kontinents bildet keine homogene Struktur. In den das Mittelmeer angrenzenden Ländern weitgehend z. T. stark beeinflußt durch die Blüte der islamischen Hochkulturen, fehlen für den übrigen Kontinent weitestgehend schriftliche Aufzeichnungen oder dokumentierte mündliche Überlieferungen. In Europa ist der Einfluß, bis auf vereinzelte esoterisch orientierte Ansätze, nicht relevant. Die dennoch angewandten Praktiken orientieren sich meist an den kultischen Handlungen der afro-amerikanischen Medizinsysteme (Karibik).

17.1.4 Europäische Medizin

Sieht man von einem historisch gewachsenen phytotherapeutischen Wissen ab, so hat sich in der Geschichte Europas kein komplexes und eigenständiges Volksmedizinsystem entwickelt. Eine Vielzahl magischer und vor allen Dingen religiöser Praktiken sind in Gebrauch (Asklepios-Kult, verschiedene germanische und keltische Kulte, Exorzismus, Besprechen und Gesundbeten, Geistheilung etc.). In den letzten Jahrzehnten haben insbesondere die beiden folgenden Heilweisen populäre Bedeutung gewonnen.

17.1.4.1 Alchimie / Spagyrik

Die Spagyrik hat ihren Ursprung in der mittelalterlichen Alchimie. Diese Frühform der Chemie ist stark durch religiöse, mythische, astrologische und naturwissenschaftliche Gedanken geprägt. Neben Philosophie und Astronomie sah Paracelsus in ihr eine der drei Säulen der Medizin. Auf der Grundlage alchimistischer Vorstellungen entwickelte Carl-Friedrich Zimpel (1800–1878) die Idee der spagyrischen Heilmethode. Weder Zimpel noch spätere spagyrische Heiler entwarfen ein universales Konzept der Wirkmechanismen spagyrischer Medizin.

Nach einer indikationsorientierten Diagnose werden im Regelfall spezifische spagyrische Medikamente verordnet, die nicht nur von pharmazeutischen Firmen, sondern auch häufig von spagyrischen Heilern selbst hergestellt werden. Als Ausgangsprodukte dienen Pflanzen, Salze, Metalle sowie deren Verbindungen, gelegentlich auch Gewebe und Organe.

Die unzähligen individuellen Ansätze der spagyrischen Medizin berücksichtigen häufig metaphysische, astrologische und kosmische Aspekte. Therapieerfolge sollen bei unzähligen Krankheiten erzielt werden können. Zur spagyrischen Medizin gibt es keine Evaluationsstudien.

17.1.4.2 Hildegard-Medizin

Die Medizin der Hildegard von Bingen (1098-1179) reüsiert seit 1970 durch den österreichischen Arzt Gottfried Hertzka und den Heilpraktiker Wighard Strehlow, die diese volksmedizinische Heilmethode im deutschsprachigen Raum verbreiten. Neben visionären theologischen Werken schrieb Hildegard von Bingen zwei Bücher, die sich mit der Natur und der Medizin des 12. Jahrhunderts auseinandersetzen. Während die „Physika“ naturkundliche Aspekte über Pflanzen, Tiere, Mineralien und Elemente behandelt, legt Hildegard von Bingen in „Causae et Curae“ ihre pathophysiologischen und therapeutischen Konzepte vor.

Wenn auch psychosoziale Krankheitsursachen und ihre Behandlungsmöglichkeiten sehr stringent beschrieben werden, so ist doch der weltanschauliche Ansatz der „Hildegard-Medizin“ stark von religiös-mystischen Vorstellungen geprägt. Die mit frühmittelalterlichen Namen vage umschriebenen Erkrankungen und Pflanzen können heute gebräuchlichen Indikationen und Termini nicht mehr zugeordnet werden. Die Therapieansätze mit Edelsteinen entsprechen den magisch okkulten Vorstellungen des 12. Jahrhunderts und bieten Parallelen zu den Vorstellungen der ayurvedischen Medizin Indiens, sind aber nach naturwissenschaftlichen Vorstellungen nicht haltbar. Zur Medizin Hildegard von Bingens liegen keine klinisch-wissenschaftlichen Untersuchungen vor.

17.1.4.3 Ausleitende Verfahren

Die europäische Heilkunde war bis zur Etablierung der wissenschaftlichen Medizin im 19. Jahrhundert von der humoralpathologischen Krankheitslehre der Antike geprägt. Zentraler Gedanke dieses historischen Medizinkonzeptes war das pathophysiologische Gegensatzpaar Eukrasie/Dyskrasie. Als Dyskrasie bezeichnet man die schlechte Zusammensetzung der Körpersäfte, welche therapeutisch durch eine gezielte und gesteigerte Ausscheidung der vier Kardinalsäfte Blut, Schleim, gelbe und schwarze Galle wieder in einen eukratischen und damit gesunden Zustand zurückversetzt werden sollten. Zurückgehend auf diese antike hippokratische Schule, entwickelte der Wiener Gynäkologe Bernhard Aschner (1883–1960) in den 20er Jahren des 20. Jahrhunderts ein konstitutions- und humoralpathologisch orientiertes Therapiekonzept und transponierte damit den historischen Gedanken der Säftelehre mit starken originären Ansätzen in die heutige Zeit.

Eine Verstärkung der Ausscheidungs- und Entgiftungsvorgänge durch Schweiß, Stuhl- und Harnentleerung, Auswurf, Blutungen, Eiter und Hautausschläge soll im Sinne der Aktivierung der Selbstheilungskräfte eine vegetative und immunologische Umstimmung sowie Stoffwechselentlastung bedingen. Diese Reinigung von Blut, Lymph- und Extrazellulärflüssigkeit als antikes Wirkprinzip wird nach Aschner therapeutisch erreicht durch eine Kombination historischer und modernerer volksmedizinischer Verfahren. Die Verfahren der ausleitenden Therapie werden wie folgt eingeteilt:

1. Ausleitung über die Haut (z. B. blutige und unblutige Schröpfbehandlung, Baunscheidt-Verfahren, Cantharidinpflaster, hautrötende Mittel)
2. Ausleitung über den Darm (z. B. Einläufe, Kolonhydrotherapie, Glaubersalz, Rizinusöl)
3. Diuresesteigerung durch vermehrtes Trinken, Phytotherapeutika und Diätetik
4. Diaphorische Verfahren (z. B. Sauna, schweißtreibende Tees, Schwitzpackungen usw.)
5. Blutentziehende Verfahren (Aderlaß, Blutegel, Menstruationssteigerung usw.)

Die ausleitenden Verfahren werden heute zumeist von Heilpraktikern angewandt; auf Kontraindikationen ist zu achten. Die Aschner-Methode konnte bisher nicht ausreichend klinisch-wissenschaftlich evaluiert werden.

17.2 Unkonventionelle Medizinsysteme

Zu den unkonventionellen Medizinsystemen gehören komplexe, Diagnostik und Therapie verbindende eigenständige Konzepte, die sich unabhängig von den historisch dokumentierten Medizinsystemen seit der Aufklärung entwickelt haben. Hier können sowohl volksmedizinische als auch ethische, philosophische und wissenschaftliche Einflüsse eine Rolle spielen.

17.2.1 Anthroposophische Medizin

Die anthroposophische Lehre Rudolf Steiners (1861–1925) war die methodisch-philosophische Voraussetzung für die Entwicklung eines diesem „Erkenntnisweg" folgenden medizinischen Weltbilds. Zusammen mit der holländischen Ärztin Ita Wegmann (1876–1943) entwarf Steiner Anfang der zwanziger Jahre des 20. Jahrhunderts die spezifischen therapeutischen

Vorstellungen, die auch heute noch für die anthroposophische Medizin typisch sind. Die philosophischen, naturwissenschaftlichen und religiösen Elemente der anthroposophischen Medizin formulieren ein geschlossenes Denksystem mit eigenen Begriffsbildungen, das nicht im Gegensatz zur Schulmedizin stehen soll, sondern als komplementäradditive Therapie gedacht ist.

Unter der Ausbildung besonderer Erkenntnisfähigkeiten (Imagination, Inspiration, Intuition) wird der sog. „Leib" instrumental in Abhängigkeit von dem individuellen Geistkern („Ich") gesehen. Das Ich als „geistiges Prinzip", der „physische Leib" (sichtbarer Körper des Menschen), der „Ätherleib" (Lebenskraft) und der „Astralleib" (Seelenleib) ordnen sich zu den sog. „vier Wesensgliedern", mit denen alle Gesetzmäßigkeiten und Kausalitäten des Organismus erklärt werden können. Die vier Leibesglieder korrespondieren mit den aus den antiken Medizinsystemen bekannten Elementen Wasser, Luft, Erde und Feuer und werden von einer funktionalen Dreigliederung (Leib, Seele, Geist) durchdrungen. Ferner wird der Organismus in drei Hauptbereiche aufgeteilt, den „oberen Menschen", „mittleren Menschen" und „unteren Menschen". Die Krankheit, deren Entstehung als Naturprozeß verstanden wird, soll durch die Aktivierung einer sog. „Urheilkraft" (entspricht der Vorstellung von den sog. Selbstheilungskräften) geheilt werden können.

Neben einer konsequenten objektivierbaren schulmedizinischen Anamnese ist das intensive und sehr ausführliche Gespräch zwischen Arzt und Patient (Lebens- und Krankheitsgeschichte, Charaktereigenschaften, soziale und kulturelle Umgebung, Empfindungen etc.) das entscheidende Instrumentarium der anthroposophischen Medizin, um eine Diagnose zu stellen und daraus ein spezielles, auf jeden Patienten individuell zugeschnittenes Therapiekonzept zu entwickeln. Nur noch selten spielen spezielle Diagnoseverfahren (wie z. B. der kapillardynamische Bluttest nach Kaelin, Blutkristallisationstest nach Pfeiffer etc.) eine Rolle. Grundlage anthroposophischer Therapien bilden Medikamente, die, dem von Steiner entwickelten Analogiedenken folgend, in eigens entwickelten pharmazeutischen Herstellungsverfahren unter Berücksichtigung von Erntegesetzmäßigkeiten etc. gewonnen werden. Es werden sowohl mineralische, pflanzliche wie tierische Substanzen verarbeitet. Neben einer spezifischen Ernährungstherapie legt die anthroposophische Medizin einen Schwerpunkt auf künstlerische Gestaltungstherapien (Malen, Modellieren, Musik- und Sprachtherapie) sowie Heileurhythmie. Intensive individuelle Betreuung und Gesprächstherapien runden das Gesamtkonzept ab.

Neben Beobachtungsstudien und Falldarstellungen liegen kaum kontrollierte klinische Studien zur Wirksamkeit der anthroposophischen Medizin als Gesamtkonzept oder hinsichtlich der Einzeltherapiekomponenten vor. Es wird diskutiert, ob die beobachteten Therapieerfolge der anthroposophischen Medizin durch unspezifische Effekte, als Plazebowirkung oder durch eine verstärkte therapeutische Zuwendung ausgelöst werden könnten. Die anthroposophisch orientierten Ärzte sind in Fachgesellschaften organisiert und betreiben eigene Krankenhäuser.

17.2.2 Klassische Homöopathie

Die Homöopathie definiert sich selbst als eine besondere Form der Regulationstherapie. Sie gründet sich auf die Schriften von Samuel Hahnemann (1755–1843), der versuchte, eine sichere und rationale Grundlage für eine alternative Form der im ausgehenden 18ten Jahrhundert praktizierten Arzneimitteltherapie zu finden. Nach Erfolgen in Einzelfällen publizistisch aufgewertet und durch ihren besonderen philosophisch erschließbaren Ansatz fand die Homöopathie sehr schnell zahlreiche Anhänger. So stellt sie, wenn auch bei Patienten und praktischen Ärzten beliebt, im Vergleich zur Schulmedizin eine Außenseitermethode dar, die bisher, weil ohne wissenschaftliche Evaluation, nicht als Alternative zur Kausaltherapie oder symptomatisch-allopathischen Therapie der konventionellen Medizin akzeptiert wurde.

Im Unterschied zu den Wirkprinzipien der konventionellen Medizin setzt die homöopathische Therapie mittels einer Arznei einen spezifischen Reiz, der zu einer Reaktion im Organismus führt. Ziel der homöopathischen Therapie ist die Steuerung der körpereigenen Regulation mit Hilfe einer Arznei, die jedem einzelnem Kranken in seiner individuellen Reaktionsweise entspricht.

Hahnemann publizierte erstmals umfassend 1810 seine grundlegenden Thesen einer neuen Arzneimittellehre. Sein Entwurf der sog. rationalen Arzneimittellehre war geprägt vom zeithistorischen Gedanken der Aufklärung. Der damals üblichen eher spekulativen und spektakulären Rezeptierungspraxis sollte eine experimentell begründete, empirisch reproduzierbare und rational nachvollziehbare Arzneitherapie gegenübergestellt werden. Grundlage dazu war die Anwendung von Monosubstanzen im Gegensatz zu den üblichen Gemischen mit vielen Einzelkomponenten, die in ihrer Wirkung durch synergistische Effekte nicht kalkulierbar waren.

Schon im 19. Jahrhundert entwickelten sich in der Homöopathie zwei große Hauptströmungen: die klassische Homöopathie und die naturwissenschaftliche kritische Richtung. Die Schlußfolgerungen Hahnemanns wurden aber auch zu vielfältigen Ergänzungen und teilweise sehr spekulativen Weiterentwicklungen aufgegriffen, die häufig Grundlage neuer unkonventioneller Therapieverfahren waren (Isopathie, Biochemie nach Schüssler, Tuberkulinismus, Miasmenlehre etc.).

Nachdem die Homöopathie anfänglich im 19. Jahrhundert vornehmlich in Deutschland und Frankreich verbreitet war, entwickelte sie bis um die Jahrhundertwende in den USA eine erhebliche Popularität. Seit 1970 wächst in Europa und den USA wieder das Interesse an dieser alternativen Therapiemethode. In Indien und Brasilien ist die Homöopathie als medizinische Behandlungsmethode offiziell anerkannt und wird auch in spezialisierten Krankenhäusern therapeutisch angewandt und in homöopathischen Studieneinrichtungen wissenschaftlich erforscht. Auch in Europa nimmt die Anzahl fundierter wissenschaftlicher, klinischer und experimenteller Studien zu, nicht zuletzt durch die Notwendigkeit, auf das stark wachsende Interesse der Patienten an homöopathischer Behandlung reagieren zu müssen, um den Patienten eine risikoarme und effiziente Therapie empfehlen zu können.

Die Wirksamkeit der Homöopathie, der sinnvolle Einsatz homöopathischer Therapeutika, ist bis jetzt unzureichend durch klinisch-wissenschaftliche Studien belegt worden. Forschungsansätze, die Frage nach optimalen Studiendesigns und die Bewertung bisheriger Untersuchungsergebnisse werden zur Zeit kontrovers diskutiert. Der wissenschaftliche Beirat der Bundesärztekammer äußert gegenüber der Verwendung homöopathischer Mittel keine Bedenken. Die homöopathisch tätigen Ärzte sind in Fachgesellschaften organisiert und durchlaufen eine durch diese organisierte und in den Studieninhalten kurrikular festgelegte Zusatzausbildung.

(Zu Diagnostik, Therapie und weiteren Details s. Kapitel 15)

17.2.3 Medizinsysteme auf der Grundlage biophysikalischer Information

Als Medizinsysteme auf der Grundlage biophysikalischer Informationen werden eine unspezifische Anzahl diagnostischer Verfahren angesehen, bei denen elektrischer Hautwiderstand, Kapazität, Aktionspotential etc. an der Hautoberfläche gemessen werden. Gemeinsames Merkmal all dieser Methoden ist die Vorstellung, daß Erkrankungen durch nicht näher definierte Regel- und Bioinformationssysteme an die Körperoberfläche projiziert werden und somit an charakteristischen Punkten der Haut diagnostizierbar sein sollen. Außerdem sollen diese Geräte geeignet sein, die meisten auf der Grundlage der Herddiagnostik ermittelten Störfelder und die sich daraus entwickelnden Erkrankungen zu therapieren. Die Methoden wurden meist unabhängig voneinander als unterschiedliche Konzepte formuliert und publiziert [Croon, Voll, Kramer etc.]. Als typische meßtechnische Probleme werden zumeist die Ortung der Meßpunkte, Anpreßdruck und Hautfeuchtigkeit angesehen.

17.2.3.1 Elektroakupunktur nach Voll (EAV)

Die Idee der sog. Elektroakupunktur wurde 1956 in Frankreich entwickelt und als noch nicht ausgereiftes Rezept von deutschen Ärzten aufgegriffen. Sie experimentierten mit der elektrischen Messung von Akupunkturpunkten unter der Vorstellung, daß das aus dem traditionellen Heilwissen Asiens bekannte Energieflußprinzip in physikalisch definierten Einheiten quantifizierbar sein müsse. Reinhold Voll übernahm 1971 diese Idee und entwickelte sie zu der heute bekannten eigenständigen Methode weiter. Methodenübergreifend werden in diesem Ansatz Elemente der Akupunktur, der Elektrotherapie und der Homöopathie zu einem komplexen Medizinsystem zusammengefaßt.

An den aus der chinesischen Medizin bekannten Akupunkturpunkten wird terminal an den Fingern, aber auch an Kopf und Füßen mit Hilfe der Punktelektrode eines Ohmmeters der elektrische Widerstand der Haut abgegriffen. An den von Voll definierten Punkten wird ein niederfrequenter elektrischer Impulsstrom (0,13–2 V; 0,5–11 mA) angelegt und das Meßergebnis auf der Spezialskala eines Amperemeters, eingeteilt in 99 Segmente (Skala von 0–100), zugeordnet. Die so gemessene Leitfähigkeit soll dabei Ausdruck der Erkrankung derjenigen Körperorgane sein, die aufgrund der Theorie der Meridiane eine entsprechende Organzuordnung besitzen. Mit der Messung sollen degenerative von entzündlichen Prozessen differenziert sowie eine Aussage über Toxinbelastung, abgeheilte Erkrankungen oder ein altes oder akutes Herdgeschehen gemacht werden können. Der Gedanke der „Herdlehre“ spielt dabei für die Diagnostik in der EAV eine entscheidende Rolle.

Sogenannte Erb-, Impf- und chronische Belastungen sollen ebenfalls mit dem EAV-Meßgerät bestimmt werden können. Dazu werden Ampullen mit Homöopathika, Organpräparaten oder Nosoden in einen Metallbehälter gestellt, der schalttechnisch in den Meßkreis des Geräts einbezogen ist.

Prinzipiell werden zwei Behandlungskonzepte der EAV unterschieden. Zum einen werden mit der geschilderten Methode Medikamente (meist Homöopathika) „ausgetestet“. Zum anderen läßt sich mit dem EAV-Gerät eine Impuls- oder Reizstromtherapie mit niederfrequenten elektrischen Strömen durchführen. Aufgrund der diagnostischen Ergebnisse mit der EAV werden häufig kieferchirurgische Eingriffe oder das Entfernen von Amalgamfüllungen zur Herdsanierung empfohlen. Nach Festlegung eines Therapiekonzeptes soll sich die EAV über die Nutzung der diagnostikimmanenten Möglichkeiten der Methode auch zur Durchführung einer Erfolgskontrolle eignen.

Bis heute wurden auf Grundlage des methodischen Prinzips der EAV viele Varianten und Modifikationen entwickelt (z. B. BFD, SEG, NBT, EHT, Vegatest). Keines dieser Verfahren konnte in der diagnostischen Genauigkeit oder seinen therapeutischen Möglichkeiten durch kontrollierte klinische Studien evaluiert werden.

17.2.3.2 Elektroneuraltherapie nach Croon (ENTH)

Die in den 50er Jahren von Richard Croon entwickelte Methode mißt an 214 definierten Hautarealen sog. Hautwiderstandswerte. An den sich überwiegend am Rücken befindenden Reaktionsstellen wird der in Ohm angegebene Widerstand gegenüber der umgebenden Haut sowie die Kapazität gemessen. Die Lage der Reaktionsstellen folgt dabei im wesentlichen der Anatomie der Akupunktur. Die Messung geschieht mit Hilfe von Elektroden, die eine Wechselstromreizung im Bereich von 0,05 mA bei einer Frequenz von 9000 Hz ausführen. Anhand der absoluten Meßwerte (elektrischer Hautwiderstand, Kapazität) und deren Verhältnis zueinander soll eine Diagnose erstellt werden können. In dem ermittelten sog. Elektroneuralsomatogramm zeigt ein von Croon willkürlich definierter Normalbereich die Leitwerte für eine gesunde organische und psychische Gesamtsituation.

In analoger Umkehrung soll das diagnostische Prinzip der ENTH auch zur Therapie angewandt werden können. Exponentialstromimpulse im Bereich bis 2 mA mit einer Frequenz von 400–1000 Hz werden mit dem ENTH-Gerät über die Elektroden als Reizstrom auf die Reaktionspunkte geleitet. Somit sollen die ermittelten Herde, Störfelder von chronischen und malignen Erkrankungen, therapiert werden können.

Bei akuten Entzündungen sollte ENTH nicht angewendet werden. Da die Methode in ihrem therapeutischen Ansatz gängigen elektromedizinischen Geräten des Niederfrequenzbereichs entspricht, ist es möglich, daß Schmerzzustände, Muskelerkrankungen, Neuralgien etc. gelindert werden können. Die diagnostische Genauigkeit dieser Methode konnte in wissenschaftlichen Untersuchungen nicht belegt werden.

17.2.3.3 Mora- und Multicom-Therapie (Bio- und Multiresonanztherapie)

Der Arzt Franz Morell und der Elektroingenieur Erich Rasche publizierten 1977 die von ihnen entwickelte Mora-Therapie. Die Methode wurde – wegen Modifikationen und Weiterentwicklungen des Konzepts – mehrmals umbenannt, zunächst in Biokommunikation (BICOM) und später in Bioresonanztherapie. Das Verfahren wurde von dem Arzt Bodo Köhler in weiterentwickelter Form erneut, diesmal unter dem Namen Multicom-Therapie auf den Markt gebracht.

Unabhängig von der technischen Entwicklungsvariante beruhen alle Konzepte auf Morells Postulat, daß Erkrankungen durch körpereigene elektromagnetische Schwingungen hervorgerufen werden. Dabei sollen Krankheiten und gestörte Regelkreisläufe sowie Schwingungsmuster eng miteinander korrelieren. Die charakteristischen Schwingungsspektren sollen durch körperexterne elektromagnetische Gegenschwingungen gleicher Größenordnung und Frequenz invers gelöscht werden können. An der Körperoberfläche des Patienten (Handelektroden, aber auch kontaktlos über ein postuliertes Magnetfeld) werden elektromagnetische Schwingungen abgegriffen und durch ein spezifisches geräteeigenes Programm „optisch" entkoppelt, moduliert und sodann als therapeutische Information an den Körper zurückgegeben. Bei der Mora-Therapie soll eine phasengleiche Inversion der Schwingungen zur „Löschung" der pathogenen Informationen führen. Die Bioresonanztherapie geht über das Behandlungsschema der Löschungsphänomene hinaus und will durch Nutzung sog. Verstärkungsvorgänge in Form von Resonanzschwingungen besonders immun- und psychoimmunologisch geschwächten Patienten helfen können. Die Multicom-Therapie basiert auf der Annahme, daß ein Organismus in der Lage sei, die ihm angebotenen therapeutischen elektromagnetischen Signale hinsichtlich seiner spezifischen therapeutischen Bedürfnisse selbst auszuwählen, d.h. der Körper soll fähig sein, zwischen therapeutisch wertvollen und nicht wertvollen Schwingungsmustern auszuwählen. Dazu werden den Patienten durch das Multicom-Gerät die elektromagnetischen Informationen von 12 Farben, 12 Tönen, 12 Metallen sowie Spurenelementen und 33 Edelsteinen logarithmisch in 36 Nuancen angeboten.

Während das Mora-Gerät sämtliche Krankheiten behandeln können soll, wird die Bioresonanztherapie sehr häufig zur Allergiediagnostik und -behandlung eingesetzt. Die therapeutischen Anwendungsbereiche der Multicom-Therapie entsprechen den gängigen Vorstellungen der Anwender der biophysikalischen Funktionsdiagnostik. Auch werden Beziehungen zur Astrologie und zur Ayurveda-Medizin postuliert.

Über die Wirksamkeit der Methoden gibt es weder ausreichende klinischen Dokumentationen, noch konnte ihre Wirksamkeit in wissenschaftlichen Untersuchungen nachgewiesen werden.

17.2.4 Ohrakupunktur

Die Akupunktur des Ohres ist eine Variante der in der chinesischen Medizin durchgeführten klassischen Akupunktur. Der französische Arzt Paul F. M. Nogier stellte 1956 eine neu konzipierte eigenständige und abgeschlossene Methode der Aurikulotherapie vor. Wegen ihres eigenständigen Ansatzes wird diese Therapie nicht als integrierter Bestandteil der Akupunktur angesehen.

Nogier verließ die traditionelle Vorstellung von den Meridianen als Leitbahnen von Qi und deren pathologischer Veränderung als Auslöser von Erkrankungen. Er postulierte, daß sich auf der Ohrmuschel das Körperschema eines Embryos (in Hockstellung mit dem Kopf nach unten) projiziert. Aufgrund dieser plastischen visuellen Vorstellung nahm er eine optisch geführte Zuordnung zwischen Körperorganen und einzelnen Körperpartien zu definierten, anatomisch bestimmten Punkten an der Ohrmuschel vor. Mit Hilfe der Akupunkturtechnik soll es möglich sein, über das von Nogier entwickelte System von 108 Punkten verschiedenste Erkrankungen zu heilen. Benutzt werden konventionelle Akupunkturnadeln; aber auch Druckkügelchen oder Glasstäbe werden eingesetzt. Bei psychischen oder Suchterkrankungen werden gern Dauernadeln über mehrere Tage benutzt. Diese Methode konnte durch klinisch-wissenschaftliche Studien nicht evaluiert werden.

17.2.5 Angewandte Kinesiologie (AK)

Das Diagnose- und Therapieverfahren geht auf den amerikanischen Arzt, Chiropraktiker und Physiotherapeuten Goodheart zurück. Die Idee, daß es einen Zusammenhang zwischen Emotionen, Muskeln und Organen über sog. Bioinformation gebe, ließ Goodheart in den 60er Jahren des 20. Jahrhunderts ein unkonventionelles Medizinsystem entwickeln, das aus einem diagnostischen und einem spezifisch therapeutischen Inhalt besteht. Dabei hat die diagnostische Kinesiologie im deutschsprachigen Raum größere Bedeutung gewonnen als die nur in den USA weitestgehend bekannte Therapiemethode. Mittlerweile existieren zahlreiche Schulen der angewandten Kinesiologie, die sich kaum in der Diagnostik, dagegen aber um so mehr in der Zielsetzung und Therapieform unterscheiden.

Grundlage des Diagnosesystems ist die sog. Austestung des Muskelwiderstands. Gegen die verfügbare Haltearbeit der willkürlichen Muskulatur (Arm oder Bein) des Patientens übt der Therapeut durch den Druck seiner Hand einen Widerstand aus. Während eine Hand des Patienten auf dem Organ liegt, dessen Funktion geprüft werden soll, zeigt ein plötzliches Nachlassen der Kraft des sog. Testarms eine Störung auf psychischer, struktureller oder stoffwechselbezogener Ebene an. Der Test wird auch als diagnostische Möglichkeit genutzt, eine sog. Körperantwort auf akustisch verbalisierte Fragen zu erhalten. Allergien, Herzbelastungen und ein Mangel an Spurenelementen sowie das zur Therapie geeignete Medikament sollen ebenfalls ausgetestet werden können.

Drei wesentliche Therapiekonzepte werden unterschieden: angewandte Kinesiologie, „touch for health“, Edo-Kinästhetik. Das erste arbeitet im wesentlichen mit Massagen, die beiden anderen greifen psychologische und psychotherapeutische Techniken auf.

Die AK ist international in einer Gesellschaft mit Sitz in den USA organisiert. In mehreren klinischen Studien konnte die diagnostische Treffsicherheit der AK nicht positiv evaluiert werden.

17.2.6 Bach-Blütentherapie

Der britische Arzt Edward Bach (1886 bis 1936) entwarf zwischen 1930 und 1936 unter Einfluß von C. G. Jungs Thesen zur Psychoanalyse ein spezifisches Therapiekonzept. Bach systematisierte psychische Beschwerden und Reaktionsbilder und definierte 38 Persönlichkeitstypen. Die klar abgegrenzten Beschwerden erklärt er als Folge von Konflikten zwischen dem sog. „höheren Selbst“ und der eigenen Persönlichkeit. Die Krankheit wird als Charakterschwäche verstanden, und die Ausprägung und Kombination der Grundzustände (Stolz, Grausamkeit, Haß, Egoismus, Unsicherheit, Ungewißheit, Habgier) prägen den seelisch reaktiven Gemütszustand.

Die sog. Essenzen von Pflanzen sollen als Therapeutikum in der Lage sein, durch Zuführung von „geistigem Potential“ die „Tugend“, d.h. nach Bach die Gesundheit, wiederherzustellen. Jedem der 38 Krankheitszustände ist dabei genau eine Pflanze als ideales Therapeutikum zugeordnet. Die Pflanzen werden nach chronobiologischen Vorstellungen geerntet und durch einen von Bach entwickelten spezifischen Herstellungsprozeß zu Essenzen aufbereitet. Hinsichtlich der behandelbaren Indikationen werden unterschiedliche Angaben gemacht.

Zur Diagnose wurde ein Fragebogen erarbeitet, allerdings sollen erfahrene Bach-Blütentherapeuten auch in der Lage sein den Zustand des Patienten intuitiv zu erfassen. Die klassischen Vertreter der Bach-Blütentherapie benutzen nur diese beiden diagnostischen Instrumente, ganzheitlich orientierte Therapeuten dagegen auch EAV, angewandte Kinesiologie und andere unkonventionelle Diagnoseverfahren. Bei jeder Arztkonsultation werden die Blütenmittel bei chronischen Erkrankungen durch Neurezeptierung den modifizierten Symptomen des Patienten angepaßt. Für den Notfall sollen sog. „Rescue-Tropfen“ zur Verfügung stehen.

Weder die diagnostischen noch die therapeutischen Möglichkeiten der Bach-Blütentherapie sind bisher wissenschaftlich untersucht worden.

17.3 Unkonventionelle Diagnoseverfahren

Entgegen den unkonventionellen Medizinsystemen bieten diese komplementärmedizinischen Diagnosemethoden einen komplex ausgebauten Ansatz, ohne dabei, in einem systematischen, pathophysiologisch orientierten Konzept strukturiert, Therapieempfehlungen mit einzubinden.

17.3.1 Haarmineralanalyse

Die NASA entwickelte die Haarmineralanalyse als Testmethode für Astronauten. Haare nehmen Mineralstoffe und Spurenelemente, die der menschliche Körper aufnimmt und verstoffwechselt, auf und speichern sie durch ihren Verhornungsprozeß. Dadurch lassen sich z. B. Rückschlüsse ziehen, inwieweit ein Patient einer überdurchschnittlich hohen Belastung durch Schwermetalle ausgesetzt war. Auch können Rückstände von Drogen und Pharmazeutika festgestellt werden, so daß die Haarmineralanalyse als diagnostisches Kontrollinstrument bei der Suchttherapie Drogenabhängiger genutzt wird.

Als unkonventionelles Diagnoseverfahren soll die Haarmineralanalyse ein Ungleichgewicht in der Mineralstoff- und Spurenelementversorgung des Patienten feststellen sowie eine evtl. bestehende Schadstoffbelastung diagnostizieren. Aus den detaillierten Laborparametern erstellt der Heilkundige eine genaue Diagnose und nutzt die Analyse als Screening-Verfahren zur Suche nach malignen Erkrankungen oder Krankheitsdisposition.

Für die Laboruntersuchung wird von verschiedenen Stellen des Hinterkopfs möglichst nah an der Kopfhaut wachsendes Deckhaar benutzt. Auch Scham- oder Achselhaare sollen äquivalente Ergebnisse liefern können. Etwa 1 g Haare werden gereinigt, in Säure aufgelöst und laborchemisch untersucht. Therapeutisch wird häufig zur Ausbalancierung des Ungleichgewichts an Mineralstoffen und Spurenelementen ein entsprechendes pharmazeutisches Supplement empfohlen.

Bisher konnte noch keine wissenschaftliche Studie einen Zusammenhang zwischen dem durch die Haaranalyse bestimmten Mineralstoffgehalt und definierten Erkrankungen belegen. Bei Laborkontrollen konnten falsch-positive und falsch-negative Ergebnisse bei der Bestimmung des Mineralstoffgehalts der Haare festgestellt werden.

17.3.2 Irisdiagnostik

Grundprinzipien dieses Verfahrens wurden erstmals im Jahre 1670 von Philippus Meyens beschrieben. Der ungarische Arzt und Homöopath Ignaz van Péczely hat diese Methode erneut aufgegriffen und 1881 ein Lehrbuch der „Diagnose von Organerkrankungen aus Farb- und Formveränderungen der Regenbogenhaut (Iris)“ veröffentlicht. Auslösendes Erlebnis sollen Veränderungen in der Iris einer Eule gewesen sein, die er nach deren Beinbruch zu bemerken glaubte.

Grundlage der Diagnostik bilden Iriskarten (sog. „Iriszirkel“), die die Regenbogenhaut in 59 gleichgroße Kreissegmente aufteilen und die Organe oder Körperregionen repräsentieren sollen. Abgebildet werden „Irisphänomene“ mit detailgenauer Angabe auf den Irisabschnitten. Man teilt die Phänomene in formale, strukturelle, vasale, nervale, humorale und chromatische Zeichen ein. Aber auch andere Systematisierungen (z. B. nach J. Deck u.a.) sind gebräuchlich. Sie alle haben gemein, daß sie Rückschlüsse auf Konstitution, Krankheitsneigung wie auch frühere und akute Erkrankungen bieten sollen. Es wird postuliert, daß anatomisch Organe über Nervenschaltkreise mit dem Auge verbunden sind und pathologische Veränderungen des Organismus sich über neuronale Reflexbahnen in Farb-, Form- und Strukturveränderungen der Iris auswirken.

Fundament dieses diagnostischen Ansatzes ist die Idee, daß das Auge als Spiegelfläche des Körpers und der Seele dient. Somit repräsentiert ein Bild der Iris den gesamten Organismus. Dieser soll seitengleich auf der Regenbogenhaut abgebildet werden, d.h. die rechte Körperhälfte auf der Iris des rechten Auges und die linke Körperhälfte auf der Iris des linken Auges. Irisdiagnostiker benutzen mittlerweile Farbphotos der Iris beider Augen, um ihre Befunde zu dokumentieren sowie einen Krankheitsverlauf darstellen zu können. Über Computertechnik werden solche Aufnahmen direkt in digitale Patientendateien eingespeist.

Wenige durchgeführte anatomische und klinisch-wissenschaftliche Untersuchungen konnten diese Methode weder validieren noch einen verwertbaren Hinweis auf zu erwartende diagnostische Erfolge geben.

17.3.3 Kirlian-Photographie (energetische Terminalpunktdiagnose, ETD)

Mitte des 19. Jahrhunderts entwickelte sich mit dem Aufkommen der Photographie ein erster Versuch von Spiritisten, sog. „Geisterscheinungen" visuell zu dokumentieren. Parapsychologische Experimente mit Photos („Psychophotos, psychische Photographie") regten bis heute immer wieder die Phantasie vieler okkultistisch Interessierter an. Parallel zur technischen Entwicklung legte Freiherr von Reichenbach in der Mitte des vorigen Jahrhunderts mit der Od-Lehre (Leuchterscheinungen an Metallen, Kristallen, Menschen etc.) einen Grundstein zu weiteren paramedizinisch-phototechnischen Experimenten. Die Ideen Rudolf Steiners („Ätherleib") unterstrichen das Interesse an einer vom Körper des Menschen ausstrahlenden sog. „Lebensenergie".

Die Kirlian-Photographie wurde technisch vom russischen Forscherehepaar Valentina und Semyon Kirlian entwickelt und ist heute auch in der vom Heilpraktiker Peter Mandel technisch modifizierten Form unter dem Namen „energetische Terminalpunktdiagnose" bekannt. Nach Auflegen der Hand auf eine Photoplatte wird eine sehr hohe Entspannungsladung (hochfrequente Wechselströme mit geringer Stromstärke und sehr hoher Spannung) aus sog. Tesla-Generatoren auf die Handoberfläche geleitet. Die für den Körper ungefährlichen Tesla-Ströme erzeugen bei ihrer Entladung auf der Photoplatte eine „Entladungskorona". Dieser Funkenkranz stellt in seiner äußeren Form in der Abweichung von einem theoretischen Idealbild die Grundlage für eine Diagnose dar. Hände, Füße oder einzelne Finger werden mit Hilfe dieser Methode photographiert. Durch die Benutzung hochlichtempfindlicher Farbfilme soll die abgelichtete „Entladungskorona" als mehrfarbige „Bioaura" Aufschlüsse über alle Arten von Erkrankungen geben. Auch sollen Krebsfrüherkennung und eine Therapieerfolgskontrolle mit Hilfe der energetischen Terminalpunktdiagnose möglich sein.

Diese bei Heilpraktikern und esoterisch orientierten Vertretern anderer Gesundheitsberufe sehr beliebte Methode wurde bisher nicht klinisch-wissenschaftlich validiert.

17.3.4 Thermoregulationsdiagnostik (TRD)

Historisch gliedert sich die Thermoregulationsdiagnostik in zwei Methoden. Schwamm und Reeh entwickelten 1953 ein Bolometer zur Messung der Infrarotstrahlung der menschlichen Haut. Die Messung der Hauttemperatur durch Wärmeleitung über ein Kontaktthermometer wurde erstmals 1975 durch Rost eingeführt. Beide Verfahren sollen Hauttemperaturprofile messen und dadurch die Fähigkeit des Körpers zur Reizadaption hinsichtlich ihres Wärmeregulationsvermögens erfassen können. Vor und nach einer definierten und gezielten Reizsetzung (in Form einer Abkühlung) wird die Temperatur an definierten Körperarealen gemessen. Absolut- und Differenzwerte im Vergleich mit der Normgröße dienen als diagnostisches Kriterium.

Eine Reihe von Meßbedingungen sollen die Präzision der Messung erhöhen und zu reproduzierbaren Ergebnissen führen. Die wichtigsten Meßbedingungen sind: ein temperierter Untersuchungsraum mit 21°–23°C, Luftfeuchtigkeit unter 60%, 24 h Medikamentenfreiheit des Patienten (soweit nicht therapiegefährdend), 12 h vor Messung keine Genußmittel (Kaffee, schwarzer Tee, Alkohol, Nikotin etc.). Nach chronobiologischen Vorstellungen sollte die Messung vormittags erfolgen. Nach

Klimaadaptation (ca. 30 min) werden je nach Anwendungsziel zwischen 16 und 110 charakteristische und anatomisch definierte Meßareale der Körperoberfläche, des Zahn- und Kieferbereichs bzw. der Mamma erfaßt. Nach einem Kältereiz (Schwamm: Hände in 17 °C kaltes Wasser tauchen; Rost: 10 min entkleidet bei Raumtemperatur warten) wird dann an den gleichen Punkten wie bei der Erstmessung noch einmal die Hautoberflächentemperatur erfaßt.

Die qualitative Auswertung der aufgezeichneten Diagramme beruht im wesentlichen auf der Interpretation der thermischen Verlaufsmuster aufgrund individuell gesammelter Einzelerfahrung. Inzwischen wird das gewonnene Datenmaterial mit Hilfe von EDV durch speziell entwickelte Software verarbeitet und eröffnet damit Möglichkeiten für spezifische und genauere Meßdatenanalysen.

Die typischen Muster der Temperaturverteilung des Wärmebilds werden als „ausbleibende", „eingeschränkte", „normale" oder „überschießende" Regulation bezeichnet. Pathologische Organstörungen sollen über viszerokutane Reflexe (efferente Impulse über die Rami communicantes grisei Nervi sympathici) die Wärmeregulation der Hautoberfläche als abhängige Größe eines Regelkreises stören. Das manifestierte pathologische Thermoregulationsverhalten wird somit meßbar. Mit Hilfe der TRD sollen individuelle Diagnosen, Krebsfrüherkennung und Therapieerfolgskontrollen möglich sein.

Im Gegensatz zu anderen diagnostischen Verfahren der unkonventionellen medizinischen Richtungen liegen für die TRD eine Anzahl von wissenschaftlichen Studien vor. Allerdings reichen die dabei erzielten Ergebnisse nicht zu einer abschließenden Beurteilung aus.

17.3.5 Pendel

Das in historischer Zeit zur Zeitmessung eingesetzte sog. siderische Pendel nahm Bezug auf das System der Fixsterne. Heute wird das Pendel im Zuge einer esoterischen Renaissance wieder häufiger als diagnostische Methode eingesetzt. Kosmische Kräfte der Sterne und anderer astronomischer Objekte sollen, so das Erklärungsmodell, durch den Körper des Therapeuten in das Pendel übertragen werden. Pendel werden in unterschiedlichsten Materialien angeboten.

Der Diagnostiker hält das Pendel, an einer Schnur oder Kette hängend, in einer Hand und bewegt es vom Kopf bis zu den Füßen des Patienten. Sind Körperpartien erkrankt, so soll das Pendel anfangen sich zu bewegen. Aus der Form der Bewegung (Art der Schwingung: elliptisch, kreisförmig, gerade etc.), der Richtung, in die das Pendelende zeigt und der Heftigkeit der Bewegung wird die Diagnose erstellt. Verschiedene Varianten zur Pendeldiagnostik haben sich durchgesetzt. So werden durch den Untersucher Fragen gestellt, die das Pendel beantworten soll. Ferner soll durch sog. mentales Pendeln das Stellen von Ferndiagnosen anhand von Photos, Kleidungsstücken oder Briefen eines Patienten möglich sein. Häufig wird das Pendel zur „präzisen" Auswahl der therapeutisch indizierten Arzneien, wie z. B. Bach-Blüten oder Homöopathika, benutzt. Auch wird das Pendel häufig innerhalb des Okkultismus zu astrologischen Vorhersagen eingesetzt.

Der Nachweis diagnostischer Treffsicherheit durch kontrollierte klinische Studien wurde bisher für das Pendel nicht erbracht. Juristisch wird das Pendel zu den okkultmedizinischen Leistungsversprechungen gezählt.

17.3.6 Wünschelrute (Radiästhesie, Geopathie)

Die Wünschelrute wird erstmals 1420 in einer Darstellung dokumentiert. Bis Mitte des 19. Jahrhunderts wurde sie okkultistisch-spirituell dazu eingesetzt, um geologische Fundstellen (Wasserquellen, Erzlager, Goldlager etc.) sowie unbekannte Verstecke (Stellungen des Feindes, Mörder, Diebe etc.) zu suchen. Mitte des 19. Jahrhunderts wurde erstmals von dem Wiener Universitätsprofessor Moritz Benedikt die Idee aufgegriffen, die Wünschelrute zum Diagnostizieren von Erkrankungen und zum Auffinden von auf den Menschen pathogen wirkenden Orten zu verwenden. Nachdem von Pohl 1932 die sog. „Erdstrahlen" definierte, begann man nach geopathischen Zonen und Erdformationen zu suchen. Man ging von der Hypothese aus, daß z. B. sog. Wasseradern oder Erdstrahlen sowie Magnetismus, Elektrizität und mikroseismische Bodenschwingungen auf biologische Systeme, und damit auf die Gesundheit des Menschen, einen krankmachenden Einfluß haben.

Verschiedenste, meist chronische Diagnosen werden von Radiästheten in einen ursächlichen Zusammenhang mit geopathischen Störfeldern gebracht. Leistungsprofil und Güte der Diagnostik sollen von einer angenommenen „Strahlenfühligkeit" (Radiästhesie) abhängen. Zur Herstellung von Wünschelruten benutzt man verschiedene Materialien (Astgabel eines Haselstocks, Kunststoff, Aluminium, Messing etc.) und sogar computergesteuerte Geräte.

Untersucht werden die von König postulierten sog. Reizstreifen durch Begehen der betroffenen Orte, meist Wohnungen. Dabei soll die Höhe des Stockwerks keine Rolle spielen. Auch wird behauptet, daß eine geopathische Ferndiagnostik unter Zuhilfenahme eines Bauplans oder auch einer Landkarte möglich sei. Ebenso soll die Wünschelrute zur Diagnostik körperlicher Erkrankungen geeignet sein. Die Rute wird dazu in einem geringen Abstand am Körper entlang geführt. Art und Heftigkeit des Ausschlags über einer Körperregion werden als diagnostisches Kriterium herangezogen. Auch hier stellen Radiästheten Ferndiagnosen mit Hilfe von Photos, Blutstropfen oder anderen Proben, die in einer direkten Beziehung zum Patienten stehen. Geopathisch verunreinigte Wohnräume werden „entstrahlt", oder es wird dazu geraten, das Mobiliar (z. B. das Bett) umzustellen. Im Handel werden zur Abschirmung gegen die Strahlungen verschiedene Geräte angeboten.

Seit 1912 untersucht die Wissenschaft das Phänomen der Wünschelrute und hat vielfach in kontrollierten teilweise internationalen Studien verschiedene Aspekte des „Rutens", wie Reizstreifen und Geopathie, negativ evaluiert.

17.4 Unkonventionelle Therapieverfahren

Ohne an ein spezifisches diagnostisches Verfahren gebunden zu sein, sollen die unkonventionellen Therapieverfahren Möglichkeiten bieten, auf Erkrankungen heilend Einfluß zu nehmen. Die Einbindung in ein naturphilosophisches Gesamtkonzept fehlt. Eine Mischung aus Erfahrungsheilkunde, Anlehnung an historische Medizinsysteme und Einbeziehung moderner naturwissenschaftlicher Erkenntnisse kennzeichnet strukturell die meisten dieser Methoden. Das diagnostische Vorgehen greift unabhängig von der angewandten Therapie häufig Elemente historischer oder unkonventioneller Medizinsysteme sowie durch die konventionelle Medizin gestellte Indikationen auf.

17.4.1 Aromatherapie

Der Gebrauch von wohlriechenden Kräutern, teils zu kultischen Handlungen, teils zur Befindlichkeitsverbesserung durch eine Raumaromatisierung, ist seit der Antike dokumentiert. Die heutige Form der Aromatherapie regte der französische Chemiker René-Maurice Gattefossé (1928) durch den Gedanken an, eine Heilmethode mit isolierten ätherischen Ölen zu schaffen.

Der französische Arzt Jean Valnet (1964) und der englische Heilpraktiker Robert B. Tisserand (1977) erweiterten und modifizierten mit ihren Ideen diese Methode. Bis heute hat sich das Spektrum der Varianten durch viele individuelle Interpretationen des ursprünglichen Aromatherapiekonzepts erweitert. Die sich dabei entwickelnden therapeutischen Gruppierungen geben stark voneinander abweichende Erklärungsmodelle über die Wirkungsweise der Aromatherapie an. Esoterisch orientierte Therapeuten sprechen den benutzten ätherischen Ölen eine „Seele" zu, die, mit dem Duft einmal in den menschlichen Körper gelangt, eine „reine" Information übermittelt, die in der Lage ist, körpereigene „kranke" Schwingungen zu harmonisieren und damit zu heilen. Allerdings bestehen auch Ansätze, in naturwissenschaftlichen kritischen Studien die Zusammenhänge zwischen Aromastoffen und körperlichen Reaktionen zu erforschen.

Die Aromatherapie benutzt ätherische Öle, die aus Pflanzen oder Pflanzenteilen hergestellt werden. Diese werden entweder in einer sog. „Aromalampe" verdampft und durch Inhalation eingeatmet, dem Bad, Dampfbad oder dem Massageöl zugesetzt, äußerlich eingerieben oder als Kompresse aufgetragen. Im Gegensatz zu den natürlichen Ölen sollen synthetische Öle oder isolierte und weiterverarbeitete Hauptbestandteile eines Öls keine Wirkung haben. Unzählige Indikationslisten geben eine Vielzahl von therapeutischen Anwendungsmöglichkeiten an. Die Aromatherapie ist in ihrer Wirkungsweise klinisch-wissenschaftlich bisher nicht evaluiert.

17.4.2 Eigenbluttherapie (Autohämatotherapie)

Nach ersten Experimenten mit Blutinjektionen, die unter der Vorstellung einer Reiztherapie am Anfang des 20. Jahrhunderts durchgeführt wurden, entwickelte der Dermatologe Spiethoff 1913 eine standardisierte Methode. Aus der schnell in Mode geratenen Therapie entwickelten sich die heute praktizierten Formen der Eigenbluttherapie. Grundlage bildet die kleine bzw. große Eigenblutbehandlung. Bei der ersteren werden ca. 5 ml Blut venös entnommen und i.v., i.m. oder an den Akupunkturpunkten s.c. reinjiziert. Bei der großen Eigenblutbehandlung werden bis zu 200 ml Blut im Sinne einer Autotransfusion reinfundiert. Im Laufe der Jahre haben sich verschiedene Varianten der Eigenbluttherapie entwickelt:

1. Versetzung des reinjizierten Eigenbluts mit medikamentösen Zusätzen (Homöopathika, EDTA etc.),
2. Potenzierung des Eigenbluts und Reinjektion der Aufarbeitung nach homöopathischer Vorstellung im Sinne einer Nosode,
3. Gegensensibilisierung nach Karl E. Theurer,
4. Verwendung von UV-bestrahltem Eigenblut (Havlicek-Verfahren),
5. Ozontherapie (s. Abschn. 17.4.8.1),
6. Verwendung von sog. aktiviertem Eigenblut,
7. autohomologe Immuntherapie.

Eigenblutinjektionen werden häufig bei chronischen Erkrankungen (Haut, Bewegungsapparat), bei Allergien sowie bei immunsuppressiven Zuständen angewandt. Die Eigenbluttherapie ist bisher klinisch-wissenschaftlich nicht evaluiert worden.

17.4.3 Hämatogene Oxidationstherapie oder Blutwäsche (HOT/UVB)

Auf der Suche nach einer potenten Therapie gegen Infektionserkrankungen entwickelten in den 20er Jahren verschiedene Ärzte in den USA, der Schweiz und der Tschechoslowakei ein Therapieverfahren, das die UV-Bestrahlung von Blut als effektgebende Komponente zur Grundlage hatte. Nach den Versuchen zweier Schweizer Ärzte, die Sauerstoffanreicherung des Blutes mit Ultraviolettstrahlung therapeutisch zu nutzen, modifizierte der Schweizer Arzt Frederico Wehrli diese Technik und stellte sie 1956 öffentlich vor.

Dieses als hämatogene Oxidationstherapie (HOT) bekannte unkonventionelle Therapieverfahren wurde später in der ehemaligen DDR weiterentwickelt und wird heute in Österreich, der Schweiz, den Niederlanden, Frankreich, Italien und Deutschland praktiziert. Parallel dazu entwickelte sich bis Ende der 60er Jahre in den USA die UV-Bestrahlung (UVB) von Blut als eigenständige Behandlungstechnik weiter. Die Idee wurde daraufhin in der ehemaligen DDR wieder aufgegriffen und wird heute überwiegend in Osteuropa praktiziert.

Beide Methoden sind spezifische Formen der Eigenbluttherapie unter Aufnahme von Ideen der Sauerstofftherapie und Therapien auf der Grundlage biophysikalischer Informationen. HOT und UVB sollen über die Stimulation des Zellstoffwechsels biologische Regulationsmechanismen zur Einstellung einer physiologischen Homöostase anregen. Anwender postulieren als Wirkmechanismus eine durch die UV-Strahlung erhöhte Energiezufuhr über Photoneneffekte. In bezug auf HOT wird zwischen den Anwendern die Bedeutung des Sauerstoffzusatzes diskutiert.

Das ungerinnbar gemachte venöse Blut (50–100 ml) wird in einer spezifischen Apparatur zur Vergrößerung der Blutoberfläche mit Sauerstoff durchperlt. Die Blut-Sauerstoff-Mischung wird anschließend in einer Quarzglasröhre in einem antibakteriell wirksamen Wellenbereich UV-bestrahlt (253,7 nm). Bei der UVB entfällt der erste Schritt. Das aufbereitete Blut wird i.v. oder i.m. reinjiziert. Die Behandlung wird in Serien von 2–9 Sitzungen angeboten, die ca. 3–19 Tage auseinander liegen sollten. Eine Serie sollte nicht häufiger als dreimal jährlich wiederholt werden. Besondere Empfehlungen hinsichtlich Nahrungsaufnahme und Medikamenteneinnahme vor den Behandlungstagen werden von den Therapeuten ausgesprochen.

Die Indikationen für die UVB werden mit Durchblutungsstörungen und Altersleiden angegeben. Die HOT wird bei den unterschiedlichsten Erkrankungen angewandt, insbesondere bei Organerkrankungen, Durchblutungsstörungen, Immunerkrankungen sowie als adjuvante Therapie bei Tumoren. Bei Leistungssportlern soll HOT zur Optimierung des Leistungspotentials dienen. Die Anwendung ist wegen vielfältiger Kontraindikationen (insbesondere allergische Reaktionen) kritisch zu betrachten. HOT und UVB wurden bisher nicht ausreichend klinisch-wissenschaftlich evaluiert.

17.4.4 Probiotische Therapie (Mikrobiologische Therapie/Symbioselenkung)

Unter der Bezeichnung probiotische Therapie werden verschiedene Behandlungsverfahren wie die Symbioselenkung, mikrobiologische Therapie und Autovakzine-Therapie subsumiert, die sich Anfang des 20. Jahrhunderts aus dem Gedanken der Impfung (erste Pockenimpfung 1796) entwickelten. Aus der Vorstellung, daß eine sog. „normale" Darmflora eine entscheidende Bedeutung für die Gesundheit des Organismus hat, folgerten Protagonisten dieses Konzepts die Möglichkeit, über eine therapeutisch induzierte mikrobiologische Besiedlung eine Dysbakterie und damit zahlreiche Erkrankungen positiv beeinflussen zu können. Die Regulation der Darmflora soll die immunologische Abwehr verbessern und eine physiologische Darmbesiedlung wiederherstellen. Ätiologisch werden Fehlernährung, Arzneimittel und Umwelteinflüsse angegeben, die zur Dysbiose führen und dadurch Ursache vielfältiger Krankheiten sein sollen. Dieser therapeutische Ansatz soll Gesundheit auf Dauer stabilisieren können und somit prophylaktisch wirken. Häufig findet keine mikrobiologische Stuhlanalyse zur spezifischen Diagnostik statt.

Zum Wiederaufbau einer zerstörten Darmflora mittels probiotischer Therapie bietet der pharmazeutische Markt eine Vielzahl von Präparaten. Diese enthalten als definierte Wirksubstanz meist Bakterien und bakterielle Stoffwechselprodukte der physiologischen Darmflora. Auch sog. Autovakzine, auf der Grundlage abgetöteter Keime des biologischen Materials eines Patienten hergestellt, werden in der mikrobiologischen Therapie als Einzelanfertigungen im Sinne einer individuellen Therapie benutzt. Diese werden auch in ansteigender Verdünnung injiziert. Neben einer Vielzahl von Indikationen wird eine mikrobiologische Therapie häufig bei Asthma, Allergien, Ekzemen, Neurodermitis, Lebererkrankungen, Rheuma etc. eingesetzt. Die unzureichenden klinischen Beobachtungen zeigen keinen eindeutigen Trend bei speziellen Indikationen. Klinisch-wissenschaftlich ist diese Methode bisher nicht evaluiert.

17.4.5 Feldenkrais

Dieses unkonventionelle Therapieverfahren wurde von Moshé F. Feldenkrais, einem Kernphysiker, als bewegungspädagogisches Konzept entwickelt. Auf der Basis einer intensiven Beschäftigung mit Verhaltenspsychologie und Neurophysiologie kreierte Feldenkrais eine Methode zu persönlicher Selbstentwicklung und einem bewußteren Umgang mit sich selbst. Die Vertreter dieses Verfahrens verstehen ihre Methode nicht als medizinische oder therapeutische Heilbehandlung. Vielmehr sollen durch Unterricht die körperlichen und geistigen Erfahrungen, die als erlebte Wirklichkeit für körperliche Fehlfunktionen verantwortlich sind, über Muskelrelaxationstechniken und Übungen überwunden werden. Von den von Feldenkrais definierten drei ätiologischen Faktoren Vererbung, Erziehung und Selbsterziehung soll der Patient nur die dritte Komponente, die Selbsterziehung, durch eine Therapie umgestalten können. Dabei sollte die Verbesserung der Körperwahrnehmung durch passives und aktives Ausführen kleinster Bewegungen geschult werden. Eine Änderung der Bewegungsmuster soll unter dauerhafter und konsequenter Übung Gewohnheits- und Lebensmuster ohne Anstrengung verändern. Die Übungen werden durch in der Feldenkrais-Methode geschulte Lehrer, organisiert in der „Feldenkrais-Gilde“, im Einzel- (funktionale Integration) und Gruppenunterricht (Bewußtheit durch Bewegung) vermittelt. Die Methode ist weit verbreitet, und ihre Vertreter sind wegen der zunehmenden Kommerzialisierung in der Frage nach einer homogenen Lehre über Idee und Zielsetzung stark zersplittert. Die Nähe der Feldenkrais-Methode zu psychotherapeutischen Ansätzen trägt in sich Risiken, auch in bezug auf therapeutischen Mißbrauch. Das Verfahren wurde bisher durch klinisch-wissenschaftliche Studien nicht evaluiert.

17.4.6 Therapien mit Verdünnungen und Potenzen

Aufgrund unterschiedlichster ätiologischer Überlegungen wurden Therapieformen entwickelt, die allein den pharmakologisch-therapeutischen Ansatz der Homöopathie aufgegriffen und modifiziert haben und mit Verdünnungen und Potenzen verschiedenster Ausgangssubstrate arbeiten. Diese Therapieformen werden häufig auch als vermeintliche Neuerungen oder Abzweigungen der Homöopathie beschrieben.

17.4.6.1 Komplexmittel

Für viele interessierte, aber in Naturheilverfahren, Homöopathie und unkonventionellen Therapieverfahren nicht versierte Therapeuten sind Komplexmittel ein häufiger und zumeist beliebter Einstieg in den „ganzheitlichen“ Medizinmarkt. Entgegen der klassischen Homöopathie und ihrer spezifischen Form der Arzneimittelfindung und -darreichung, werden Komplexmittel in Anlehnung an eine klinische, symptomorientierte Diagnose verordnet. Zudem sind in diesen Mitteln in frei definierten Verhältnissen verschiedene unterschiedlich potenzierte homöopathische Drogen miteinander kombiniert. Der therapeutische Einsatz von Komplexmitteln ist wissenschaftlich nicht ausreichend evaluiert.

17.4.6.2 Nosoden

Mit der Pockenimpfung 1796 legte der englische Arzt Edward Jenner die Grundlage für weitere Überlegungen, eine therapeutisch gezielte Modulation des Immunsystems konsequent als Impfung und somit als Prophylaxe gegen eine Vielzahl von Erkrankungen einzusetzen. Diese Gedanken griff der Tierarzt Wilhelm Lux 1820 auf und experimentierte mit homöopathisch verdünntem pathogenen biologischen Material bei erkrankten Tieren. Für diese Art von Therapeutika formulierte der Amerikaner Constantin Hering 1830 den Begriff Nosode (griechisch Nosos: Krankheit).

Entsprechend dem beim Patienten ermittelten Arzneimittelbild werden die Nosoden nach dem Ähnlichkeitsprinzip rezeptiert. Die Wirkung soll über eine durch die Höhe der Potenz in ihrer Stärke beeinflußbare Stimulation des Immunsystems erzielt werden können. Die im allgemeinen zu injizierenden Nosoden werden meist aus Bakterien, Viren, deren Abbauprodukten, Impfstoffen, infektiösem Material (Blut, Eiter etc.) und pathogen verändertem Gewebe (z. B. bei Karzinomen) hergestellt. Nach Sterilisation der Auszugsstoffe werden diese nach homöopathischen Prinzipien potenziert. Nosoden sind als Monotherapeutika und in Komplexmittelpräparaten auf dem Markt zu erhalten. Bei sog. „Blockaden“ benutzt man „Erbnosoden“ – durch genetische Bioinformationen sollen abgelaufene Erkrankungen der direkten Vorfahren auf den Patienten übertragen worden sein – oder auch „Autonosoden“ als individuelle Sonderanfertigungen aus körpereigenem Material des Patienten. Die empfohlenen Indikationen sind sehr zahlreich; Erfolge sollen bei akuten und chronischen Infektionskrankheiten sowie Allergien und entzündlichen rheumatischen Erkrankungen dokumentiert sein. Zudem gehören Nosoden zum festen therapeutischen Inventar der Homotoxikologie.

Während Nosoden in angelsächsischen Ländern und in Frankreich sehr schnell zum festen Bestandteil komplementärmedizinischer Therapie geworden sind, wurde in Deutschland erst 1985 ihre Herstellungsvorschrift im homöopathischen Arzneibuch festgelegt. Die therapeutische Wirkung der Nosoden konnte bis heute in klinisch-wissenschaftlichen Studien nicht evaluiert werden.

17.4.6.3 Biochemie nach Schüssler

Das nach dem deutschen Arzt Wilhelm Schüssler (1821–1898) benannte unkonventionelle Therapieverfahren wurde 1874 im Sinne einer gegenüber der Homöopathie modifizierten Therapie erstmals publiziert. Schüssler will durch chemische Analysen die Ursache aller pathogenen Prozesse durch den fehlenden Nachweis von sog. „Lebenssalzen“ in der Asche Verstorbener gefunden haben. Seine Untersuchungsergebnisse sollen eine Korrelation zwischen Diagnose und einer von dem Normwert abweichenden Mineralstoffzusammensetzung gezeigt haben. Schüssler leitete daraus ab, daß jede Erkrankung durch ein geeignetes anorganisches Salz behandelt werden könne. Er entwickelte ein therapeutisches Konzept mit 24 Funktionsmitteln, die in Abhängigkeit von der Anamnese einzeln oder auch kombiniert eingesetzt werden sollten. Später reduzierte Schüssler seine sog. „biochemischen Mittel“ auf 12 Mineralsalze in den homöopathischen Potenzen D3, D6 und D12. Schüsslers Biochemie wurde durch seine Schüler um 12 Zusatzmittel und Salben ergänzt. Schüssler erstellte zur therapeutischen Handhabung eine Indikationsliste, die noch heute in erweiterter Form angewandt wird und nunmehr zwischen Funktions-, Konstitutions- und Regulationsmitteln unterscheidet. Erfahrene Therapeuten sollen in der Lage sein, mittels Antlitzdiagnose die richtigen Mittel zu verordnen. Durch die Zunahme von Laienliteratur werden immer mehr Patienten auch bei diesem unkonventionellen Therapieverfahren zu Selbsttherapeuten. Die therapeutische Wirkung der Biochemie nach Schüssler ist klinisch-wissenschaftlich bisher nicht evaluiert worden.

17.4.6.4 Homotoxikologie

Der deutsche Arzt Hans-Heinrich Reckeweg (1905–1985) veröffentlichte 1948 zum ersten Mal seine Überlegungen zu einem medizinischen Grundmodell, das eine komplexe und umfassende Darstellung einer Erklärung für Gesundheit und Krankheit im Sinne einer „Synthese der Medizin“ sein sollte. Dieses als Homotoxikologie oder Homotoxinlehre eingeführte unkonventionelle Therapieverfahren besteht aus einer medizinphilosophischen Theorie zur Pathophysiologie und einem spezifischen Therapiekonzept Reckewegs, das eher als Behandlungskonsequenz aus den theoretischen Überlegungen aufzufassen ist, als daß ein homogener Strukturkomplex Pathophysiologie, Diagnostik und Therapie zu einem unverwechselbaren Konzept verbindet.

Grundgedanke der Homotoxikologie ist, daß auf den Organismus einwirkende „Homotoxine“ (endogene und exogene „Gifte“) alle Krankheiten verursachen. Entsprechend sind diese als notwendige biologische Abwehrreaktionen oder Kompensationsprozesse zu verstehen. Die autoreaktiven Abwehrprozesse gegen die Homotoxine laufen bis zur vollständigen Degeneration des Körpers in sechs Phasen, den Krankheitsstadien, ab: Exkretions-, Reaktions-, Depositions-, Imprägnations-, Degenerations- und Neoplasmaphase. Eine Symptomverschiebung von Krankheiten wird Vikariation genannt und bezeichnet den Vorgang der Veränderung von Krankheitssymptomen, die durch progressives oder regressives Wechseln einer Krankheit von einer Phase zur nächstfolgenden oder vorausgehenden entsteht.

Die homotoxikologische Therapie versteht sich als eine „erweiterte Homöopathie“ und rezeptiert vorwiegend homöopathische Komplexpräparate, Nosoden, potenzierte Organzubereitungen und potenzierte Medikamente, die auch in der Schulmedizin üblicherweise gebraucht werden. Durch sog. antihomotoxische Simulationseffekte soll das Immunsystem zu einer Körperentgiftung angeregt werden. Neben dem indikationsorientierten therapeutischen Vorgehen wird den Patienten eine spezifische Diät verordnet (Abstinenz von Schweinefleisch, Meidung von Alkohol, Kaffee, Tee, Konservierungs- und Farbstoffen). Fast grundsätzlich jede Erkrankung soll durch die therapeutischen Möglichkeiten der Homotoxikologie behandelt werden können.

Die Homotoxikologie nach Reckeweg wurde bisher durch keine klinisch-wissenschaftlichen Studien evaluiert.

17.4.7 Substitutionstherapien

Kennzeichen von Substitutionstherapien ist die Behandlung mit fehlenden, normalerweise im Körper vorkommenden, aber zum Zeitpunkt der Diagnosestellung einer Erkrankung nicht vorhandenen oder in ihrer Quantität unterhalb der Norm liegenden Substanzen. Notwendige Voraussetzungen für eine erfolgreiche Therapie bilden grundsätzlich eine ausführliche Anamnese und hinsichtlich der zu substituierenden Substanzen eine präzise Diagnostik. Die unkonventionellen Therapieverfahren bieten eine Vielzahl solcher Therapien auf der Grundlage unterschiedlichster Überlegungen hinsichtlich des bestmöglichen Therapieansatzes.

17.4.7.1 Enzymtherapie

Die Geschichte der Enzymtherapie reicht bis in die frühe Antike zurück. Bis in das 19. Jahrhundert nutzten Heiler intuitiv bei zumeist unklar umschriebenen Diagnosen pflanzliche Enzyme durch Gebrauch von Phytotherapeutika. Dieses historische erfahrungsmedizinische Therapieverständnis wurde in der 2. Hälfte des 19. Jahrhunderts mit der Entdeckung der Enzyme durch eine Chemie- und Biochemieforschung erklärbar. Anfang des 20. Jahrhunderts experimentierte der schottische Arzt John Beard bei Karzinomen mit Injektionen von gereinigtem Preßsaft tierischer Bauchspeicheldrüsen. Nach erfolgsversprechenden Forschungsergebnissen des Arztes Max Wolf (Biological Research Institut, N. Y., USA) wurde die Enzymtherapie immer häufiger eingesetzt. Allerdings konnten die klinisch-wissenschaftlichen Überprüfungen der Arzneimittel auf der Basis proteolytisch wirkender Enzyme tierischer und pflanzlicher Herkunft die postulierte Wirksamkeit nicht belegen. Der Marktanteil von Enzymtherapeutika sank darauf signifikant, und viele Mittel wurden von den Herstellern aus den Vertriebsprogrammen genommen. Trotz der Einschätzung der FDA (Food and Drug Administration, Washington D. C., USA) regt die immer wieder neue Initiierung weiterer Studien die Diskussion um eine Wirksamkeit dieser Präparate an.

Die proteolytischen Eigenschaften der Enzyme sollen eine Auflösung von Immunkomplexen, großmolekularen Antigenen sowie reaktionsunterbindenden Gerinnungsprodukten bewirken. Die am häufigsten genutzten Enzyme sind Bromelain, Papain und Trypsinderivate. Als Indikationen werden entzündliche Erkrankungen unterschiedlichster Organe, Virusinfektionen, Autoimmunerkrankungen sowie Anwendungen in der Traumatologie und adjuvanten Tumortherapie genannt. Neben den dringend zu beachtenden Kontraindikationen werden allergische Reaktionen sehr häufig als Nebenwirkung angegeben. Allein zur adjuvanten Therapie bei rheumatischen Erkrankungen konnte bisher ein Wirksamkeitsnachweis erbracht werden.

17.4.7.2 Orthomolekularmedizin (Vitamin- und Mineralstofftherapie)

Die Orthomolekularmedizin geht auf den amerikanischen Chemiker und zweifachen Nobelpreisträger Linus Pauling zurück, der, durch seine Forschungen motiviert, die These vertrat, daß Vitamingaben nicht nur in der üblichen Dosierung zur Vermeidung von Mangelerkrankungen verabreicht werden sollten, sondern auch ein signifikanter therapeutischer Effekt bei einer Vielzahl von Erkrankungen durch eine beträchtlich erhöhte Zufuhr von Vitaminen und Spurenelementen zu erzielen sei („Megavitamintherapie"). Die Erklärung des Wirkmechanismus dieser unkonventionellen Therapierichtung stützt sich auf die These, daß für die Pathogenese der meisten Zivilisationserkrankungen die Entstehung sog. freier Radikale im Körper verantwortlich ist. Umweltbelastungen wie Smog, Zigarettenkonsum, Streß etc. sollen deren Wirkung verstärken. Den Vitaminen C, E, Provitamin A (Betakarotin) sowie dem Spurenelement Selen wird durch ihre antioxidative Wirkung die Fähigkeit zugesprochen, freie Radikale zu neutralisieren und in Kombination mit weiteren Vitaminen und Mineralstoffen eine Verschiebung des Stoffwechselgleichgewichts durch eine spezifisch angepaßte hochdosierte Gabe auszugleichen. Zur Festlegung der individuell ausgerichteten Therapie wird sehr häufig diagnostisch die Haarmineralstoffanalyse angewandt. Neben Zivilisationskrankheiten werden auch sehr häufig psychiatrische Erkrankungen behandelt. Zur Therapie mit hochdosierten Vitaminen liegen kontrollierte klinische Studien mit widersprüchlichen Ergebnissen vor.

17.4.7.3 Zell- und Organotherapie

Die Zelltherapie geht zurück auf den Schweizer Chirurgen Paul Niehans (1882–1973), der 1931 die Behandlung mit Frischzellen einführte, und den schwedischen Tierarzt Sandberg, der in den 50er Jahren mit Zubereitungen aus Kälberthymus (Organextrakt THX) zur Zellregeneration therapierte. Im Gegensatz zu der in der Schulmedizin zur Substitution von nicht mehr funktionstüchtigen Organen oder als passive Impfung anerkannten Therapieform der Organotherapie, sieht sich die zu den unkonventionellen Therapieverfahren zählende Organo- oder Zelltherapie als Zellregenerationstherapie. Therapeutische Ziele sind eine Substitution, Regeneration und Reparatur von Stammgewebe zur Anregung allgemeiner Lebensprozesse („Revitalisierung") sowie Steigerung der Abwehrkräfte, nicht selten auch unter dem besonderen Aspekt der „Verjüngung". Zur therapeutischen Anwendung gelangen zumeist Zellseren aus fetalen, juvenilen und heterologen Zell- und Gewebesuspensionen von Lamm- und Ziegenfeten oder Kälbern.

Beeinflußt von den Überlegungen Virchows zur Zellularpathologie, prägte Paul Niehans mit dem Begriff „Zellulartherapie" die ursprüngliche Bezeichnung für die Zelltherapie. Die mittlerweile vielfältig in Gebrauch befindlichen Synonyme (Regenerationszelltherapie, Thymustherapie, Serotherapie, Organotherapie, Frischzellentherapie etc.) lassen sich nach der nativen Zusammensetzung des Spendermaterials grundsätzlich in die beiden Formen Organotherapie mit einer Präparatezubereitung aus vollständigen Tierzellen und Zelltherapie mit Fertigpräparaten aus nicht mehr komplett erhaltenen Zellen unterteilen. Ging Niehans ursprünglich von der Vorstellung aus, daß die injizierten Organzellen von juvenilen Spendertieren den Organismus revitalisieren konnten, so vertritt die moderne Zelltherapie die Meinung, daß heterologe und damit artfremde Zellen vom menschlichen Organismus nicht aufgenommen werden können, und benutzt dementsprechend Zelltherapieextrakte ohne intakte Zellen.

Zur erfolgreichen Zelltherapie wird eine kurmäßige Anwendung empfohlen, in der pro Behandlung meist mehrere, maximal jedoch 35 Zellarten, in Behandlungsserien in einem Abstand von 5–8 Monaten s.c., i.v., intraperitoneal oder intraartikulär injiziert werden. Die Dosierung bei Trockenzellen wird mit 4–100 mg pro kg Körpergewicht, bezogen auf die lyophilisierte Substanz, angegeben.

Die von Ärzten und Heilpraktikern zu therapeutischen Zwecken genutzten Organextrakte und Therapeutika setzen die Produkte bei einer großen Vielfalt von Erkrankungen ein. Die häufigsten Indikationsstellungen sind dabei krankheits- und altersbedingte Funktionsminderungen von Gewebe und Organen, Immunopathien einschließlich Autoimmunerkrankungen sowie adjuvante Tumortherapien etc. Die Herstellerangaben zu Nebenwirkungen und Kontraindikationen sind sehr unterschiedlich und sollten bei einer Anwendung äußerst sorgfältig abgewogen werden, da selbst schwerste immunologische Reaktionen nicht auszuschließen sind. Eine verschärfte Nutzen-Risiko-Abschätzung erscheint dringend notwendig.

Nach einer Verordnung des Bundesgesundheitsamts sind seit Juli 1988 alle injizierbaren Fertigarzneimittel aus vollständig erhaltenen und kompletten Tierzellen verboten, so daß die bis dahin übliche Aufbereitung zu Frisch- oder Trockenzellen auf dem Arzneimittelmarkt der BRD nicht mehr angeboten wird. Die nicht bewilligungspflichtigen Produkte aus Organextrakten sind weiterhin im Handel; ebenso werden Frischzellenkuren mit aufbereiteten Zellen schlachtfrischer Tierorgane durchgeführt. Doch wird derzeit diskutiert, die Präparate mit Organextrakten aus Kälbern und Rindern wegen der nicht auszuschließenden Gefahr von Organschäden durch autoimmunologische Gewebereaktionen sowie möglicher Übertragungen von BSE, Tollwut etc. aus dem Handel zu nehmen. Erfolge der Zell- und Organotherapie sind weder klinisch-wissenschaftlich dokumentiert noch hinreichend untersucht oder positiv evaluiert worden.

Anmerkung: Zum Zeitpunkt der Drucklegung liegt dem Bundesrat eine Verordnung zum Erlaß eines endgültigen Verbots der Frischzellentherapie zur Entscheidung vor.

17.4.7.4 Chelat- oder EDTA-Therapie

In den USA wurde 1941 die erfolgreiche Behandlung von Schwermetallvergiftungen mit Chelaten publiziert. Da EDTA die Fähigkeit besitzt, neben Schwermetallen auch Kalzium zu binden, wird diese Therapie seitdem in der Komplementärmedizin unter der Vorstellung angewandt, daß es möglich sei, mit dem Chelatbildner das Kalzium aus arteriosklerotischen Gefäßen herauszulösen. Diese Methode soll in der Lage sein, selbst die feinsten Kapillare von arteriosklerotischen Plaques zu „reinigen" und damit präventiv typische Begleit- und Folgeerkrankungen günstig zu beeinflussen oder gar zu heilen. Die Chelattherapie ist im Sinne einer negativen Substitutionstherapie zu verstehen, da sie gezielt einen körpereigenen Stoff (Kalzium) entfernen soll. Indikationslisten für die Chelattherapie enthalten aber auch Erkrankungen wie Potenzstörungen, Diabetes, Tuberkulose oder Karzinomerkrankungen.

Nach einer konventionellen medizinischen Diagnostik (Herz, Niere, Blut, Urin etc.) wird über eine Behandlungsserie von ca. 20–25 Therapiesitzungen in einer Infusionstherapie EDTA verabreicht sowie Flüssigkeit, Vitamine und Magnesiumsalze substituiert. Die Anfang der 80er Jahre aus den USA nach Europa gekommene Chelattherapie wird sowohl ambulant wie stationär meist in Sanatorien angewandt. Diese Methode ist bisher nur hinsichtlich der Behandlung von Schwermetallvergiftungen ausreichend positiv evaluiert. Die erfolgreiche Behandlung von Arteriosklerose und weiteren Erkrankungen konnte in kontrollierten klinischen Studien nicht nachgewiesen werden.

17.4.8 Sauerstoff- und Ozontherapien

Unter der Vorstellung, Sauerstoff (O_2) und seine energiereichere Form, das dreiatomige Sauerstoffmolekül Ozon (O_3), das infolge von UV-Strahlung oder elektrischer Entladung aus Sauerstoff (O_2) entsteht und von stark oxidierender Wirkung ist, als therapeutischen Ansatz für unkonventionelle Therapieverfahren zu nutzen, wurde eine Reihe unterschiedlichster Behandlungsverfahren entwickelt. Durch intramuskuläre, intravasale oder lokale Applikation von Ozon, Sauerstoff oder einem Gemisch aus beiden sollen insbesondere chronische Erkrankungen, Entzündungen und Infektionen therapierbar und in der Rehabilitation eine Vitalisierung und Leistungssteigerung möglich sein. Ebenso werden Mischungen von Wasser oder Olivenöl mit Ozon bei unterschiedlichen Wundinfektionen und dermatologischen Erkrankungen angewandt. Dabei entwickelten sich die Ozon- und Sauerstofftherapie entsprechend den Fortschritten der Medizintechnik, die z. B. durch geeichte Generatoren präzise dosierte Gasmengenverteilung erlauben.

17.4.8.1 Ozontherapie (Oxyontherapie)

Die Erkenntnis über die keimtötende Wirkung von Ozon nutzte 1870 erstmals der Berliner Arzt Constantin Lender, der dieses unspezifisch bei Inhalationstherapien einsetzte. Nachdem die durchblutungsfördernde Wirkung von Ozon wissenschaftlich erkannt worden war, waren während des ersten Weltkriegs Infektionen und Verbrennungen die häufigsten Indikationsstellungen für eine topisch angewandte Ozontherapie. Ab den 50er Jahren des 20. Jahrhunderts konnte Ozon wegen der verbesserten technischen Möglichkeiten bei gastrointestinalen, vaginalen, urethralen sowie weiteren Infektionserkrankungen eingesetzt werden. In den 30er Jahren wurde die Behandlung mit Ozon zu einer Modetherapieform. Die heute auch unter dem Synonym Oxyontherapie, Ozonosantherapie und Sauerstoff-Ozon-Therapie bekannte Behandlungsform mit Ozon wird in verschiedenen Formen eingesetzt.

Zur topischen Anwendung verwendet man die Ozontherapie mittels Glocken-, Beutel- oder Stiefelbegasung bei Fistelinfiltrationen, Mundspülungen oder rektalen Applikationen. In systemischer Anwendung kommt Ozon bei der kleinen und großen Eigenblutbehandlung mit 10–40 µg pro ml Blut als Infusion über ein Mikroperlsystem zum Einsatz. Rektale Insufflationen werden mit 100–300 ml Sauerstoff-Ozon-Gemisch durchgeführt. Auch intraarterielle und intraartikuläre Injektionstherapien werden bei spezifischen Indikationen durchgeführt.

Die für die Ozontherapie angegebene Indikationsbreite reicht von Haut- und Schleimhauterkrankungen über periphere und zerebralarterielle Durchblutungsstörungen bis hin zu sekundären Immunopathien, rheumatischen Erkrankungen und dem Einsatz als adjuvante Tumortherapie. Auf strenge Kontraindikationsstellung ist zu achten; auch sind Fälle mit gravierenden Nebenwirkungen dokumentiert worden. Die Ozontherapie wird fast nur im deutschsprachigen Raum Europas, sowohl in Praxen als auch in Privatkliniken und Sanatorien von Ärzten und Heilpraktikern angewandt. Ärztliche Therapeuten haben sich zu Fachgesellschaften zusammengeschlossen. Die in Erfahrungsberichten dokumentierte Wirksamkeit der Ozontherapie wurde bisher in klinisch wissenschaftlichen Studien nicht evaluiert.

17.4.8.2 Sauerstoffbehandlungen

Nach der wissenschaftlichen Entdeckung von Sauerstoff (Joseph Priestly 1774) wurde bereits gegen Ende des 18. Jahrhunderts Sauerstoff bei Asthma, bei Tuberkulose zur Wundheilung sowie gegen die Pest therapeutisch eingesetzt. Die Sauerstofftherapie war verschiedenen Modephasen unterworfen, bis sie sich im 20. Jahrhundert in der Schulmedizin bei wenigen, aber hochspezifischen Diagnosen etablierte. In der Komplementärmedizin haben sich parallel mehrere Verfahren der Sauerstoffbehandlung entwickelt. Neben der atopischen Anwendung meist als Glocken-, Kammer- oder Beutelbegasung und der rektalen Insufflation findet Sauerstoff als therapeutischer Wirkfaktor häufig Anwendung in der systemisch ausgerichteten Eigenbluttherapie. Eine intraarterielle Injektionstherapie wurde von dem Arzt H. S. Regelsberger als Variante entwickelt. Über eine maschinell gesteuerte Dosierpumpe werden 20–100 ml Sauerstoff (2–3 ml/min) i.v. injiziert. Bei einer 4–6 wöchigen Behandlungsserie mit täglichen Wiederholungen wird die Sauerstoffmenge gemäß einem definierten Behandlungsschema gesteigert. Die Sauerstoff-Mehrschritt-Therapie als eigenständiges und komplexes Behandlungsregime ist mittlerweile das populärste sauerstoffnutzende unkonventionelle Therapieverfahren. Bei Anwendung der Sauerstoffbehandlungen ist auf Kontraindikationen und Risiken zu achten, Nebenwirkungen sind dokumentiert. Klinisch-wissenschaftlich sind diese Methoden bis heute nicht evaluiert worden.

17.4.8.2.1 Sauerstoff-Mehrschritt-Therapie (SMT) nach v. Ardenne

Die Sauerstoff-Mehrschritt-Therapie (SMT) wurde von dem Physiker Manfred v. Ardenne (1907–1997) entwickelt und 1978 als Therapiekonzept vorgestellt. Dieses Verfahren wird mittlerweile in vielen Varianten angeboten. Unter der Vorstellung, daß ein Sauerstoffmangel in den Zellen die Ursache für Erkrankungen, Leistungseinschränkungen und Organfunktionsstörungen sei, soll die SMT den im Alter abnehmenden Sauerstoffpartialdruck durch ein spezifisches Therapiekonzept dauerhaft so anheben können, daß sogar eine gesteigerte Blutmikrozirkulation das Sauerstoffangebot im Gewebe erhöht und über die Anregung von Stoffwechselprozessen verschiedenste Erkrankungen behandelt werden können. Die Behandlung wird in 3 Schritten durchgeführt: 1. Einnahme eines Medikamentencoktails (Thiamin, Vitamin C, Dipyridamol, Magnesiumorotat) zur Förderung der Sauerstoffaufnahme in das Gewebe, 2. Inhalation eines Sauerstoff-Luft-Gemischs über eine Atemmaske oder Nasensonde über einen Zeitraum von 2 h zur Erhöhung des Sauerstoffpartialdrucks, 3. zur Stabilisierung des Wirkeffekts ein tägliches individuell dosiertes Bewegungstraining, das zur besseren Kreislaufaktivierung und Gewebedurchblutung beitragen soll. Eine Behandlungsserie umfaßt üblicherweise 18 Sitzungen. Wiederholungen werden empfohlen. Daneben hat sich eine 15-min-O_2-Mehrschritt-Schnellprozeß-Therapie durchgesetzt, bei der, zeitlich komprimiert, ein vergleichbarer Effekt während einer Sauerstoffinhalation auf einem Ergometer erreicht werden soll.

Durch die postulierten universalen Auswirkungen der Behandlungen soll die SMT als therapeutisches Verfahren bei einer Vielzahl von Erkrankungen sowie bei der Rehabilitation, Vitalisierung und der Leistungssteigerung im Alter und nach Erkrankungen indiziert sein. Auch Tumorprophylaxe und Lebensverlängerung sollen zu den therapeutischen Möglichkeiten der SMT gehören. Wegen möglicher Risiken ist ein gründlicher medizinischer Check-up notwendig. Die SMT ist mittlerweile ein sehr beliebtes unkonventionelles Therapieverfahren und wird in sehr vielen Heilpraktiker- und Arztpraxen, Kurzentren und Krankenhäusern durchgeführt. Die anwendenden Ärzte sind in einer Fachgesellschaft organisiert. Über schädliche Nebenwirkungen ist bisher nicht berichtet worden. Die postulierte Langzeiterhöhung des Sauerstoffpartialdrucks konnte in klinisch wissenschaftlichen-Kontrollstudien nicht bestätigt werden. Auch wurde bisher kein therapeutischer Effekt evaluiert.

17.4.9 Therapiesysteme auf der Grundlage biophysikalischer Information

Verschiedene unkonventionelle Therapieverfahren gründen ihr Wirkprinzip auf der Wechselwirkung zwischen elektromagnetischen Impulsen einerseits, in den alternativen Heilverfahren auch sprachlich kodiert als „Bioinformation" bezeichnet, und andererseits auf dem kybernetischen Prinzip des menschlichen Organismus als offenes autoregulatives System. Die postulierte komplexe Kommunikations- und Netzwerkstruktur eines jeden biologischen Systems soll in der Lage sein, unter anderem elektromagnetische Wellen als Form der Informationsübertragung zu begreifen, die nach entsprechender Transkription des Informationsinhalts zur Steuerung biochemischer Stoffwechselvorgänge dienen sollen. Diese Biokommunikation soll in Repair-Mechanismen eingreifen, Immunregulationen und Wachstumsvorgänge beeinflussen und somit therapeutisch wirken.

17.4.9.1 Lasertherapie (Soft- und Infrarotlaser)

Nach technischer Realisation des Lasers (light amplification by stimulated emission of radiation) 1960 wurde dieser wegen seiner vielfältigen Möglichkeiten sehr bald, vornehmlich bei chirurgischen Eingriffen, zum kontaktfreien Schneiden und zur Koagulierung genutzt. Ebenso wurden sog. athermische Soft- und Infrarot (Mid)-Laser entwickelt, die im Gegensatz zu den chirurgisch eingesetzten Lasern durch ihre weitaus geringere Leistung ohne Erwärmung und Zerstörung des Gewebes zur punkt- und flächenhaften Bestrahlung der Hautoberfläche genutzt werden konnten (Soft-Laser: low-power laser; Mid-Laser: mid-power laser).

Die Erzeugung von höchst monochromatischer, kohärenter und fast paralleler Lichtstrahlung mit extrem hoher Energiedichte durch eine stimulierte Photonenemission wird in den unkonventionellen Therapieverfahren athermisch genutzt, also nicht wie in der chirurgischen Lasertherapie zur Umwandlung hochenergetischer Lichtenergie in thermische Energie und damit zur Erzeugung von Wärme im Gewebe. Soft- und Mid-Laser erzeugen ein Laserlicht mit der Leistung von 2–15 mW/cm^2, so daß sie Gewebe weder erwärmen noch zerstören. In Abhängigkeit vom sog. „aktiven Glied" (z. B. Kristall, Halbleiter, Gas etc.) emittiert ein Laser Licht im ultravioletten, sichtbaren oder ultraroten Spektralbereich. Der Soft-Laser setzt Energie mit einer Wellenlänge von 632,8 nm kontinuierlich frei und wird überwiegend bei Hauterkrankungen eingesetzt. Der Mid-Laser, mit etwa 900 nm Wellenlänge, einer extrem kurzen Impulsdauer von 100–200 ns und einer individuell einstellbaren Pulsfrequenz zwischen 100 und 2000 Hz, wird wegen der ihm zugeschriebenen besseren Tiefenwirkung häufig bei orthopädischen Erkrankungen eingesetzt.

Die Laserbehandlungen werden als Flächenbestrahlung schmerzender oder erkrankter Körperstellen oder der entsprechenden Reflexzonen sowie auch als Laserakupunkturbehandlung punktuell nach klassischen oder modifizierten Anwendungsrichtungen der Akupunktur durchgeführt. Die Therapeuten sprechen dem Laserlicht bei Wunden und Infektionserkrankungen eine regenerative sowie eine schmerzlindernde Wirkung zu. Durch die Absorption von elektromagnetischer Energie sollen biochemische Effekte im Sinne einer Biokommunikation (Freisetzung anaboler Substanzen, Modifikation enzymatischer, fibrinolytischer und immunologischer Vorgänge, ATP-Syntheseförderung etc.) ausgelöst werden. Als Indikationen werden orthopädische und dermatologische Erkrankungen genannt. Die Behandlung dauert wenige Minuten und wird in einer Serie in Abständen von wenigen Tagen wiederholt. Gefahren bestehen im Umgang mit Laserlicht, insbesondere für die Netzhaut, auf Kontraindikationen ist zu achten. Nachdem die Kassenärztliche Bundesvereinigung 1985 die Behandlung mit Low- und Mid-power-Lasern zur vergütungsfähigen kassenärztlichen Leistung erklärte, revidierte sie diesen Beschluß 1986 wegen mangelnder Wirkungsnachweise. Die Lasertherapie in den unkonventionellen Therapieverfahren ist durch klinische Studien nicht evaluiert und ihre Wirkweise wissenschaftlich umstritten.

17.4.9.2 Farbtherapie

Die Bedeutung von Farben für einen möglichen therapeutischen Ansatz in der Medizin soll bereits in der Antike erkannt und genutzt worden sein. Die historischen Medizinsysteme unterschiedlichster Kulturkreise (Medizin des altägyptischen Pharaonenreichs, chinesische Medizin, ayurvedische Medizin, Medizin des antiken Griechenlands) schrieben den Farben religiös-magische und erfahrungsmedizinisch-therapeutische Bedeutungen zu. Die Charakterisierungen der Farben waren kulturabhängig und zeigten häufig Aspekte einer Symbolmedizin. Heute greifen die Heiler der New-age-Bewegung diese Gedanken wieder auf, und unter Berufung auf die Priestermedizin der mythischen Insel Atlantis wird eine Diagnose durch das sog. „Aura-reading" (Deutung der „Farbausstrahlung" der Aura des Patienten) erstellt und mittels „Auraheilung" durch Farbimagination therapiert. Auch die Kirlian-Photographie (s. Abschn. 17.3.3) sowie Anlehnungen an die ayurvedische und Elemente der asiatischen Medizin („Chakren" etc.) kommen dabei zum Tragen.

In den eher apparativ orientierten unkonventionellen Therapieverfahren werden Geräte zur Farbbestrahlung und Farbakupunktur entweder als alleiniges Konzept oder als modulares Element genutzt. Hierzu zählen Mora-Colortherapie, Farbakupunktur nach Peter Mandel, Farb-Lo-Punkt-Behandlung, Medikamententherapie mit Aktinoplexen (farbig bestrahlten Schüssler-Salzen), Eichotherm-Behandlung, Colortherapie etc.

Nachdem 1666 der Physiker und Astronom Isaac Newton die Spektralfarben des Sonnenlichts entdeckt hatte, experimentierten Wissenschaftler mit dem Effekt von Farblichtanwendungen unterschiedlicher Wellenlängen auf biologische Systeme. In der konventionellen Medizin wird die physiologische Wirkung von Rot- und Blaulicht therapeutisch genutzt (Wärme- und UV-Behandlung). Die unkonventionellen Therapieverfahren postulieren, daß der zelluläre Stoffwechsel des menschlichen Körpers sog. „biologische Informationen" über bestimmte Schwingungsfrequenzen des Farblichts zur Heilung nutzen kann. Auch Deutungen des 1949 von dem Psychologen Max Lüscher entwickelten Persönlichkeitstests werden als Erklärung der Wirkung der Farbtherapie mit herangezogen. Den Farben werden dabei unterschiedliche Eigenschaften zugesprochen, so z. B. soll Rot anregend, Gelb aufheiternd, Blau entspannend, Grün beruhigend und ausgleichend, Orange aufheiternd, und Violett inspirierend sein. Die Wirkungen von Komplementärfarben sollen sich gegenseitig auslöschen. In traditionellen historischen Medizinsystemen wurde darüber hinaus bestimmten Organen und deren Krankheiten eine definierte Farbe zugeordnet.

Die Farbtherapien (Synonym: Colortherapie) differenzieren sich nach ihrer Art der Anwendung. Die Farbtherapie mit Geräten (z. B. Eichotherm-Behandlung oder Colortherapie; Farbakupunktur nach Peter Mandel) nutzt Apparaturen, die alle Spektralfarben des Lichts abstrahlen können. Die therapeutisch gewünschte Farbe wird durch Farbfilter erzeugt. Üblich sind Farblichtbestrahlungen einer ganzen Körperpartie, der eine Beziehung zum erkrankten Organ zugeordnet wird. Aura-reading und Auraheilung postulieren Verbindung von Farben und Chakren; auch sollen bestimmte Yogapositionen die Farben der Chakren beeinflussen können. Andere therapeutische Praktiken sind z. B. die farbige Bestrahlung von Medikamenten unter der Vorstellung, dadurch deren therapeutische Wirkung zu optimieren (Aktinoplexe der Schüssler-Salze), sowie Farbbrillen, deren fakultativ therapeutisch verordnete Einsätze von farbigen Gläsern eine die Stimmungslage beeinflussende Wirkung haben sollen. Über die Dauer einer Sitzung und die Länge von Serien bestehen unterschiedliche Vorstellungen. Die Farbakupunktur benutzt stabförmige Strahler, die, mit Farbfiltern versehen, sowohl an traditionellen als auch an Ohrakupunkturpunkten zu etwa einminütigen Therapiesitzungen benutzt werden. Serien von mehreren Behandlungen sind üblich. Entsprechend den vielfältigen therapeutischen Methoden werden eine Vielzahl unterschiedlicher Indikationsstellungen genannt. Die verschiedenen Formen der Farbtherapie sind bisher weder durch klinisch-wissenschaftliche Studien evaluiert worden, noch konnten die theoretischen Überlegungen und verschiedenen Erklärungsmodelle zum Wirkmechanismus verifiziert werden.

17.4.9.3 Magnetfeldtherapie

Die therapeutische Verwendung von natürlichen magnetischen Materialien kann bereits in den historischen Medizinsystemen des ägyptischen Pharaonenreiches sowie der griechischen Medizin des 4. Jahrhunderts vor Christus (Hippokrates) dokumentiert werden. Auf der religiös-kultischen Basis der Volksmedizin wurden den Magneten geheimnisvolle Heilkräfte zugesprochen. Zu Beginn des 20. Jahrhunderts begann man unter dem Aspekt wissenschaftlicher Erforschung immer wieder mit dem Einsatz der Magnetfeldtherapie zu medizinisch therapeutischen Zwecken zu experimentieren; 1982 wurde die Methode nach Kraus und Lechner zur Behandlung definierter Indikationen im Sinne der Reichsversicherungsordnung (RVO, §368e) anerkannt.

In der Magnettherapie unterscheidet man zwischen der Behandlung mit natürlichen und künstlichen Magneten. Naturmagnete besitzen eine geringe Feldstärke und werden als sog. „Heilmagnete", wie Halsketten, Armbänder oder Magnetfolien, angeboten. Dabei soll der Magnetismus in Form eines heilenden Lebensfluidums auf den Patienten übertragen werden und sowohl bei chronischen Erkrankungen als auch prophylaktisch gegen eine Vielzahl von Erkrankungen helfen. Die Magnetfeldtherapie mit künstlichen Magneten, meist mit sog. „Permanentmagneten", unterscheidet zwischen einer pulsierenden und einer statischen Form. Die therapeutische Anwendung von starken Feldstärken (ca. 15 Tesla) sollen einen eher somatischen Einfluß, insbesondere auf das Ionenmillieu des Gewebes, und pulsierende und schwache Magnetfelder (ca. 5 Tesla) eine eher auf das Nervensystem ausgerichtete Wirkung haben. Der Anwendungsbereich rotierender Permanentmagnete liegt mit 1-100 Hz bei 0,01 T, der gepulster Magnetfelder mit 1–2000 Hz bei bis zu 0,01 T.

Der Heilmagnetismus nach F. A. Mesmer ist ein konventionelles Therapieverfahren, das seine therapeutische Wirkung aus magnetischen Kräften beziehen soll, die ein Heilmagnetiseur durch Handauflegen und andere spiritistisch-kultisch wirkende Praktiken auf den Patienten übertragen kann. Das Verfügen über einen „animalischen Magnetismus" soll dem Heiler ermöglichen, über eine „odisch-magnetische Kraft" das „Od" (Lebensfluidum/Lebensaura) zu therapeutischen Zwecken einzusetzen. Der Heilmagnetismus wird als Vorläufer heutiger psychotherapeutischer Hypnose- und Suggestionstherapien angesehen. Der Einsatz von natürlichen Magneten soll nach den Vorstellungen der Heiler bei einer großen Zahl von Erkrankungen möglich sein. Heilmagnetismus wird vor allem bei funktionellen Störungen angewandt. Die Magnetfeldtherapie sieht ihre Möglichkeiten hauptsächlich in der Behandlung von Entzündungen und Schmerzen sowie bei der Wund- und Knochenbruchheilung. Auf Kontraindikationen ist zu achten (cave: Herzschrittmacher). Die klinisch-wissenschaftlichen Belege sowie die Überprüfung der Wirkhypothesen sind bis heute unzureichend.

17.4.10 Massageverfahren

Der Einsatz von Massagen als therapeutisches Konzept wurde bereits vor 4500 Jahren in China dokumentiert. Die Kulturen der Antike benutzten die Massage in Kombination mit Ölen und Salben zur Prophylaxe sowie zur Leistungssteigerung bei Sportlern. Die ursprünglich magisch-kultischen Handlungen der Massagetechniken erhielten damit eine zielgerichtete, willentlich einsetzbare Dimension. Im Gegensatz zur griechischen, römischen und arabischen Kultur nutzte die christliche, eher geistzentrierte und körperfeindliche Kultur das überlieferte erfahrungsheilkundliche Wissen über Massagetechniken kaum. Das somit in der europäischen Volksheilkunde fast in Vergessenheit geratene Wissen rückte erst nach der Reformation wieder stärker in das therapeutische Angebot der mitteleuropäischen Heilkundigen. Die heute häufig genutzte klassische Massage wurde im 19. Jahrhundert von dem schwedischen Heilgymnasten Per Henrik Ling entwickelt und später von dem holländischen Arzt J. Georg Metzger zur heute genutzten Technik modifiziert.

Die Massagetherapie ist eine physiotherapeutische Behandlung, bei der Gewebe und Muskeln durch gezielt gesetzte Impulse (Druck- und Zugreize) stimuliert werden sollen. Die Vielzahl der mittlerweile angebotenen Massagearten kann man ihrer Form nach wie folgt gliedern:

1. Klassische manuelle Massage (s. Abschn. 3.3.1) durch Streichung (Effleurage), Reibung (Friktion), Knetung oder Walkung (Pétrissage), Klopfung (Tapotement), Erschütterung (Vibration).
2. Reflexzonenmassage (s. Abschn. 3.3.4): Fußreflexzonenmassage, Nervenpunktmassage, Bindegewebsmassage, Periostmassage u.a.
3. Apparative Massage mit Vibrationsgeräten (s. Abb. 3-11), Ultraschall (Mikromassage), Unterwassermassage (s. Abschn. 3.3.3), Elektromassage (vibrierende Effekte unter Reizstromimpulsen).

Die unter den unkonventionellen Therapieverfahren angebotenen Massageformen nutzen sehr häufig Konzepte und/oder die Kombination klassischer Massageformen, wie japanische, chinesische, arabische oder europäische Massage, auch mit Ideen moderner Psychotherapie und Elementen esoterischer Weltvorstellungen verbunden.

17.4.10.1 Fußreflexzonenmassage

(Zu Geschichte, Diagnostik, Therapie und Massagetechniken s. Abschn. 3.3.4.5)

Zur Fußreflexzonenmassage werden viele Varianten angeboten. Unterschiedliche Theorien und Hypothesen wollen den Wirkmechanismus dieser Massagetechniken erklären. Klinische Beobachtungen sowie experimentelle Untersuchungen sollen darauf hinweisen, daß Hautimpulse, neurokranial geschaltet, reflexiv individuelle Störungen innerer Organe beeinflussen können.

Eine typische Behandlung dauert etwa 45 min und wird in einer Serie von 10–12 Behandlungen angeboten. Mögliche Risiken und Nebenwirkungen sind zu beachten. Die Ausbildung findet ohne Qualitätssicherung statt. Die topographischen Angaben unterschiedlicher Lehrinstitute und Bücher differieren teilweise erheblich voneinander. Die Fußreflexzonenmassage konnte bis heute nicht positiv evaluiert werden.

17.4.10.2 Rolfing

Das unkonventionelle Therapieverfahren Rolfing wurde von der amerikanischen Chemikerin Ida P. Rolf in den 50er Jahren als ein patientengestütztes sog. ganzheitliches Therapiekonzept entwickelt. Ziel der Behandlung ist eine Verbesserung der Körperhaltung durch eine spezielle Massage- und Bewegungstechnik. Wegen des tiefen Eingriffs der Therapie in die Struktur von Muskeln und Sehnen sowie des psychotherapeutischen Bezugs wird diese unkonventionelle Therapietechnik auch „strukturelle Integration" genannt. Unter der Vorstellung, daß pathologische Bewegungsmuster und orthopädische Fehlstellungen nicht nur Folgen einseitiger körperlicher Belastung, sondern auch von seelisch-traumatischen Erlebnissen sind, soll Rolfing auch psychotherapeutisch wirksam sein.

Der Patient wird im Liegen, Sitzen, Stehen und Gehen mit Fingern, Knöcheln und Ellenbogen knetend intensiv und tief massiert und dazu angehalten, aktiv durch eine unterstützende spezielle tiefe Atemtechnik am Therapieprozeß mitzuarbeiten. Die Behandlung wird in einer Serie von 10 Sitzungen à etwa 90 min durchgeführt. Zur Therapiekontrolle wird die körperliche Fehlhaltung des Patienten durch photographische Aufnahmen dokumentiert. Neben orthopädischen Indikationen soll Rolfing bei chronischen Kopfschmerzen, Verdauungs- und Menstruationsstörungen indiziert sein. Auch in Deutschland wird eine fundierte Ausbildung angeboten. Insbesondere aufgrund der psychotherapeutischen Wirksamkeit müssen Risiken bei der Anwendung bedacht werden. Zu Rolfing liegen keine dokumentierten klinischen Beobachtungen vor, ebenso wurde diese Therapieform nicht klinisch-wissenschaftlich evaluiert.

17.5 Evaluation und Bewertung komplementärmedizinischer Therapieverfahren

Die komplementärmedizinischen Verfahren müssen derzeit nicht nur hinsichtlich zunehmender gesetzlicher Bestimmungen zur Überprüfung und Zulassung von Arzneimitteln, sondern auch in ihrem Bemühen um eine Etablierung gegenüber der konventionellen Medizin verstärkt die Wirksamkeit ihrer Therapien und Verfahren beweisen. Die zur Wirksamkeitsprüfung von konventionellen Arzneimitteln konzipierte randomisierte, plazebokontrollierte Doppelblindstudie gilt dabei als Methode der Wahl. Die Anwendung eines möglichen Cross-over-Studiendesigns scheitert bei Therapien mit postulierten lang andauernden oder langsam einsetzenden Effekten (wie z. B. Homöopathie) häufig wegen mangelnder Aussagefähigkeit. Zwar sind im Bereich der Komplementärmedizin „testimonials" (Patientenberichte), Fallserien, Erfahrungsberichte und selten auch Anwendungsbeobachtungen bekannt, doch werden diese weder den gesetzlichen noch den wissenschaftlichen Ansprüchen gerecht, die heute Grundlage medizinischer Entscheidungen sind. Auch wird die Bedeutung von Plazebo- und sonstigen sowohl spezifischen als auch unspezifischen Effekten diskutiert, um die Wirkung und Effizienz komplementärmedizinischer Verfahren und Therapien besser beurteilen zu können. Diese wissenschaftskonzeptionellen und methodologischen Gesichtspunkte gewinnen in den letzten Jahren vermehrt an Bedeutung.

Die zunehmenden Probleme der Finanzierung der Gesundheitssysteme in Europa und Nordamerika zwingen die medizinische Forschung verstärkt, sich mit den ökonomischen Aspekten und Auswirkungen sowohl konventioneller als auch komplementärmedizinischer Verfahren auseinanderzusetzen. Dieser relativ neue Aspekt in der Medizin umfaßt die Entwicklung von Methoden zur Untersuchung der ökonomischen Auswirkung des Einsatzes komplementärmedizinischer Therapien sowie einen Vergleich zur Kostenanalyse konkurrierender Diagnose- und Therapieverfahren, welcher Kostenminimierung, Kosteneffektivität sowie Kosten-Nutzen-Analysen bzw. Kosten-Benefit-Analysen beinhaltet. Unterschiedlich diskutiert wird in diesem Zusammenhang die Bemessung des finanziellen Wertes der Lebensqualität, eine Zielvariable, die in klinischen Studien eine immer größere Rolle spielt. Als ebenso bedeutsam für ein effektiv arbeitendes zukünftiges Gesundheitssystem wird die Problematik der Qualitätssicherung angesehen.

Wegen der ungenügenden Aussagekraft und problematischen Anwendbarkeit bisheriger wissenschaftlicher Konzepte hinsichtlich der Überprüfung von Therapieregimen in der Komplementärmedizin, wie Homöopathie, Akupunktur etc., wurden in den vergangenen Jahren verstärkt neue Formen des Studiendesigns diskutiert und entwickelt, die diesen unterschiedlichen Aspekten der spezifischen Problematiken gerecht werden sollen. Ein weiterer Schwerpunkt komplementärmedizinischer Forschung liegt in der Erstellung von Übersichtsarbeiten, die es ermöglichen Forschung transparent und systematisch darzustellen, um die Effizienz medizinisch-wissenschaftlicher Studien verbessern zu können.

Die in den letzten Jahren erfolgreichere Positionierung von Publikationen zu komplementärmedizinischen Themen in Fachzeitschriften, die in den konventionellen medizinischen Datenbanken gelistet werden, ermöglicht eine verbesserte Abfrage spezifischer komplementärmedizinischer Schlagworte. Folgende Datenbanken für Recherchen zu komplementärmedizinischen Fragestellungen sind zu nennen: Medline (Index Medicus), Embase (Excerpta medica), AMED (Alternative Medicine), Napralert, Current Contents.

Trotz großer Therapieunsicherheit und der Notwendigkeit einer methodologischen Entwicklung zeigt sich, von wenigen Ausnahmen abgesehen, in der Komplementärmedizin im Vergleich zu den bestehenden medizinisch-wissenschaftlichen Disziplinen nur eine geringe Forschungsentität. Obwohl die mangelnde Validierung im krassen Gegensatz zu der verstärkten Nutzung dieser Verfahren durch die Patienten steht und zugleich ein steigendes Lehr- und Behandlungsangebot der Ärzte zu beobachten ist, konnte sich bisher keine konsequente Forschungsförderung etablieren, die von einem einheitlichen, von der internationalen „Scientific Community" getragenen Wissenschaftsverständnis ausginge. Im Bemühen um eine stärkere Strukturierung und Vernetzung der internationalen Forschungslandschaft gibt es in Europa und Nordamerika nur wenige Forschungsgruppen, die qualitativ hochwertige wissenschaftliche Arbeit leisten. Die Forschungssituation für historische Medizinsysteme, besonders in Asien, schließt dies nicht aus. Während in Großforschungseinrichtungen die Naturheilkunde/Komplementärmedizin sich bis heute nicht etablieren konnte, wird die Forschungslandschaft weitestgehend durch Einrichtungen privater Trägerschaften (Stiftungen), der Krankenkassen und ihrer Vereinigungen, der medizintechnischen und pharmazeutischen Industrie sowie vereinzelte Projektförderungen nationaler und internationaler Organisationen geprägt (Programme der WHO, EU, Bund und Länder der BRD etc.).

Die zukünftige Bedeutung der praxis- und gesundheitspolitischen Aspekte komplementärmedizinischer Anwendungen läßt sich zum augenblicklichen Zeitpunkt auf nationaler und internationaler Ebene nur schwer skizzieren. Die dazu notwendigen strukturierten Beobachtungen fehlen weitestgehend.

17.6 Rechtliche Aspekte

Um eine Harmonisierung des Arzneimittelrechts in der EG zu erreichen, wurden in den vergangenen Jahrzehnten verschiedenste Richtlinien des Europäischen Rates erlassen. Diese Richtlinien haben in ihrer Form als Gemeinschaftsrecht Vorrang vor „wie immer auch gearteten innerstaatlichen Rechtsvorschriften". Obwohl das institutionelle System der Europäischen Gemeinschaft keinem bestimmten staatsrechtlichen Modell und damit auch keinem Gewaltenteilungsschema zugeordnet ist, entspricht dennoch die Richtlinie einem Rechtsakt des Rates, ohne unmittelbare Rechtsverbindlichkeit zu haben (Art. 189 Abs. 5, EWG-Vertrag). In der Bundesrepublik Deutschland sind diese Richtlinien durch das Arzneimittelgesetz von 1976 und die nachfolgenden Novellierungen umgesetzt worden. Dabei sind die Besonderheiten der Arzneimittel der unkonventionellen Medizin im Rahmen des rechtlichen Spielraums berücksichtigt worden. Ein Eingriff in die Besonderheiten des deutschen Arzneimittelrechts ist durch weitere Angleichungen der Rechts- und Verwaltungsvorschriften in Zukunft zu erwarten.

In der Bundesrepublik Deutschland hat die Therapiefreiheit des Arztes wie auch das Selbstbestimmungsrecht des Patienten Verfassungsrang. Eine Reglementierung des Arzneimittelverkehrs träfe den Arzt im Kern seiner Berufsausübung, und somit ist die zur Verfügungstellung homöopathischer, phytotherapeutischer, anthroposophischer oder anderer biologischer Arzneimittel durch das Arzneimittelrecht von entscheidender Bedeutung für die Therapiefreiheit des Arztes.

Die Entwicklung der modernen Chemie und Produktionstechnologie veränderte im Laufe des 20. Jahrhunderts den Arzneimittelmarkt sowie die Herstellung und Abgabe von Arzneimitteln grundlegend. Der historisch handwerklich tätige Apotheker wurde in den letzten Jahrzehnten, durch die Massenprodukte der pharmazeutischen Industrie begünstigt, fast ausschließlich durch den kaufmännisch orientiert arbeitenden Apotheker ersetzt. Für die im voraus hergestellten, verpackten und zur direkten Abgabe an die Verbraucher bestimmten Arzneimittel wurde der Begriff „Fertigarzneimittel“ geschaffen. Das erst 1961 erlassene eigenständige Arzneimittelgesetz (AMG 1961) sollte der veränderten wirtschaftlichen Gegebenheit auf dem expandierendem Arzneimittelmarkt Rechnung tragen und die gesetzlichen Rahmenbedingungen für Prüfung, Registrierung, Herstellung und den Vertrieb von Arzneimitteln regeln.

Mit dem Ziel der Erhöhung der Arzneimittelsicherheit und der Angleichung des Deutschen Arzneimittelrechts an internationale Standards wurde das AMG 1976 novelliert. Um Qualität, Wirksamkeit und Unbedenklichkeit der Arzneimittel zu gewährleisten und damit eine optimale Arzneimittelversorgung der Bevölkerung zu sichern, regelt das AMG neben dem Dispensierverbot (keine eigene Herstellung und Abgabe von Arzneimitteln, auch nicht für den homöopathisch tätigen Arzt), die Preisgestaltung, Import/Export, die Arzneimittelüberwachung und die grundsätzliche Zulassungspflicht. Das Arzneimittelrecht ist mehrfach novelliert worden. Die Beurteilung von Arzneimitteln unterliegt Kommissionen, die vom Bundesinstitut für Arzneimittel und Medizinprodukte für bestimmte Anwendungsgebiete und Stoffgruppen sowie Therapierichtungen gebildet worden sind (§ 25 Abs. 6 AMG und § 25 Abs. 7 AMG). Für die sog. besonderen Therapierichtungen wurden drei Kommissionen eingerichtet: Kommission C (anthroposophische Arzneimittel), Kommission D (homöopathische Arzneimittel), Kommission E (phytotherapeutische Arzneimittel). Die Wirkungen und Anwendungsgebiete der Arzneistoffe werden in Monographien veröffentlicht.

Seit dem Gesundheitsstrukturgesetz (GSG) und dem grundlegend veränderten Recht der gesetzlichen Krankenversicherung (SGB-V) unterliegt die Verordnung, insbesondere von Präparaten der besonderen Therapierichtungen, per Kassenrezept einer Vielzahl von Reglementierungen, nicht nur bezüglich der Wirtschaftlichkeitsprüfung nach § 106 SGB-V. Hinsichtlich privatärztlicher Verordnungen unterliegt der Arzt im Rahmen der Therapiefreiheit und des Selbstbestimmungsrechts des Patienten allenfalls einer wirtschaftlichen Aufklärungspflicht über mögliche Schwierigkeiten bei der Kostenerstattung. Leistungsvoraussetzung ist das Vorliegen einer medizinisch notwendigen Heilbehandlung (allgemeine Versicherungsbedingungen § 1 Abs. 2). Zur Rezeptierbarkeit von Arzneimitteln der unkonventionellen medizinischen Richtung ist ein Nachweis des therapeutischen Nutzens als Arzneimittel durch randomisierte klinische Doppelblindstudien oder durch anderes wissenschaftliches Erkenntnismaterial notwendig. Die Einführung des Begriffs „besondere Therapierichtungen" mit dem SGB-V führte dabei mangels klarer Definitionen und Abgrenzungen durch den Gesetzgeber nicht unbedingt zu einer Beseitigung der Rechtsunsicherheit. Es fehlen eine ausdrückliche Definition sowie eine Abgrenzung zu Außenseitermethoden.

In der Bundesrepublik Deutschland sind zur berufsmäßigen Ausübung der Heilkunde neben Ärzten (Staatsexamen/ Approbation) sog. „Heilpraktiker" zugelassen. Rechtsgrundlage für die staatliche Erlaubnis bilden das Heilpraktikergesetz und entsprechende Durchführungsverordnungen. Aufklärungs- und Dokumentationspflicht sowie die Anwendung entsprechender Sorgfaltsanforderungen bestehen für beide Berufsgruppen in gleicher Weise. Bis auf wenige Einschränkungen darf der Heilpraktiker alle Behandlungs- und Untersuchungsmethoden ausführen. Die Weiterbildungsverordnung für Ärzte ermöglicht den Erwerb der Zusatzbezeichnung „Naturheilverfahren". Die Ausbildung von Heilpraktikern ist nicht gesetzlich geregelt, auch gibt es keine Prüfungsordnung. Komplementärmedizinische Verfahren werden auch in der Grauzone zwischen medizinischen Disziplinen von Psychotherapeuten, Krankengymnasten, Masseuren etc. angewandt. Die Weitergabe von Techniken zur Selbsttherapie innerhalb von Seminaren und Kursen ist üblich.

In Hinblick auf mögliche zivil- und strafrechtliche Konsequenzen ist es für den Therapeuten, der wissenschaftlich nicht gesicherte Therapieverfahren anwendet, unabdingbar notwendig, das Selbstbestimmungsrecht des Patienten zu respektieren sowie einer uneingeschränkten Aufklärungspflicht zu genügen. Eine entsprechend präzise Dokumentation und erhöhte Sorgfalt sind dringend zu empfehlen. Juristischerseits setzt sich die Meinung durch, eine Pluralität der medizinischen Richtungen zu gewährleisten.

International sind die rechtlichen Positionen der historischen und komplementärmedizinischen Medizinverfahren in Abhängigkeit von gesellschaftlichen Einflußfaktoren, wie Kultur, Geschichte, Politik und soziale Struktur, sehr unterschiedlich. So differenziert die World Health Organisation (WHO) zwischen „Traditional Medicine" und „Alternative Medicine". Auf der Grundlage mehrerer Resolutionen fördert die WHO durch ihr „Traditional Medicine Program" traditionelle Medizinsysteme. Hinsichtlich der Alternativmedizin liegt von der WHO bisher keine offizielle Stellungnahme vor.

17.7 Weiterführende Literatur

1. Albrecht H, Franz G (1990) Naturheilverfahren. Zum Stand der Forschung. Springer, Berlin Heidelberg New York.
2. Baur G (1994) Biologische Medizin im Europäischen Binnenmarkt. Haug, Heidelberg.
3. Bettschart R, Glaeske G, Langbein K, Saller R, Skalnik C (1995) Bittere Naturmedizin. Kiepenheuer & Witsch, Köln.
4. Bühring M, Kemper FH (1995) Naturheilverfahren und Unkonventionelle Medizinische Richtungen. Grundlagen, Methoden, Nachweissituationen. Springer, Berlin Heidelberg New York.
5. DLR Projektträgerschaft Forschung im Dienste der Gesundheit in der Deutschen Forschungsanstalt für Luft- und Raumfahrt (1994) Unkonventionelle Medizinische Richtungen. Materialien zur Gesundheitsforschung Band 21. Wirtschaftsverlag NW, Bonn.
6. Grifka J (1995) Naturheilverfahren. Bewährte Methoden, Anerkannte Therapien. Urban & Schwarzenberg, München Wien Baltimore.
7. Hildebrandt H, Pschyrembel W (1996) Wörterbuch Naturheilkunde und alternativer Heilverfahren. de Gruyter, Berlin New York.
8. Hornung J (1996) Forschungsmethoden in der Komplementärmedizin. Über die Notwendigkeit einer methodologischen Erneuerung. Schattauer, Stuttgart New York.
9. Jork K (1993) Alternativen in der Medizin. Hippokrates, Stuttgart.

10. Jütte R (1996) Geschichte der Alternativen Medizin. Beck, München.
11. Kiene H (1996) Komplementärmedizin – Schulmedizin. Schattauer, Stuttgart New York.
12. Klinger G (1995) Strafrechtliche Kontrolle medizinischer Außenseiter. Hippokrates, Stuttgart.
13. Köbberling J (1993) Die Wissenschaft in der Medizin. Schattauer, Stuttgart New York.
14. Kraft K (1994) Naturheilverfahren und Homöopathie. Enke, Stuttgart.
15. Melchart D, Wagner H (1993) Naturheilverfahren. Grundlagen einer autoregulativen Medizin. Schattauer, Stuttgart.
16. Oepen I (1993) Unkonventionelle medizinische Verfahren. Fischer, Stuttgart Jena New York.
17. Rothschuh KE (1983) Naturheilbewegung, Reformbewegung, Alternativbewegung. Hippokrates, Stuttgart.
18. Schimmel KC (1990) Lehrbuch der Naturheilverfahren. Band 1 u. 2. Hippokrates, Stuttgart.
19. Stebner FA (1992) Das Recht der biologischen Medizin. Band 1 u. 2. Haug, Heidelberg.
20. Stiftung Warentest (1994) Die andere Medizin. Nutzen und Risiken sanfter Heilmethoden. Stiftung Warentest, Berlin.
21. Stöger EA, Friedl F (1996) Arzneibuch der chinesischen Medizin. Deutscher Apotheker Verlag, Stuttgart.
22. Uexküll T v, Wesiak W (1991) Theorie der Humanmedizin. Urban & Schwarzenberg, München Wien Baltimore.
23. ZDN (Zentrum zur Dokumentation für Naturheilverfahren), FFB (Forschungsinstitut Freie Berufe) (1991) Dokumentation der besonderen Therapierichtungen und natürlichen Heilweisen in Europa. Band 1–5. VGM, Essen.

Sachverzeichnis

A

D

E

F

G

H

L

M

N

O

P

Q

R

S

T

U

V

W

X

Y

Z